江苏乡村常见中草药图鉴

我们身边的中草药

2023年
江苏省中医药文化项目

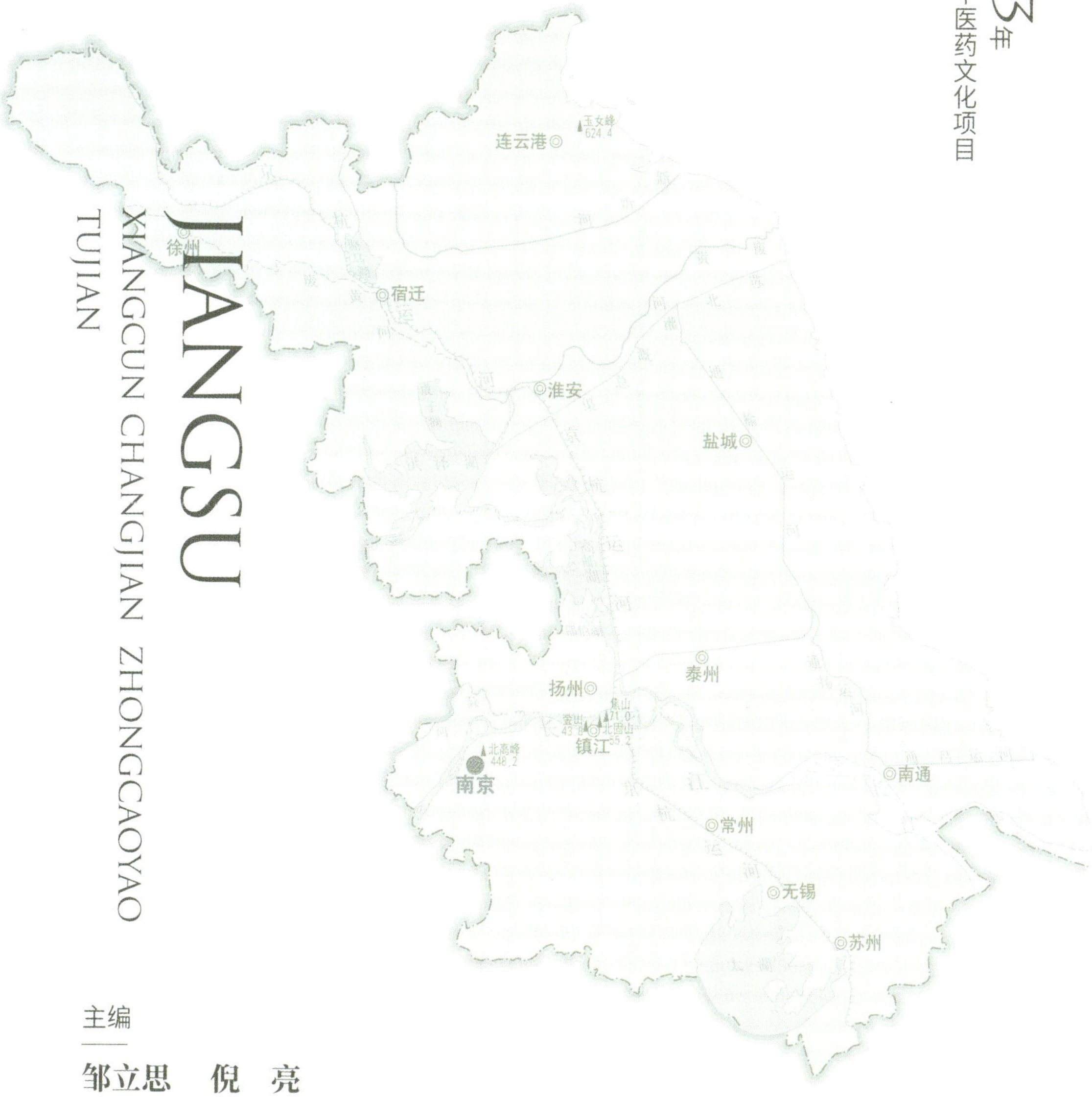

JIANGSU
XIANGCUN CHANGJIAN ZHONGCAOYAO
TUJIAN

主编

邹立思　倪　亮

海峡出版发行集团 THE STRAITS PUBLISHING & DISTRIBUTING GROUP
福建科学技术出版社 FUJIAN SCIENCE & TECHNOLOGY PUBLISHING HOUSE

图书在版编目（CIP）数据

江苏乡村常见中草药图鉴 / 邹立思，倪亮主编. 福州：福建科学技术出版社，2025. 6. -- ISBN 978-7-5335-7507-6

Ⅰ. R282-64

中国国家版本馆CIP数据核字第202538242L号

审图号：GS（2019）3333号

出 版 人 郭 武
责任编辑 沈贤娟 张镌文
编辑助理 陈艳洁
装帧设计 刘 丽
责任校对 蔡雪梅 林峰光

江苏乡村常见中草药图鉴

主　　编 邹立思 倪 亮
出版发行 福建科学技术出版社
社　　址 福州市东水路76号（邮编350001）
网　　址 www.fjstp.com
经　　销 福建新华发行（集团）有限责任公司
印　　刷 福州德安彩色印刷有限公司
开　　本 787毫米×1092毫米 1/16
印　　张 26.5
字　　数 477千字
版　　次 2025年6月第1版
印　　次 2025年6月第1次印刷
书　　号 ISBN 978-7-5335-7507-6
定　　价 198.00元

书中如有印装质量问题，可直接向本社调换。

主编简介

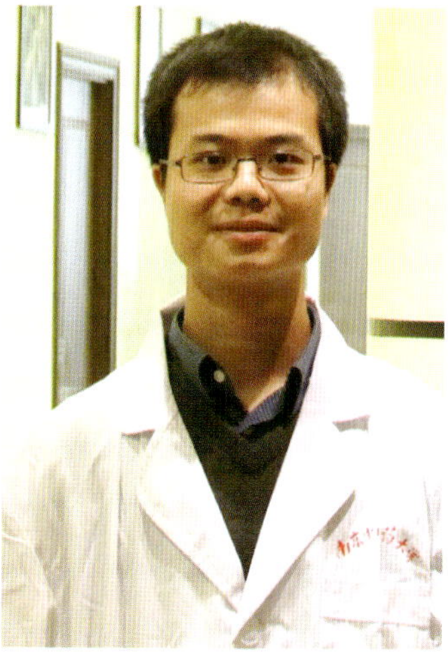

邹立思

高级实验师，南京中医药大学药用植物园负责人，从事中药栽培、鉴定及品质评价研究工作，在常用中药栽培与鉴定、产销与资源评估、药用植物园规划建设方面有丰富的实践经验。主持或参与国家级及厅局级项目 15 项，以第一作者或通讯作者发表中文核心及 SCI 学术论文 15 篇，主编出版“十四五”时期国家重点出版物出版专项规划项目《中国植物药清源图鉴·种子和幼苗卷》，副主编出版《江苏中药志》，参编规划教材 2 部，申请并授权发明专利 1 项。曾获栖霞区优秀科技工作者、江苏省优秀青年志愿者、国家中医药管理局“中药资源管理人才研修班”优秀学员等荣誉。担任南京中医药大学本草博物协会会长，创办“思辨本草”公众号，发表原创文章 40 余篇，发布科普视频 20 余个，获省级以上科普奖项 2 个。

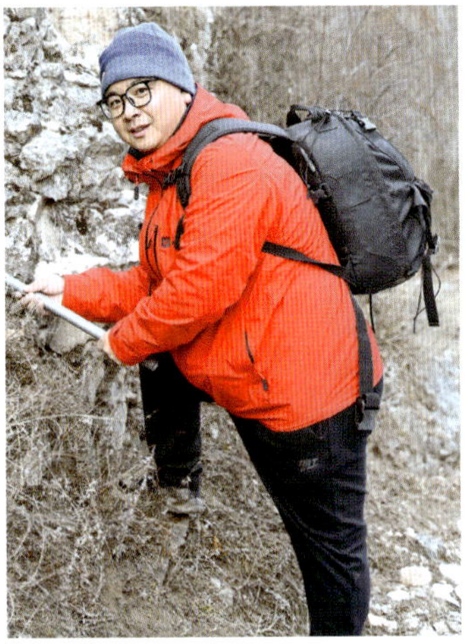

倪　亮

硕士，副主任中药师。现任江苏省药学会中药饮片研究专业委员会青年委员，贵州省药学会制药工程专业委员会委员，中国民族医药学会药材及饮片分会理事，贵州同德药业股份有限公司技术顾问、道地药材质量研究中心主任。在江苏省中医院贵州中药材基地从事中药品种的鉴定、中药资源的开发利用，以及中药饮片质量标准的制定等工作，围绕“基原明确、道地产区、质量可靠、产地稳定”的原则开展工作。主持各类科研课题5项，发表学术论文数篇，参与编写论著2部，授权发明专利2项，实用新型专利2项。

编委会

主　编

邹立思　倪　亮

副主编

李媛媛　庞会明　杨　瑾　卜桂蓉　王文渊　徐艺铭　赵　柳

编　委

（按姓氏音序排列）

卜桂蓉　陈　曦　陈　霞　范明磊　甘兴林　李冬琴　李媛媛　鹿竞文　梅家华
倪　亮　倪昌荣　潘雅楠　庞会明　冉　洁　石　芸　石婧婧　邰慧慧　束晓云
孙敏强　王　恒　王文渊　王鑫研　徐秋月　徐雪莲　徐艺铭　严　辉　杨　瑾
易剑欢　尹崇飞　张　瑾　赵　柳　周　洁　周　越　邹立思

主　审

谈献和

前　言

FOREWORD

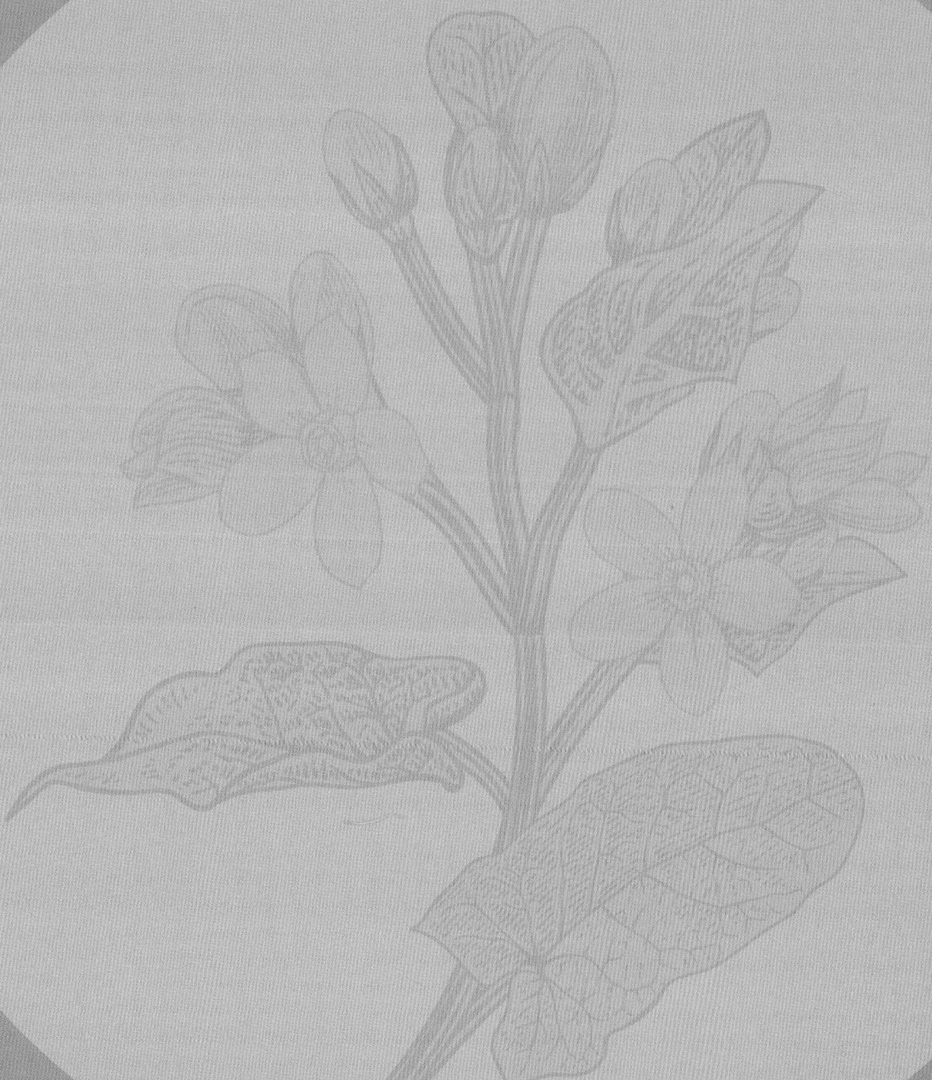

植物资源在人类生活、生产中始终占据着极为重要的地位，我们通过对植物的认识和可持续利用，来实现其直接或间接价值，从最初的直接获取植物资源，到引种、驯化、选育，再到利用现代科学技术对其进行改造和深入开发，这一切都离不开最初人类对植物资源的观察、辨识和分类。

江苏省地处我国东部沿海的中心，京杭大运河、淮河、长江穿境而过，其生境类型丰富多样，包括低山丘陵、沿海滩涂、江河湖泊水网和平原等。从北到南，江苏形成了暖温带、北亚热带、中亚热带等气候类型，植物资源也呈现出显著的南北过渡、差异及递变规律。

2013—2015 年出版的《江苏植物志》（修订版）共收载江苏药用植物 1580 种（不含栽培种类）。2014 年正式启动的第四次全国中药资源普查江苏省普查工作，对全省药用植物进行了全面的普查和总结。江苏的地貌主要有平原、低山丘陵和江湖河渠三大类，其中平原面积最大，河湖众多，水网密布，是开展农业生产的乡村主阵地，在乡村的房前屋后、河流沟渠、田间地头、林缘路旁等，分布着众多我们似曾相识的植物，其中多数具有一定药用价值。然而，江苏省目前尚无以乡村中草药为专题的图谱类专著。

结合江苏省中药资源普查工作和前期工作基础，我们提出以“乡村常见中草药”为主题，编写《江苏乡村常见中草药图鉴》一书。全书共收录近 260 种乡村中草药，每种中草药主要以图文结合的形式进行介绍，内容涵盖科属、名称、生活型、花果期、释名、生境分布或特性分布、识别要点、药材名、性味功效、使用注意、附方、拓展阅读等，并附有精美高清植物照片，着重展现鉴别特征。全书文字通俗易懂、图片清晰美观，附方实用简便，是一部展现江苏乡村常见中草药知识的科普作品。

本书是在江苏省中医药管理局的指导下，受 2023 年江苏省中医药文化项目“我们身边的中草药——基于江苏中药资源普查成果的科普作品创作”项目资助，是第四次全国中药资源普查江苏省普查工作的延展，旨在对江苏省乡村常见中草药知识进行科学普及与宣传。本书可供乡村民众、基层中医药从业人员、高等院校中药相关专业师生、医药企事业单位人员及对中草药知识感兴趣的读者参考。因编者水平所限，难免有存疑和疏漏之处，敬请读者批评指正。

编者

2024 年 8 月于南京

编写说明

INTRODUCTION

1．物种收录：本书以第四次全国中药资源普查江苏省中药资源普查名录为基础，参考 2013—2015 年出版的《江苏植物志》（修订版）（简称《江苏植物志》，下同）等资料，收载江苏乡村的房前屋后、河流沟渠、田间地头、林缘路旁等生境常见的中草药近 260 种。书中所收录的中草药依照所属类群，按照菌类、地衣、蕨类、裸子、被子的植物顺序排列，其中蕨类植物基于秦仁昌系统（1978），裸子植物基于郑万钧系统（1975），被子植物基于恩格勒系统（1964）；科下物种的顺序按照拉丁学名的音序排列。

2．物种名称：科、属和种的分类地位及拉丁学名的确定，依据《中国植物志》（1959—2004）和第四次全国中药资源普查江苏省中药资源普查名录，对每种中草药的拉丁学名、科属进行了详细考证。中草药的中文名综合参考第四次全国中药资源普查江苏省中药资源普查名录、《江苏植物志》，并兼顾民间习称或俗名的情况。

3．科属、生活型：综合参考《江苏植物志》《中国植物志》（*Flora Reipublicae Popularis Sinicae*，*FRPS*）及其他地方植物志。

4．花果期：参考《江苏植物志》，并结合具体植物在江苏省内实际物候规律资料。

5．释名：参考公开发行的文献，对植物中文名、别名、俗名的得名缘由或含义进行论述。

6．生境分布：综合参考《江苏植物志》、第四次全国中药资源普查江苏省普查工作成果介绍该品种在江苏省的生境及最新分布情况。针对栽培品种则将“生境”栏目改为“特性”，介绍适宜的栽培环境及土壤。分布地区名称参考江苏省最新行政区划名称。

7．识别要点：参考《江苏植物志》，结合实际鉴别经验，按照根、茎、叶序、叶、花序、花、果实、种子的顺序，对物种关键识别特征进行描述。

8．药材名：参考《中华人民共和国药典》（2020 年版一部，以下简称《中国药典》）、地方中药标准、《中华本草》等资料，介绍药材名及入药部位。针对药用部位较多的品种，仅保留《中国药典》及地方标准收录的常用药用部位。

9．性味功用：参考《中国药典》、地方中药标准、《中华本草》等资料，介绍药材性味、功效、主治。

10．使用注意：参考近年公开发表的文献，结合编者的临床经验，介绍毒性、禁忌、副作用等。

11．附方：参考公开发表的文献，基于编者的临床经验判断，选取针对主治病症的食疗方、经典方及经验方。因剂量换算受朝代差异、地域不同、医家习惯、特殊计量工具等因素的影响，故书中涉及的古代方剂剂量保留原貌。

12．拓展阅读：介绍前文未详细介绍的其他入药部位及其食用、观赏、日用等除药用价值以外的其他用途。

13．图片：每种植物图片包括植株、花果、种子及其他局部关键特征等。为了便于读者理解和增强可读性，编写团队全面采用高清拍摄技术，并对图片进行标注。

14．其他：本书采用法定计量单位，以国际通用单位符号表示。长度单位以cm（厘米）、mm（毫米）表示，重量单位以g（克）、kg（千克）表示，容积单位以ml（毫升）、L（升）表示。为了便于阅读，时间单位仍采用日、小时、分钟表示。

目　录

CONTENTS

彩绒革盖菌

Coriolus versicolor (L. ex Fr.) Quél.

·科　名　多孔菌科 Polyporaceae　　·属　名　革盖菌属 *Coriolus*

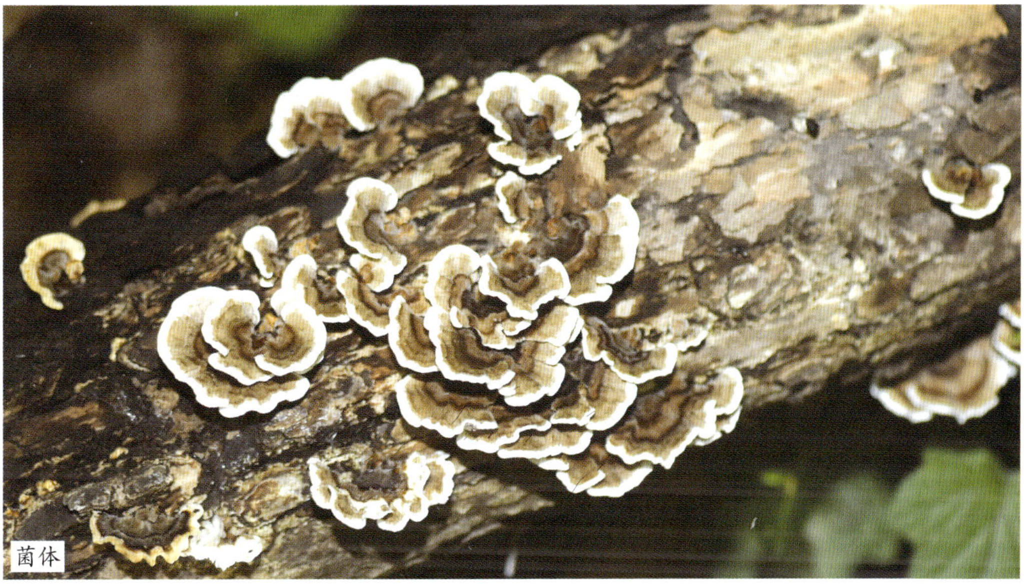

菌体

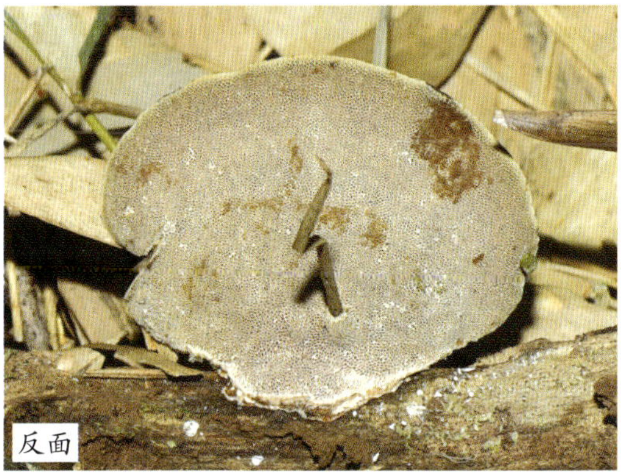

反面

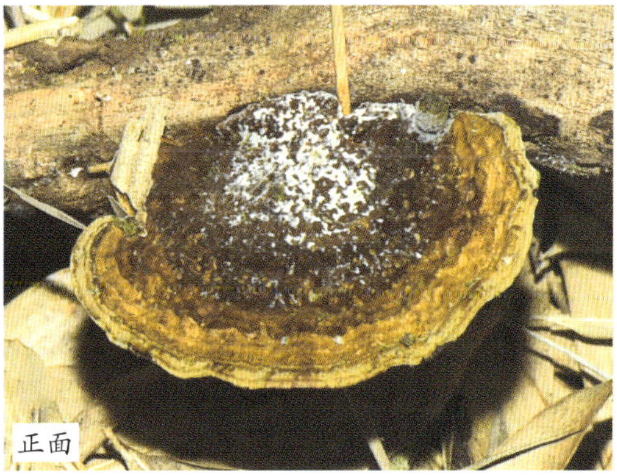

正面

【释　　名】本品属真菌，菌盖革质，表面密生细绒毛，呈灰、白、褐、蓝、紫、黑等多种颜色，故名“彩绒革盖菌”；菌盖形状与灵芝相似，彩色绒毛构成云纹状同心环纹，故又名“云芝”；菌盖常数个作覆瓦状叠生且左右相连，故又名“瓦菌”。

【生境分布】生于多种阔叶树的枯立木、倒木、枯枝及衰老的活立木上，偶见生长于落叶灌木。全省各地均有分布。

【识别要点】子实体贝壳形或半圆形，无柄；菌盖半圆形，覆瓦状或莲座状，多相互连接，有绒毛，多色相间，但其颜色有浅有深，形成狭窄、不同颜色的同心环；菌肉白色。

【药 材 名】云芝（子实体）。

【性味功用】甘、淡，微寒。健脾利湿，止咳平喘，清热解毒。主治湿热黄疸，胁痛，纳差，倦怠乏力，咽喉肿痛。

【使用注意】脾胃虚寒者慎用。

【附　　方】**（1）治乙型肝炎：**云芝 15g，广金钱草 30g，水煎服，每日 1 剂，半个月为 1 个疗程。（《中国民间生草药原色图谱》）

（2）治慢性支气管炎，肿瘤：云芝 15g，水煎服。（《中国民间生草药原色图谱》）

【拓展阅读】主要成分云芝多糖可用于保健品。

地　钱

Marchantia polymorpha L.

·科　名　地钱科 Marchantiaceae　　　·属　名　地钱属 *Marchantia*

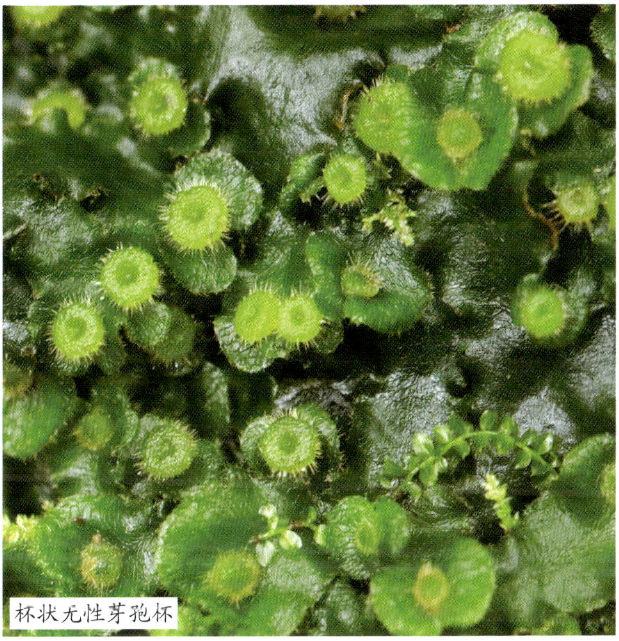

杯状无性芽孢杯

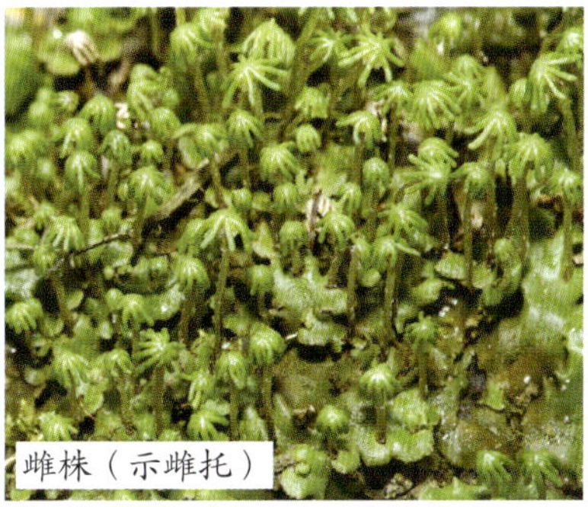

雌株（示雌托）

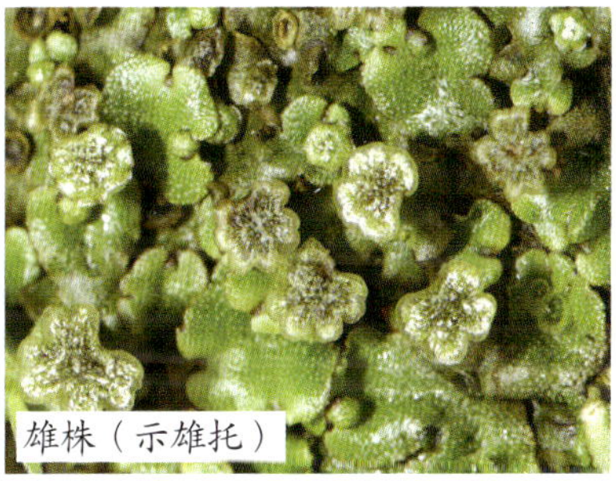

雄株（示雄托）

【释　　名】叶状体扁平，形态犹如铜钱、浮萍、海苔和梭罗，故名“地钱”“地浮萍”“米海苔”“地梭罗”；本品有祛瘀生肌的功效，治脓痂，故名“脓痂草”；其铺地生长，层层叠叠，犹如一片云团，故又名“一团云”；其叶状体气孔呈烟囱状，圆如眼睛，故又名“龙眼草”。

【生境分布】生于阴湿的土坡、墙下、岩石或沼泽的湿土上。全省各地均有分布。

【识别要点】叶状体阔带状，深绿色，多回叉状分枝，边缘呈波曲状，有裂瓣；上面常有杯状无性胞芽杯；背面具六角形整齐排列的气室分隔，每室中央具烟囱型气孔 1 个；先端附片宽卵形或宽三角形，边缘具密集齿突。雌雄异株；雄托圆盘形，7 或 8 浅裂；雌托深裂，具 9 或 10 个指状裂瓣；孢蒴着生于托的腹面。

【药 材 名】地钱（全草）。

【性味功用】淡，凉。清热利湿，解毒敛疮。主治湿热黄疸，疮痈肿毒，毒蛇咬伤，水火烫伤，癣，跌打损伤，刀伤。

【使用注意】女性经期及脾胃虚寒者慎服。

【附　　方】**（1）治疮疖肿毒：**（地钱）鲜品洗净，捣烂，加糖或甜酒少许，和匀敷。（《湖南药物志》）

（2）治毒蛇咬伤：（地钱）鲜全草适量，捣烂敷患处；另用雄黄9g，白芷3g，共研细粉，用白酒送服。（《浙江药用植物志》）

【拓展阅读】生态适应性较强，可作为土壤改良的先锋植物。

井栏边草

Pteris multifida Poir.

·科　名　凤尾蕨科 Pteridaceae　　·属　名　凤尾蕨属 *Pteris*

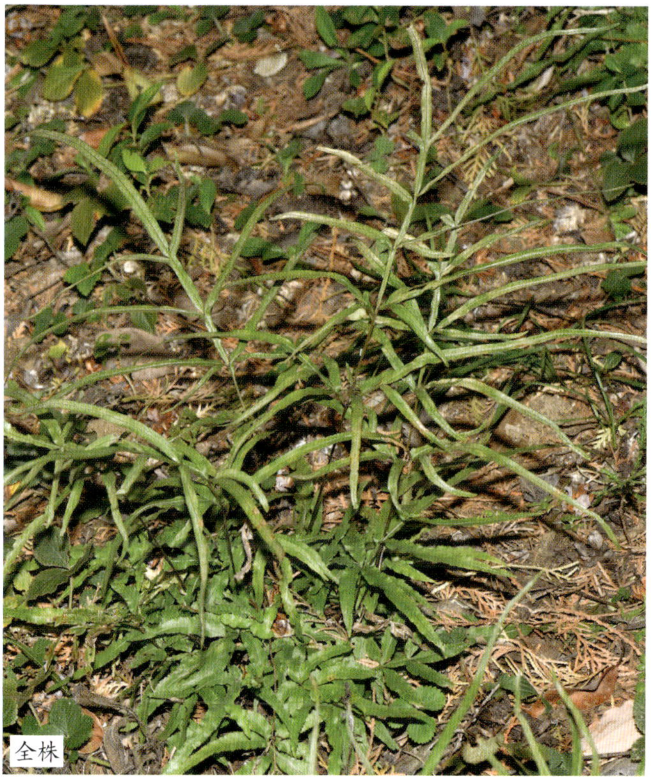
全株

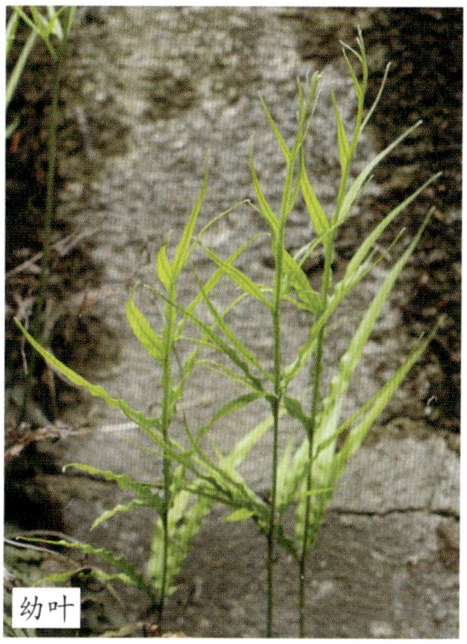
幼叶

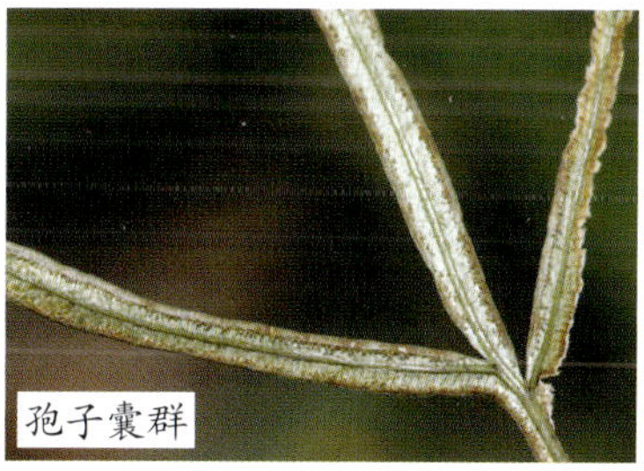
孢子囊群

【释　　名】常生于井栏边，故名“井栏边草”；叶片颇似雉尾，故又名“野鸡尾”“雉鸡尾”“凤尾草”；根茎粗壮，密被黑褐色鳞片，形态似鸡脚，故又名“铁脚鸡”“鸡足草”等。

【生境分布】生于墙缝、井边和石灰岩上。分布于南京（浦口）、无锡（崇安、宜兴）、苏州（常熟、昆山）、南通、连云港（东海）、镇江、泰州等地。

【识别要点】根茎被黑褐色鳞片。叶簇生，二型；叶柄禾秆色；能育叶卵状长圆形，一回羽状，下部羽片2或3分叉，近茎部1对具短柄，其余羽片基部下延，在叶轴两侧形成狭翅，羽片或小羽片线形；不育叶的羽片较宽；叶脉分离，小脉先端不达叶缘，常膨大为棒状水囊；叶干后草质，暗绿色。孢子囊群线形，沿羽片或小羽片边缘连续分布；叶缘反卷，形成灰白色假囊群盖。

【药 材 名】凤尾草（全草或根茎）。

【性味功用】淡、微苦，寒。清热利湿，消肿解毒，凉血止血。主治痢疾，泄泻，淋浊，带下，黄疸，疔疮肿毒，喉痹乳蛾，高热抽搐，虫蛇咬伤，吐血，衄血，尿血，便血，外伤出血。

【使用注意】虚寒证患者及孕妇禁服。

【附　　方】**（1）治痢疾：**凤尾草 30g，地锦草 15g，水煎，糖调服。（江西《草药手册》）

（2）治尿路结石：凤尾草、白花蛇舌草各 15g，车前草、金钱草各 30g，煎服。（《安徽中草药》）

【拓展阅读】茎、叶的水煮液可杀蚜虫和红蜘蛛；还可用作小型垂吊盆栽或配置山石盆景，也可作为庭园或绿地的地被植物。

银　杏

Ginkgo biloba L.

·科　名　银杏科 Ginkgoaceae　　·属　名　银杏属 *Ginkgo*

·生活型　落叶乔木　　·花果期　花期 3~4 月，种熟期 9~10 月

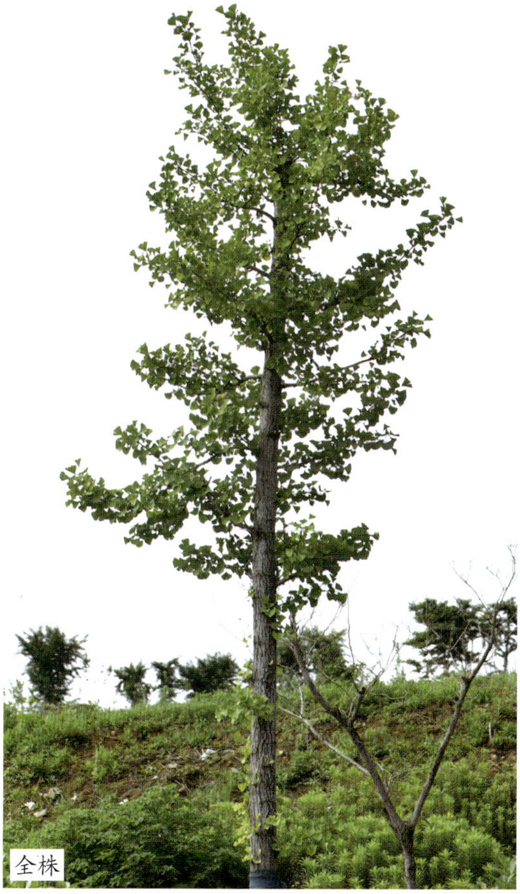
全株

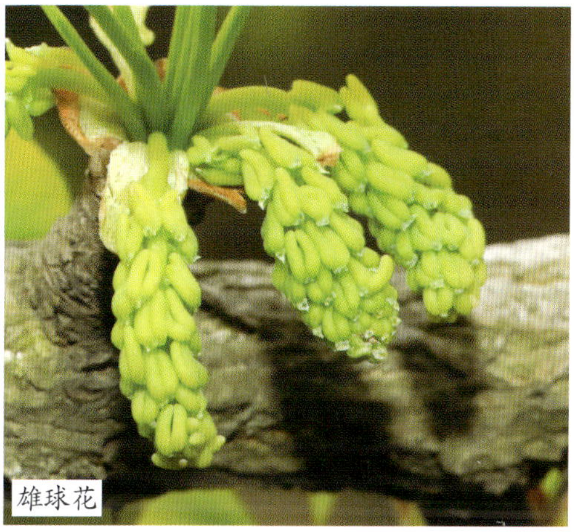
雄球花

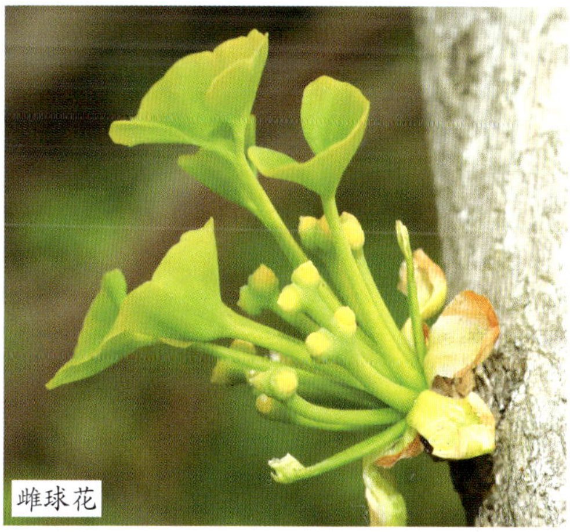
雌球花

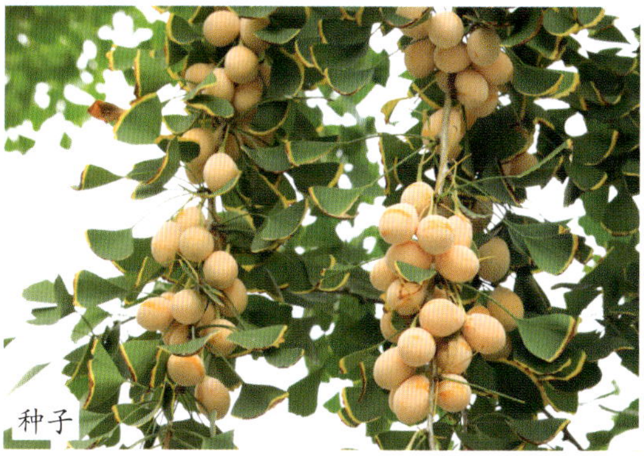
种子

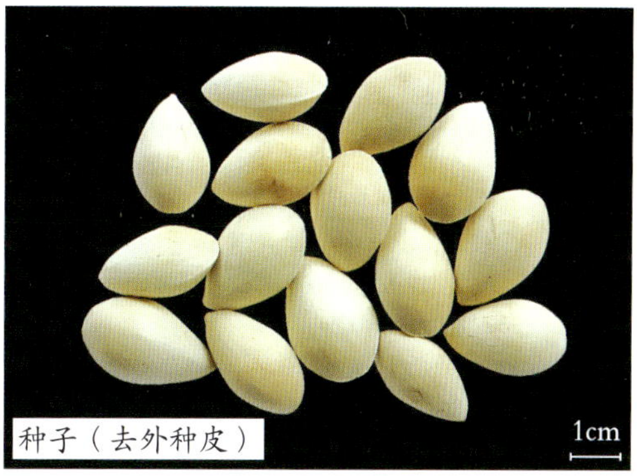

种子（去外种皮）

【释　　名】种子形态与杏果实相近，去外种皮种子银白色，故名“银杏”“白果”；叶形似鸭脚掌，故又名“鸭脚板”；本品生长缓慢，树龄较长，《花镜》云“言公种而孙始得食也”，故又名“公孙树”。

【特性分布】喜光，幼时稍耐庇荫，喜温暖湿润气候。全省各地均有栽培。

【识别要点】树皮淡灰色，深纵裂；雌雄异株，雄株长枝常斜上伸展，雌株长枝较开展或下垂；短枝密被叶痕。叶扇形，具多数叉状并列细脉，上缘有波状缺刻，有时中部裂；在短枝上簇生。雄球花4~6生于短枝顶端叶腋或苞腋，下垂；雌球花数个生于短枝叶丛中，淡绿色，梗常分2叉。种子椭圆状，外种皮熟时有臭味，淡黄色或橘黄色，被白粉，中种皮骨质，白色，内种皮膜质，黄褐色。

【药 材 名】白果（种子）、银杏叶（叶）。

【性味功用】**（1）白果：**甘、苦，平；有小毒。敛肺定喘，止带缩尿。主治哮喘咳嗽，带下，白浊，遗精，尿频，无名肿毒，皶鼻，疥疮。

（2）银杏叶：苦、甘、涩，平；有小毒。活血养心，敛肺涩肠。主治胸痹心痛，喘咳痰嗽，泄泻痢疾，带下。

【使用注意】有实邪者禁服白果，生食或炒食过量可致中毒，小儿误服中毒尤为常见。

【附　　方】**（1）治梦遗：**银杏3粒，酒煮食，连服4~5日。（《湖南药物志》）

（2）治冠心病、心绞痛：白果叶、瓜蒌、丹参各15g，薤白12g，郁金9g，生甘草5g，水煎服。（《安徽中草药》）

【拓展阅读】根和根皮亦可入药。树干为优良木材，供建筑、家具、室内装饰、雕刻等用；种子可供食用（多食易中毒）；叶可制杀虫剂，亦可作肥料；树形优美，可作庭园树及行道树。

侧柏

Platycladus orientalis (L.) Franco

·科　名　柏科 Cupressaceae　　·属　名　侧柏属 *Platycladus*

·生活型　乔木　　·花果期　花期 3~4 月，果熟期 10 月

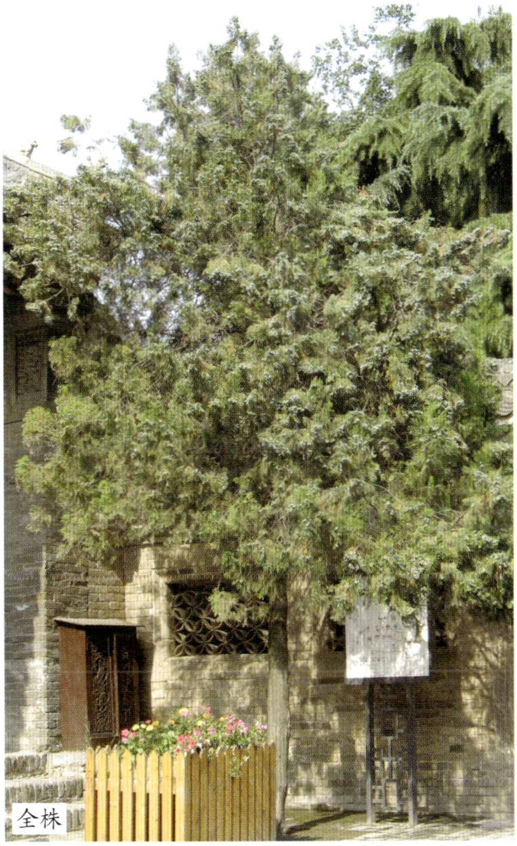
全株

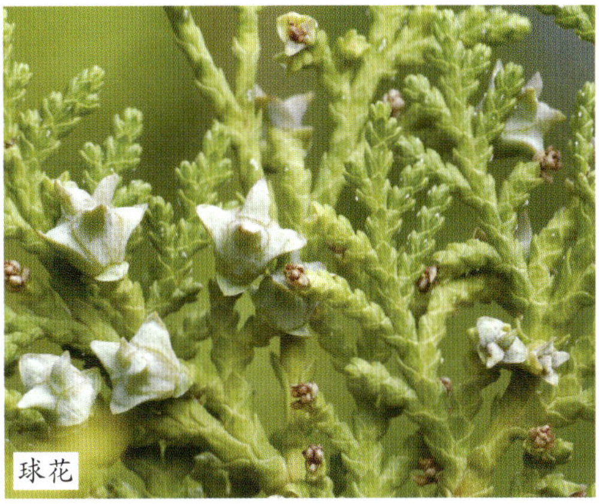
球花

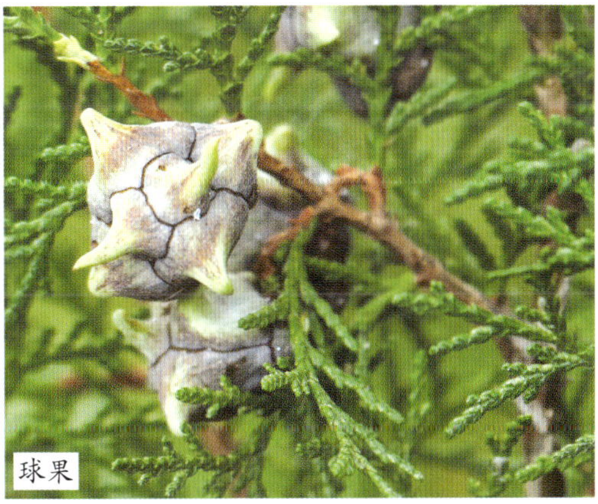
球果

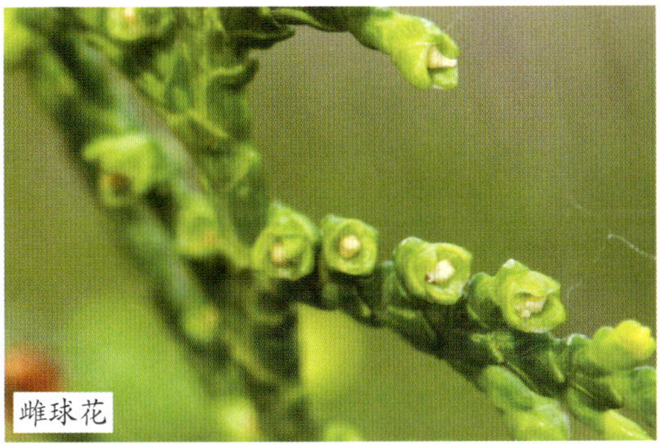
雌球花

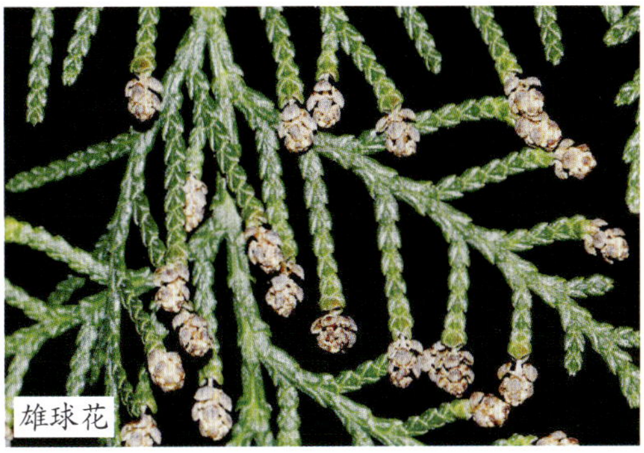
雄球花

【释　　名】本品为柏科植物，枝叶扁平且侧生，故名“侧柏”。

【特性分布】喜光，耐寒，耐旱，抗盐碱，适宜湿润肥沃、排水良好的钙质土。全省各地均有栽培。

【识别要点】树皮淡灰褐色；着生鳞叶的小枝直展，扁平，排成一平面，两面同形。鳞叶二型，交互对生，背面有腺点。雌雄同株，球花单生枝顶；雄球花具雄蕊 6 对；雌球花具珠鳞 4 对，仅中部 2 对珠鳞各具胚珠 1 或 2。球果当年成熟；种鳞木质，扁平，厚，背部顶端下方有 1 个弯曲的钩状尖头，熟时张开。种子无翅，或顶端有短膜。

【药 材 名】侧柏叶（枝梢及叶）、柏子仁（种仁）。

【性味功用】**（1）侧柏叶：**苦、涩，微寒。凉血止血，止咳祛痰，祛风湿，散肿毒，生发乌发。主治咯血，吐血，衄血，尿血，血痢，肠风下血，崩漏不止，咳嗽痰多，风湿痹痛，丹毒，痄腮，烫伤。

（2）柏子仁：甘，平。养心安神，敛汗，润肠通便。主治惊悸怔忡，失眠健忘，盗汗，肠燥便秘。

【使用注意】侧柏叶不可久服、多服，易致胃脘不适及食欲减退。便溏及痰多者慎服柏子仁。

【附　　方】**（1）治鼻出血、吐血或下血：**侧柏叶、棕树心各 10g，乌梅 5g，煨水服。（《贵州草药》）

（2）治老人虚秘：柏子仁、大麻子仁、松子仁等分，同研，溶白蜡丸桐子大，以少黄丹汤服二三十丸，食前。（《本草衍义》）

【拓展阅读】去掉栓皮的根皮、枝条、树干或树枝经燃烧后分泌的树脂亦可入药。在我国北方常作为主要的绿化树种；木材结构坚实耐用，为建筑、造船、家具等用材。

蕺　菜

Houttuynia cordata Thunb.

·科　名　三白草科 Saururaceae	·属　名　蕺菜属 *Houttuynia*
·生活型　多年生草本	·花果期　花期 5~7 月，果期 7~10 月

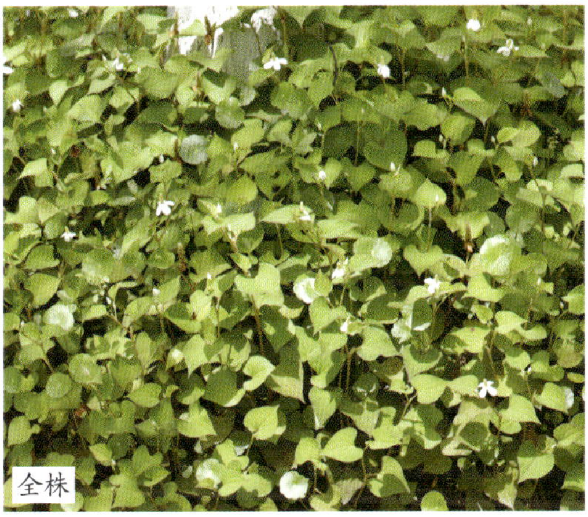
全株

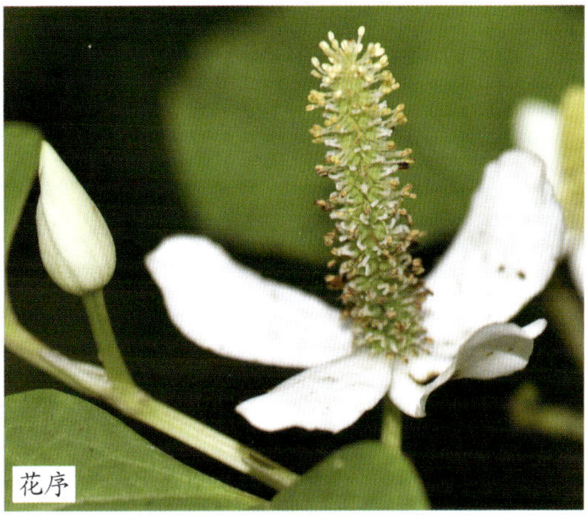
花序

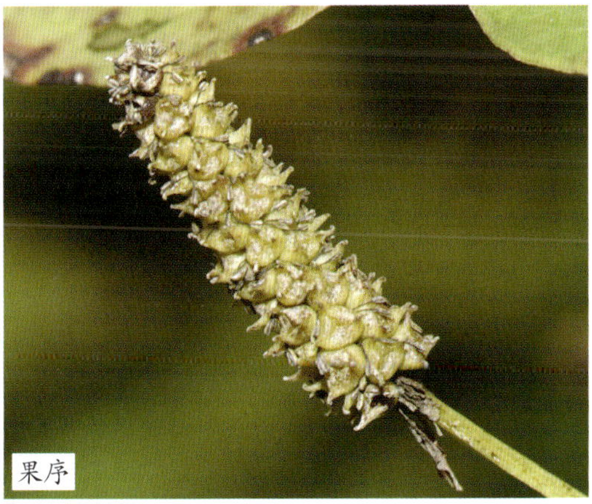
果序

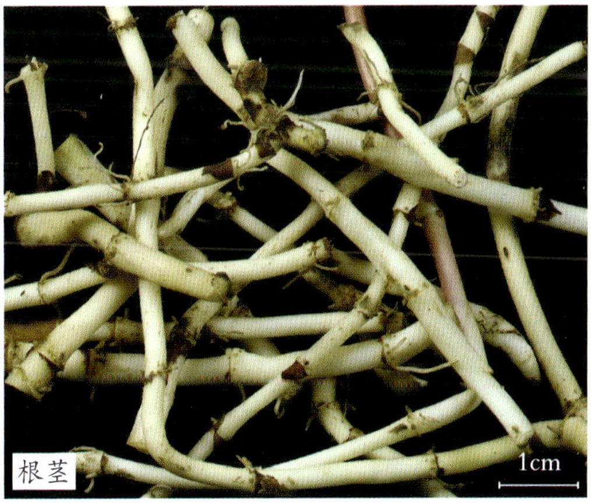

根茎

【释　　名】始载于《名医别录》，原名“蕺”，因其能作菜食用，故名“蕺菜”；多年生草本，因其全株有特异臭气，似鱼腥气，故又名“鱼腥草”；叶形似耳，南方多采挖其根茎食用，呼为“侧耳根”，因方言以音用字，讹为“折耳根”。

【生境分布】生于阴湿处或近水边。分布于南京（江宁、溧水）、无锡（宜兴）、苏州（吴江）、南通、连云港、扬州、镇江（句容）等地。

【识别要点】植株有腥臭气味。根茎白色；茎下部伏地生根，上部直立。叶片心形，全缘，叶背淡绿色或带紫红色，基出脉 5~7，脉上有毛；托叶膜质，线形，下部与叶柄合生成鞘状。穗状花序在枝顶端与叶对生；基部有白色花瓣状苞片 4；花小，无花被；雄蕊 3，花丝下部与子房合生；心皮 3，下部合生，花柱分离。蒴果近球形，顶端开裂。

【药 材 名】鱼腥草（新鲜全草或干燥地上部分）。

【性味功用】辛，微寒。清热解毒，排脓消痈，利尿通淋。主治肺痈吐脓，肺热咳喘，喉蛾，痈肿疮毒，痔疮，热痢，热淋，水肿，带下，疥癣等。

【使用注意】虚寒证者慎服。

【附　　方】**（1）治肺痈吐脓、吐血：**鱼腥草、天花粉、侧柏叶等分，煎汤服之。（《滇南本草》）

（2）治痈疽肿毒：鱼腥草晒干，研成细末，蜂蜜调敷，未成脓者能消，已成脓者能溃（阴疽忌用）。（《江西民间草药》）

【拓展阅读】嫩根茎可食，我国西南地区人民常作蔬菜或调味品。

三白草

Saururus chinensis (Lour.) Baill.

·科　名　三白草科 Saururaceae	·属　名　三白草属 *Saururus*
·生活型　多年生草本	·花果期　花期 6~7 月，果期 8~9 月

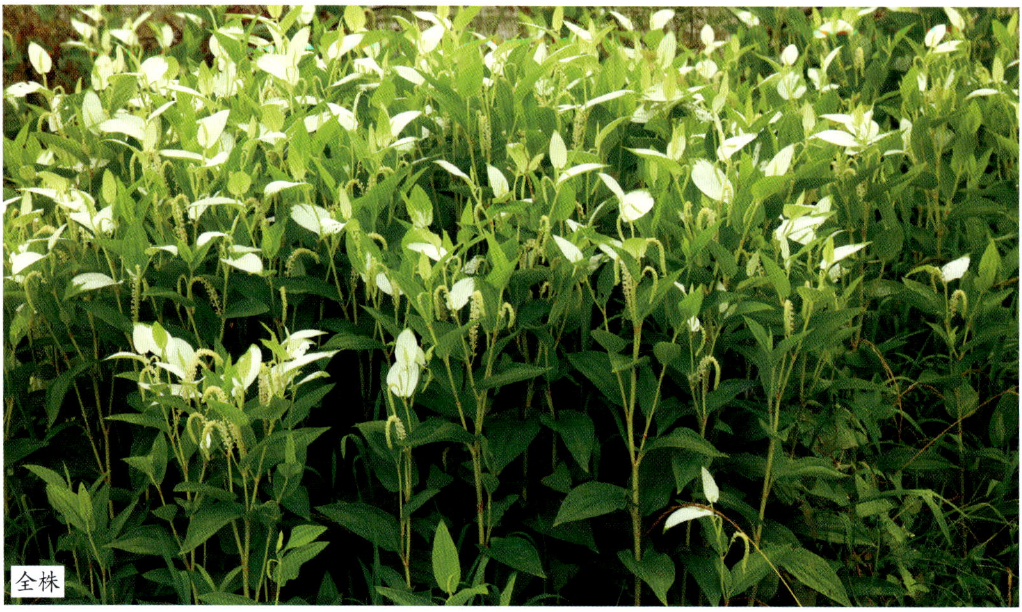

全株

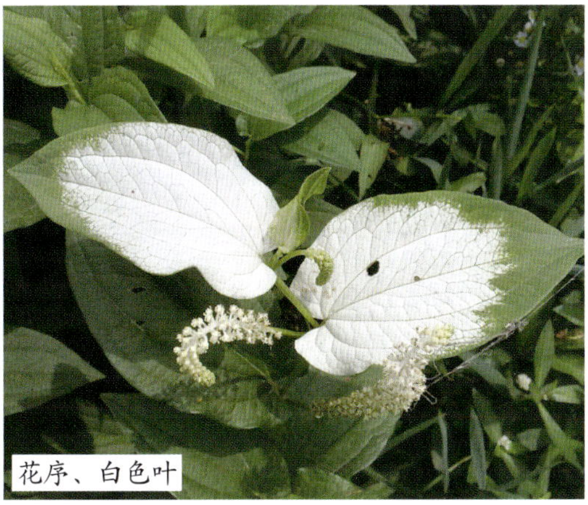
花序、白色叶

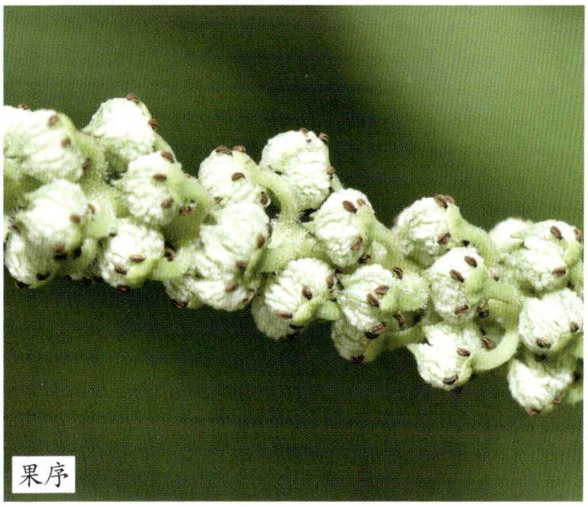
果序

【释　　名】此草初夏时茎梢花穗下三叶（或二叶）逐渐变白，故名“三白草”；生于水边潮湿处，并有利水之功，故又名“水木通”。

【生境分布】生于低湿地。分布于南京（江宁、溧水）、无锡（宜兴）、苏州（昆山）、南通、连云港、扬州、镇江等地。

【识别要点】根茎粗壮，白色。叶片卵形或卵状披针形，全缘，顶端渐尖，基部心状耳形，基出脉 5；花序下部的 2~3 叶常为乳白色，花瓣状；托叶鞘与叶柄近等长，稍抱茎。总状花序顶生，与叶对生；苞片卵圆形；雄蕊 6；雌蕊心皮 4，柱头 4。蒴果阔卵形，表面有疣突，熟时分裂为分果爿 4。种子圆形。

【药 材 名】三白草（地上部分）。

【性味功用】甘、辛，寒。清热利水，解毒消肿。主治热淋，血淋，水肿，脚气，黄疸，痢疾，带下，痈肿疮毒，湿疹，蛇咬伤。

【使用注意】脾虚久病、胃寒少食者慎用。

【附　　方】**（1）治尿路感染（热淋）、血淋：**三白草 15g，车前草、鸭跖草、白茅根各 30g，煎服。（《安徽中草药》）

（2）治痈疖初起：三白草 15g，鱼腥草 30g，煎服；另取三白草叶加桐油适量，捣烂外敷。（《安徽中草药》）

【拓展阅读】茎、叶可作饲料和农药。

垂 柳

Salix babylonica L.

·科　名　杨柳科 Salicaceae	·属　名　柳属 *Salix*
·生活型　乔木	·花果期　花期 3~4 月，果期 4~5 月

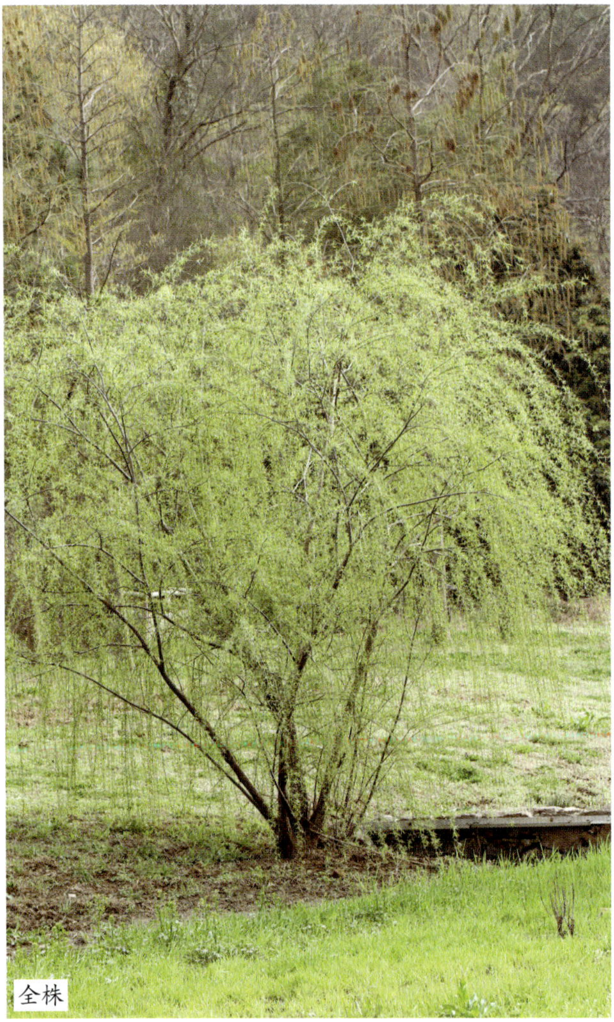
全株

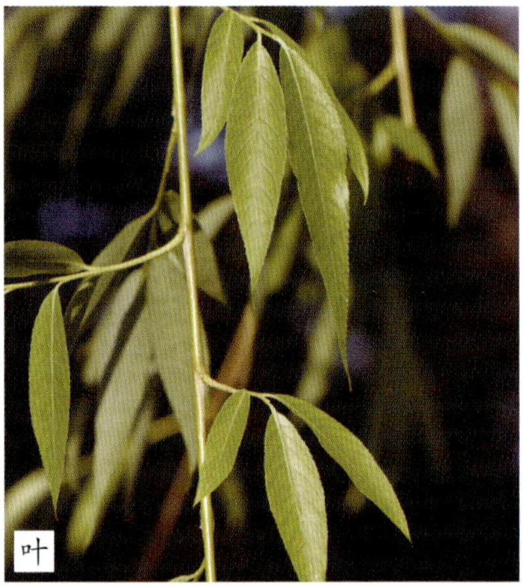
叶

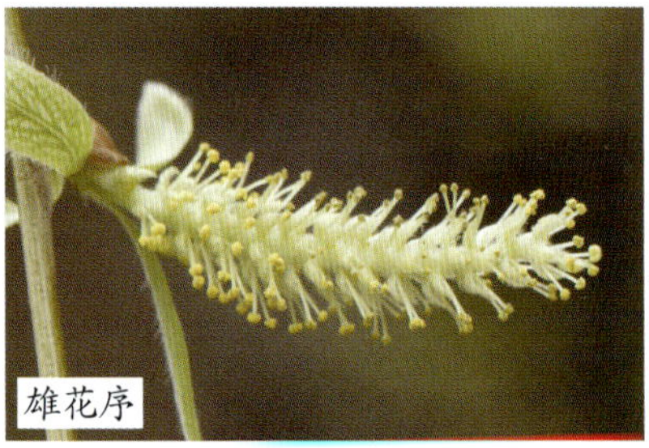
雄花序

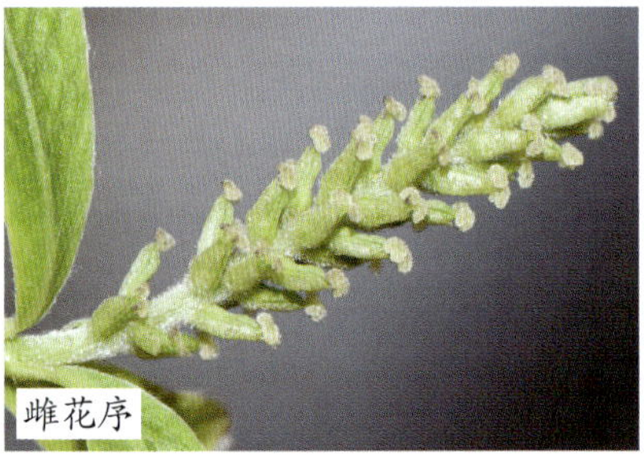
雌花序

【释　　名】《本草纲目》云："柳枝软而垂流，谓之柳。"故名"垂柳"。

【特性分布】喜光，不耐庇荫，喜湿润石灰性土壤。全省各地均有栽培。

【识别要点】小枝细长，下垂，淡紫绿色、褐绿色或棕黄色；芽线形，先端尖锐。叶片狭披针形或线状披针形，顶端长渐尖，基部楔形，有时歪斜，边缘有细锯齿，叶背淡绿色。花序轴有短柔毛；雄花序长 2~4cm，苞片长圆形，雄蕊 2，基部腺体 2；雌花序长 1.5~2.5cm，苞片长圆形，花腹面有腺体 1，无花柱。蒴果黄褐色，长 3~4mm。

【药 材 名】垂柳（枝、叶、树皮、根皮、须根等）。

【性味功用】苦，寒。祛风，利尿，止痛，消肿。主治风湿痹痛，淋病，白浊，小便不通，风肿，疔疮，丹毒，龋齿，牙龈肿。

【使用注意】脾胃虚寒者及妊娠期、经期女性慎服。

【附　　方】**（1）治膀胱结石：**垂柳叶、赤小豆、玉米须（或根叶）各 30g，滑石粉、黄柏各 15g，水煎服，每日 1 剂。（《全国中草药汇编》）

（2）治脚癣：将垂柳叶适量浸泡于开水内，待适温洗脚。（《全国中草药汇编》）

【拓展阅读】本种木材可作器具和造纸原料；枝条可用于编织筐篮；柳絮可作椅垫、枕头等填塞物；还可用于庭园观赏、道路绿化、固岸护堤、庭荫树种和造林。

构 树

Broussonetia papyrifera (L.) L'Hér. ex Vent.

·科　名　桑科 Moraceae　　·属　名　构属 *Broussonetia*

·生活型　乔木　　·花果期　花期 4~5 月，果期 6~9 月

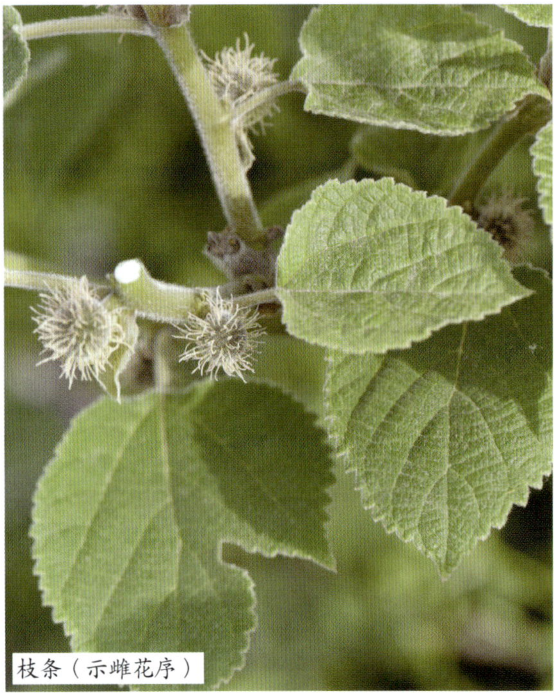

枝条（示雌花序）

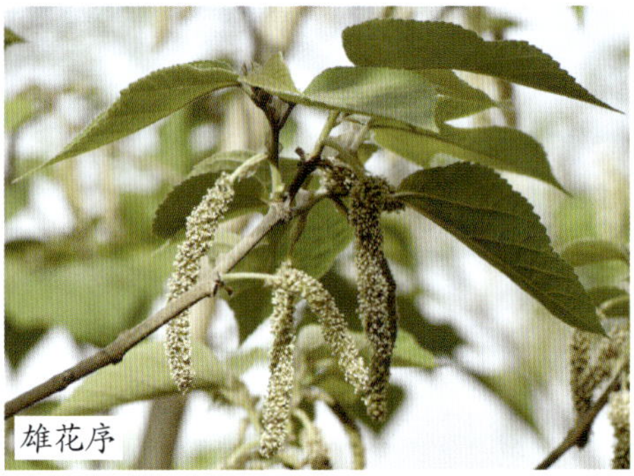

雄花序

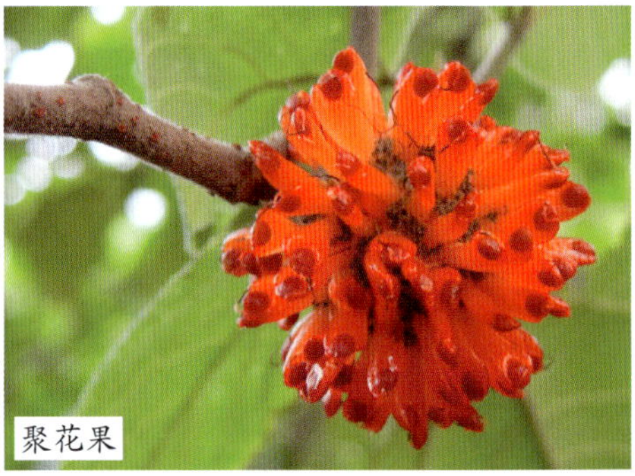

聚花果

【释　　名】《汉书》记载：“牛羊乳汁曰构。”本品全株含乳汁，故名“构树”“奶浆树”；“榖”，跟“构”“楮”是同义词，故又名“榖树”“楮树”；其茎皮为优质造纸原料，所造之纸古称榖纸，故又名“造纸树”。

【生境分布】生于荒地、田园、沟旁以及城镇边缘地带。全省各地均有分布。

【识别要点】植株具乳汁。树皮平滑，有时有深灰色横向环斑；枝粗壮，密生白色茸毛。叶片阔卵形，边缘有粗齿，不分裂或 3~5 深裂，两面有厚柔毛，基生叶脉三出式；叶柄长 2.5~8cm；托叶 2，卵状长圆形，早落。花雌雄异株；雄花序为腋生下垂的柔荑花序；雌花序头状，苞片棒状，顶端圆锥形，有毛，花被管状，顶端与花柱紧贴。聚花果球形，直径约 3cm，成熟时橙红色，肉质。瘦果表面有小瘤。

【药 材 名】楮实子（果实）。

【性味功用】甘，寒。清肝明目，滋肾益阴，催乳，健脾利水。主治目昏，目翳，肾虚腰膝酸软，阳痿，水肿，尿少，产后乳少等。

【使用注意】脾胃虚寒、大便溏泄者慎服。

【附　　方】（1）**治头目眩晕，腰膝酸软：**楮实子、杜仲、牛膝各12g，枸杞子、菊花各9g，水煎服。（《中国苗族药物彩色图集》）

（2）**催乳：**楮实子6~10g，水煎服。（《中国苗族药物彩色图集》）

【拓展阅读】枝条、除去外皮的内皮、嫩根或根皮、茎皮部乳汁、叶亦可入药。此外，树皮为优质造纸原料；叶可做猪饲料。本种对二氧化硫和氯气抗性较强，能耐干旱、瘠薄土壤，可做工矿区及城市绿化树种。

大　麻

Cannabis sativa L.

·科　名　桑科 Moraceae	·属　名　大麻属 *Cannabis*
·生活型　一年生草本	·花果期　花期5~6月，果期7~8月

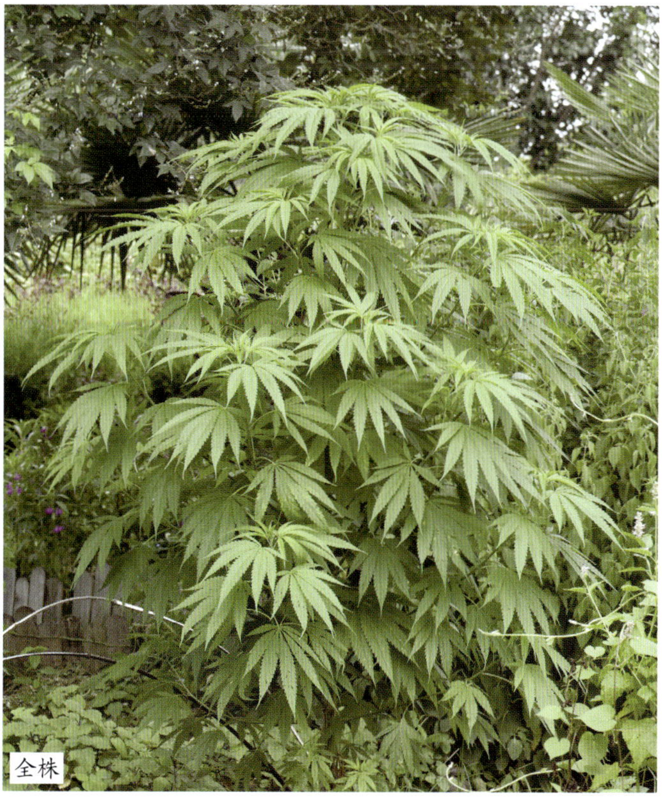

全株

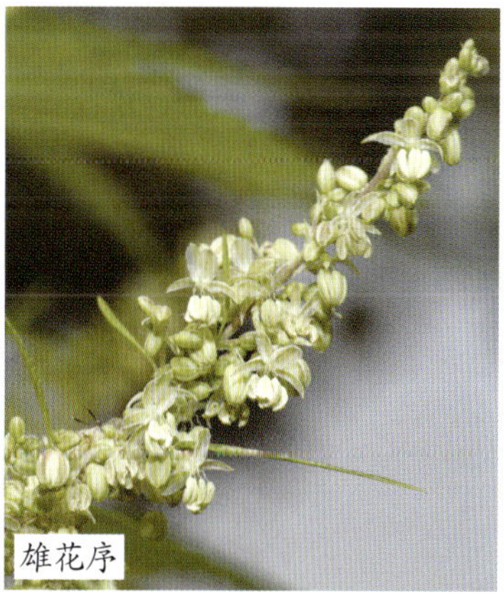

雄花序

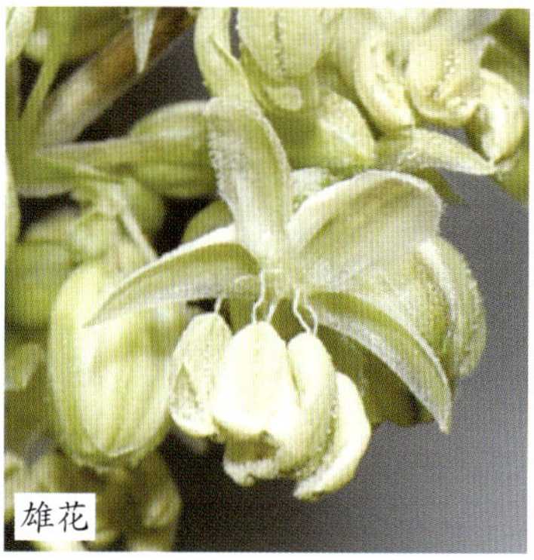

雄花

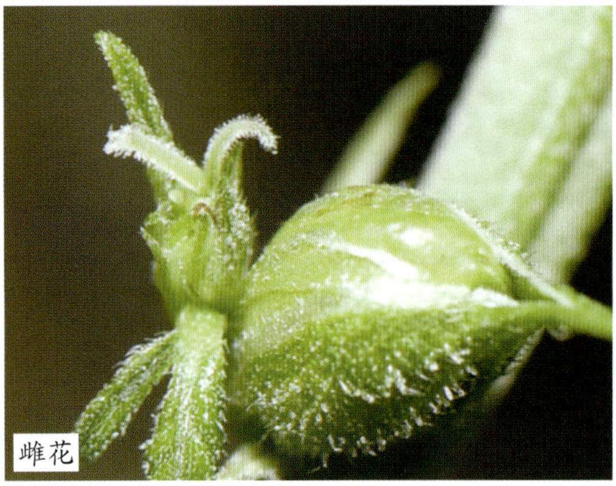
雌花

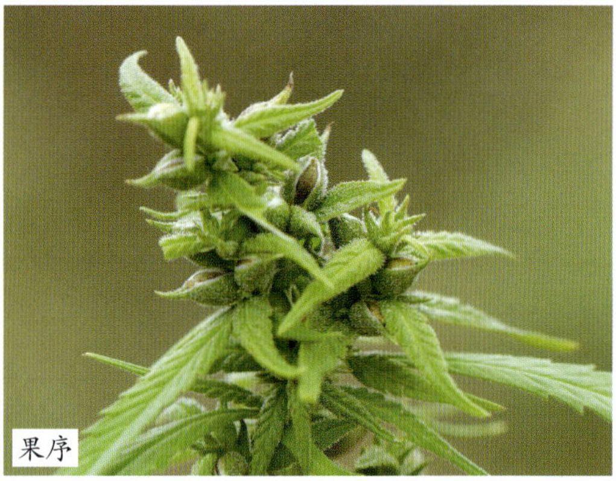
果序

【释　　名】“麻”为会意字，“广”表示房子，“林”指树木枝条，本品植株高大，茎皮纤维长而坚韧，古代人们将其茎枝砍劈回家，用于制麻，也有说因其叶有毒，具麻醉作用，故名“大麻”；茎枝在民间多作引火用，故又名“火麻”；种子外包有黄褐色苞片，被称为“黄麻仁”，故又名“黄麻”；汉使张骞自大宛得“胡麻”，为作区分，本品也称“汉麻”。

【特性分布】喜温暖湿润气候，对土壤要求不严。全省各地均有栽培。

【识别要点】茎直立，密生短柔毛，皮层有纤维。叶为掌状复叶，小叶 3~11，几无柄，披针形至线状披针形，先端渐尖，叶面有糙毛，叶背密生灰白色毡毛；叶柄细，密被灰白色贴伏毛。花雌雄异株；雄花黄绿色，排列成长而疏散的圆锥花序，花被和雄蕊各 5；雌花丛生叶腋，绿色，花被 1，紧贴子房，每花有卵形膜质苞片 1。瘦果扁卵形，外包宿存黄褐色苞片，果皮坚脆，表面具细网纹。

【药 材 名】火麻仁（成熟果实）。

【性味功用】甘，平。润燥滑肠，利水通淋，活血。主治肠燥便秘，风痹，消渴，风水，脚气，热淋，痢疾，月经不调，疮癣，丹毒等。

【使用注意】脾肾不足之便溏、阳痿、遗精、带下者慎服，过食会引起食物中毒。

【附　　方】**（1）治产后失血过多，津液枯竭，不能转送，大便闭涩：**火麻仁（研如泥）、枳壳（面炒）、人参各一两，大黄半两，上为末，炼蜜丸，如桐子大，每服二十丸，空心温酒、米饮任下，未通，渐加丸数，不可太过。（《济阴纲目》）

（2）治老人大肠燥结：火麻油、紫苏子、松子肉、杏仁（炒，去皮、尖）、芝麻（炒，研如泥），共研作丸，如弹子大，每服一丸，蜜水化下。（《鲟溪单方选》）

【拓展阅读】雄花、雌花序及幼嫩果序、叶亦可入药。此外，茎皮纤维优良，可供造纸和纺织用；种子含油率约 30%，可供制油漆、涂料等；叶含麻醉性树脂，可以配制麻醉剂。

无花果

Ficus carica L.

·科　名　桑科 Moraceae　　　·属　名　榕属 *Ficus*

·生活型　落叶灌木或小乔木　　　·花果期　花期 5~6 月，果期 6~10 月

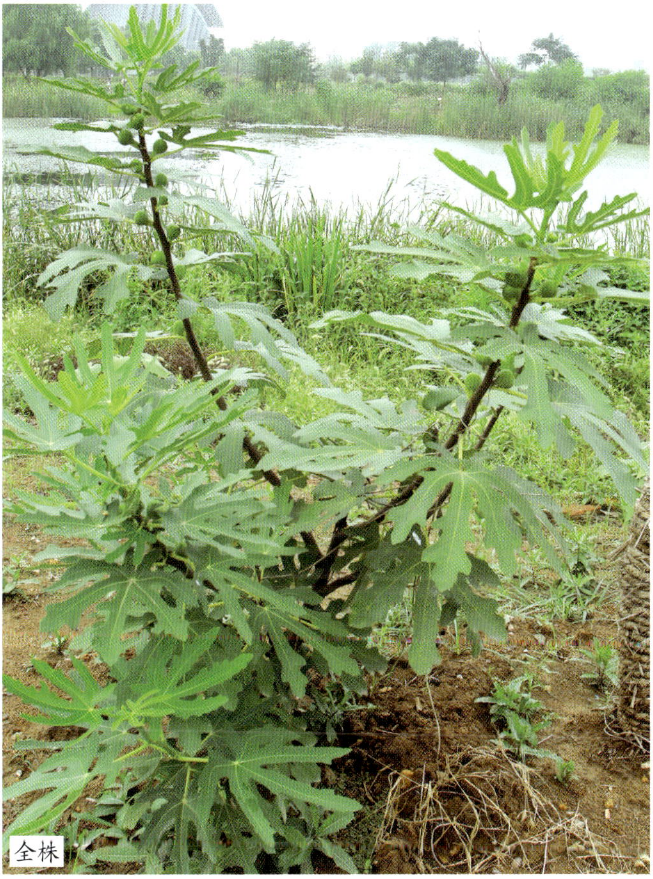

全株

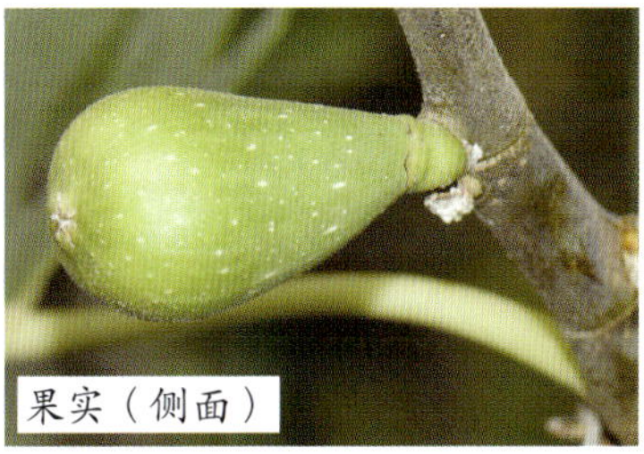

果实（侧面）

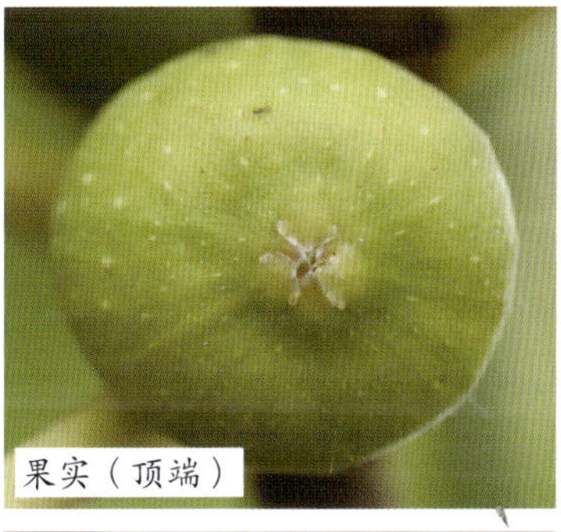

果实（顶端）

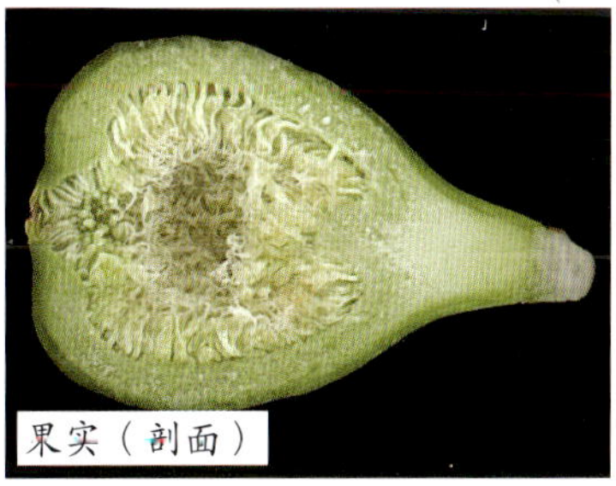

果实（剖面）

【释　　名】花隐藏于囊状花托内，从外观来看只见果而不见花，故名“无花果”；鲜果含白浆，味甜美，故又名“奶浆果”“蜜果”；果实成熟时中间呈紫红色，故又名“红心果”。

【特性分布】喜温暖湿润气候，耐瘠，抗旱，选择土层深厚的向阳地块，以疏松肥沃、排水良好的沙质壤土或黏质壤土种植为宜。全省各地均有栽培。

【识别要点】植株有乳汁。树干皮暗褐色，皮孔明显；茎多分枝，小枝直立，粗壮，无毛。叶互生；叶片厚纸质，常掌状 3~5 深裂，边缘波状或具不规则钝齿，叶背有小钟乳体及短毛，掌状脉；托叶三角状卵形，脱落后形成环状托叶痕。雌雄异株；雄花和瘿花同生一聚花果内壁，雄花位于近口

部。隐花果单生叶腋，大而呈梨形，顶端中部下陷，成熟时紫红色、黑紫色或黄色。

【药 材 名】无花果（果实）。

【性味功用】甘，凉。清热生津，健脾开胃，解毒消肿。主治咽喉肿痛，燥咳声嘶，乳汁稀少，肠热便秘，食欲不振，泄泻，痢疾，痈肿，癣疾等。

【使用注意】脾胃虚寒者慎服。

【附　　方】**（1）治咽痛：**无花果 7 个，金银花 15g，水煎服。（《山东中草药手册》）

（2）治干咳、久咳：无花果 9g，葡萄干 15g，甘草 6g，水煎服。（《新疆中草药手册》）

【拓展阅读】叶、根亦可入药。此外，果可鲜食或干食，也可作蜜饯；可种植在空气污染较严重的地区，也可作为庭院观赏植物。

葎　草

Humulus scandens (Lour.) Merr.

·科　名　桑科 Moraceae	·属　名　葎草属 *Humulus*
·生活型　一年生缠绕草本	·花果期　花期 5~8 月，果期 8~10 月

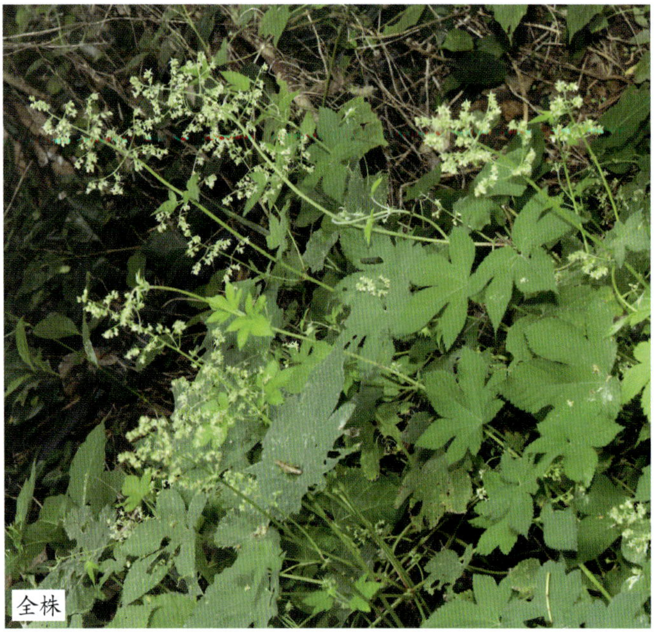
全株

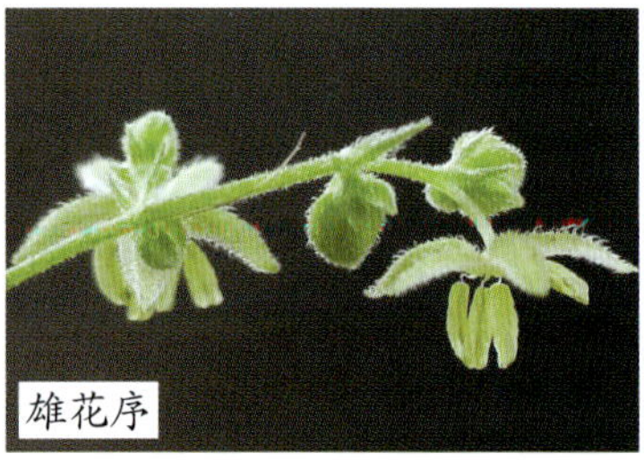
雄花序

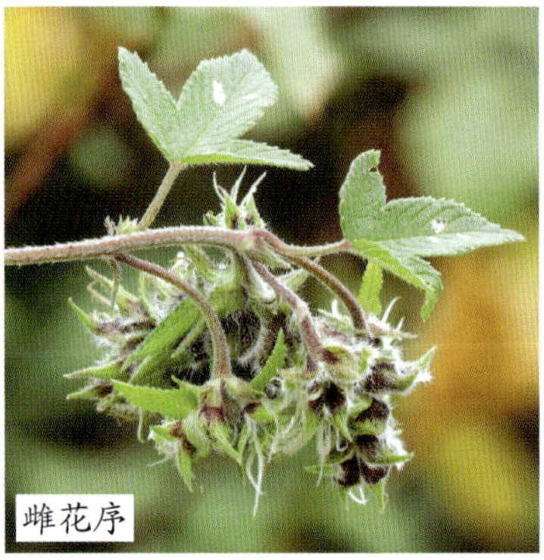
雌花序

【释　　名】《本草纲目》云："此草茎有细刺，善勒人肤。"故称为"勒草"，后被误传为"葎草"，故名。缠绕草本，草茎多刺似锯，易割伤人手，故又名"割人藤""锯锯藤"。茎藤长可达数米，随处缠连，故又名"拉拉藤"。

【生境分布】生于林缘、沟边、废墟、路旁或荒地。全省各地均有分布。

【识别要点】茎、枝、叶柄、叶均具倒生刺毛。叶对生，肾状五角形，掌状5~7深裂，边缘有粗锯齿，叶背有黄色小腺点。雌雄异株；雄花排成圆锥花序，花被片和雄蕊各5；雌花序近球果状，每苞腋1花，苞片覆瓦状排列，包被子房，三角状卵形，有刺毛和小腺点，柱头2，伸出苞片外。瘦果成熟时伸出苞片外。

【药 材 名】葎草（全草）。

【性味功用】甘、苦，寒。清热解毒，利尿通淋。主治肺热咳嗽，肺痈，虚热烦渴，热淋，水肿，小便不利，湿热泻痢，热毒疮疡，皮肤瘙痒。

【使用注意】非热病者慎用。

【附　　方】**（1）治关节红肿热痛：**鲜葎草（捣烂），白糖（或蜂蜜），调敷患处，干则更换。（《安徽中草药》）

（2）治痔疮脱肛：鲜葎草90g，煎水熏洗。（《闽东本草》）

【拓展阅读】茎皮纤维可造纸和纺织；果穗可代啤酒花用，也可作杀虫剂以喷杀蚜虫；种子油可制肥皂。

桑

Morus alba L.

·科　名　桑科 Moraceae	·属　名　桑属 *Morus*
·生活型　小乔木或灌木	·花果期　花期4~5月，果期6~7月

【释　　名】相传古时有一种神树叫"叒"，而蚕所食树叶之树在古人眼里也是一种神树，但该神树与叒不是一回事，为加以区别，在"叒"字下加木，因此得名"桑"；因蚕喜食其叶，故又名"蚕桑"；果实紫黑色，古时用"黮"代表其果实颜色，"黮"同"椹""葚"，故又名"桑椹树""桑葚树"。

【特性分布】喜温暖湿润气候，稍耐阴，耐旱，不耐涝，耐瘠薄，对土壤适应性强。全省各地均有栽培。

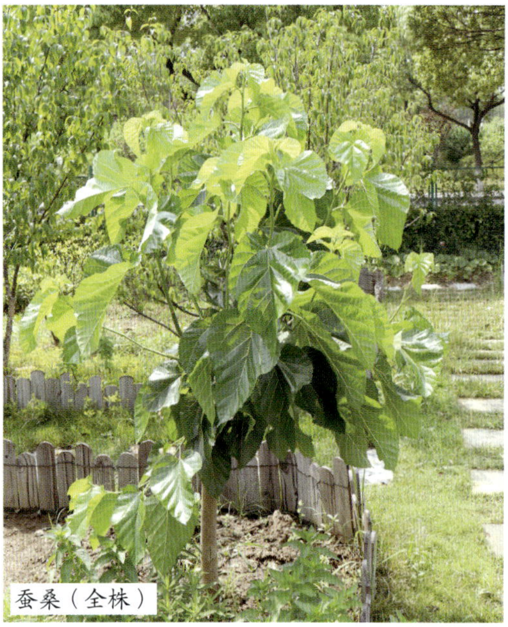
蚕桑（全株）

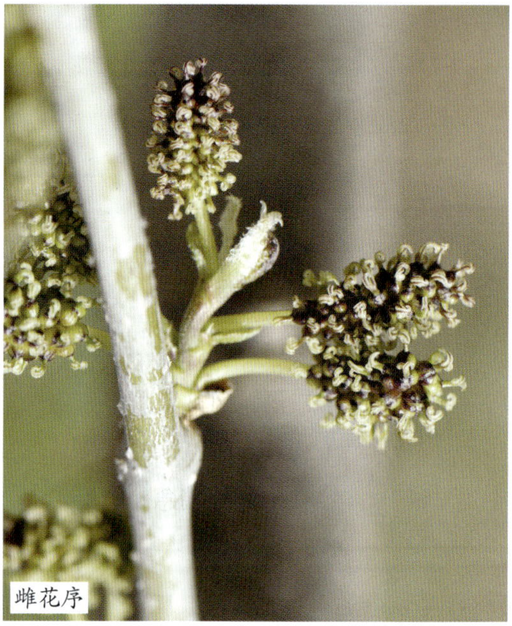
雌花序

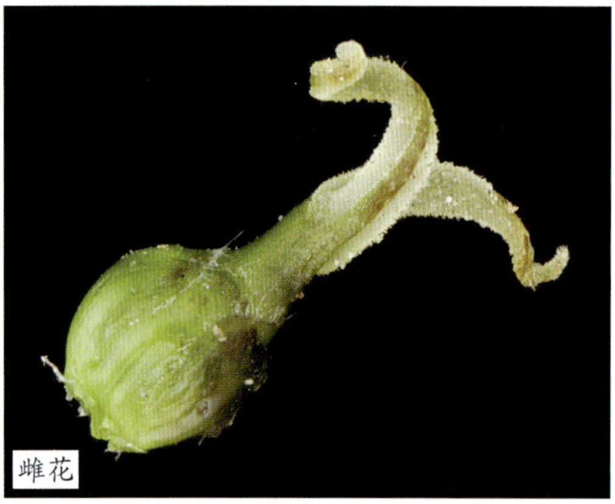
雌花

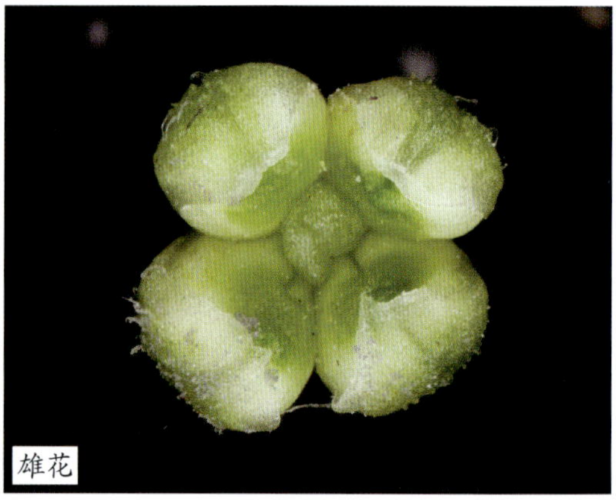
雄花

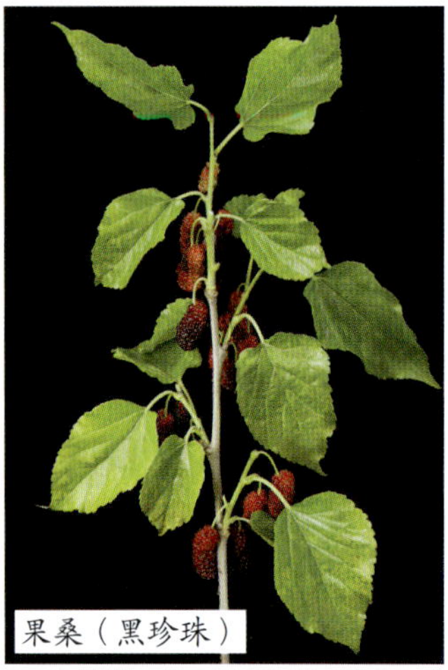
果桑（黑珍珠）

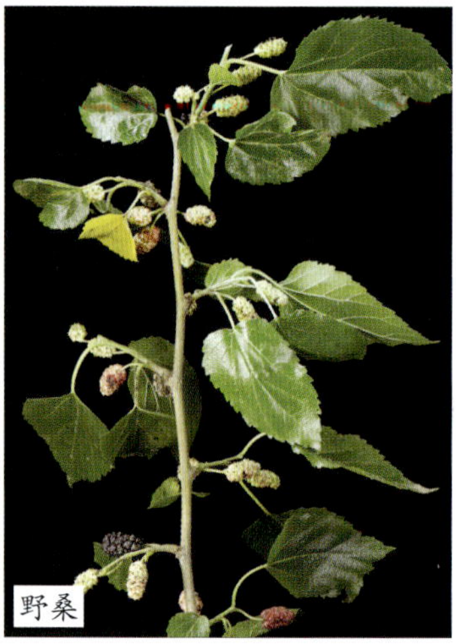
野桑

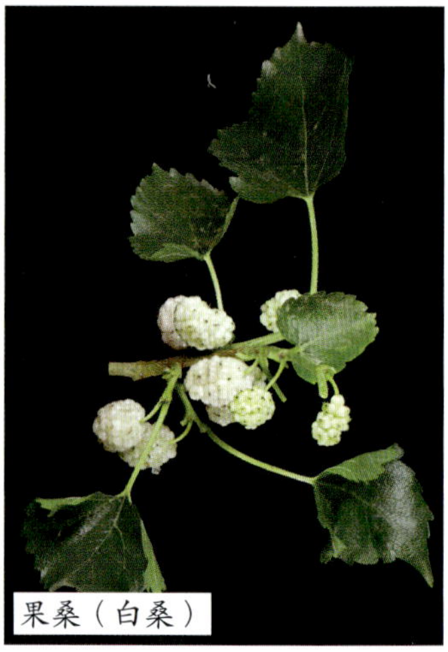
果桑（白桑）

【识别要点】树皮灰黄色或黄褐色；冬芽红褐色，有覆瓦状鳞片；幼枝有毛。叶片卵形至阔卵形，边缘有锯齿或多种分裂，叶面无毛，有光泽，叶背绿色，脉上有疏毛，脉腋间有簇毛；托叶2，分离，脱落后小枝上无痕迹。花单性，雌雄异株，为腋生的柔荑花序；雄花序密被白色柔毛；雌花序花柱不明显或无，柱头2，细长。果实成熟时呈紫红色或黑色。

【药 材 名】桑叶（叶）、桑白皮（根皮）、桑椹（果穗）、桑枝（嫩枝）。

【性味功用】**（1）桑叶：**苦、甘，寒。疏散风热，清肺润燥，清肝明目。主治风热感冒，风温初起，发热头痛，汗出恶风，咳嗽胸痛，或肺燥干咳无痰，咽干口渴，风热及肝阳上扰，目赤肿痛等。

（2）桑白皮：甘、辛，寒。泻肺平喘，利水消肿。主治肺热喘咳，水饮停肺，胀满喘急，水肿，脚气，小便不利。

（3）桑椹：甘、酸，寒。滋阴养血，生津，润肠。主治肝肾不足和血虚精亏的头晕目眩，腰酸耳鸣，须发早白，斑秃，失眠多梦，津伤口渴，消渴，肠燥便秘等。

（4）桑枝：苦，平。祛风湿，通经络，行水气。主治风湿痹病，中风半身不遂，水肿脚气，风痒等。

【使用注意】肝燥者禁用桑叶。肺寒无火及风寒咳嗽者禁服桑白皮。脾胃虚寒便溏者禁服桑椹。

【附　　方】**（1）治风温初起，表热轻证：**桑叶7.5g，菊花3g，杏仁6g，连翘5g，薄荷2.5g，桔梗6g，生甘草2.5g，芦根6g，水2杯，煮取1杯，日2服。（《温病条辨》）

（2）治肺热咳喘：地骨皮30g，桑白皮30g，炙甘草3g，锉散，加粳米1撮，水煎服。（《小儿药证直诀》）

（3）治心肾衰弱不寐，或习惯性便秘：鲜桑椹30~60g，水适量，煎服。（《闽南民间草药》）

（4）治风湿痛，跌打损伤，高血压：桑枝15~30g，大剂量可用至60g，水煎服。（《上海常用中草药》）

【拓展阅读】树皮纤维柔细，可作纺织、造纸原料；叶为养蚕的主要饲料，并可作土农药；木材坚硬，可制家具、乐器、雕刻等；果实可以酿酒，称桑椹酒。

苎　麻

Boehmeria nivea (L.) Gaudich.

·科　名　荨麻科 Urticaceae	·属　名　苎麻属 *Boehmeria*
·生活型　半灌木	·花果期　花期 7~8 月，果期 9~10 月

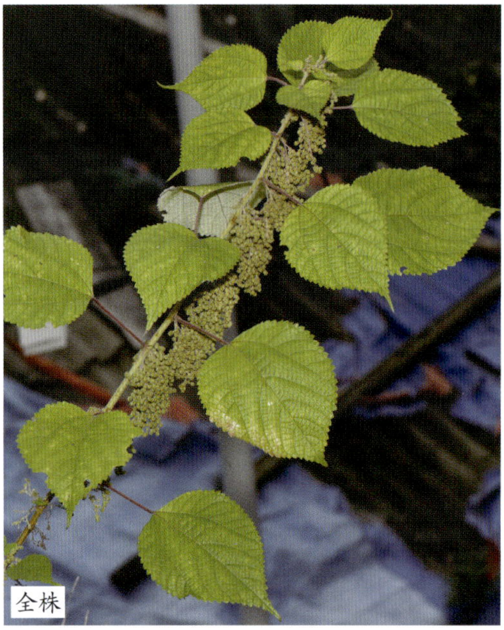

全株

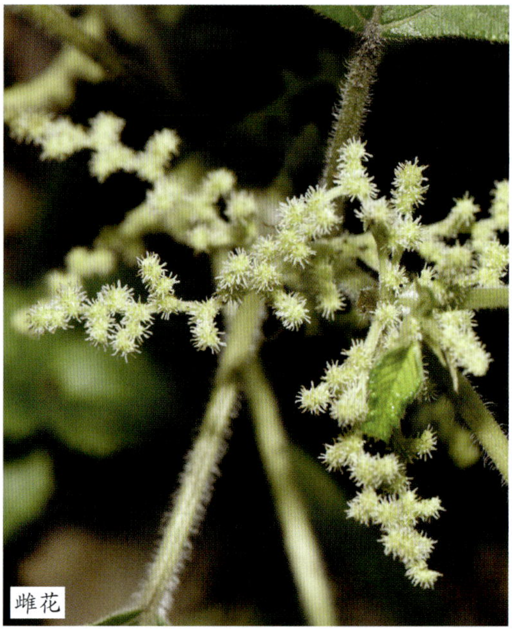

雌花

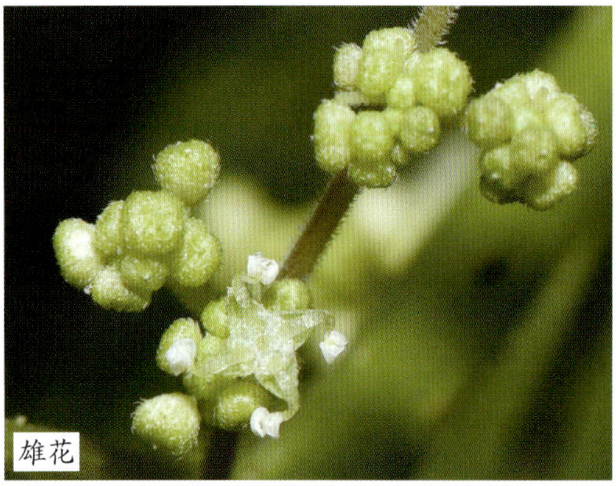

雄花

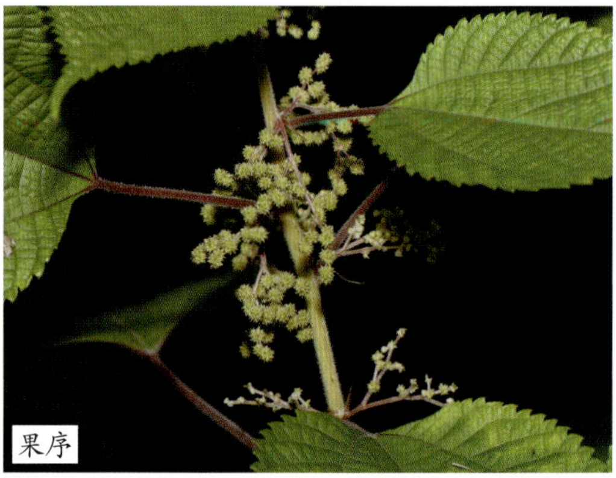

果序

【释　　名】“麻”为会意字，字形从广，表示房屋，林像一缕缕的纤麻，似在屋内整理麻絮。《玉篇·系部》云：“纻，麻属，所以缉布也。”“苎”同“纻”，属于麻的一种，可以用来做成布，故名为“苎麻”。本品常野生于山谷，古人认为有别于栽培者，故又名“野麻”“野苎麻”。

【生境分布】生于山谷林边或草坡。全省各地均有分布和栽培。

【识别要点】茎、花序和叶柄密生开展的长硬毛和贴伏的短糙毛。叶互生，草质，宽卵形或近圆形，顶端骤尖，基部近截形，叶面粗糙，基出三脉，叶背密生白色柔毛；托叶披针形。雌雄同株；团伞花序集成圆锥状，雌花序位于上端，多花密集，雄花序少花；雄花花被片4，雄蕊4，退化雌蕊狭倒卵球形；雌花花被管状，顶端有2~3齿，果期菱状倒披针形，柱头丝形。瘦果全被花被管包裹。

【药 材 名】苎麻根（根和根茎）。

【性味功用】甘，寒。凉血止血，清热安胎，利尿，解毒。主治血热妄行所致的咯血、吐血、衄血、血淋、便血、崩漏、紫癜，胎动不安，胎漏下血，小便淋沥，疮痈肿毒，虫蛇咬伤。

【使用注意】胃弱泄泻者勿服，诸病不由血热者亦不宜用。

【附　　方】**（1）治咯血：**苎麻根30g，白茅根30g，水煎服。（《四川中药志》1979年）

（2）治痈疮脓疡：苎麻根适量，捣烂，未成脓者，加酒糟、生盐少许，调敷患处；已成脓者，加黄糖少许，调敷患处。（《广西民间常用中草药手册》）

【拓展阅读】叶、茎皮、茎或带叶嫩枝亦可入药。此外，叶可作饲料；茎纤维可供纺织用，透气性比棉纤维好。

荞 麦

Fagopyrum esculentum Moench

·科　名　蓼科 Polygonaceae　　·属　名　荞麦属 *Fagopyrum*

·生活型　一年生草本　　·花果期　花期 5~9 月，果期 6~10 月

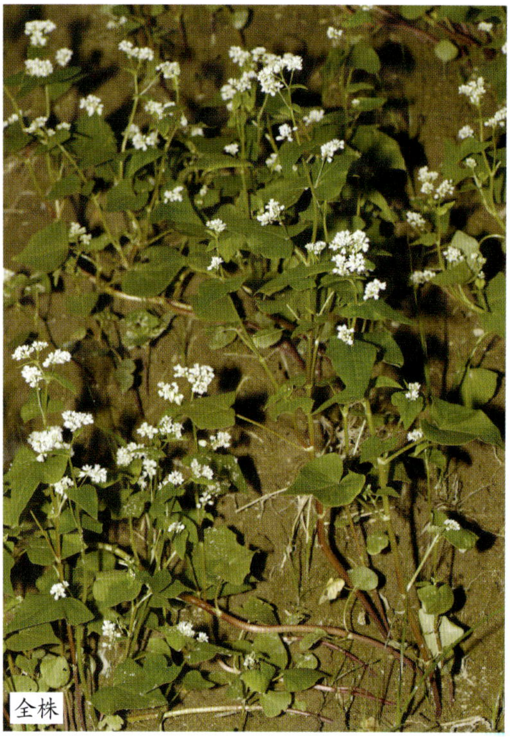
全株

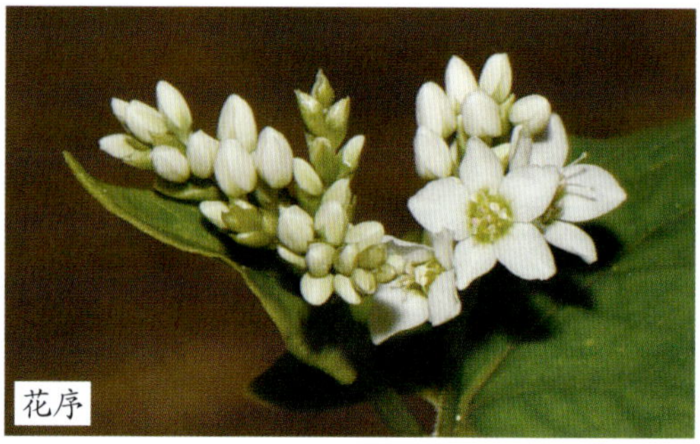
花序

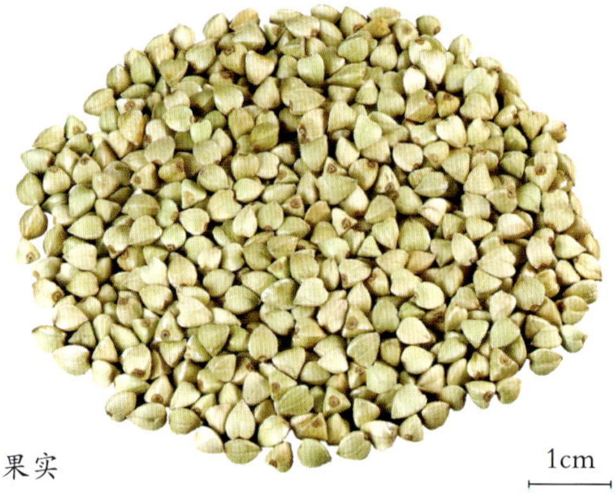

果实

【释　　名】茎弱而翘然，易长易收，磨面如麦，故名“荞麦”；味甘，为与苦荞麦区别，故又名“甜荞”；能消肠道积食，故又名“净肠草”。

【特性分布】喜温和气候，不耐寒冷，易受霜害，抗旱力较弱，对土壤的要求不严格，但忌碱性较重的土壤。全省各地均有栽培，有时逸为野生。

【识别要点】叶片卵状三角形，基部心形或戟形，全缘，具长叶柄；托叶鞘膜质，偏斜。花簇密集，排成短总状花序；花序梗细长，一侧具小突起；苞片小，卵形，每苞内有花 3~5；花柄无关节；花被淡红色或白色，5 深裂，裂片椭圆形，长 3~4mm；雄蕊 8，近等长，2 轮；花柱 3，柱头头状；花盘腺体状。瘦果卵形，有 3 锐棱，顶端渐尖，暗褐色，光滑。

【药 材 名】荞麦（成熟果实）。

【性味功用】甘、微酸，寒。健脾消积，下气宽肠，解毒敛疮。主治肠胃积滞，泄泻，痢疾，绞肠痧，白浊，带下，自汗，盗汗，丹毒，痈疽，发背，瘰疬，烫火伤。

【使用注意】不宜长时间服用，脾胃虚寒者禁服。

【附　　方】**治慢性泻痢，妇女白带：**荞麦炒后研末，水泛为丸，每服 6g，每日 2 次。（《全国中草药汇编》）

【拓展阅读】茎叶、叶亦可入药。此外，种子富含淀粉，具高蛋白和低脂肪，磨成面粉供食用；种皮可作枕芯，具有清热明目的保健作用；籽粒及全草均可作为优良的饲料；泌蜜丰富，是重要的蜜源植物。

萹　蓄

Polygonum aviculare L.

·科　名　蓼科 Polygonaceae	·属　名　蓼属 *Polygonum*
·生活型　一年生草本	·花果期　花期 5~8 月，果期 7~9 月

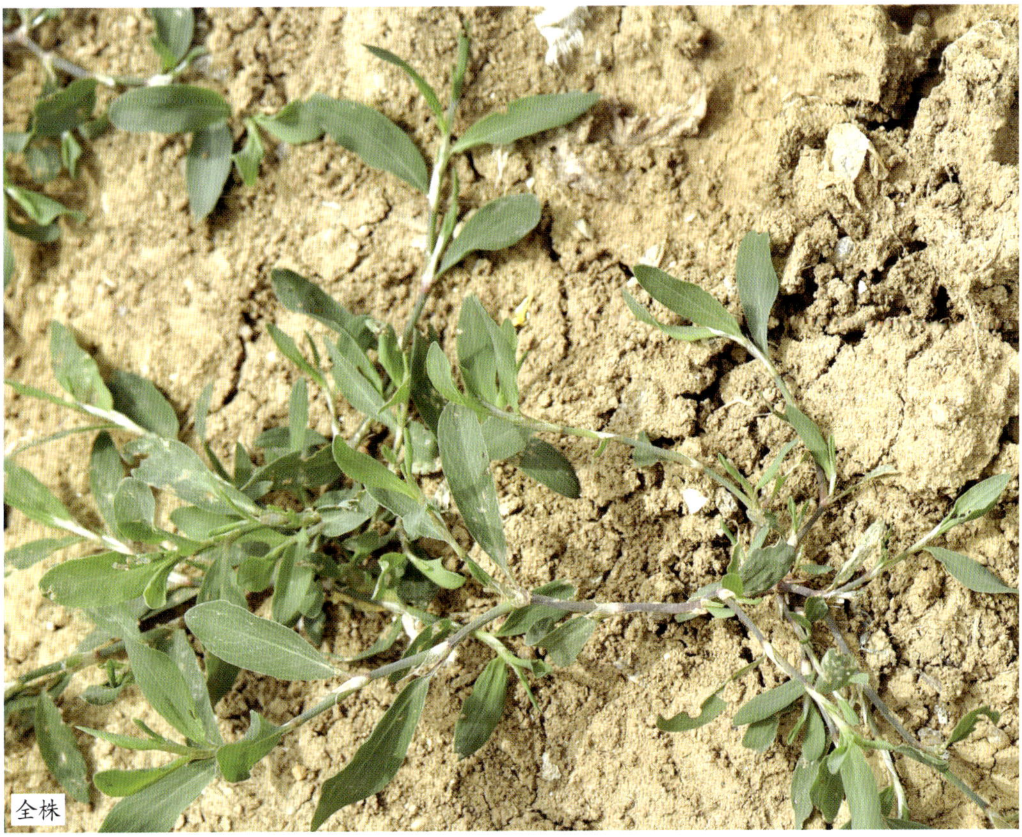

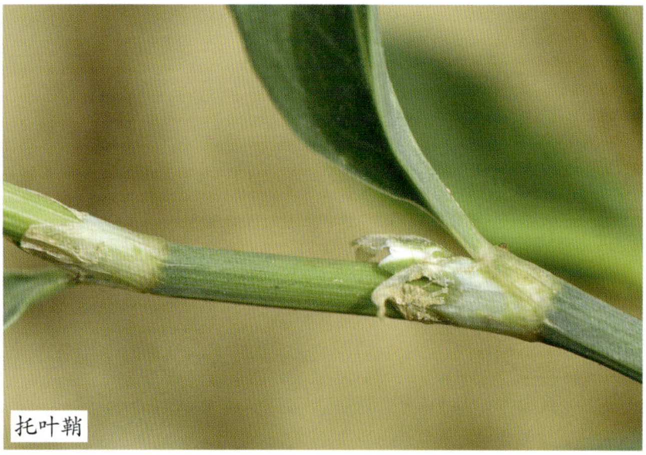
托叶鞘

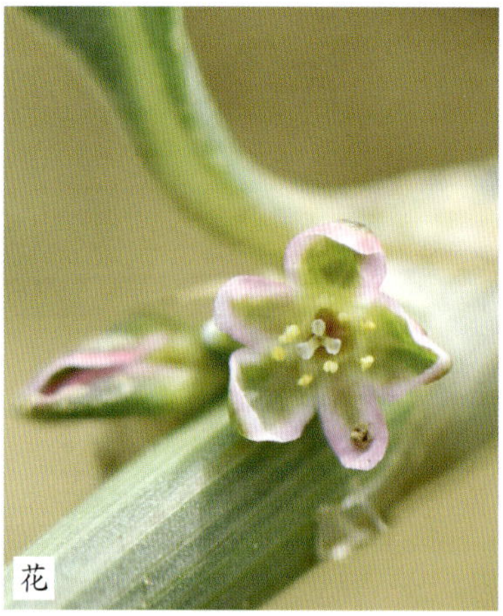
花

【释　　名】植物茎扁圆，扁字从“艹”，《说文解字》云：“萹，萹茿也。”“蓄”的上古音与“茿”叠韵，故名“萹蓄”。茎节突出且多，类似于竹子，故又名“竹节草”。其为蓼科植物，又因茎折断面很快变黑，故又名“乌蓼”。可用于治疗妇女阴蚀，故又名“妹子草”。

【生境分布】生于田野、路旁、沟边湿地。全省各地均有分布。

【识别要点】茎绿色，自基部多分枝。叶片椭圆形至披针形，长 1~4cm；近无柄，基部具关节；托叶鞘膜质，有明显脉纹。花 1~5 朵簇生叶腋，遍布植株；花被 5 深裂，裂片椭圆形，暗绿色，边缘白色或淡红色；雄蕊 8。瘦果两型；夏果卵形，近等长于花被片；秋果长卵形，明显长于花被片；均具 3 棱。

【药 材 名】萹蓄（地上部分）。

【性味功用】苦，微寒。利水通淋，杀虫止痒。主治淋证，小便不利，黄疸，带下，泻痢，蛔虫病，蛲虫病，钩虫病，妇女阴蚀，皮肤湿疮，疥癣，痔疾。

【使用注意】脾胃虚弱及阴虚患者慎服，妊娠期及经期女性慎服。

【附　　方】**（1）治尿道炎，膀胱炎：** 鲜萹蓄 6g，鲜车前草 30g，捣烂绞汁，分 2 次服。（《福建药物志》）

（2）治疥癣，湿疮瘙痒，妇女外阴瘙痒： 萹蓄适量，煎水外洗。（《浙江药用植物志》）

【拓展阅读】茎、叶可制成农药，杀灭菜青虫、蚜象，还可提取黄色和绿色染料；幼苗可食用，亦为优良的饲料。

水　蓼

Polygonum hydropiper L.

·科　名　蓼科 Polygonaceae	·属　名　蓼属 *Polygonum*
·生活型　一年生草本	·花果期　花期 5~9 月，果期 6~10 月

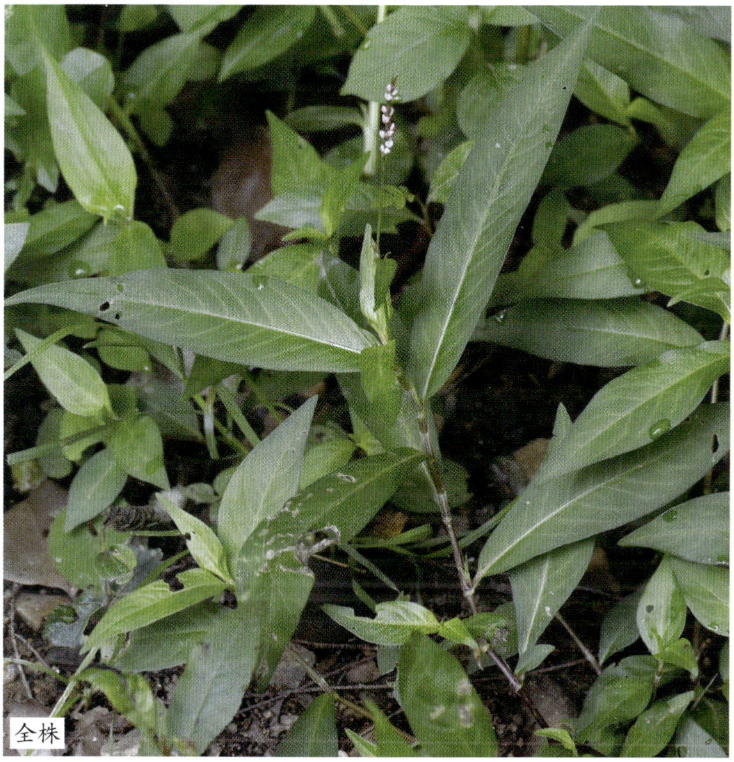
全株

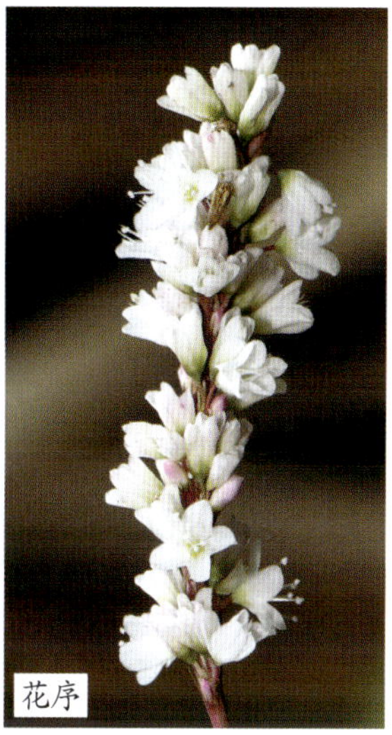
花序

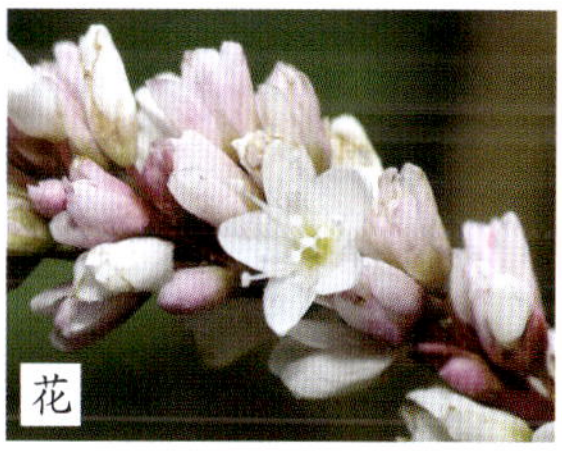
花

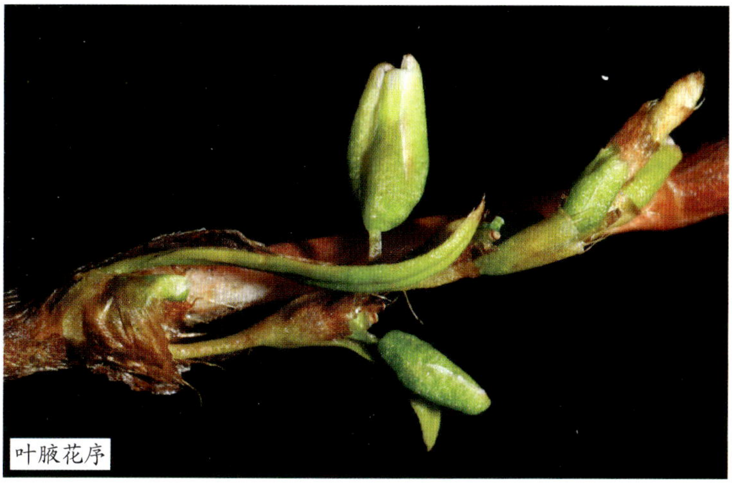
叶腋花序

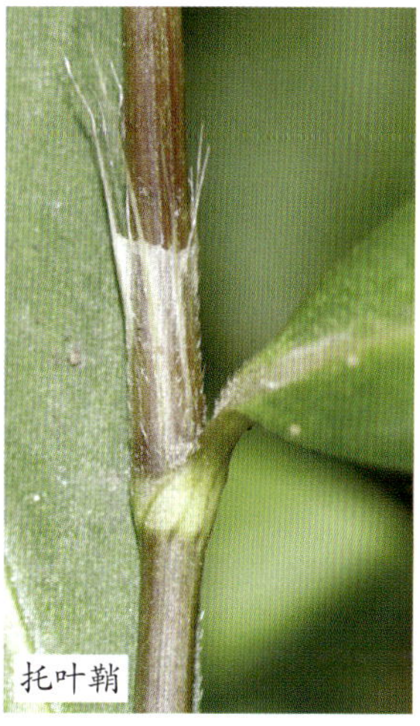
托叶鞘

【释　　名】蓼属植物，常生于浅水河泽，故名“水蓼”；因其味辛辣，故又名“辣蓼”；宿存花萼红色，茎亦常带红色，故又名“红辣蓼”。

【生境分布】生于田野、水边或山谷湿地。全省各地均有分布。

【识别要点】植株有辣味。茎多分枝，红褐色，节常膨大，基部节上常生须根。叶片披针形，两面常有腺点；膜质托叶鞘筒形，顶端有短缘毛；叶腋具闭花受精花。总状花序呈穗状，细长，花簇间断；苞片内含 3~5 花，花柄远伸出苞片；花被有明显的黄褐色透明腺点，下部具 5 个腺体状花盘；雄蕊间有蜜腺。瘦果卵形，与宿存花被等长或稍超出，一面凸一面平，表面有小点。

【药 材 名】水蓼（地上部分）。

【性味功用】辛、苦，平。行滞化湿，散瘀止血，祛风止痒，解毒。主治湿滞内阻，脘闷腹痛，泄泻，痢疾，小儿疳积，崩漏，血滞经闭，痛经，跌打损伤，风湿痹痛，便血，外伤出血，皮肤瘙痒，湿疹，风疹，足癣，痈肿，毒蛇咬伤。

【使用注意】不宜过量服用或与生鱼同食，经期不宜服用。

【附　　方】**治风湿疼痛：**水蓼 15g，威灵仙 9g，桂枝 6g，煎服。（《安徽中草药》）

【拓展阅读】果实、根亦可入药。此外，本品含挥发油，古代作为食用调味品和制曲的原料。

酸模叶蓼

Polygonum lapathifolium L.

·科　名　蓼科 Polygonaceae　　·属　名　蓼属 *Polygonum*

·生活型　一年生草本　　·花果期　花期 6~8 月，果期 7~10 月

【释　　名】蓼属植物，叶形似酸模叶，故名“酸模叶蓼”。

【生境分布】生于路旁湿地、荒地、水边和沟边。全省各地均有分布。

【识别要点】茎直立，粉红色，无毛，节部膨大。叶片卵状宽披针形或长卵状披针形，基部楔形，下延，常有黑褐色新月形斑点，叶背有腺点，两面沿主脉及叶缘有伏生的粗硬毛；托叶鞘筒状，无毛，顶端截形。花序的花簇紧密，数个花穗构成圆锥花序状；花序梗被腺体；花被粉红色或白色，具黄色腺点，4 深裂，外侧 2 片较大；雄蕊 6；花柱 2，分离。瘦果卵形，扁平。

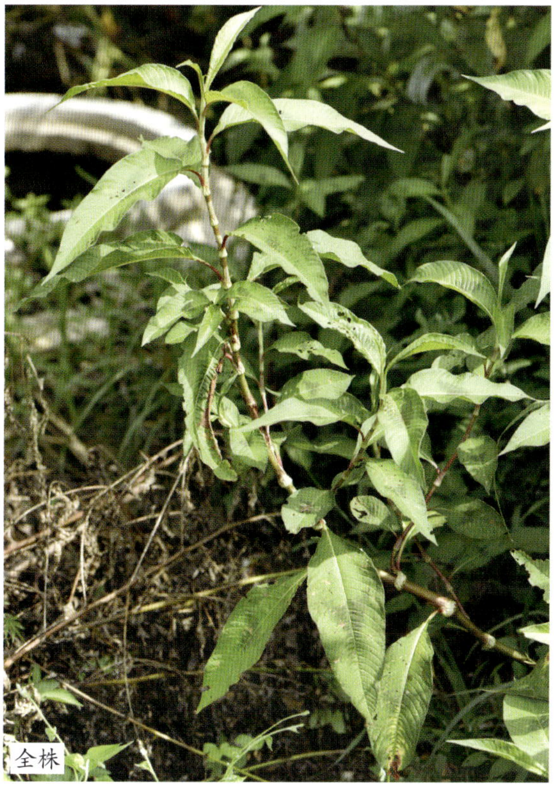

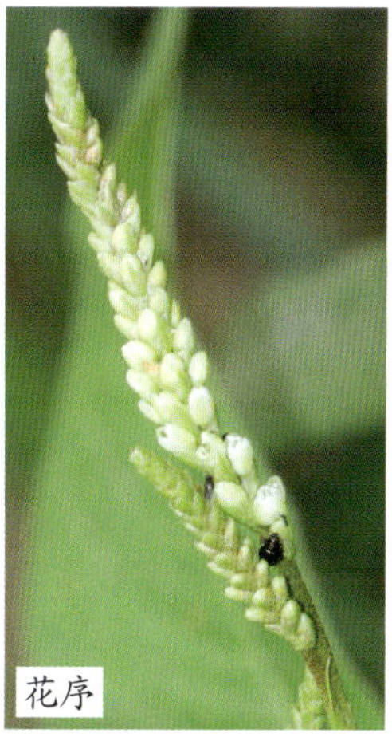

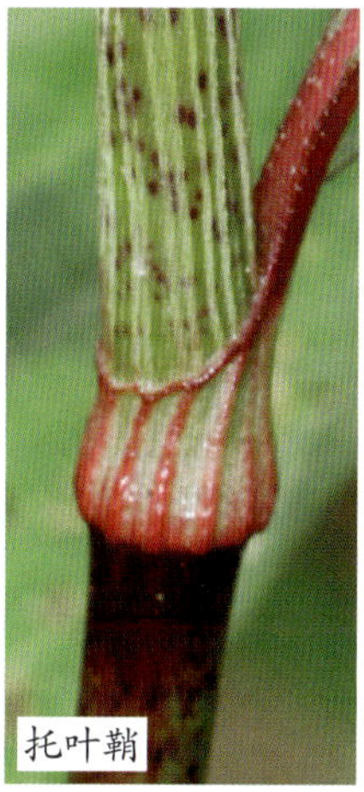

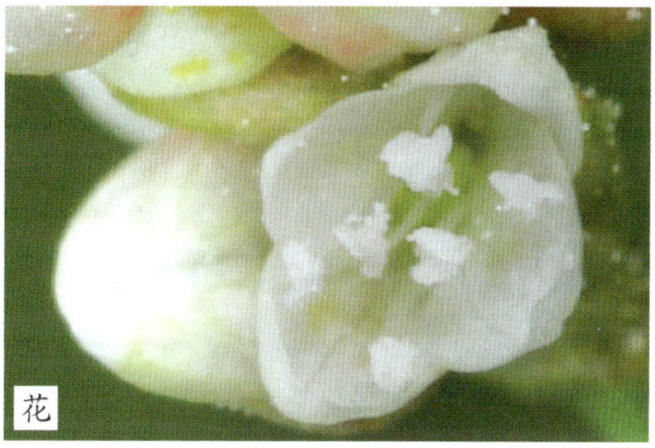

【药 材 名】大马蓼（全草）。

【性味功用】辛、苦，微温。解毒，除湿，活血。主治疮疡肿痛，瘰疬，腹泻，痢疾，湿疹，疳积，风湿痹痛，跌打损伤，月经不调。

【使用注意】脾胃虚寒者慎服，不可大量久服。

【附　　方】**治淋巴结结核，淋巴结肿大，脉管炎：**酸模叶蓼 60g，捣烂，加入芒硝 10g，外敷患处，每日 1 次，每次 30 分钟。（笔者经验方）

【拓展阅读】可做牧草；全草可制土农药。

何首乌

Polygonum multiflorum Thunb.

·科　名　蓼科 Polygonaceae	·属　名　蓼属 *Polygonum*
·生活型　多年生草本	·花果期　花期 8~10 月，果期 10~11 月

【释　　名】相传何首乌本没有名字，因采挖该植物的人姓何，服用以后头发、胡须变黑，故名“何首乌”。

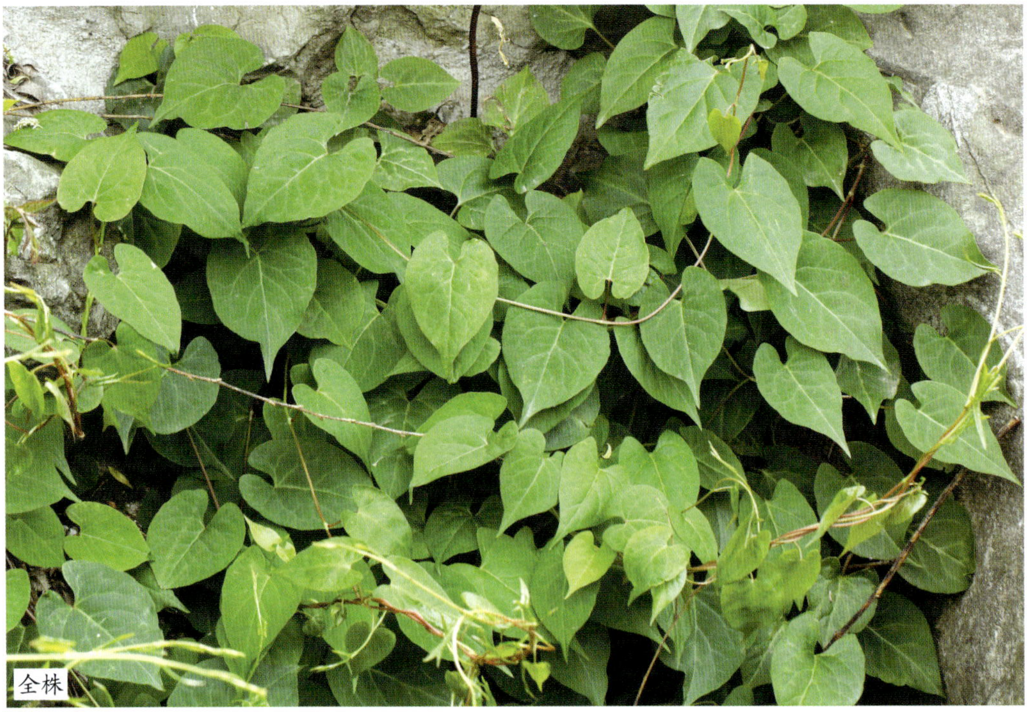
全株

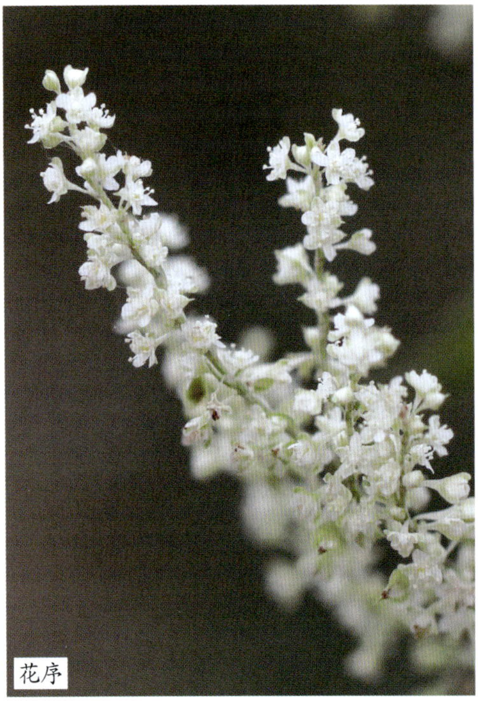
花序

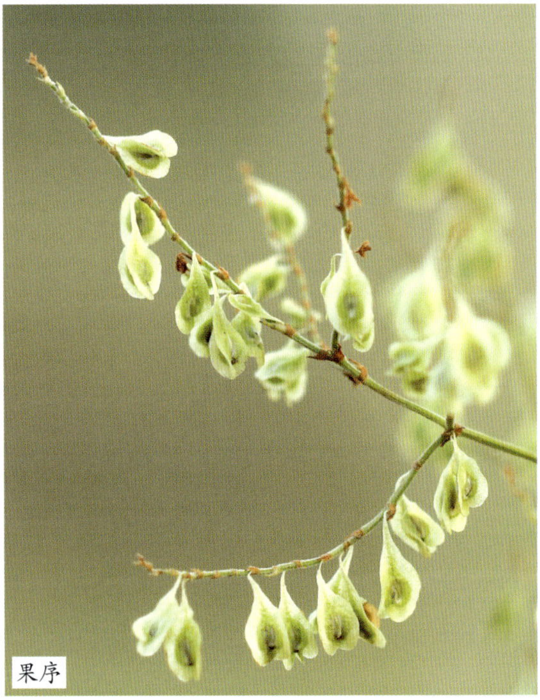
果序

【生境分布】生于山坡灌木丛中或沟边石隙。全省各地均有分布。

【识别要点】全株无毛。根细长，顶端有膨大的长椭圆形肉质块根，表面黑色或黑紫色，内部紫红色。茎缠绕，中空，多分枝，基部木质化。叶片卵形，顶端渐尖，基部心形；托叶鞘干膜质，短筒状，偏斜。花序圆锥状，顶生或腋生，大而开展；花柄下部有关节；花被绿白色或白色，5 深裂，外面 3 片肥厚，近圆形，背部有翅，翅顶部深凹，下部下延至果梗。瘦果椭圆形，有 3 棱，包于翼状的宿存花被内。

【药 材 名】何首乌（块根）、首乌藤（藤茎）。

【性味功用】**（1）何首乌：** 苦、甘、涩，微温。解毒，消痈，截疟，润肠通便。主治疮痈，瘰疬，风疹瘙痒，久疟体虚，肠燥便秘。

（2）首乌藤： 甘、微苦，平。养心安神，祛风通络。主治失眠多梦，血虚身痛，肌肤麻木，风湿痹痛，风疹瘙痒。

【使用注意】大便溏泄及有湿痰者慎服何首乌；忌铁器。生何首乌副作用较大，产生的主要不良反应有肝损伤、胃肠道刺激及过敏等。长期服用何首乌，应用黑豆汁充分炮制。

【附　　方】**（1）治白发：** 制首乌、熟地黄各 30g，当归 15g，浸泡于 1000ml 粮食白酒中，10 天至半个月后开始饮用，每日 15~30ml，连续服用。（《山东中医杂志》）

（2）治虚烦失眠多梦： 首乌藤 30g，珍珠母 30g，丹参 9g，水煎服。（《浙江药用植物志》）

【拓展阅读】叶亦可入药。常栽培作盆栽，花期常为蜜源。

红　蓼

Polygonum orientale L.

·科　名　蓼科 Polygonaceae　　·属　名　蓼属 *Polygonum*

·生活型　一年生草本　　·花果期　花期 7~9 月，果期 8~10 月

【释　　名】此蓼植株大，花多而红，荭即红也，故名“荭草”“红蓼”；因习生于水边湿地，故又名“水荭”“塘边蓼”。

【生境分布】生于山谷或路边阴湿草地。全省各地均有分布。

【识别要点】植株密生开展的长柔毛。茎直立，高 1~2m，粗壮，上部多分枝。叶片宽卵形或卵形，叶脉被长柔毛；托叶鞘筒状，顶端有草质反卷的环状边，茎上部托叶鞘无环边。花序穗状，粗壮，花紧密，不间断；花被淡红色或白色，5 深裂；雄蕊 7；花柱 2，柱头头状。瘦果近圆形，扁平，两面中央微凹。

【药 材 名】水红花子（果实）。

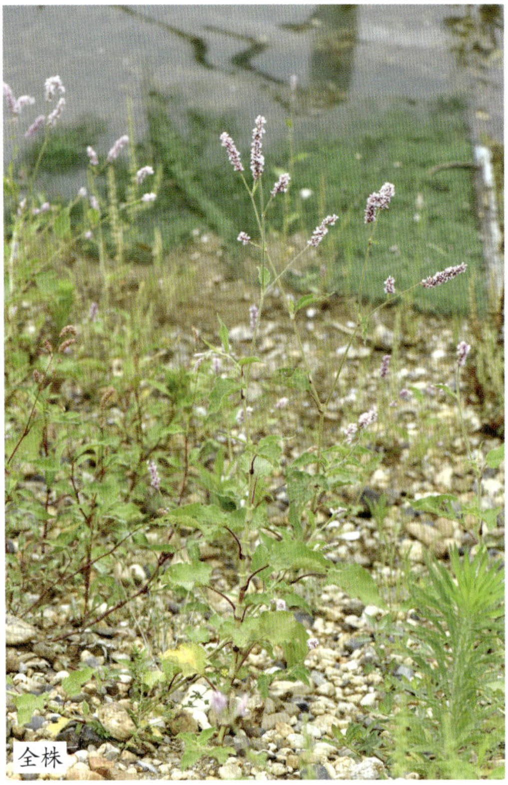
全株

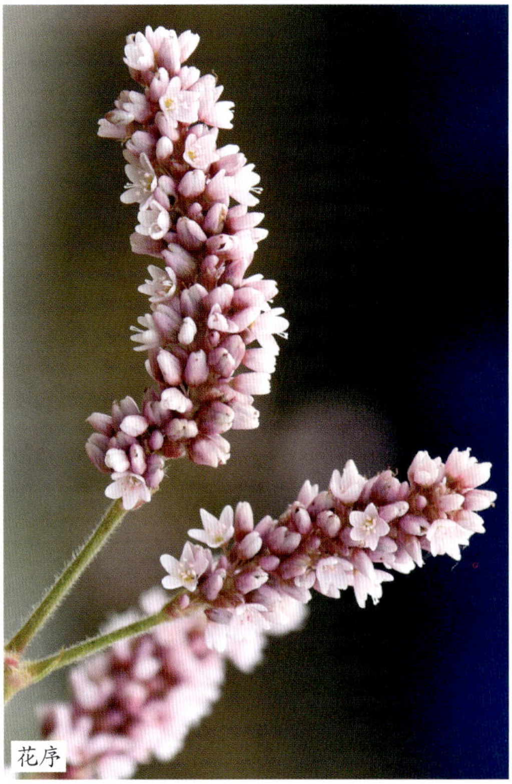
花序

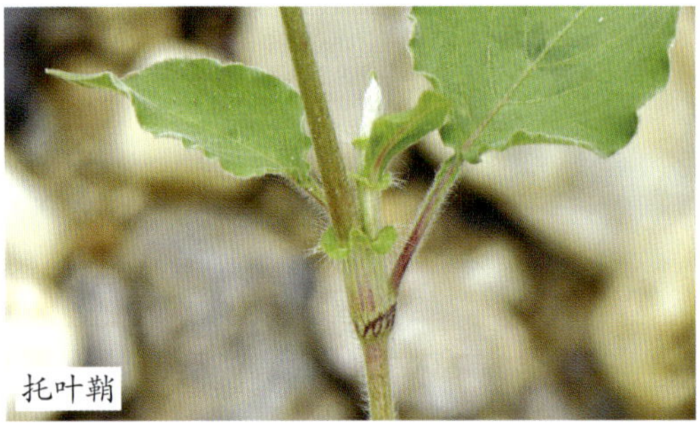
托叶鞘

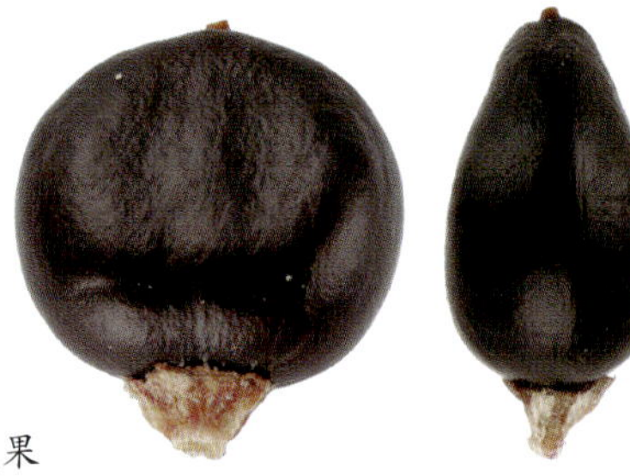

瘦果

【性味功用】咸，微寒。活血消积，清热利湿。主治癥积，水臌，胃痛，腹胀，消渴，目赤，疮肿，瘰疬。

【使用注意】血分中无所留滞、脾虚胃寒者禁用，孕妇忌服。

【附　　方】**（1）治腹中痞积：**水红花或子 1 碗，以水 3 碗，用文武火熬成膏，量痞大小摊贴，仍以酒调膏服。忌荤腥油腻。（《保寿堂经验方》）

（2）治慢性肝炎、肝硬化腹水：水红花子 15g，大腹皮 12g，黑丑 9g，水煎服。（《新疆中草药手册》）

【拓展阅读】茎叶、花序、根茎亦可入药。此外，花序大而鲜艳，有观赏价值，花期可作蜜源植物，幼嫩期可作饲料。

杠板归

Polygonum perfoliatum L.

·科　名　蓼科 Polygonaceae	·属　名　蓼属 *Polygonum*
·生活型　一年生草本	·花果期　花期 6~8 月，果期 7~10 月

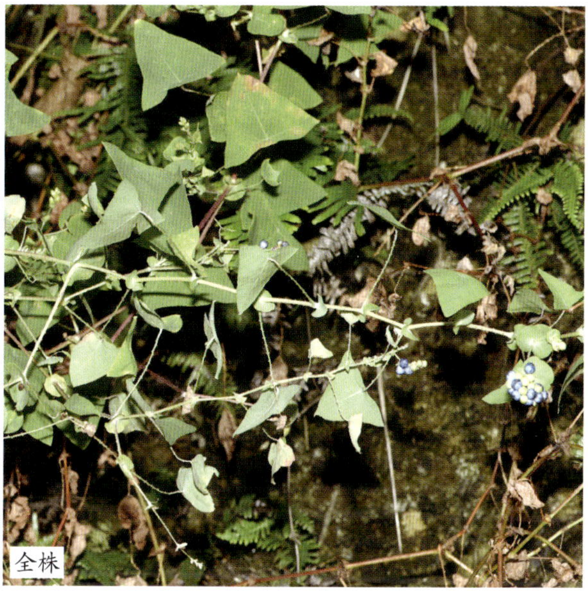

全株

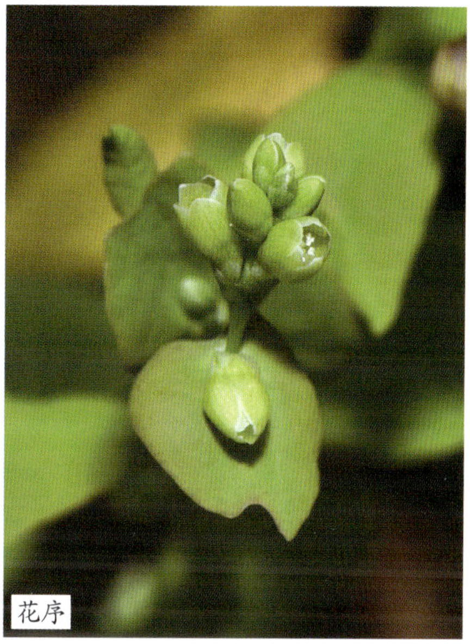

花序

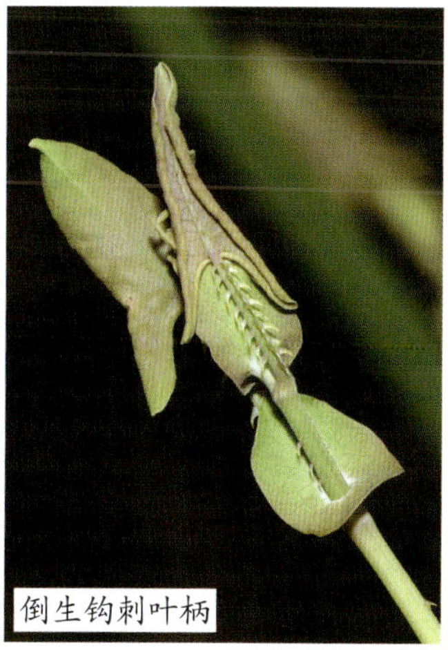

倒生钩刺叶柄

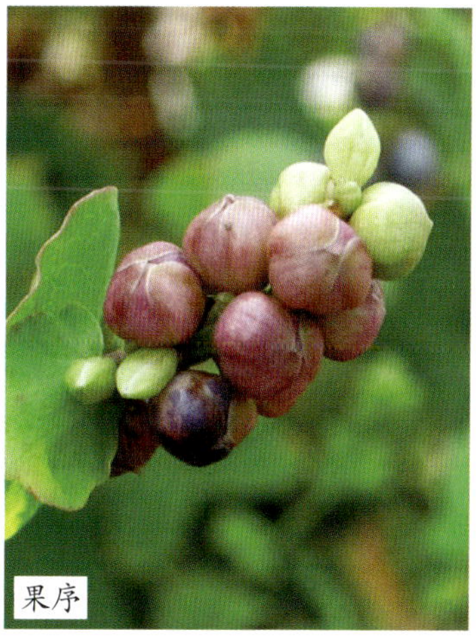

果序

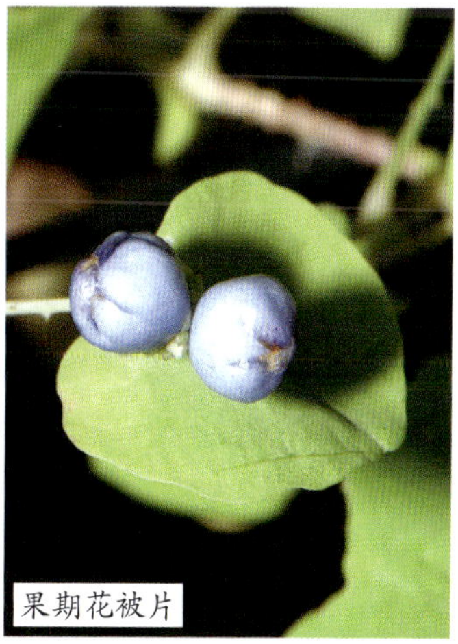

果期花被片

【释　　名】相传有个人被毒蛇咬伤，本来躺在木板上等待别人救助，后服用了这种草药痛楚解除，自己能扛着木板回家了，后误写为“杠”，故名“扛板归”“杠板归”；茎上长有倒刺，蛇避让着走，故又名“蛇倒退”。

【生境分布】生于山谷灌木丛中、田边、路边或水沟边。全省各地均有分布。

【识别要点】茎攀缘，多分枝，红褐色，有棱；棱及叶柄有倒生钩刺。叶片近三角形，基部微心形或截形，两面无毛，仅叶背沿脉疏生钩刺；叶柄长，具棱和刺，盾状着生；托叶鞘叶状，草质，近圆形，穿茎。花序短穗状，单一；苞片生基部，2 枚，大型，绿色，托叶鞘状；花被淡红色或白色，5 深裂，裂片果期增大而呈卵圆形，肉质，变为深蓝色。瘦果圆球形，包于花被内，呈浆果状。

【药 材 名】杠板归（地上部分）。

【性味功用】酸、苦，微寒（平）。清热解毒，利水消肿，止咳。主治感冒发热，肺热咳嗽，百日咳，疟疾，泻痢，黄疸，臌胀，水肿，淋浊带下，吐血，便血，疔疮痈肿，丹毒，痄腮，乳痈，瘰疬，痔漏，风火赤眼，跌打肿痛，虫蛇咬伤。

【使用注意】体质虚弱者及孕妇慎服。

【附　　方】**治单腹臌胀（肝硬化腹水）**：杠板归茎叶 1000g，白英 250g，焙干研末，加面粉 500g，炼蜜为丸，每服 12g，每日 3 次，饭后冬酒送服。（《江西草药》）

【拓展阅读】根亦可入药。此外，可煎水作农药，防治蔬菜害虫；根皮可提取栲胶；叶发酵可制取靛蓝染料。

虎　杖

Reynoutria japonica Houtt.

·科　名　蓼科 Polygonaceae　　·属　名　虎杖属 *Reynoutria*

·生活型　多年生灌木状草本　　·花果期　花期 7~9 月，果期 9~10 月

【释　　名】本品茎宛如拐杖，表面又散生红色或紫红色斑，形似虎斑，故名“虎杖”。

【生境分布】生于田野的沟边、路旁及山谷溪边。全省各地均有分布。

【识别要点】全株无毛。根茎横走；茎直立，节间中空，表面散生红色或紫红色斑点，具小突起。叶片近革质；托叶鞘褐色，膜质，早落。圆锥花序腋生；苞片漏斗状，内有花 1~3；花单性，雌雄异株；雌花的外轮具 3 个花被裂片，果期增大，背部具翅；雄蕊 8；花柱 3，柱头鸡冠状。瘦果椭圆形，有 3 棱，包于宿存的花被中。

【药 材 名】虎杖（根茎及根）。

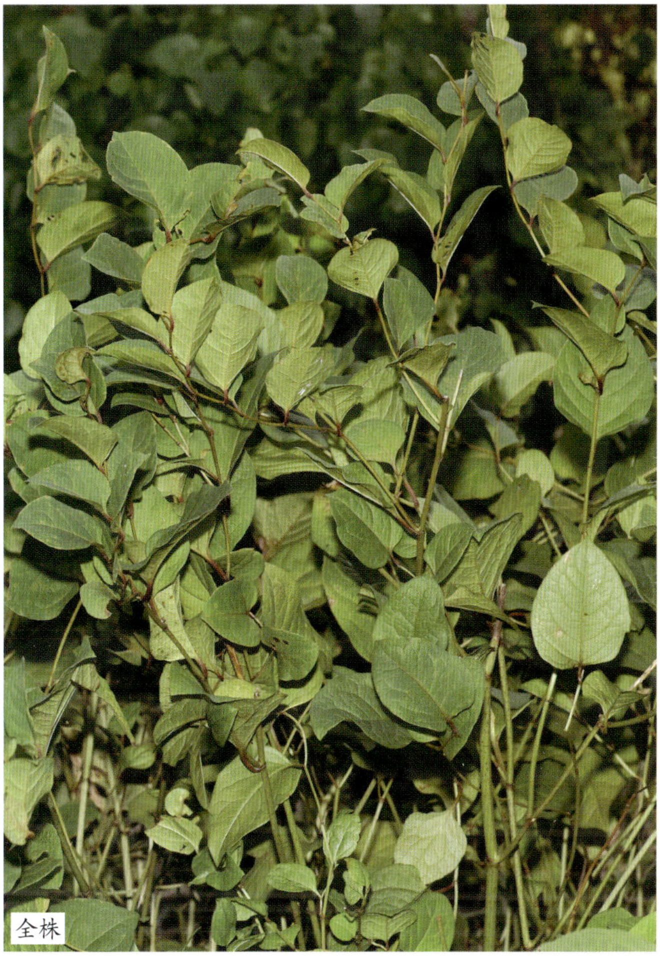
全株

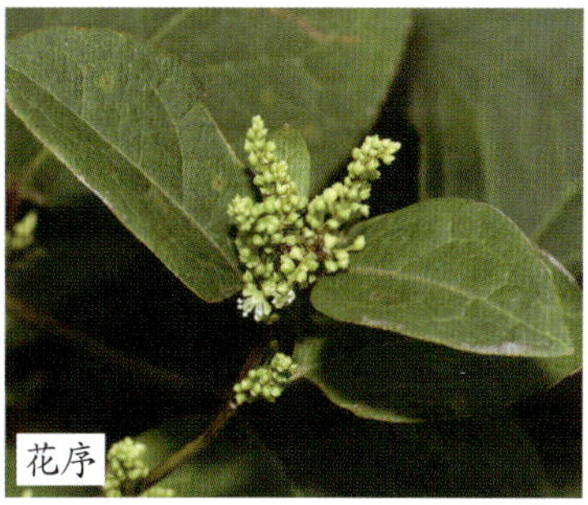
花序

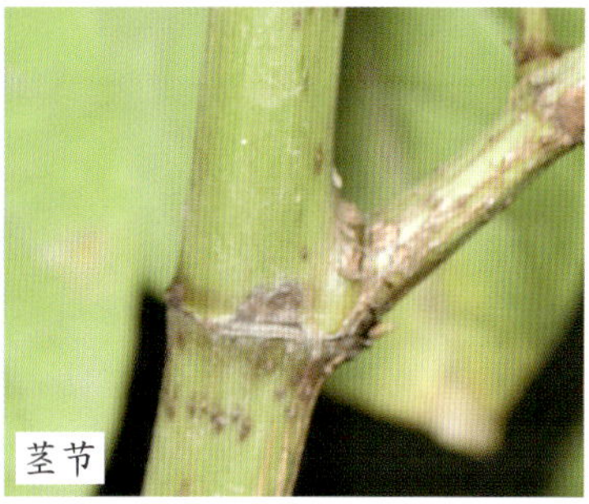
茎节

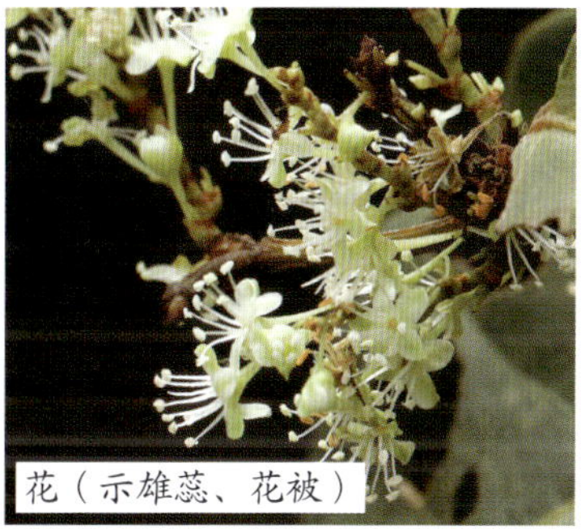
花（示雄蕊、花被）

【性味功用】苦、酸，微寒。活血散瘀，祛风通络，清热利湿，解毒。主治闭经，痛经，产后恶露不下，癥瘕积聚，跌扑损伤，风湿痹痛，湿热黄疸，淋浊带下，疮疡肿毒，毒蛇咬伤，水火烫伤。

【使用注意】孕妇禁服，脾虚便溏者忌服。

【附　　方】**（1）治风湿痹痛，四肢麻木：**活血龙（虎杖）500g，白酒 1000ml，浸 1~4 周，分次随量饮；或活血龙、西河柳、鸡血藤各 30g，水煎服。（《浙江药用植物志》）

（2）治湿热黄疸：虎杖、金钱草、板蓝根各 30g，水煎服。（《四川中药志》1982 年）

【拓展阅读】叶亦可入药。此外，全草可作兽药，治牛臌胀病、胃病；并可制农药，防治螟虫、蚜虫等。根茎和叶都含鞣质，可提制栲胶。嫩茎及叶可食用。根可做清凉饮料，代茶，清凉解暑。

酸　模

Rumex acetosa L.

·科　名　蓼科 Polygonaceae	·属　名　酸模属 *Rumex*
·生活型　多年生草本	·花果期　花期 3~5 月，果期 4~7 月

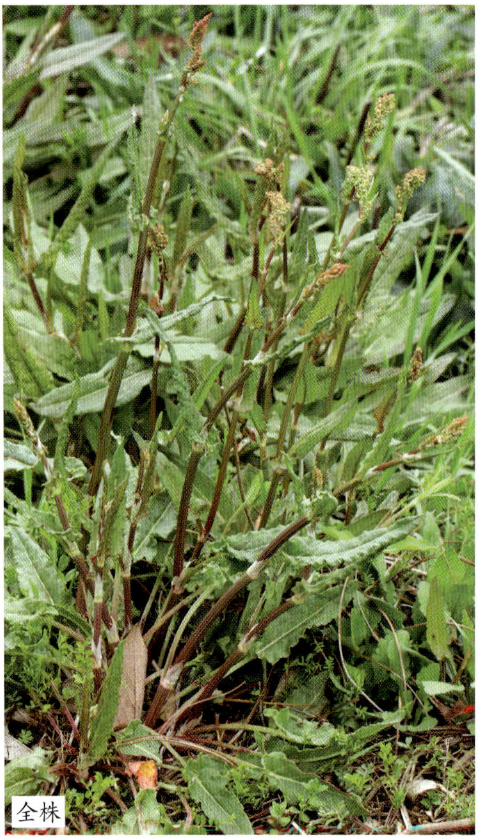
全株

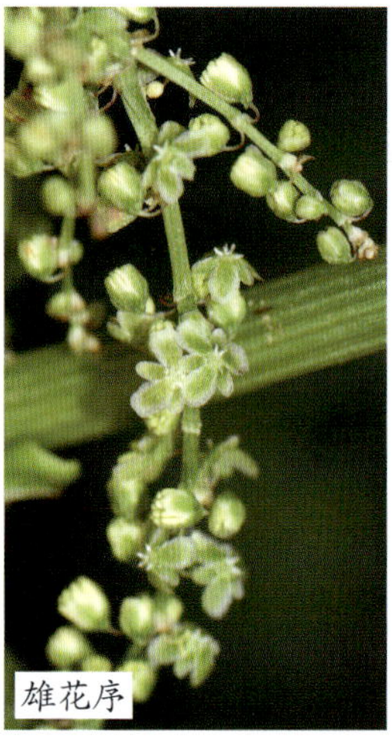
雄花序

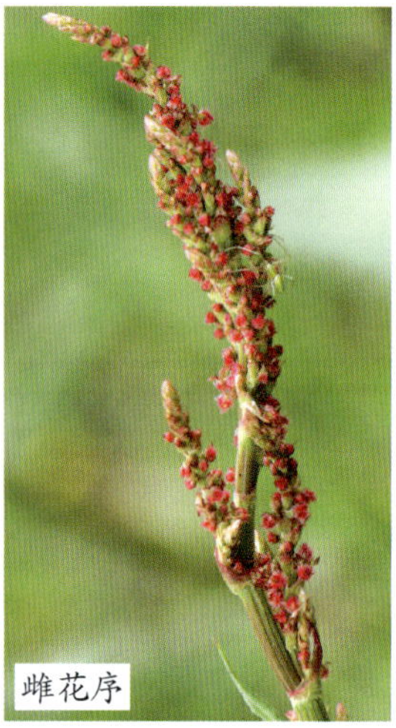
雌花序

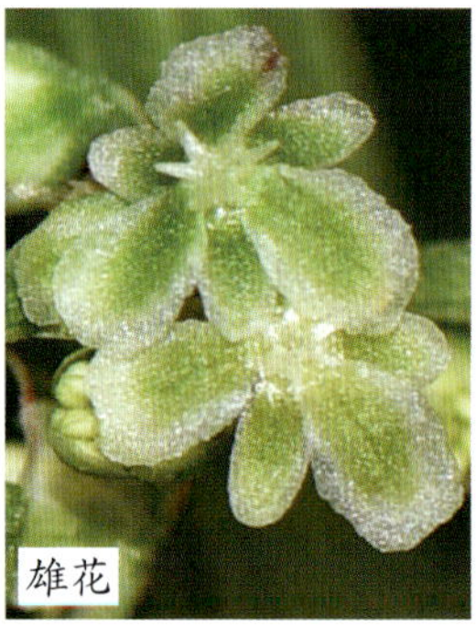
雄花

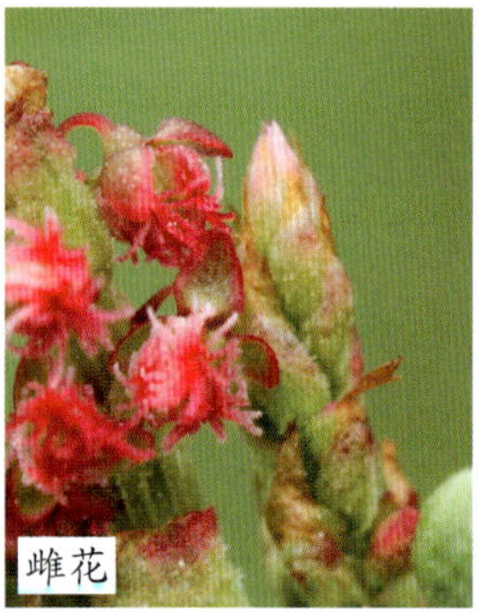
雌花

【释　　名】叶片味酸似酸母（酢浆草）而形态不同，名称为“酸母”之音转，故名“酸模”；形似羊蹄而生于山坡，故又名“山羊蹄”；叶似牛舌头，故又名“牛舌头棵”。

【生境分布】生于路边荒地及山坡阴湿地。全省各地均有分布。

【识别要点】植株有酸味。主根粗短，断面黄色。茎不分枝，具沟槽。基生叶叶片箭状椭圆形或卵状长圆形，基部箭形，全缘；茎上部叶披针形，无柄；托叶鞘斜形。花序狭圆锥状，顶生；花单性异株；花被片椭圆形，6 裂，2 轮；雄花花被片内轮较外轮大；雌花外轮花被片小，反折，内轮花被直立，结果时增大，近圆形，全缘，网脉明显，基部有极小瘤。瘦果椭圆形，黑褐色，有光泽。

【药 材 名】酸模（根）。

【性味功用】酸、微苦，寒。凉血止血，泄热通便，利尿，杀虫。主治吐血，便血，崩漏，热痢，目赤，便秘，小便不通，淋浊，恶疮，疥癣，湿疹。

【使用注意】全草含有草酸，不宜多服和长期服用。

【附　　方】**（1）治吐血，便血：**酸模4.5g，小蓟、地榆炭各12g，炒黄芩9g，水煎服。（《山东中草药手册》）

（2）治白血病出血，月经过多：酸模15g，水煎服；体虚者加人参、茯苓、白术各9g。（《福建药物志》）

【拓展阅读】叶亦可入药。嫩茎、叶可作蔬菜食用；叶还可提取绿色染料。

羊蹄

Rumex japonicus Houtt.

·科　名	蓼科 Polygonaceae	·属　名	酸模属 *Rumex*
·生活型	多年生草本	·花果期	花期4~5月，果期5~6月

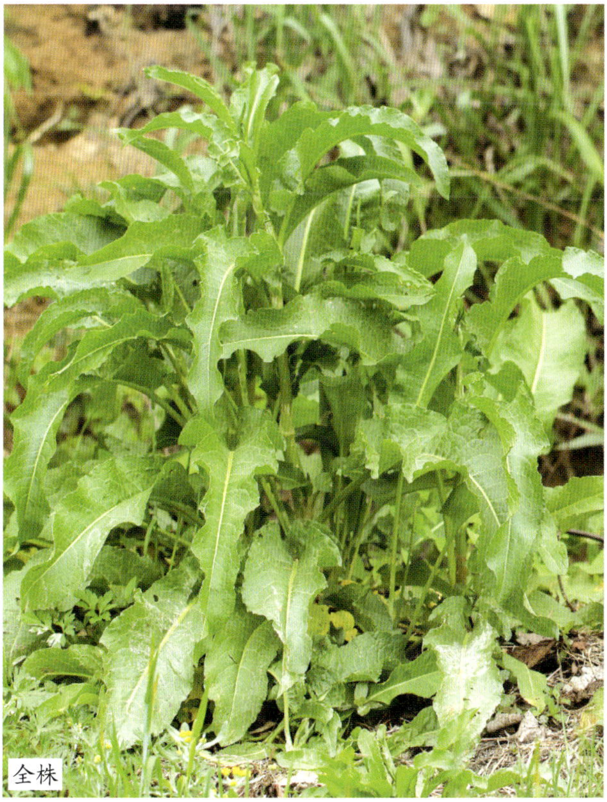
全株

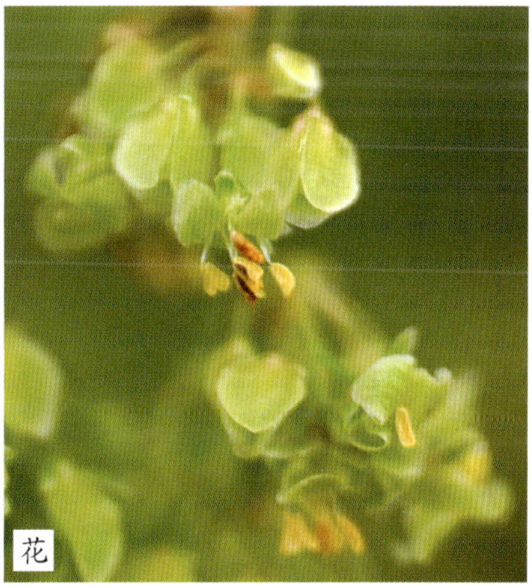
花

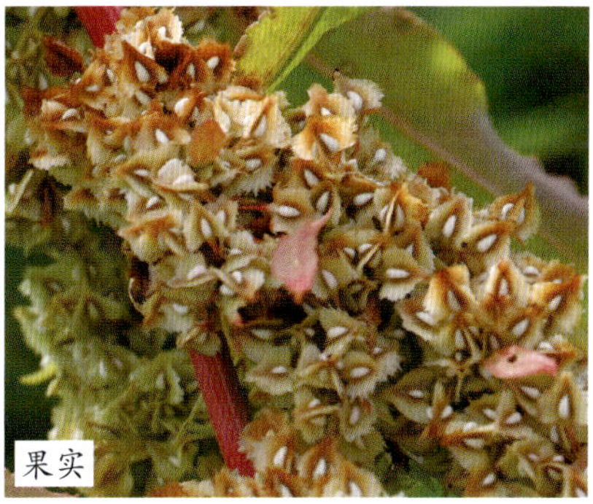
果实

【释　　名】本品根形似羊蹄，故名“羊蹄”；因能治疗秃顶，故又名“秃菜”。

【生境分布】生于田边路旁、沟溪湿地及沙丘。全省各地均有分布。

【识别要点】主根粗大，长圆形，黄色。茎直立，粗壮。基生叶具长柄，叶片长椭圆形，基部圆形或心形；茎生叶较小，狭长圆形。顶生狭长的圆锥状花序，花簇轮生；花被片淡绿色，内轮花被片宽心形，表面有网纹，顶端急尖，基部心形，边缘有不整齐的小齿，全部有长卵形的瘤状突起。瘦果宽卵形，暗褐色，有光泽。

【药 材 名】羊蹄（根）。

【性味功用】苦，寒。清热通便，凉血止血，杀虫止痒。主治大便秘结，吐血衄血，肠风便血，痔血，崩漏，疥癣，白秃，疮痈肿毒，跌打损伤。

【使用注意】脾胃虚寒、腹泻者不宜使用。

【附　　方】**（1）治热郁吐血：**羊蹄草根和麦冬煎汤饮，或熬膏、炼蜜收，白汤调服数匙。（《本草汇言》）

（2）治肠风下血：败毒菜根（羊蹄根）（洗切）、连皮老姜各半盏，同炒赤，以无灰酒淬之，碗盖少顷，去滓，任意饮。（《永类钤方》）

【拓展阅读】叶、果实亦可入药。此外，植株可作为优良饲草。

土荆芥

Chenopodium ambrosioides L.

·科　名　藜科 Chenopodiaceae	·属　名　藜属 *Chenopodium*
·生活型　一年生或多年生草本	·花果期　花期 8~9 月，果期 10~11 月

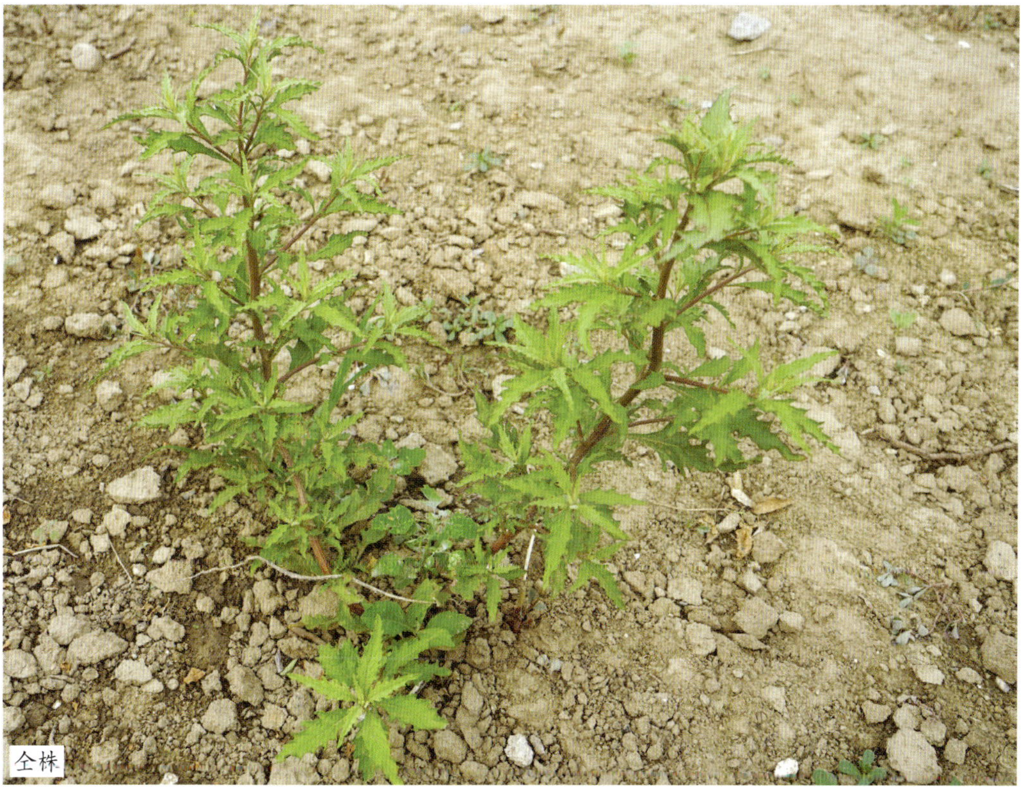

全株

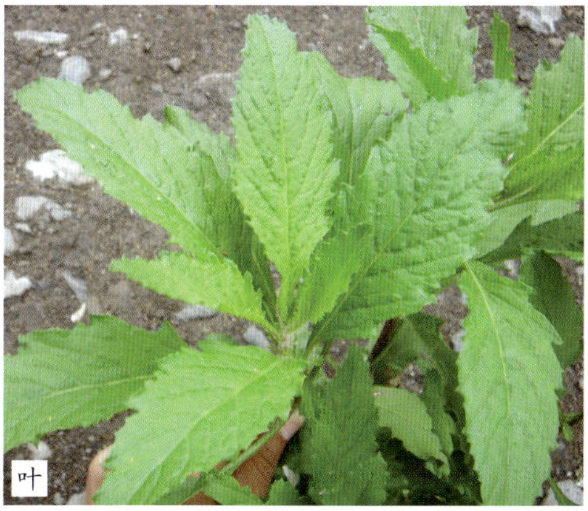

叶

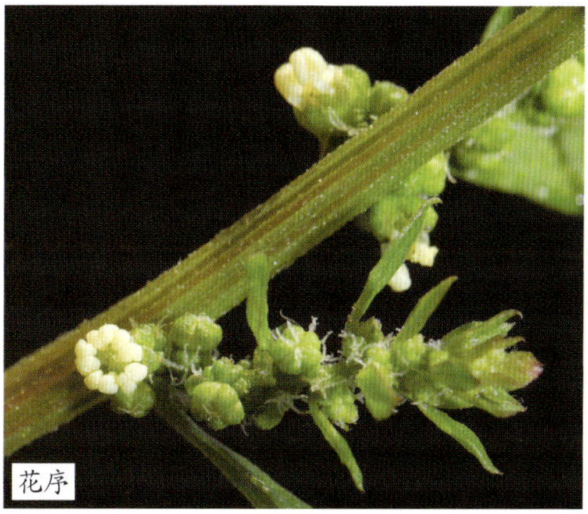

花序

【释　　名】本品气味辛香如姜、芥，“姜芥”音似“荆芥”，为与荆芥区分，故名“土荆芥”；因能杀钩虫、头虱，故又名“钩虫草”“虱子草”。

【生境分布】生于村旁、旷野、路边、河岸或溪边。分布于南京、无锡（宜兴）、常州（溧阳）、苏州（太仓）等地。

【识别要点】植株有强烈的芳香气味。茎多分枝，有色条及条棱；分枝有短茸毛或具节长柔毛。枝叶互生；叶片长达15cm，顶端急尖，基部渐狭成柄，边缘有钝齿或波状疏齿，叶背有黄褐色腺点。穗状花序腋生，花两性或雌性，常3~5簇生于苞腋；叶状苞片向上渐小；花被裂片5，绿色；雄蕊5，伸出。胞果扁球形，包在宿存花被内。种子黑色或红褐色，光亮。

【药 材 名】土荆芥（带果穗全草）。

【性味功用】辛、苦，微温；有小毒。祛风除湿，杀虫止痒，活血消肿。主治钩虫病，蛔虫病，蛲虫病，头虱，湿疹，疥癣，风湿痹痛，闭经，痛经，口舌生疮，咽喉肿痛，跌打损伤，虫蛇咬伤。

【使用注意】孕妇及有肾、心、肝功能不良或消化道溃疡者禁服。不宜多服、久服、空腹服，服前不宜用泻药。

【附　　方】**（1）治钩虫病，蛔虫病：** 土荆芥嫩枝叶、果实阴干，研末为丸，成人每日服6g，分早晚2次，连服3~6天；或用鲜土荆芥取自然汁服，疗效更佳。（江西《草药手册》）

（2）治头虱： 土荆芥捣烂，加茶油敷。（《湖南药物志》）

【拓展阅读】全草含挥发油，可用于杀蛆和驱除蚊、蝇等。

小　藜

Chenopodium serotinum L.

·科　名　藜科 Chenopodiaceae	·属　名　藜属 *Chenopodium*
·生活型　一年生草本	·花果期　花期6~7月，果期7~9月

【释　　名】古人将嫩叶可食的一年生草本植物称作“藜”，本品植物形态与藜相近而叶较小，故名“小藜”；茎叶上面带粉，呈灰白色，故又名“灰藋”“灰菜”“灰灰菜”。

【生境分布】生于荒地、田边、路旁、沟谷、湿地。全省各地均有分布。

【识别要点】茎高20~60cm，分枝具条棱及绿色条纹。下部叶片卵状长圆形，3浅裂，中裂片较长，两边近平行，边缘有波状齿，近基部的两侧裂片下方通常

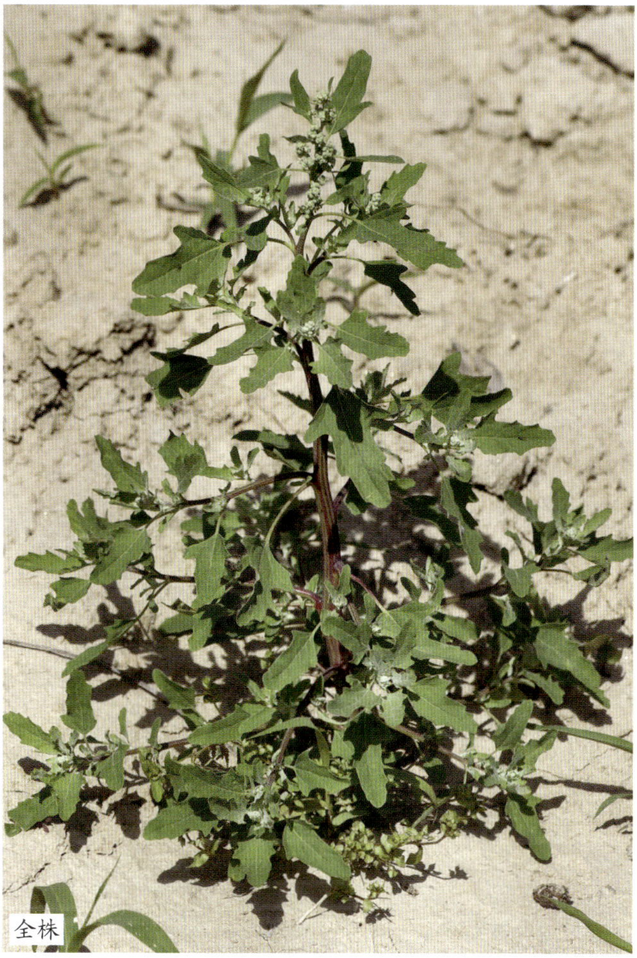
全株

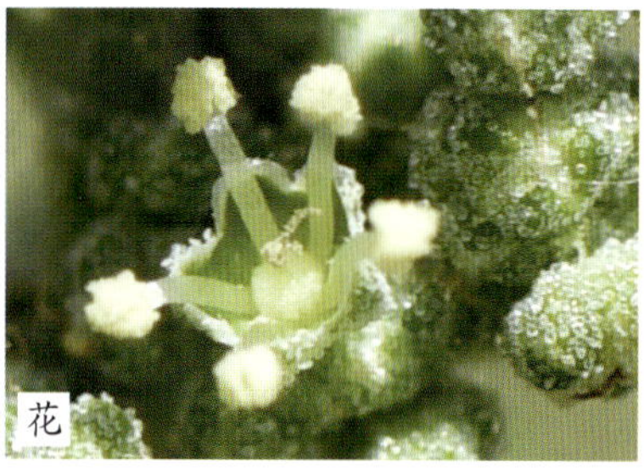
花

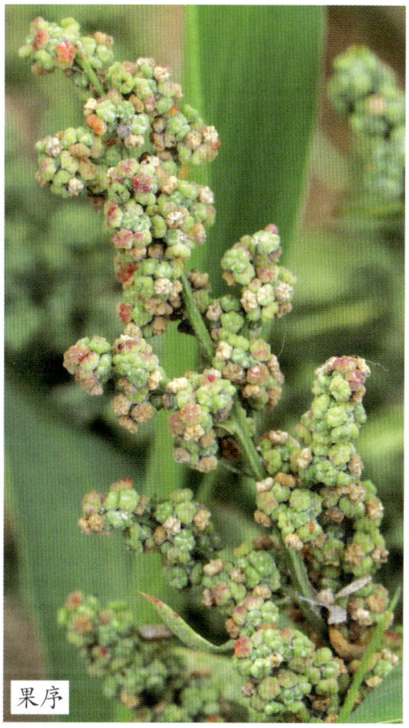
果序

再 2 浅裂；上部叶片渐小，有浅齿或近全缘。由团伞花簇聚生为腋生或顶生的穗状圆锥花序，有粉粒；花被近球形，5 深裂。胞果全部包在花被内，果皮膜质，有明显的蜂窝状网纹，干后密生白色粉末状干涸小泡。种子扁圆形，双凸镜状。

【药 材 名】灰藋（全草）。

【性味功用】苦、甘，平；有小毒。疏风散热，解毒去湿，杀虫。主治风热感冒，腹泻，痢疾，疮疡肿毒，疥癣，湿疮，瘙痒，白癜风，虫咬伤等。

【使用注意】有胃病者慎服。

【附　　方】**（1）治荨麻疹：**小藜全草适量，煎水外洗。（《浙江药用植物志》）

（2）治疔疮恶肿：野灰藋菜叶烧灰，拨破疮皮，唾调少许，点之，血出为度。（《普济方》）

【拓展阅读】种子亦可入药。幼嫩茎叶可作蔬菜食用，也可作牲畜、家禽饲料。

地　肤

Kochia scoparia (L.) Schrad.

·科　名　藜科 Chenopodiaceae　　·属　名　地肤属 *Kochia*

·生活型　一年生草本　　·花果期　花期 7~9 月，果期 8~10 月

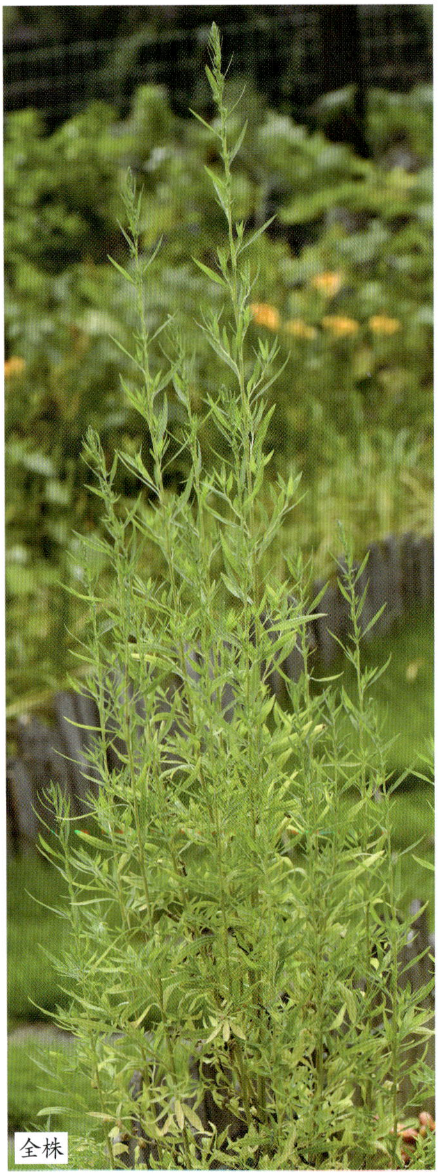

全株

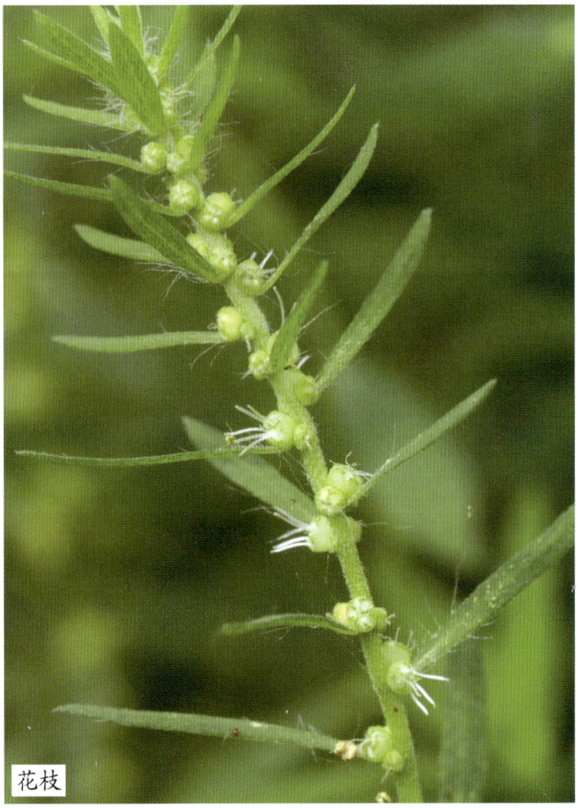

花枝

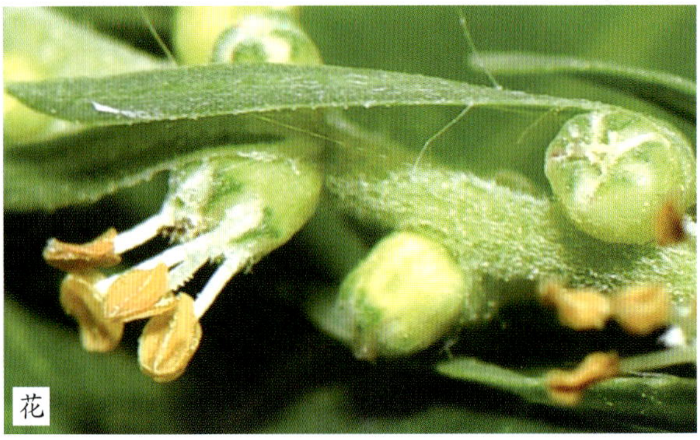

花

【释　　名】“肤”字意为在表面，本品幼苗细弱，茎枝攒簇蔓延生长，覆盖在地面上，故名“地肤”“地面草”；嫩苗可食，老后茎可以做扫帚，故又名“扫帚菜”；苗形与麦子相似，故又名“地麦”。

【生境分布】生于荒野、宅边、路旁。全省各地均有分布。

【识别要点】茎基部半木质化，多分枝。叶片线形或线状披针形，两端均渐狭细，全缘，边缘无毛或有短柔毛。花 1~2 朵生于叶腋，无柄；花被近球形，淡绿色，5 裂；裂片近三角形，下部联合；结果后，背部各生 1 横翅，翅三角形或倒卵形，有时近扇形，膜质，边缘微波状或具缺刻；花柱 2，常丝状。胞果扁球形，包在草质花被内，含翅外观呈五角形。

【药 材 名】地肤子（成熟果实）。

【性味功用】苦，寒。清热利湿，祛风止痒。主治小便不利，淋浊，带下，血痢，风疹，湿疹，疥癣，皮肤瘙痒，疮毒等。

【使用注意】内无湿热、小便过多者忌服。

【附　　方】**（1）治下焦结热，致患淋证，小便赤黄不利，尿频量少，茎痛或血出：**地肤子 9g，知母、黄芩、猪苓、瞿麦、枳实、升麻、通草、葵子、海藻各 3g，上药切碎，水 2000ml，煮取 600ml，分 3 次服。（《千金要方》）

（2）治肾炎水肿：地肤子 10g，浮萍 8g，木贼草 6g，桑白皮 10g，水煎去滓，每日 3 次分服。（《现代实用中药》）

【拓展阅读】嫩茎叶亦可入药。此外，幼嫩的苗和叶可做蔬菜；植株老时，收割后压扁晒干，可制成扫帚使用。

牛 膝

Achyranthes bidentata Blume

·科　名　苋科 Amaranthaceae	·属　名　牛膝属 *Achyranthes*
·生活型　多年生草本	·花果期　花期 8~9 月，果期 10~11 月

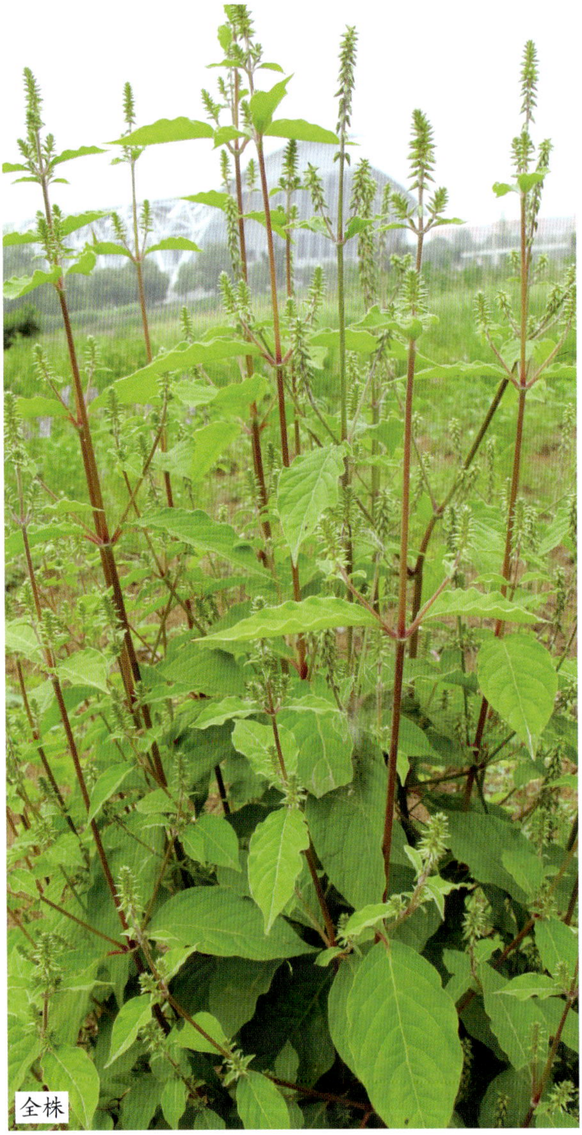

全株

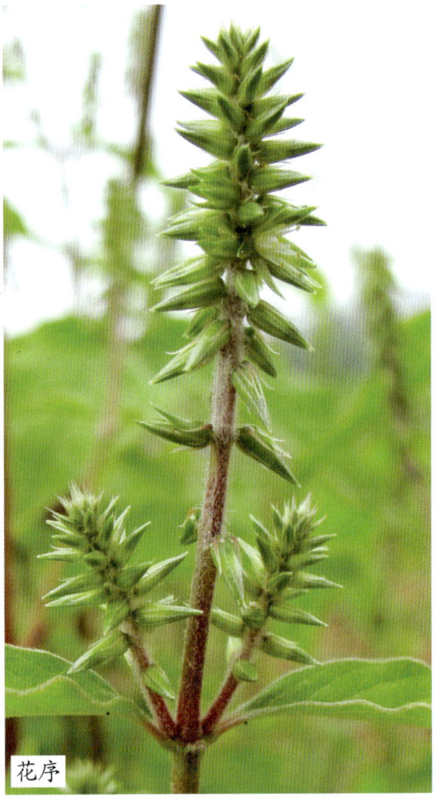

花序

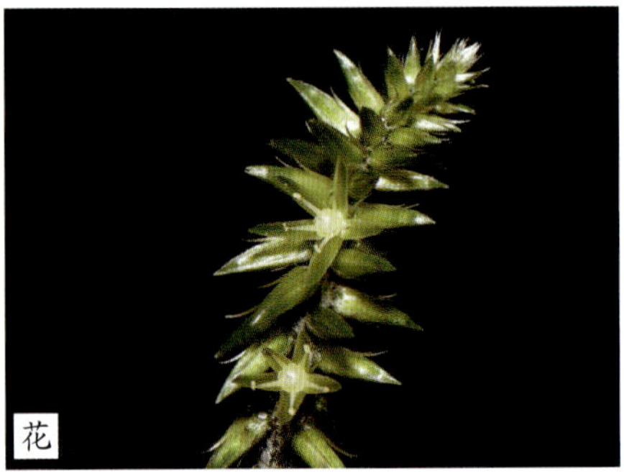

花

【释　　名】茎节膨大似牛膝，故名“牛膝”；生于山坡，叶似苋菜叶，故又名“山苋”；以河南怀庆所产者为道地药材，故又名“怀牛膝”。

【生境分布】生于山坡、田野、路旁。全省各地均有分布。

【识别要点】茎四棱，节膨大，与叶、花序梗均被柔毛。叶对生，椭圆形或阔披针形，全缘。穗状花序腋生或顶生；苞片 1；小苞片 2，刺状，基部两侧具膜质翅，翅上部缺刻；花开后反折；花被片 5，具中脉 1；雄蕊花丝基部合生成杯状，退化雄蕊顶端钝圆或具细齿，较花丝短。胞果包于花被片内，黄褐色。

【药 材 名】牛膝（根）。

【性味功用】苦、酸，平。补肝肾，强筋骨，活血通经，引血（火）下行，利尿通淋。主治腰膝酸痛，下肢痿软，血滞经闭，痛经，产后血瘀腹痛，癥瘕，胞衣不下，热淋，血淋，跌打损伤，痈肿恶疮，咽喉肿痛等。

【使用注意】凡中气下陷、脾虚泄泻、下元不固、梦遗滑精、月经过多者及孕妇均禁服。

【附　　方】**（1）治冷痹脚膝疼痛无力：**牛膝（酒浸，切焙）15g，桂枝（去粗皮）7.5g，山茱萸 15g，上 3 味，捣罗为散，每服空心温酒服下 3g，日再服。（《圣济总录》）

（2）治小便不利，茎中痛欲死，兼治妇人血结腹坚痛：牛膝一大把并叶，不以多少，酒煮饮之。（《肘后备急方》）

【拓展阅读】茎叶亦可入药。

青　葙

Celosia argentea L.

·科　名　苋科 Amaranthaceae	·属　名　青葙属 *Celosia*
·生活型　一年生草本	·花果期　花期 6~9 月，果期 7~10 月

【释　　名】本品为草本，茎枝青绿色，花期在农历七月（相月），故名“青葙”；野生于荒地，未开花时，植株形态与鸡冠花相似，幼苗可作野菜食用，故又名“野鸡冠花”“鸡冠菜”。

【生境分布】生于田间、山坡、荒地。全省各地均有分布。

【识别要点】全株无毛。茎分枝，具明显条纹。叶互生，椭圆状披针形，全缘。塔状或圆柱状的穗状花序顶生；花淡红色，后变白；苞片及小苞片披针形，

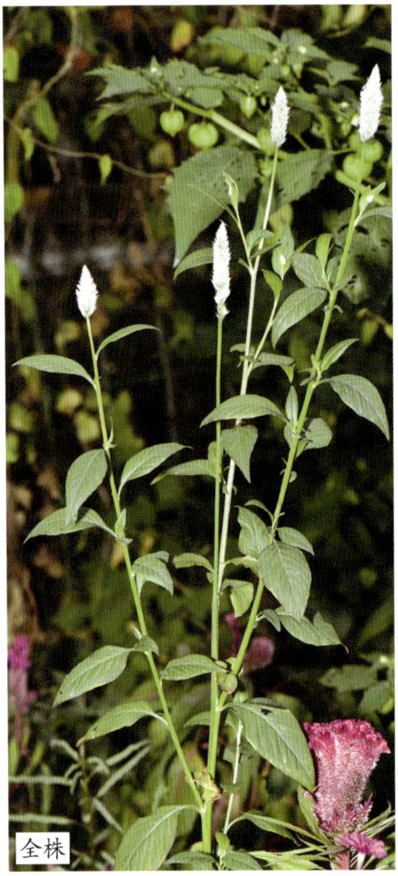
全株

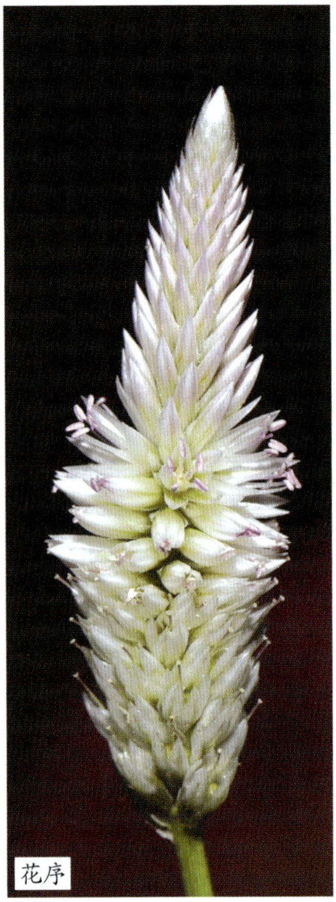
花序

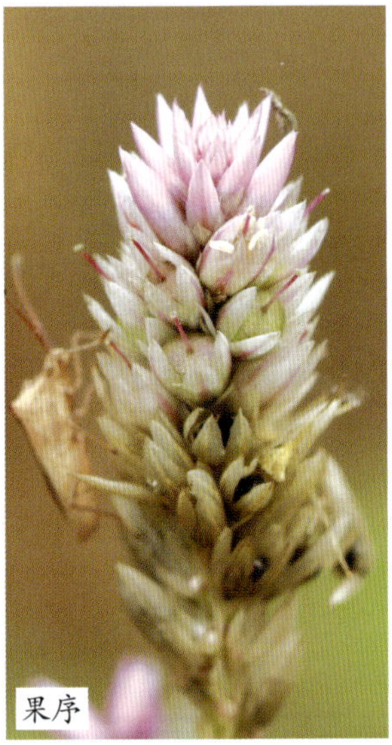
果序

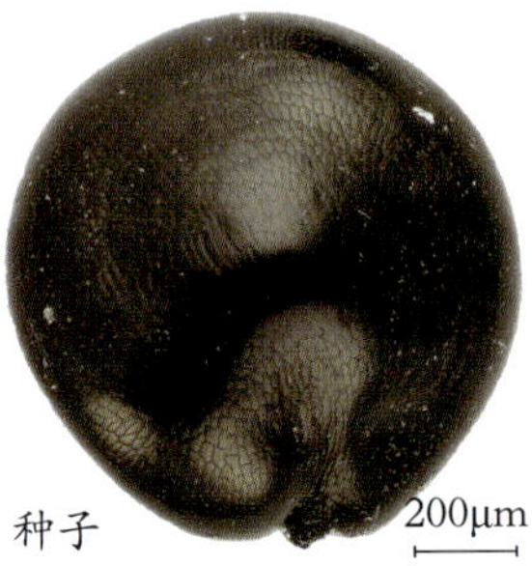

种子

先端延长成细芒；花被片 5，干膜质；雄蕊 5，花丝基部合生成杯状；柱头 2 浅裂。胞果包裹在宿存花被片内，盖裂。种子扁圆形，黑色，有光泽。

【药 材 名】青葙子（种子）。

【性味功用】苦，微寒。清肝火，祛风热，明目退翳。主治目赤肿痛，眼生翳膜，视物昏花，高血压，皮肤风热瘙痒等。

【使用注意】瞳孔散大、青光眼患者禁服。

【附　　方】**（1）治夜盲目翳：**青葙子 15g，乌枣 30g，开水冲炖，饭前服。（《闽东本草》）

（2）治视物不清：青葙子 6g，夜明砂 60g，蒸鸡肝或猪肝服。（《四川中药志》1960 年）

【拓展阅读】茎叶或根、花序亦可入药。种子榨油可供食用；幼苗焯水后可作野菜食用；全株可作饲料。

鸡冠花

Celosia cristata L.

·科　名　苋科 Amaranthaceae　　·属　名　青葙属 *Celosia*

·生活型　一年生草本　　·花果期　花期 7~9 月，果期 8~11 月

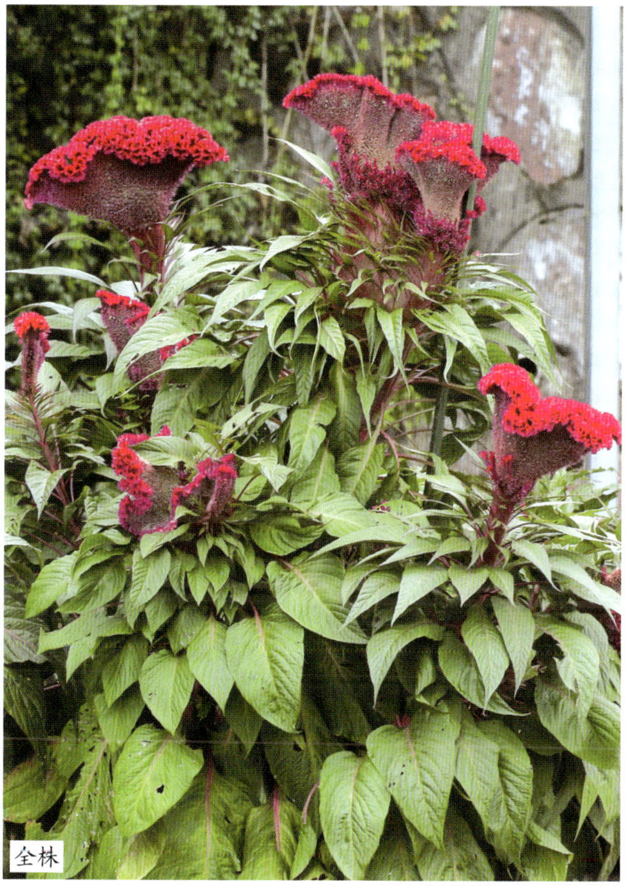
全株

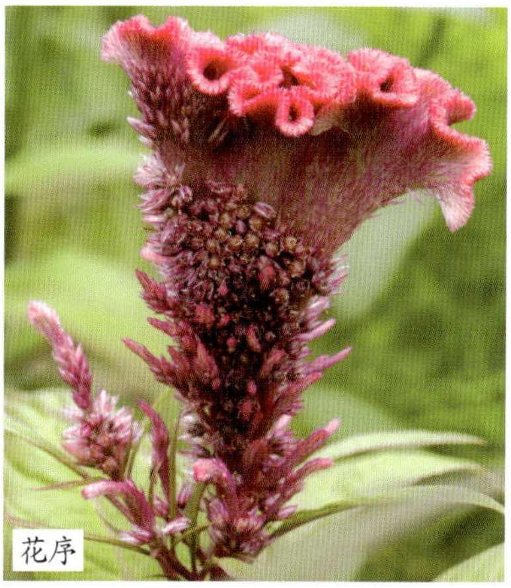
花序

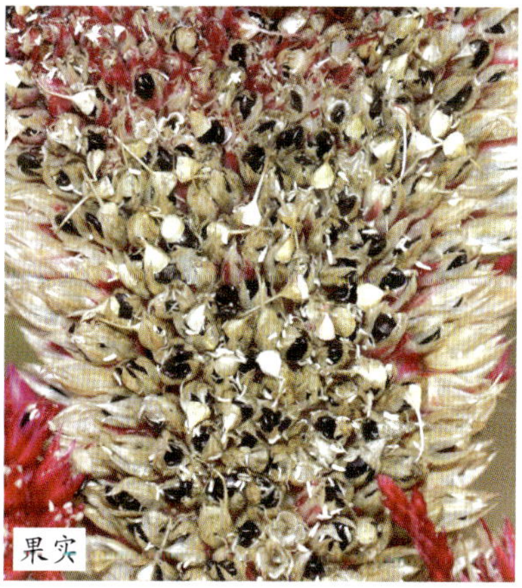
果实

【释　　名】本品花序顶生，色红，肥大而扁平，形如鸡冠，故名“鸡冠花”“鸡髻”；因来自海外，故又名“海冠花”。

【特性分布】喜温暖湿润气候，不耐干旱、寒冷，怕涝，宜选向阳地块，以排水良好的夹砂土栽培。全省各地均有栽培。

【识别要点】全株无毛。茎直立，有纵棱。单叶互生，叶片长椭圆形至卵状披针形，全缘。穗状花序顶生，扁平，呈鸡冠状、卷冠状或羽毛状，有时多分枝而呈圆锥状，苞片、小苞片及花被片干膜质，宿存；花被片 5，红色、紫色、黄色或杂色；雄蕊 5，花丝下部合生成杯状。胞果包裹于宿存花被片内，盖裂。种子扁圆形，黑色。

【药 材 名】鸡冠花（花序）。

【性味功用】甘、涩，凉。凉血止血，止带，止泻。主治诸出血证，带下，泄泻，痢疾等。

【使用注意】湿滞未尽者不宜使用，服用时忌鱼腥、猪肉。

【附　　方】**（1）治肠炎、痢疾：**鸡冠花 15g，石榴果皮 9g，刺黄柏 6g，水煎服。（《新疆中草药》）

（2）治赤白带下：鸡冠花、椿根皮各 15g，水煎服。（《河北中草药》）

【拓展阅读】茎叶或全草、种子亦可入药。常栽培供观赏。

千日红

Gomphrena globosa L.

·科　名　苋科 Amaranthaceae　　·属　名　千日红属 *Gomphrena*

·生活型　一年生草本　　·花果期　花期 7~9 月，果期 8~10 月

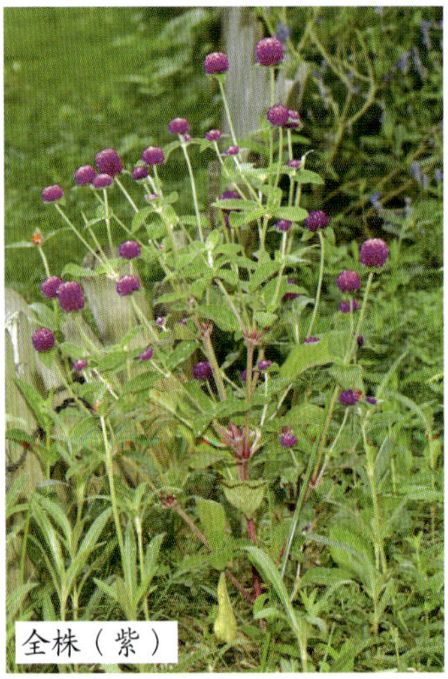
全株（紫）

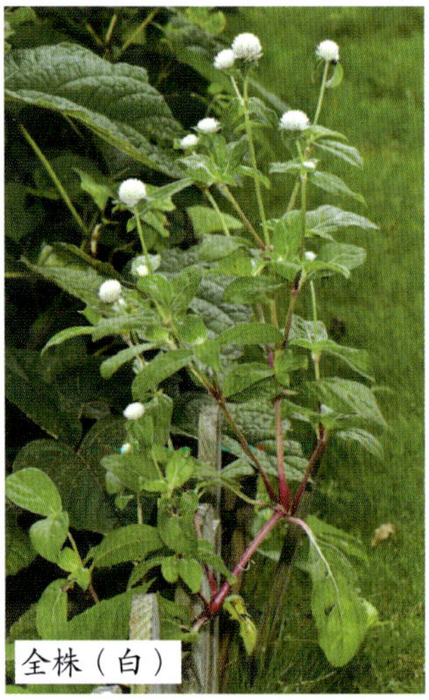
全株（白）

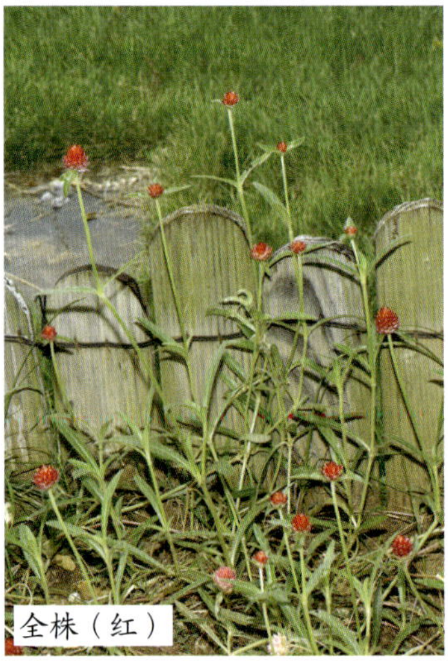
全株（红）

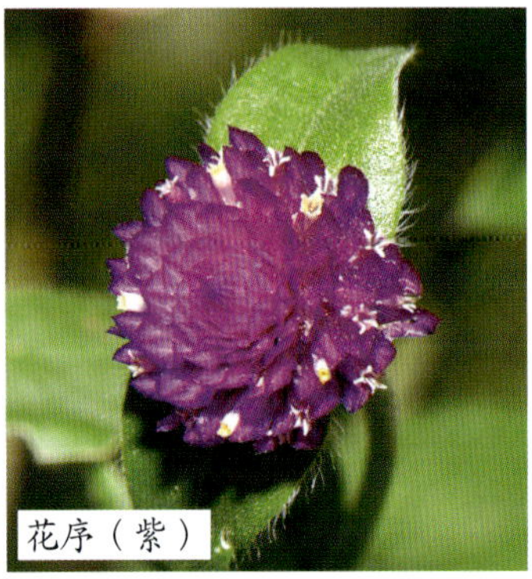
花序（紫）

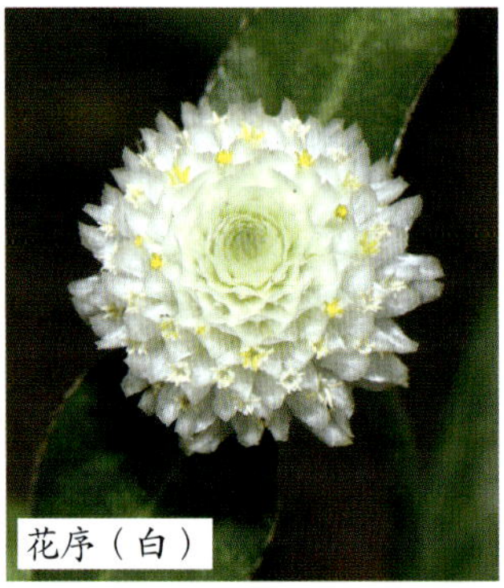
花序（白）

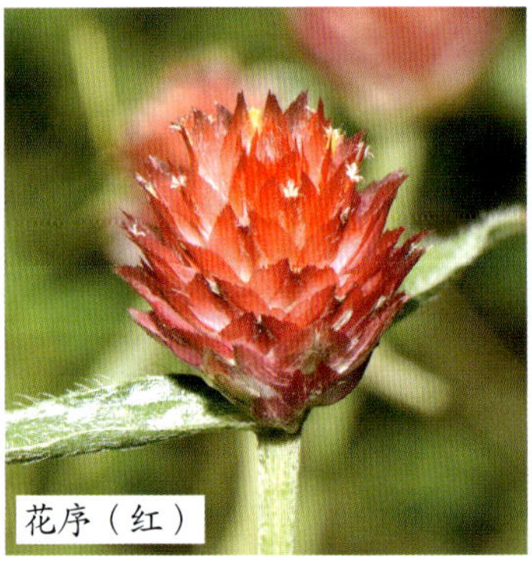
花序（红）

【释　　名】花颜色丰富，紫红色较为常见，花期较长且干燥后可长时间保持鲜艳色泽，故名“千日红”“百日红”“万年红”；头状花序球形或长圆形，小苞片紫红色，形色似火球、杨梅，故又名“火球花”“杨梅花”。

【特性分布】喜温暖湿润气候，耐阳光，对土壤要求不严。全省各地均有栽培。

【识别要点】全株疏被长柔毛。茎直立，叉状分枝，节部略膨大。叶对生，长圆形至椭圆状披针形，基部渐狭，全缘。头状花序顶生，近球形，紫红色、淡紫色或白色，花两性；叶状苞片 2，对生，小苞片三角状披针形；花被片 5，披针形；雄蕊 5，花丝基部合生；柱头线状，2 裂。胞果卵圆形，不裂。种子棕色。

【药 材 名】千日红（花序或全草）。

【性味功用】甘、微咸，平。止咳平喘，清肝明目，解毒。主治咳嗽，哮喘，百日咳，小儿夜啼，目赤肿痛，肝热头晕，头痛，痢疾，疮疖。

【使用注意】脾胃虚弱者及孕妇、儿童慎用。

【附　　方】**（1）治小儿百日咳：**千日红花 10 朵，匍伏堇 9g，水煎，加冰糖适量，分 2~3 次服。（《浙江药用植物志》）

（2）治风热头痛，目赤肿痛：千日红、钩藤各 15g，僵蚕 6g，菊花 10g，水煎服。（《四川中药志》1979 年）

【拓展阅读】花供观赏，除用作花坛及盆景外，还可作花圈、花篮等装饰品。

紫茉莉科

紫茉莉

Mirabilis jalapa L.

·科　名　紫茉莉科 Nyctaginaceae	·属　名　紫茉莉属 *Mirabilis*
·生活型　一年生草本	·花果期　花期 7~9 月，果期 8~10 月

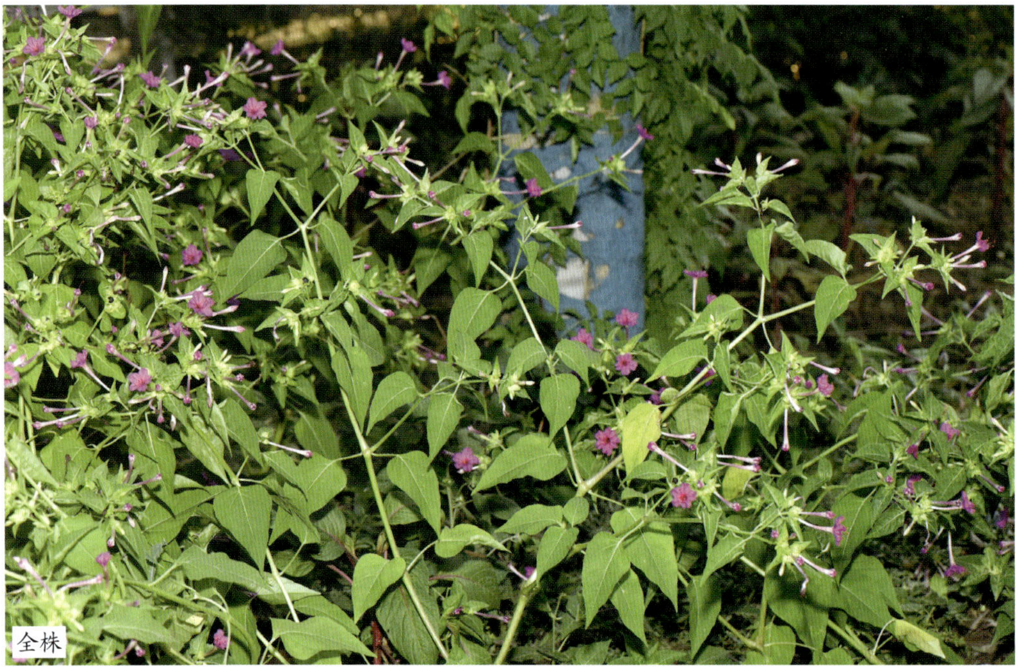
全株

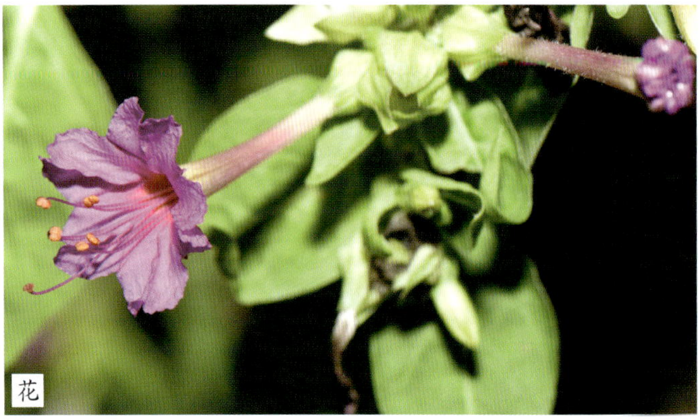
花

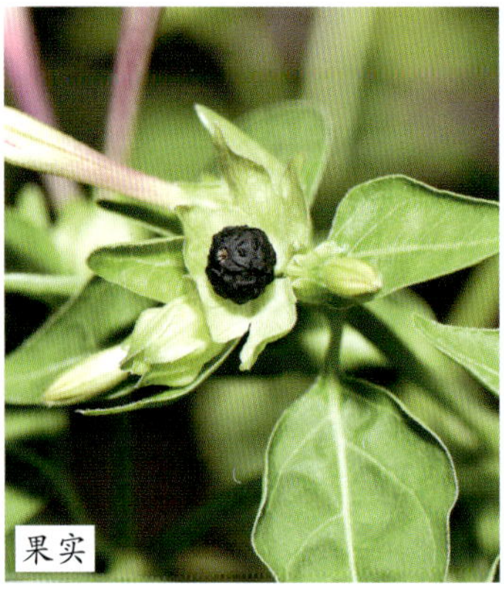
果实

【释　　名】花形似茉莉而色紫，故名“紫茉莉”；瘦果卵球形，成熟后采下，剥去外壳，内中白粉研细蒸熟，古代用于制胭脂，故又名“胭脂花”“粉豆花”；花常于晚饭时分开放，故又名“晚饭花”。

【特性分布】喜温和湿润气候，不耐寒，喜土层深厚、肥沃的壤土。全省各地均有栽培，有时逸为野生。

【识别要点】根倒圆锥形，深褐色。茎直立，多分枝，节稍膨大。叶对生，纸质，卵形或卵状三角形，顶端渐尖，基部截形或心形，全缘；叶柄长。花两性，数朵簇生枝端，晨、夕开放；总苞 5 深裂，裂片三角状卵形，顶端渐尖，宿存；花被高脚碟状，筒长，在子房上部缢缩，檐部 5 浅裂，紫红、白、黄各色，或红黄相杂；花丝不等长。果实卵形，黑色，有棱，表面具皱纹状疣突。

【药 材 名】紫茉莉根（根）。

【性味功用】甘、淡，微寒。清热利湿，解毒活血。主治热淋，白浊，水肿，赤白带下，关节肿痛，疮痈肿毒，跌打损伤。

【使用注意】脾胃虚寒者慎服，孕妇禁服；性恶铁，取用忌铁器。

【附　　方】**（1）治湿热下注的白浊、热淋：**紫茉莉根 30g，三白草根 15g，木槿花 15g，海金沙藤 30g，水煎服。（《四川中药志》1982 年）

（2）治白带：紫茉莉根 30~60g（去皮，洗净），茯苓 9~15g，水煎，饭前服，每日 2 次（白带用红花，黄带用白花）。（《福建药物志》）

【拓展阅读】花、叶、果实亦可入药。此外，花可供观赏；种子的胚乳干后加入香料，可制化妆用的香粉，有去面部斑痣、粉刺之效。

马齿苋科

马齿苋

Portulaca oleracea L.

·科　名　马齿苋科 Portulacaceae	·属　名　马齿苋属 *Portulaca*
·生活型　一年生草本	·花果期　花期 5~8 月，果期 6~9 月

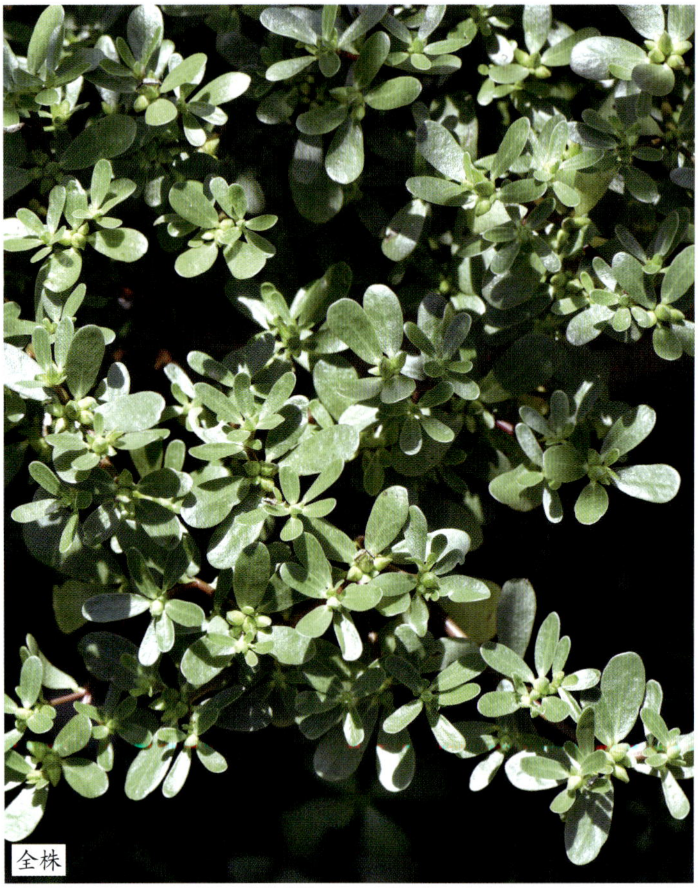
全株

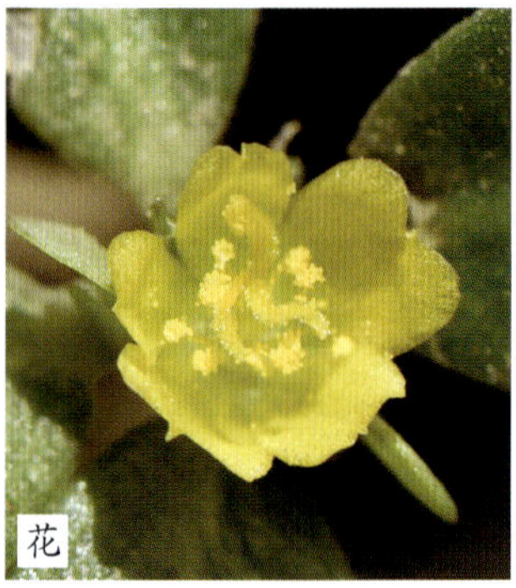
花

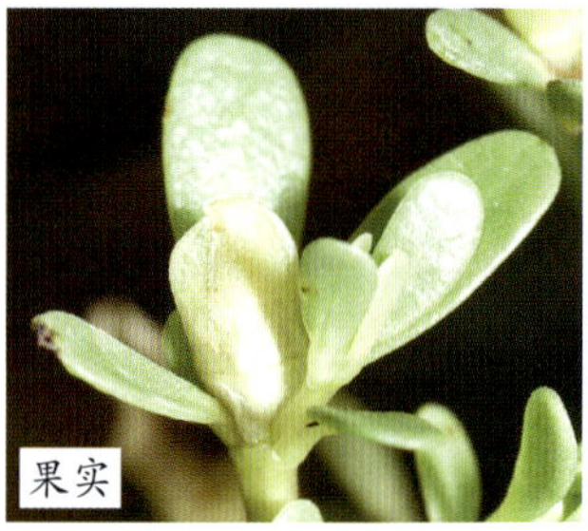
果实

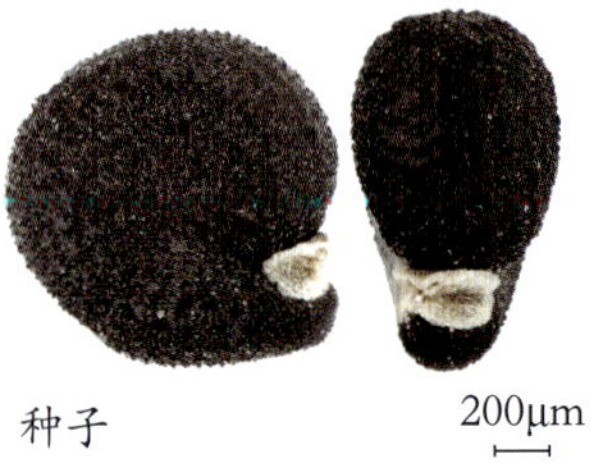

种子

【释　　名】叶像马的牙齿，药性滑利如苋，故名“马齿苋”；植株抗干旱、抗炎热的性能强，不易枯萎或死亡，故又名“长命苋”“长寿菜”；因其叶青、梗赤、花黄、根白、子黑，颜色对应五行，故又名“五行草”“五方草”。

【生境分布】生于田间、路旁。全省各地均有分布。

【识别要点】植株肉质，无毛。茎多分枝，平卧或斜伸，伏地铺散。叶片肥厚，楔状长圆形或倒卵形，似马齿状，叶背带红色。花无花柄，3~5 朵簇生于枝顶，午时盛放；苞片 2~6，膜质，叶状，近轮生；萼片 2，对生，基部合生，盔状，背部具龙骨状突起；花瓣黄色，顶端凹；雄蕊 8~12；花柱线形，超出雄蕊。蒴果卵球形，盖裂。种子多数，细小，扁圆，黑色，表面有小疣状突起。

【药 材 名】马齿苋（地上部分）。

【性味功用】酸，寒。清热解毒，凉血止痢，除湿通淋。主治热毒血痢，热淋，尿闭，赤白带下，崩漏，痔血，疮疡痈疖，丹毒，瘰疬，湿癣，白秃等。

【使用注意】脾虚便溏者及孕妇慎服。

【附　　方】**（1）治产后气血不调之积聚及赤白痢疾等：**马齿菜 50g，红米 100g，调料适量，马齿菜洗净，切碎，水煎取汁，与红米同煮粥，调入适量盐、酱等，早晚餐温热服食。（《中国药膳大辞典》）

（2）治痔漏：马齿苋入花椒同煎，洗三五次即效。（《种杏仙方》）

【拓展阅读】种子亦可入药。嫩茎叶可作蔬菜，味酸，亦是很好的饲料。

落　葵

Basella alba L.

·科　名　落葵科 Basellaceae	·属　名　落葵属 *Basella*
·生活型　一年生缠绕草本	·花果期　花期 5~9 月，果期 7~10 月

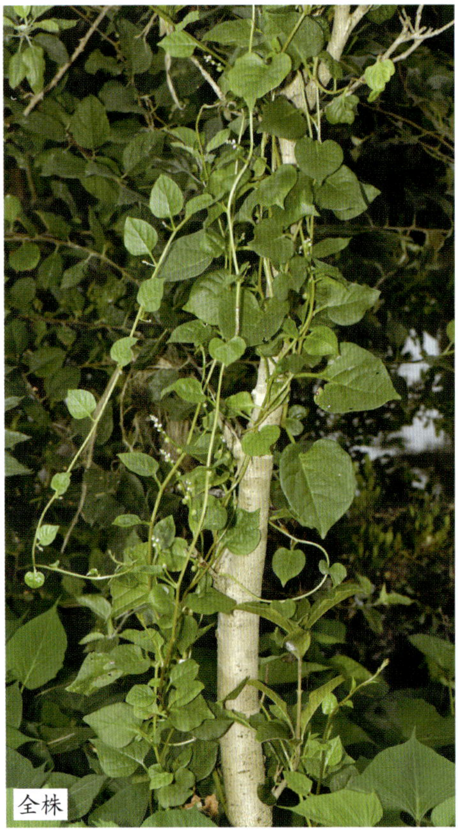

全株

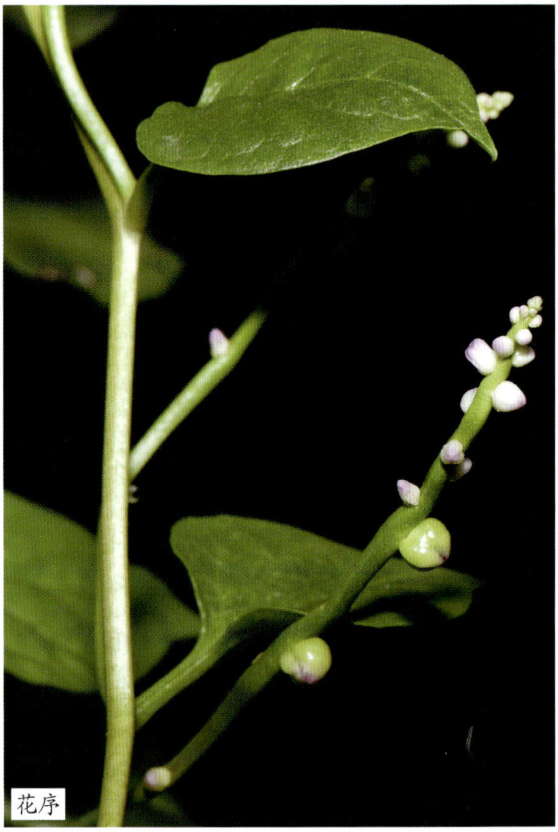

花序

【释　　名】叶冷滑如葵，最早在《尔雅》中记载为“蔠葵”，“落”疑为“蔠”的误传，故名“落葵”；叶能承接露水，果实垂挂的样子也像坠下来的露珠，故又名“承露”“繁露”；果实汁液红如胭脂，古代揉取后作化妆品或用于染布，故又名“胭脂菜”“染绛子”。

【特性分布】喜温暖湿润气候和半阴环境。全省各地均有栽培。

【识别要点】茎肉质，光滑无毛，绿色或紫红色。叶互生，叶片卵形或近圆形，顶端急尖，基部近心形或圆形。花小，无柄，排成腋生的穗状花序；小苞片 2，长圆形，长于花被，宿存；花被片 5，顶端内弯，淡紫色或淡红色，下部白色，联合成管；雄蕊 5，花丝基部扩展；花柱 3，柱头椭圆形。果实卵形或球形，红紫色至深紫色，浆果状，包于宿存的肉质花被中。种子直立，胚螺旋状。

【药 材 名】落葵（叶或全草）。

【性味功用】甘、酸，寒。滑肠通便，清热利湿，凉血解毒，活血。主治大便秘结，小便短涩，痢疾，热毒疮疡，跌打损伤等。

【使用注意】脾胃虚寒者慎服。

【附　　方】**（1）治大便秘结：**鲜落葵叶煮作副食。（《泉州本草》）

（2）治小便短赤：鲜落葵每次 60g，煎汤代茶频服。（《泉州本草》）

【拓展阅读】果实、花亦可入药。叶含有多种维生素和钙、铁，栽培作蔬菜，也可观赏，果汁可作无害的食品着色剂。

蚤 缀

Arenaria serpyllifolia L.

·科　名　石竹科 Caryophyllaceae　·属　名　无心菜属 *Arenaria*

·生活型　一年生或二年生草本　·花果期　花期 4~5 月，果期 5~6 月

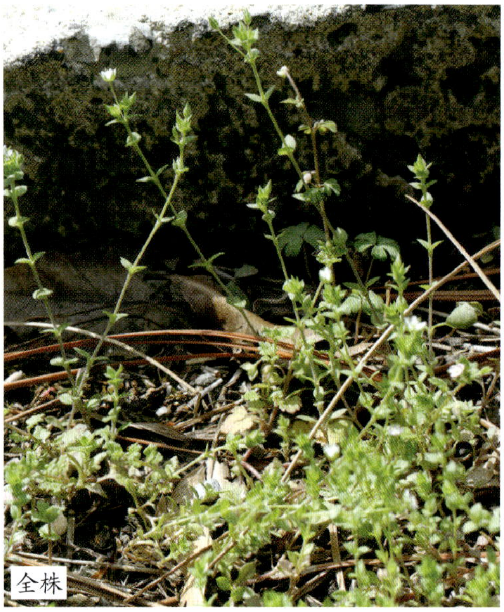

全株

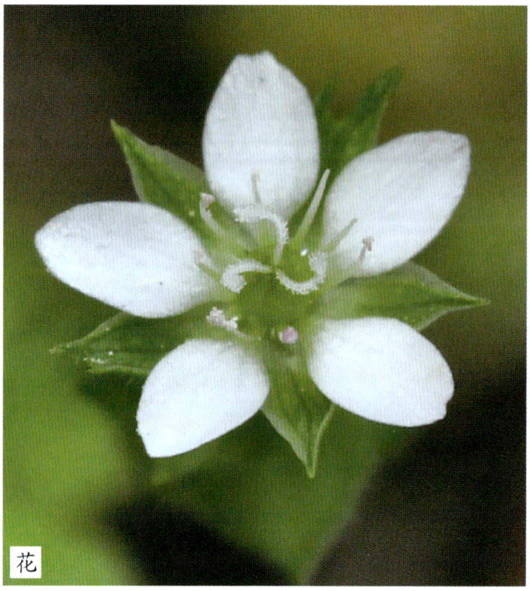

花

【释　　名】“蚤”意为跳蚤，引申为小，茎细弱，不明显，叶较小，点缀其上，故名“蚤缀”；茎中空无心，嫩苗可作菜食用，故又名“无心菜”。

【生境分布】生于路旁、荒地及田野中。全省各地均有分布。

【识别要点】全株有白色短柔毛。茎丛生，基部分枝，下部平卧，高 10~30cm。叶对生，小，卵形，长 3~10mm，边缘有睫毛及细乳头状腺点，无柄。聚伞花序疏生枝端；苞片和小苞片卵形；花柄细，密生柔毛及腺毛；萼片 5，披针形，边缘膜质；花瓣 5，倒卵形，白色，全缘；雄蕊 10，短于萼片，着生于环形花盘上；花柱 3。蒴果卵形，6 瓣裂。种子淡褐色，密生疣状突起。

【药 材 名】小无心菜（全草）。

【性味功用】苦、辛，凉。清热，明目，止咳。主治肝热目赤，翳膜遮睛，肺痨咳嗽，咽喉肿痛，牙龈肿痛。

【使用注意】脾胃虚寒者及经期女性慎服。

【附　　方】**（1）治眼生星翳：**小无心菜加韭菜根捣烂，用纱布包住，塞入鼻孔内。（《天目山药用植物志》）

（2）治急性结膜炎，咽喉肿痛：蚤缀 15~30g，水煎服。（《浙江药用植物志》）

石　竹

Dianthus chinensis L.

·科　名　石竹科 Caryophyllaceae　　·属　名　石竹属 *Dianthus*

·生活型　多年生草本　　·花果期　花期 5~9 月，果期 7~9 月

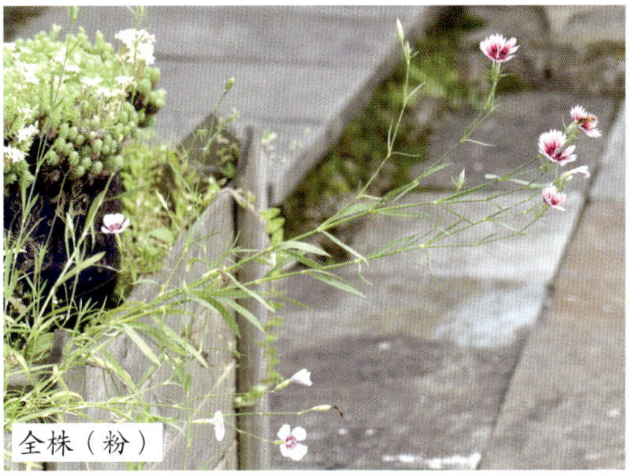
全株（粉）

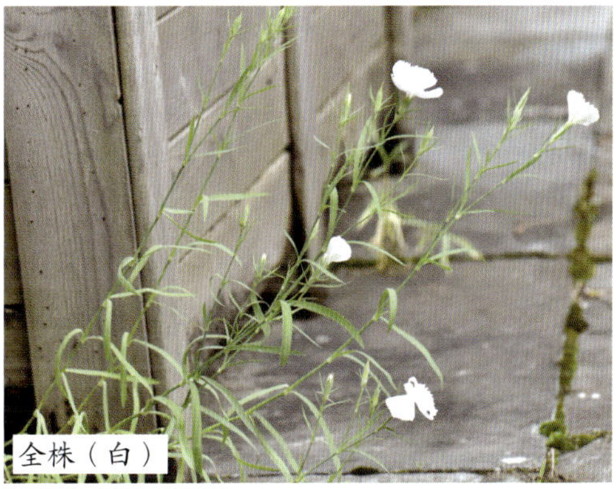
全株（白）

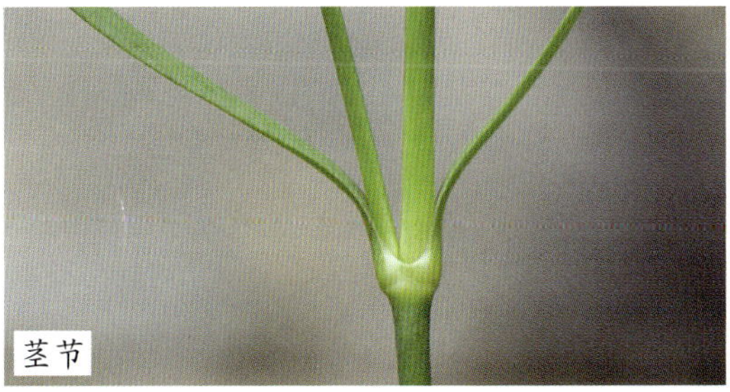
茎节

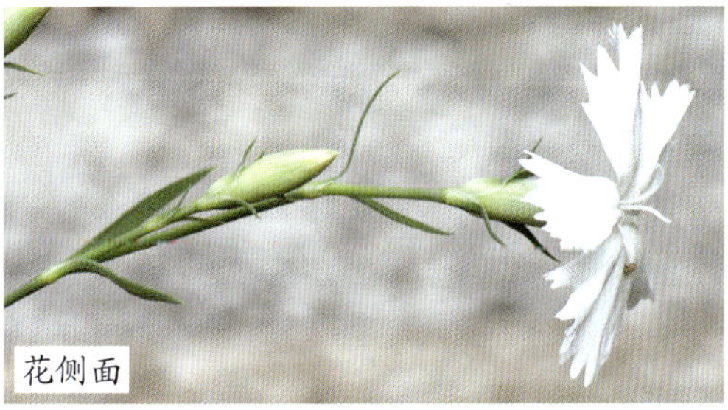
花侧面

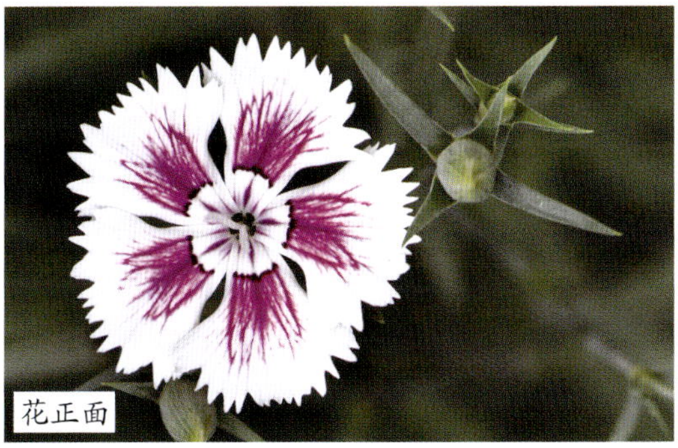
花正面

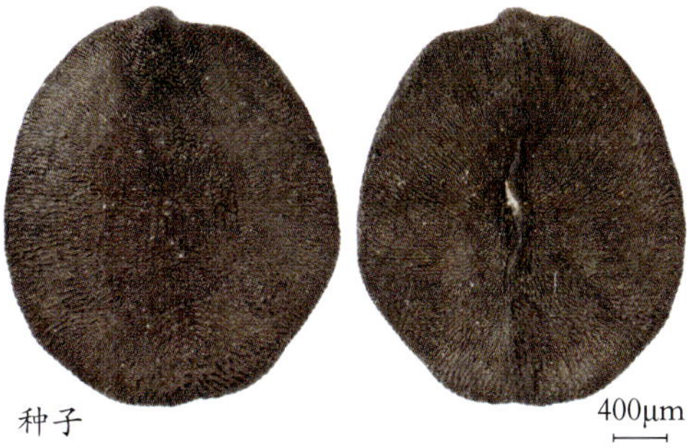

种子

【释　　名】《本草纲目》记载其“叶……又似初生小竹叶而细窄，其茎纤细有节”，故名“石竹”。

【生境分布】生于山坡、旷野。全省各地均有分布。

【识别要点】全株无毛。茎丛生，圆柱形，直立或基部稍匍匐，节膨大。叶对生，线状披针形，基部鞘抱茎，脉平行。花单生枝端或数朵簇生成聚伞花序；小苞片 4~6，长约为花萼的 1/2；花萼圆筒形，5 浅裂，萼齿披针形；花瓣鲜红色、白色或粉红色，瓣片顶边缘不整齐齿裂，喉部有斑纹，疏生髯毛；雄蕊伸出，花药蓝色；子房具长柄，花柱 2。蒴果包于宿萼内，4 齿裂。种子扁卵形，边缘有狭翅。

【药 材 名】瞿麦（地上部分）。

【性味功用】苦，寒。利尿通淋，活血通经。主治热淋，血淋，石淋，小便不通，淋沥涩痛，经闭瘀阻。

【使用注意】下焦虚寒、小便不利者及妊娠、新产妇女禁服。

【附　　方】**（1）治血淋：**鲜瞿麦 30g，仙鹤草 15g，炒栀子 9g，甘草梢 6g，煎服。（《安徽中草药》）

（2）治血瘀经闭：瞿麦、丹参、益母草各 15g，赤芍、香附各 9g，红花 6g，煎服。（《安徽中草药》）

【拓展阅读】花可供观赏。

鹅肠菜

Myosoton aquaticum (L.) Moench

·科　名　石竹科 Caryophyllaceae	·属　名　鹅肠菜属 *Myosoton*
·生活型　二年生或多年生草本	·花果期　花期 4~5 月，果期 5~6 月

【释　　名】茎细而中空似鹅肠，故名“鹅肠菜”“鹅儿肠”；植株形态与繁缕相近，但本品叶子大而繁密，植株硕大，故又名“牛繁缕”。

【生境分布】生于荒地、路旁及较阴湿的草地。全省各地均有分布。

【识别要点】茎上升，多分枝，柔弱，下部常伏生地面，上部被腺毛。叶片卵形或宽卵形，全缘或波状；无托叶；基部叶有柄，上部叶叶片基部略抱茎。顶生二歧聚伞花序；苞片叶状，边缘具腺毛；花柄密被腺毛，花后下垂；萼片 5，果期宿存，外面有短柔毛；花瓣 5，2 深裂几达基部；雄蕊 10；花柱 5，与萼片对生。蒴果卵圆形，5 瓣裂，每瓣顶端再 2 浅裂。

【药 材 名】鹅肠草（全草）。

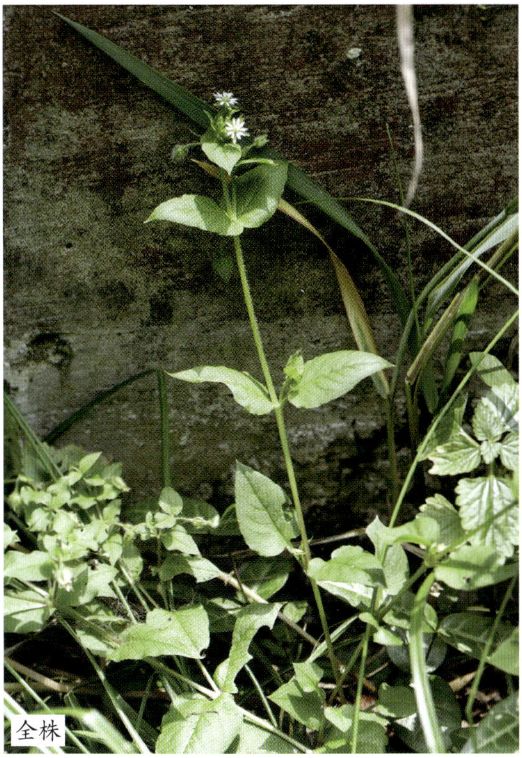

全株

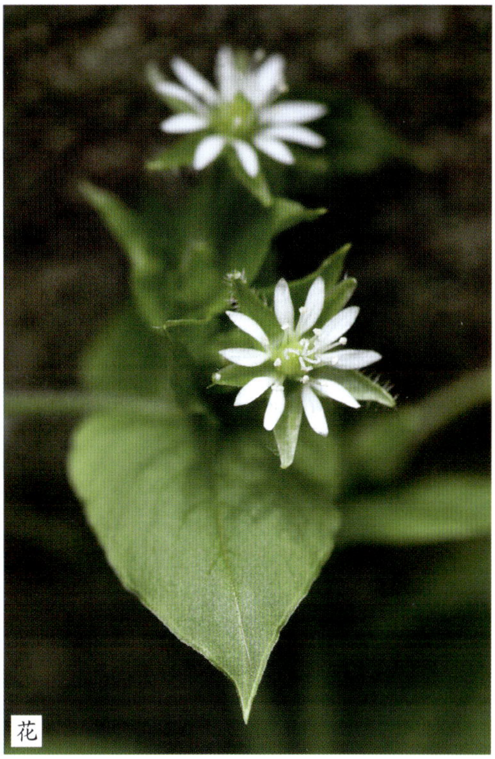

花

【性味功用】甘、酸，平。清热解毒，散瘀消肿。主治肺热咳喘，痢疾，痈疽，痔疮，牙痛，月经不调，小儿疳积。

【使用注意】孕妇慎用。

【附　　方】（1）**治痈疽：**鲜鹅肠菜90g，捣烂，加甜酒适量，水煎服；或加甜酒糟同捣，敷患处。（《陕西中草药》）

（2）**治牙痛：**鲜鹅肠菜捣烂，加盐少许，咬在痛牙处。（《陕西中草药》）

【拓展阅读】幼苗可作野菜和饲料。

孩儿参

Pseudostellaria heterophylla (Miq.) Pax.

·科　名　石竹科 Caryophyllaceae　　·属　名　孩儿参属 *Pseudostellaria*

·生活型　多年生草本　　·花果期　花期4月，果期5月

【释　　名】本品根外形似人参，传闻生长在朱元璋太子的墓地周围，故名“太子参”；其根细小，且治儿童虚汗有效，故又名“孩儿参”“童参”。

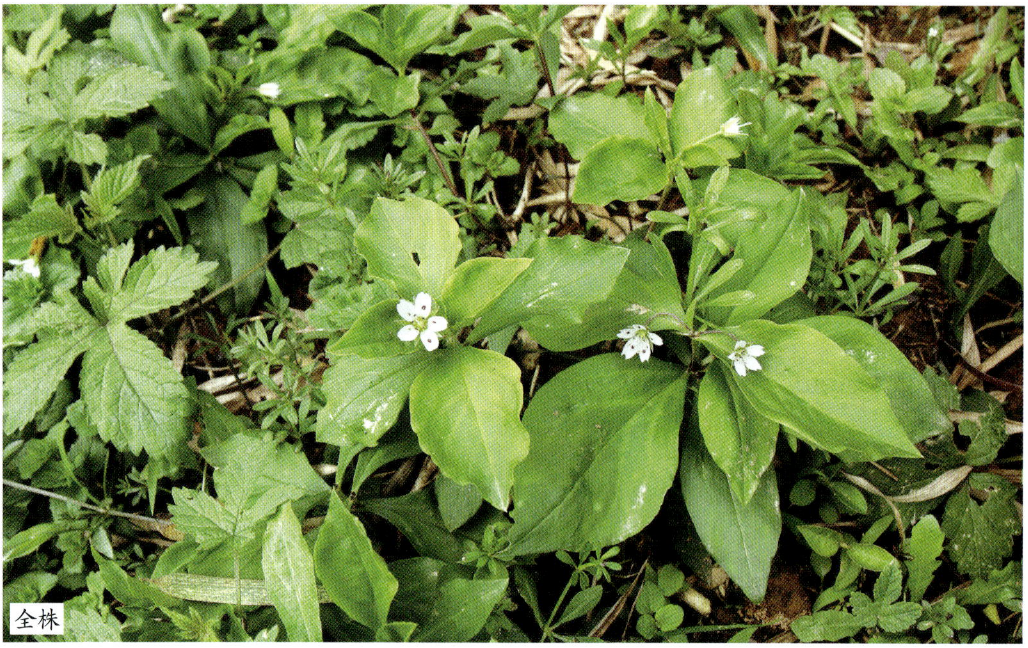

全株

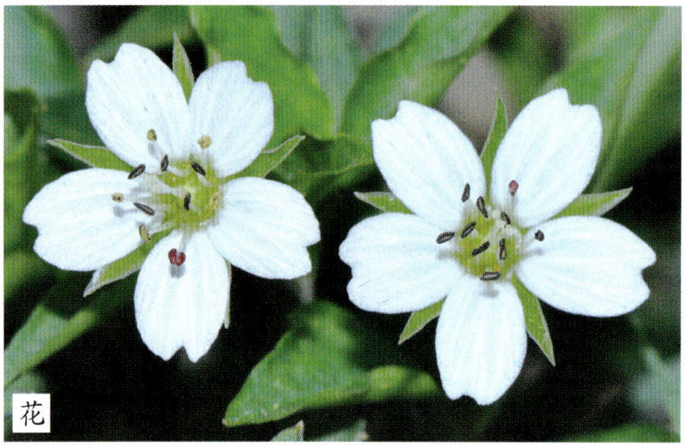

花

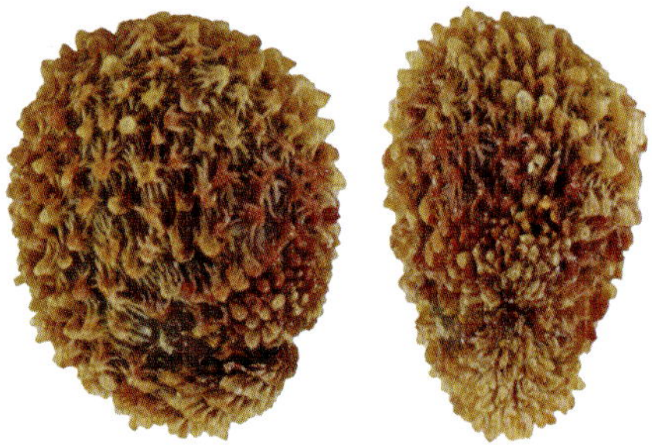

种子

300μm

【生境分布】生于阴湿的山坡、林下、草丛或岩石缝内。分布于南京、无锡、连云港（灌云）、镇江（句容）等地，镇江（句容）等地有栽培。

【识别要点】块根纺锤形，肉质。茎单一，直立，有短柔毛2行，节略膨大。叶片带肉质；茎端通常4叶呈十字形排列，叶背脉上疏生毛。花两型，均腋生；茎下部的闭花受精花较小，萼片4，闭合，背面紫色，无花瓣；茎顶部的开花受精花较大，白色，萼片5，开展，花瓣5，顶端2~3浅齿裂，花柱3。蒴果卵球形。种子圆球形，褐色，具疣状突起。

【药 材 名】太子参（块根）。

【性味功用】甘、微苦，微寒。益气健脾，生津润肺。主治脾虚体倦，食欲不振，病后虚弱，气阴不足，自汗口渴，肺燥干咳。

【使用注意】不能与藜芦同用；外感咳嗽、痰多者忌用，凡邪实之证禁服。服药期间忌刺激性物质。

【附　　方】**（1）治肺虚咳嗽：**太子参15g，麦冬12g，甘草6g，水煎服。（《湖北中草药志》）

（2）治小儿出虚汗：太子参9g，浮小麦15g，大枣10枚，水煎服。（《青岛中草药手册》）

【拓展阅读】药食同源品种，可煮汤、煮粥、泡茶、泡酒和生食。

繁　缕

Stellaria media (L.) Vill.

·科　名　石竹科 Caryophyllaceae　　·属　名　繁缕属 *Stellaria*

·生活型　一年生至二年生草本　　·花果期　花期2~4月，果期5~6月

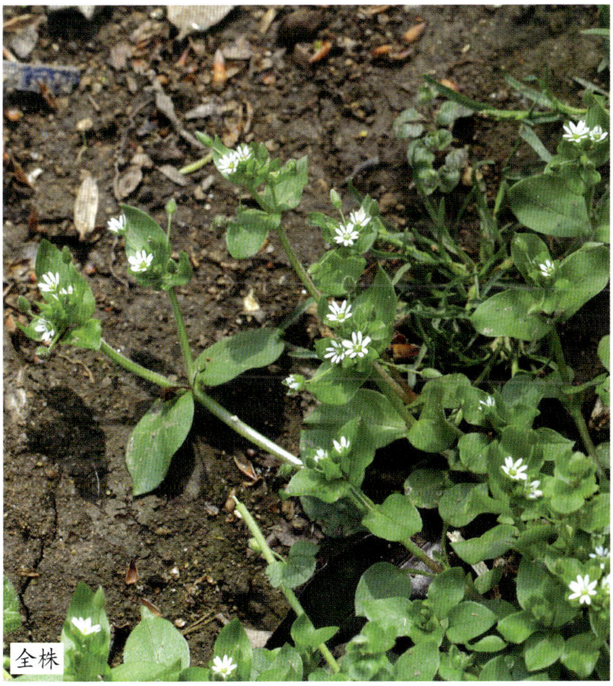
全株

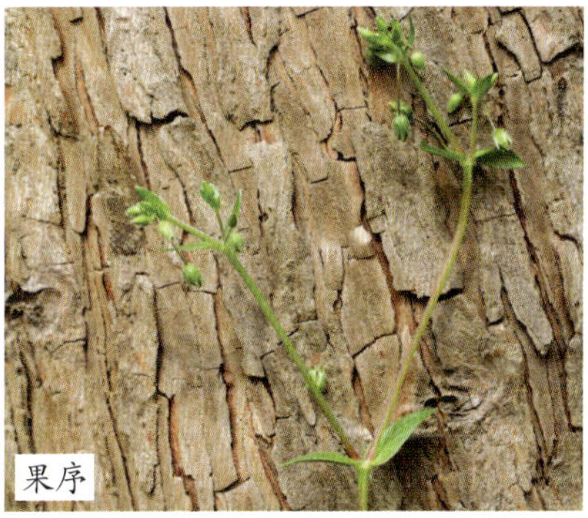
果序

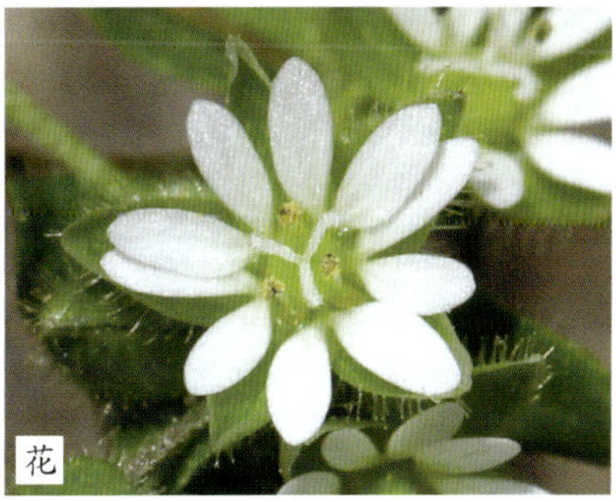
花

【释　　名】《本草纲目》曰“此草茎蔓甚繁，中有一缕，故名”，故名“繁缕”；茎细而中空似鹅肠，故又名“鹅儿肠菜”。

【生境分布】生于田间、路旁或溪边草地。全省各地均有分布。

【识别要点】茎纤细，蔓延，基部多分枝，上部叉状分枝，有短柔毛。叶卵形或心形，上部叶无柄，下部叶有长柄。花单生叶腋或组成顶生疏散的二歧聚伞花

序；花于果期下垂，花瓣 5，白色，2 深裂达基部，裂片近线形；花萼外具腺毛；雄蕊 3~5；花柱 3。蒴果 6 瓣裂。种子圆形，黑褐色，密生疣状突起。

【药 材 名】繁缕（全草）。

【性味功用】微苦、甘、酸，凉。清热解毒，凉血消痈，活血止痛，下乳。主治痢疾，肠痈，肺痈，乳痈，疔疮肿毒，痔疮肿痛、出血，跌打伤痛，产后瘀滞腹痛，乳汁不下。

【使用注意】孕妇慎用。

【附　　方】**（1）治痢疾，痔疮，肛裂便血：**鹅儿肠 30g，水煎服。（《四川中药志》1979 年）

（2）治急、慢性阑尾炎，阑尾周围炎：繁缕鲜草洗净，切碎，捣烂，绞汁，每次约 1 杯，用温黄酒冲服，每日 2~3 次。（《全国中草药汇编》）

【拓展阅读】嫩苗可食。但《东北草本植物志》记载本品为有毒植物，家畜食用会中毒及死亡。

麦蓝菜

Vaccaria segetalis (Neck.) Garcke ex Asch.

·科　名　石竹科 Caryophyllaceae	·属　名　麦蓝菜属 *Vaccaria*
·生活型　一年生草本	·花果期　花期 4~5 月，果期 6~8 月

【释　　名】《本草纲目》谓其“多生麦田中”，《蜀本草》记载“叶似菘蓝”，故名“麦蓝菜”；古时民间有“穿山甲、王不留，妇人服了乳长流”之语，李时珍曰“此物性走而不住，虽有王命不能留其行”，故又名“王不留行”；因其种子具通乳之性，故又名“奶米”。

【生境分布】生于田野、路旁、荒地，以麦田中最多。全省各地均有分布。

【识别要点】全株无毛，微被白粉。茎单一或分枝。基部叶片长椭圆形，全缘，基部狭窄成短柄；上部叶片长椭圆状披针形，基部微抱茎。疏聚伞花序顶生；苞片披针形；萼筒卵状圆锥形，棱角 5，顶端 5 裂，花后基部膨大，顶端狭窄；花瓣粉红色，长匙形，顶端常有不规则小齿，基部有爪；雄蕊内藏；花柱 2。蒴果宽卵形，顶端 4 齿裂，包于宿萼内。种子多数，暗黑色，球形，有疣状突起。

【药 材 名】王不留行（种子）。

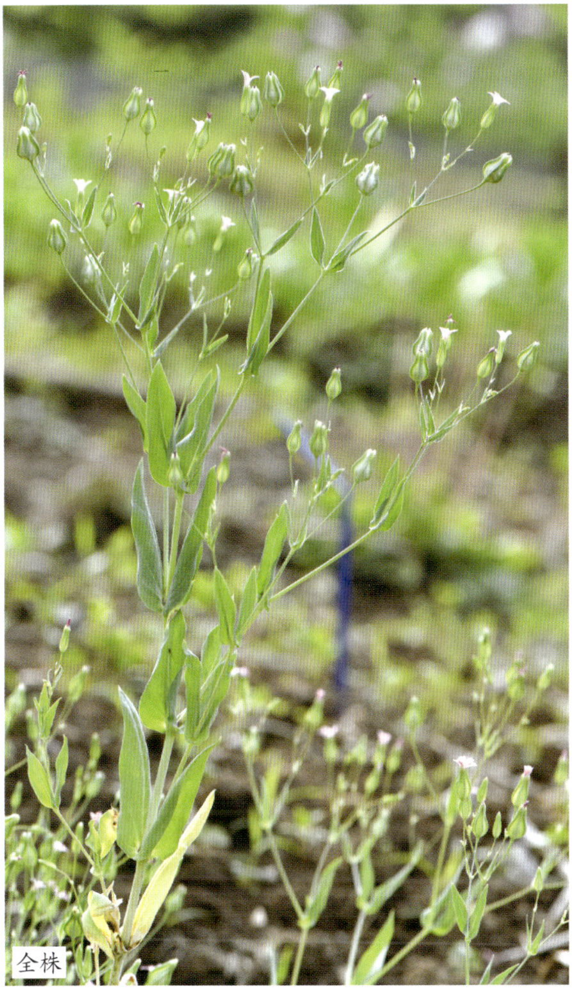

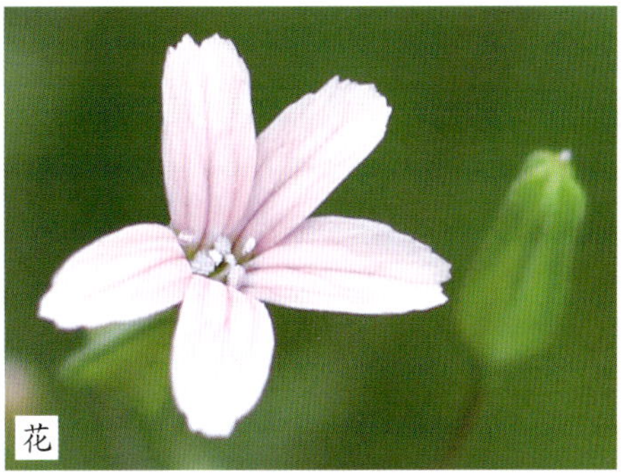

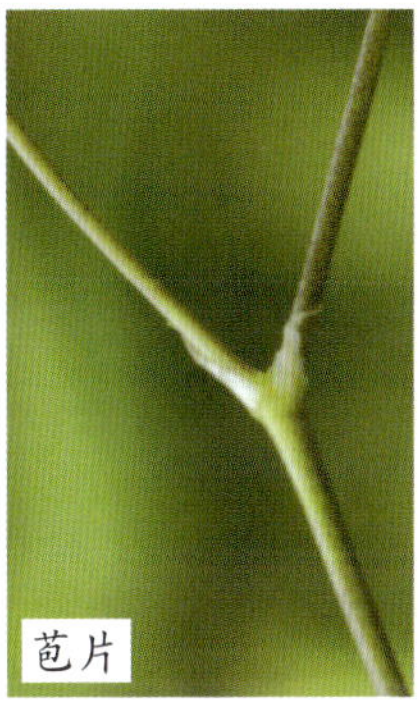

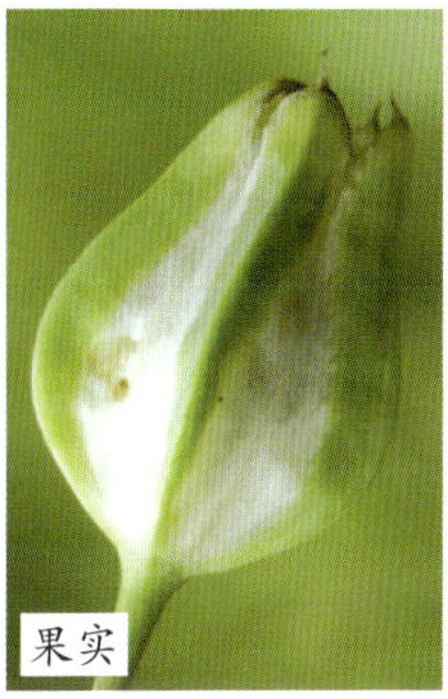

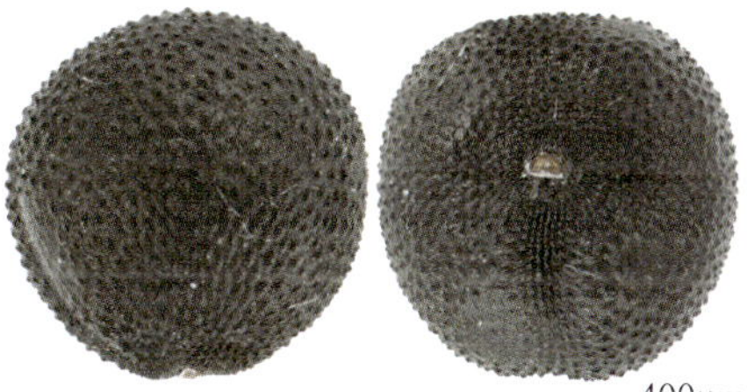

【性味功用】苦，平。活血通经，下乳消肿，利尿通淋。主治闭经，痛经，乳汁不下，乳痈肿痛，淋证涩痛。

【使用注意】孕妇、血虚无瘀滞者禁服。

【附　　方】**（1）治乳汁不通：**王不留行、穿山甲（醋炙）、猪蹄筋膜，3味为末，用酒或水煎服。（《种杏仙方》）

（2）治乳腺炎，乳房结块：王不留行、蒲公英各15g，瓜蒌仁12g，夏枯草9g，水煎服。（《云南民族药大辞典》）

【拓展阅读】种子含淀粉，可制醋酿酒，还可榨油供工业用。

莲 科

莲

Nelumbo nucifera Gaertn.

·科　名　莲科 Nelumbonaceae	·属　名　莲属 *Nelumbo*
·生活型　多年生水生草本	·花果期　花期 6~8 月，果期 8~10 月

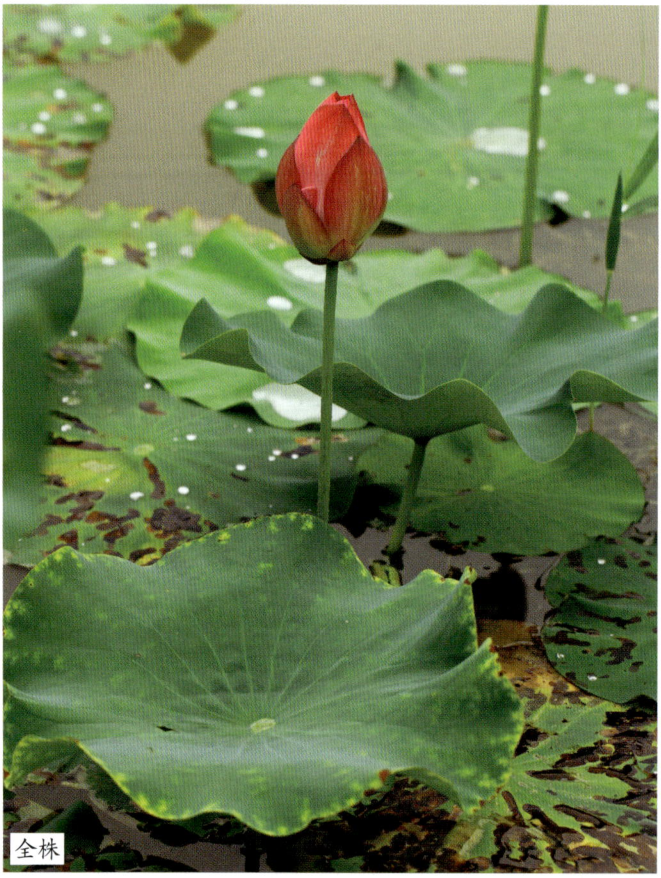
全株

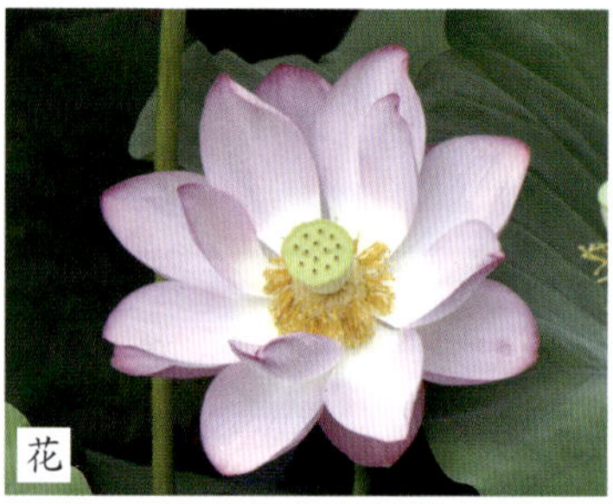
花

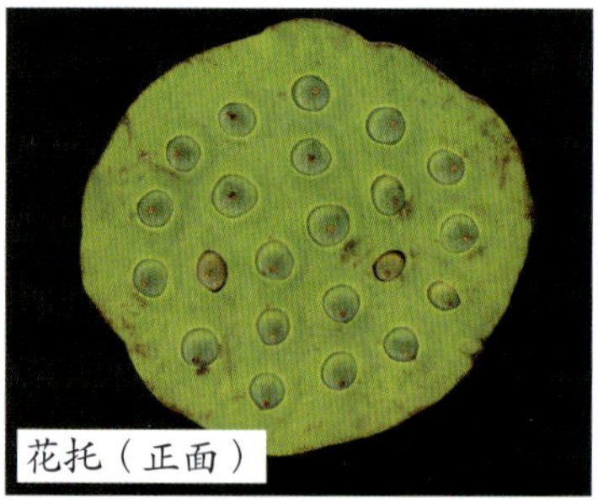
花托（正面）

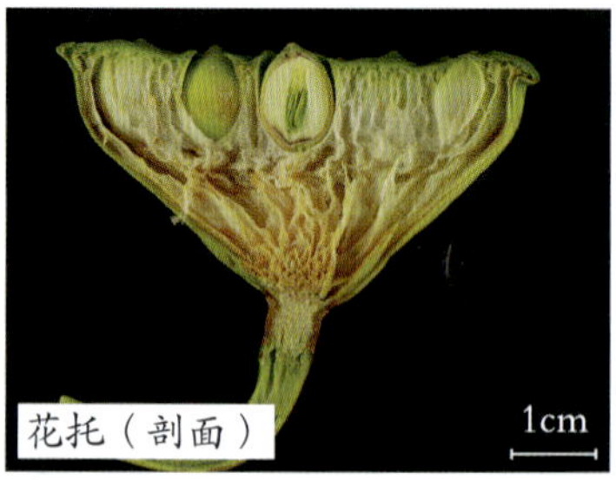

花托（剖面）

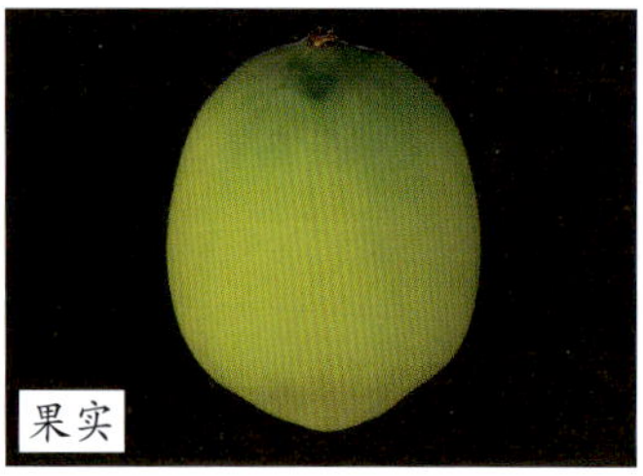
果实

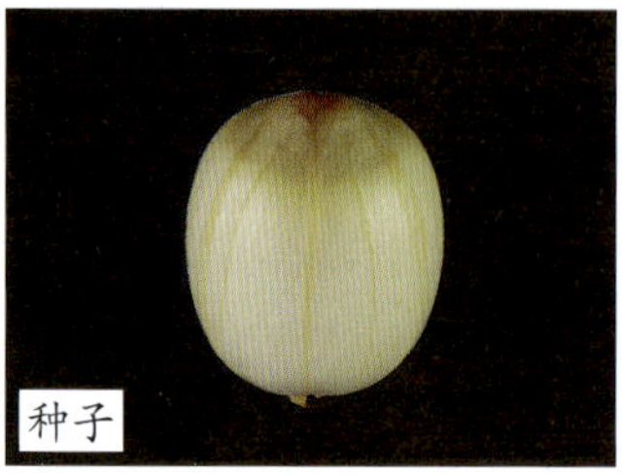
种子

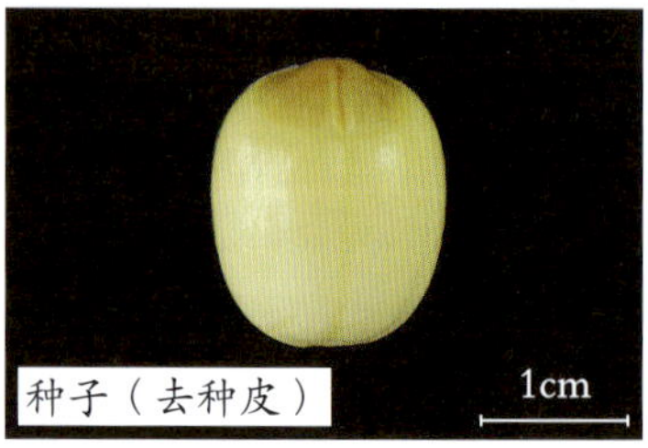

种子（去种皮）

【释　　名】因其结的子实一颗连着一颗，从“艹”，故名“莲”；“荷”意为负荷，花茎负担起硕大的花朵，故又名“荷花”；大叶扶摇而起，渠渠宽大，故又名“芙蕖”。

【特性分布】喜光，耐寒，喜热，喜湿怕干，适生于浅水湖泊及沼泽地中。分布于南京、无锡（宜兴）、徐州、苏州、淮安（盱眙）、扬州（宝应）等地，全省各地均有栽培。

【识别要点】根茎粗大，节部缢缩；植株折断后有丝状导管相连，可见空气道。叶挺水或浮水，幼时内卷，后圆，质厚且柔韧，边缘微波状，叶面具蜡质白粉，叶背叶脉从中央辐射出，数回叉状分枝；叶盾状着生。花单生；花葶长于叶柄；萼状花被片早落；瓣状花被片多数，常粉红色，呈舟状弧弯；雄蕊多数。坚果椭圆形，成熟后坚硬，埋藏于倒圆锥形果托内。种皮红棕色或白色。

【药 材 名】莲子（成熟种子）、莲子心（成熟种子中的干燥幼叶及胚根）、莲房（花托）、荷叶（叶）、藕节（根茎节部）。

【性味功用】**（1）莲子：**甘、涩，平。补脾止泻，益肾固精，养心安神。主治脾虚久泄、久痢，肾虚遗精、滑泄、小便不禁，崩漏带下，心神不宁，惊悸，不眠。

（2）莲子心：苦，寒。清心火，平肝火，止血，固精。主治神昏谵语，烦躁不眠，眩晕目赤，吐血，遗精。

（3）莲房：苦、涩，平。散瘀止血。主治崩漏，月经过多，便血，尿血，痔漏。

（4）荷叶：苦、涩，平。清热解暑，升发清阳，散瘀止血。主治暑热烦渴，头痛眩晕，脾虚腹胀，大便泄泻，吐血下血，产后恶露不净。

（5）藕节：甘、涩，平。散瘀止血。主治吐血，咯血，尿血，便血，血痢，血崩。

【使用注意】中满痞胀及大便燥结者禁服莲子。脾胃虚寒者禁服莲子心。气血虚者慎服荷叶。

【附　　方】**（1）治久痢不止：**老莲子（去心）二两，为末，每服一钱，陈米汤调下。（《世医得效方》）

（2）治劳心咯血，吐血：莲子心 7 个，糯米 21 粒，上为末，酒调服。（《续易简方论》）

（3）治乳裂：莲房炒研为末，外敷。（《岭南采药录》）

（4）治暑温身热多汗，口渴，头晕目眩，烦热不舒等：西瓜翠衣 6g，鲜扁豆花 6g，鲜金银花 6g，丝瓜皮 6g，鲜荷叶 6g，鲜竹叶心 6g，以水煎汁，频频饮服，每日 1~2 剂。（《温病条辨》）

（5）治吐血，咯血，衄血：用藕节捣汁服之。（《卫生易简方》）

【拓展阅读】种皮、花蕾、叶柄、根茎、雄蕊、老熟果实亦可入药。根茎（藕）作蔬菜或提制淀粉（藕粉）；种子可供食用；叶为茶的代用品，还可作包装材料。

睡　莲

Nymphaea tetragona Georgi

·科　名　睡莲科 Nymphaeaceae　　·属　名　睡莲属 *Nymphaea*

·生活型　多年生水生草本　　·花果期　花期 7~8 月，果期 9~10 月

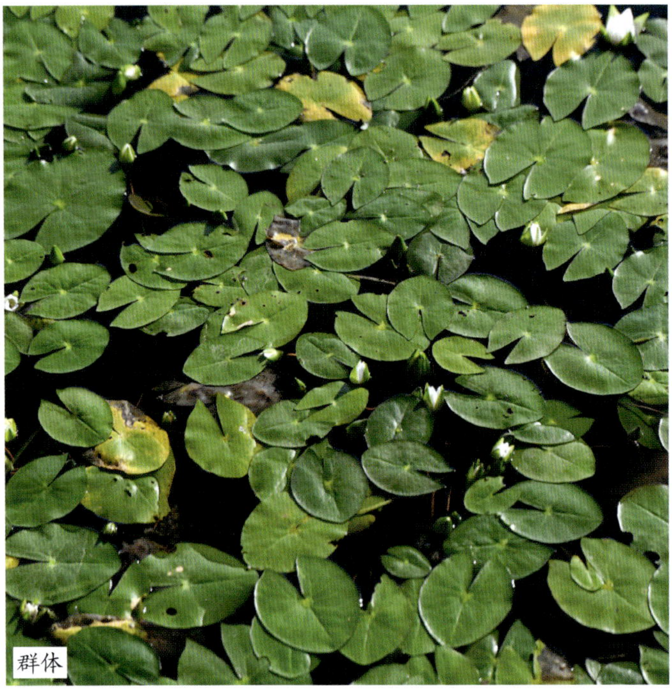
群体

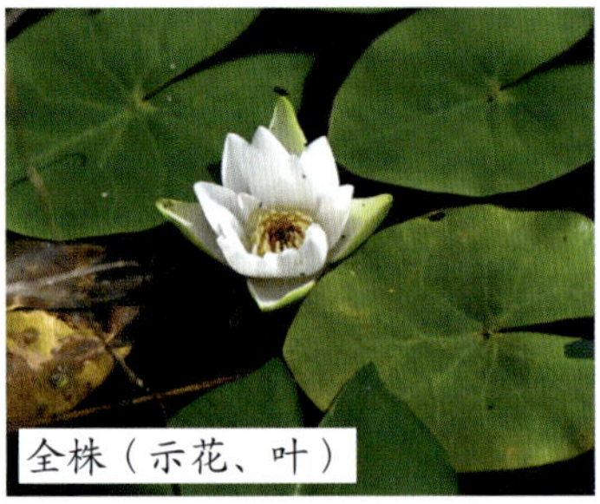
全株（示花、叶）

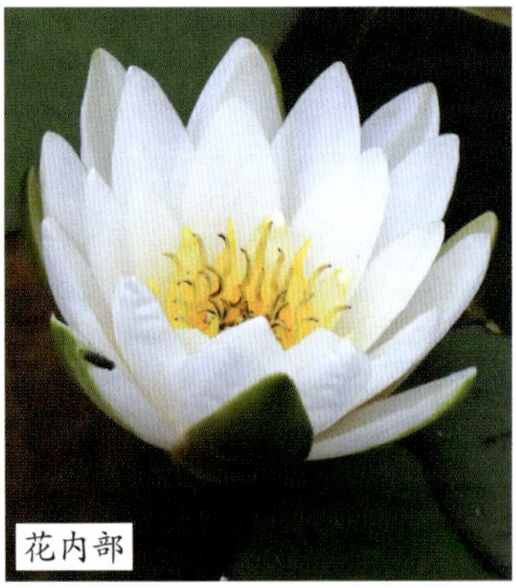
花内部

【释　　名】本品花形似莲（荷花），但伏卧于水面，故名"睡莲"。

【生境分布】生于湖塘池沼中。分布于南京、无锡（宜兴）、苏州（常熟、昆山）、扬州（宝应）、泰州（兴化）等地。

【识别要点】叶片漂浮水面，心状卵形，直径 5~12cm，基部具深弯缺，光亮，叶背带紫色或红色；叶柄盾状着生于弯缺处。花单生，直径 3~5cm；花萼基部四棱形，萼片 4，绿色，中下部向外凸；花瓣白色，宽披针形，向内渐小；花丝扁平，花药内向，条形；柱头有辐射状裂片 5~8。浆果为宿存的花萼所包围。

【药 材 名】睡莲（花）。

【性味功用】甘、苦，平。消暑，解酒，定惊。主治中暑，醉酒烦渴，小儿惊风。

【使用注意】脾胃虚寒者禁服。

【附　　方】**治小儿急、慢惊风：**用（睡莲花）7 朵或 14 朵，煎汤服。（《本草纲目拾遗》）

【拓展阅读】根茎含淀粉，可供食用或酿酒；全草可作绿肥；花可供观赏。

芡

Euryale ferox Salisb. ex DC.

·科　名　睡莲科 Nymphaeaceae	·属　名　芡属 *Euryale*
·生活型　一年生水生草本	·花果期　花期 6~9 月，果期 7~10 月

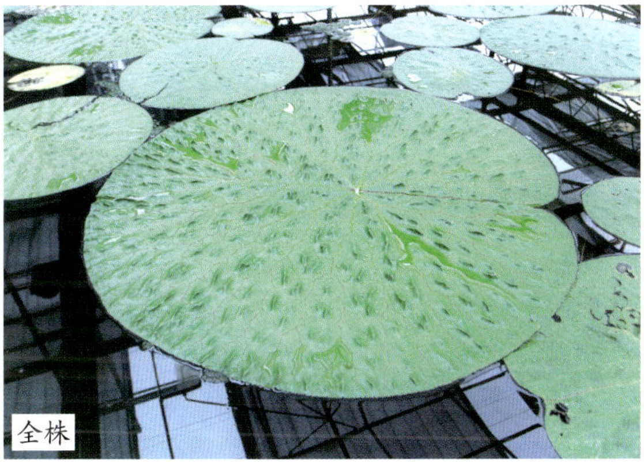
全株

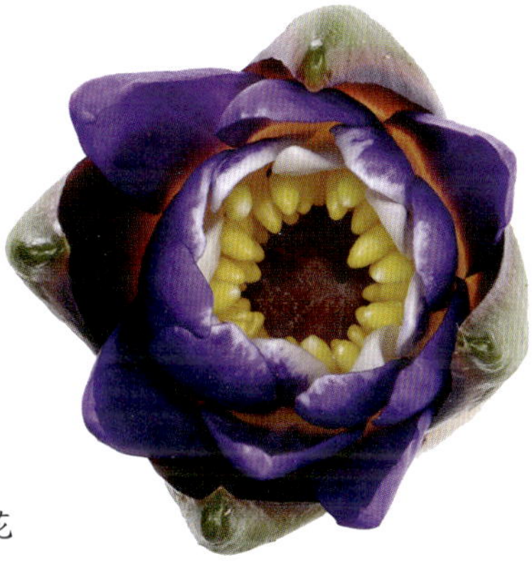
花

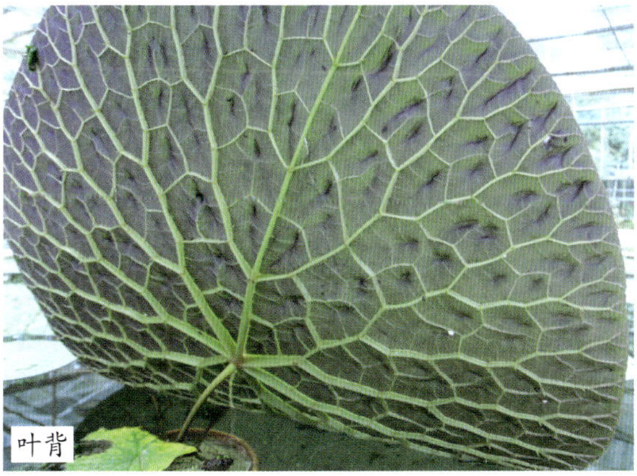
叶背

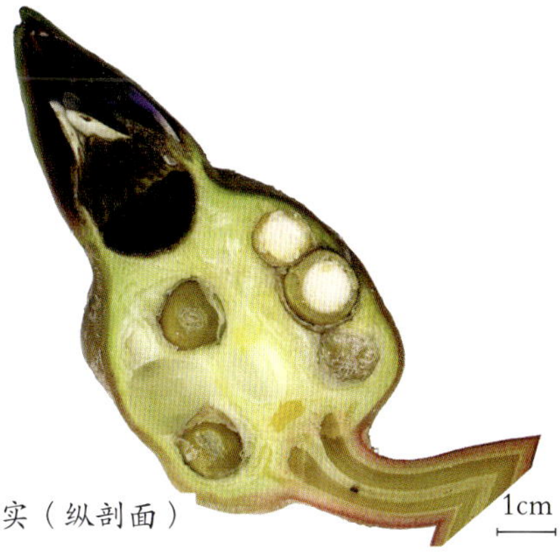

果实（纵剖面）

【释　　名】李时珍曰：“芡可济俭歉，故谓之芡。”本品药食两用，在灾荒、歉收之年可以救荒，故名“芡”；药用部位为种仁，故又名“芡实”；宿萼呈喙状，连同果实形似鸡头，故又名“鸡头莲”“鸡头米”；其叶似莲，花托膨大且多刺，故又名“刺莲藕”“刺莲蓬实”。

【特性分布】喜温暖湿润气候，喜阳光充足，不耐寒，不耐旱，以土质肥沃、土层深厚、有机质丰富的水塘栽培为宜。分布于南京、南通（如东、启东）、淮安（盱眙）、扬州（宝应）等地，苏南普遍栽培。

【识别要点】叶柄、花柄、花萼、果实外均密被硬刺。叶 2 型；初生叶沉水，较小，椭圆状圆形，基部 2 裂；后生叶浮水，革质，圆形或盾状心形，直径可达 1m，叶缘有 1 小凹缺，叶面皱褶不平，叶背紫红色，两面叶脉分叉处有硬刺。萼片直立或稍开展，内面紫色，外面绿色；花瓣紫红色，向内渐小至变成雄蕊状；无花柱，柱头凹陷，红色。浆果暗紫红色。种子球形，成熟后黑色。

【药 材 名】芡实（种仁）。

【性味功用】甘、涩，平。固肾涩精，补脾止泻。主治遗精滑精，白浊，带下，遗尿尿频，大便泄泻。

【使用注意】二便不利者禁服，食滞不化者慎服。

【附　　方】**（1）治男子遗精白浊，小便频数，女子带下，纯属肾虚不摄者：**金樱子、芡实各等分，鸡头（即芡实）去外皮取实，连壳杂捣令碎，晒干为末。复取糖樱子，去外刺并其中子，洗净，捣碎，入甑中蒸令熟，却用所蒸汤淋三两过，取所淋糖樱汁入银铫，慢火熬成稀膏，用以和鸡头末，丸如梧桐子大，每服五十丸，盐汤送下。（《洪氏集验方》）

（2）治老幼脾肾虚热及久痢：芡实、山药、茯苓、白术、莲肉、薏苡仁、白扁豆各四两，人参一两，俱炒燥为末，白汤调服。（《方氏脉症正宗》）

【拓展阅读】根、花茎、叶亦可入药。种子含淀粉，供食用、酿酒及制副食品用；全草为猪饲料，又可作绿肥。

芍　药

Paeonia lactiflora Pall.

·科　名　毛茛科 Ranunculaceae	·属　名　芍药属 *Paeonia*
·生活型　多年生草本	·花果期　花期 4~5 月，果期 6~7 月

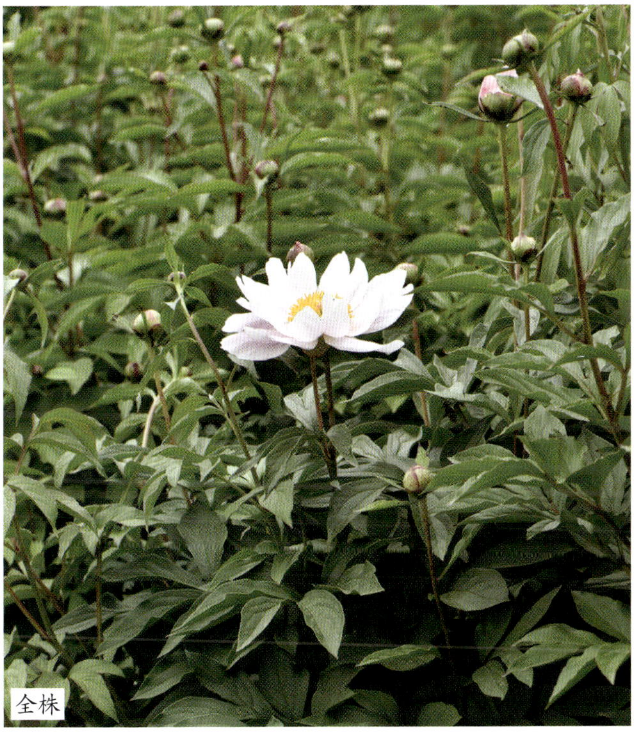

全株

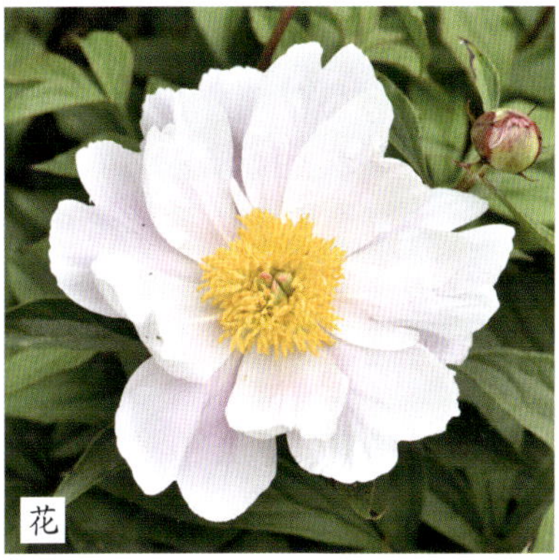

花

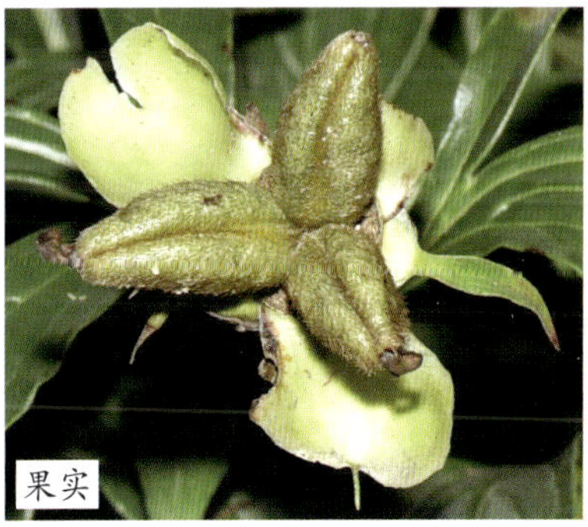

果实

【释　　名】李时珍曰："芍药，犹绰约也，绰约，美好貌。"本品花大而美丽，故名"芍药"；根（野生品）晒干后表皮呈棕红色或紫黑色，根（栽培品）水煮后刮皮，晒干后呈白色或类白色，两者入药分别称为"赤芍""白芍"。

【特性分布】喜温暖湿润气候，宜选阳光充足、土层深厚的地块，以排水良好、肥沃疏松、含腐殖质的壤土或沙质壤土栽培。全省各地均有栽培。

【识别要点】全株无毛。根粗壮。二回三出复叶互生，向上渐变成单叶；小叶片常狭卵形，有光泽，边缘常具白色骨质细齿而粗糙。花大，数朵顶生兼腋生；苞片叶状；萼片 4；花色、花型和瓣型丰富，花盘不发达，浅杯状，仅包心皮基部；雄蕊多数；心皮 3~5，无毛，柱头紫红色。蓇葖果卵形，沿腹缝线开裂。

【药 材 名】白芍（根）。

【性味功用】酸、苦，微寒。养血和营，缓急止痛，敛阴平肝。主治月经不调，经行腹痛，崩漏，自汗，盗汗，胁肋脘腹疼痛，四肢挛痛，头痛，眩晕。

【使用注意】虚寒之证不宜单用白芍。血虚者忌服赤芍。白芍、赤芍反藜芦。

【附　　方】**（1）治月经不调，闭经：**当归、川芎、桃仁、红花各 3g，芍药 6g，制成散剂，每次 1.5~3g，每日 1~3 次，温开水送服。（《蒙药学》）

（2）治急剧的肌肉痉挛性疼痛：白芍药、甘草各四两（炙），上二味，以水三升，煮取一升五合，去滓，分温再服。（《医宗金鉴》）

【拓展阅读】可盆栽或做切花；亦可作兽药及农药；种子可榨油；根、叶可提制橡胶；也是良好的蜜粉源。

牡　丹

Paeonia suffruticosa Andr.

·科　名　毛茛科 Ranunculaceae　　·属　名　芍药属 *Paeonia*

·生活型　落叶小灌木　　·花果期　花期 4~5 月，果期 5~6 月

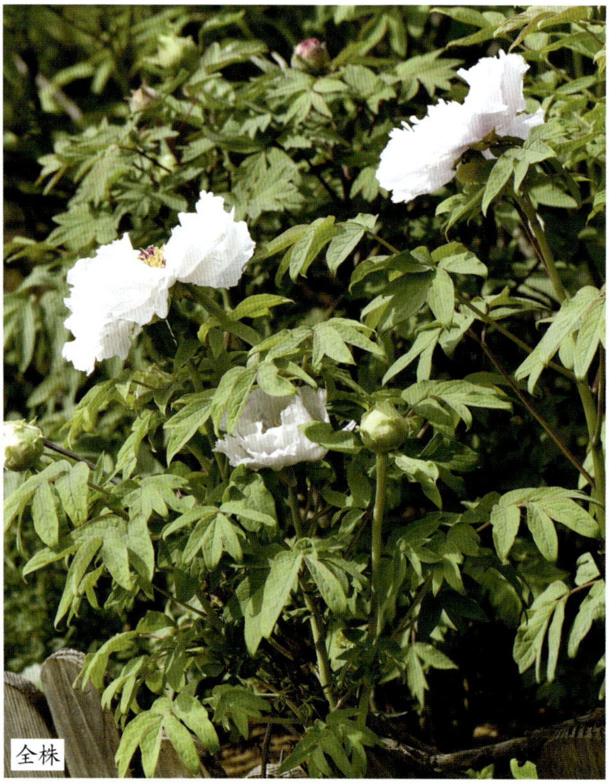

全株

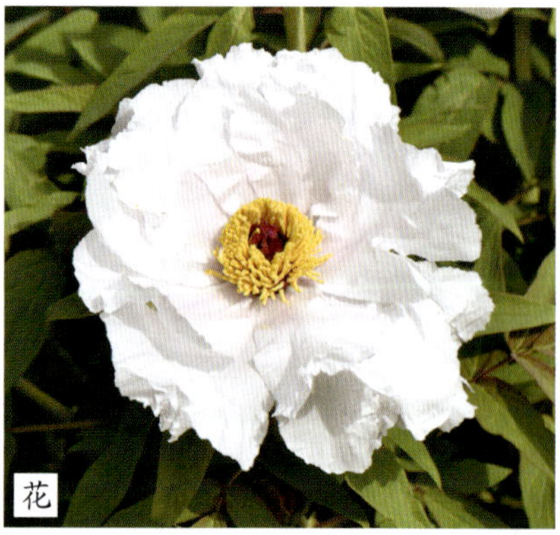

花

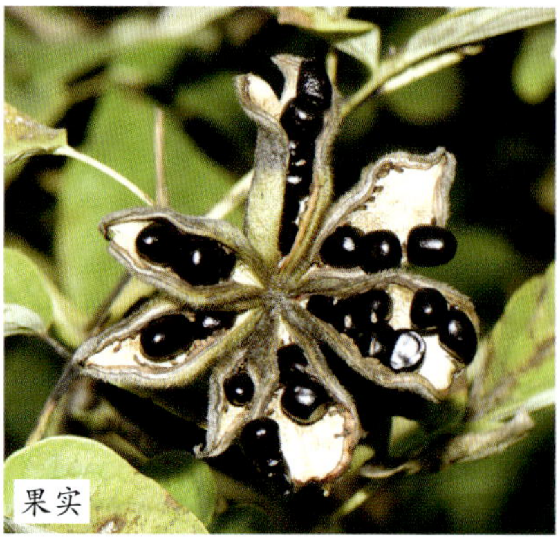

果实

【释　　名】“牡”本指雄性，雄性在形体上，一般较雌性为大，因此“牡”引申出“大”义，“丹”本指丹砂，引申出“红”义，本品花形硕大且花色红艳，故名“牡丹”。

【特性分布】喜光，耐半阴，耐寒，适宜疏松肥沃的中性沙壤土。全省各地均有栽培。

【识别要点】分枝多。叶互生，二回三出复叶至二回羽状复叶；顶生小叶 3 裂，或浅或深，顶端裂片又作 3~5 浅裂或不裂，两侧小叶不裂或 2~4 浅裂。花大，单朵顶生；苞片叶状，大小不等；萼片绿色；花冠重瓣，花型、瓣型、颜色多变，花冠倒卵形，顶端常 2 浅裂或缺刻状；花盘杯状，紫红色，全包心皮；雄蕊多数；心皮 5，离生，柱头扁平，外卷。蓇葖果沿腹缝线开裂，密生黄褐色毛。

【药 材 名】牡丹皮（根皮）。

【性味功用】苦、辛，微寒。清热凉血，活血散瘀。主治温热病热入血分，发斑，吐衄，热病后期热伏阴分发热，阴虚骨蒸潮热，血滞经闭，痛经，癥瘕，痈肿疮毒，跌扑伤痛，风湿热痹。

【使用注意】血虚、虚寒证者，以及孕妇、月经过多的妇女禁服。

【附　　方】**（1）治亚急性盲肠炎早期以及慢性盲肠炎之尚未化脓者：**大黄、冬瓜子各 9.5g，牡丹皮 7g，桃仁 6g，芒硝 2g。上 4 味，以水 200ml，煎至 100ml，去渣，加入芒硝溶化，1 日 3 次分服。（《叶橘泉医集：叶橘泉经方临床之运用增补版》）

（2）治胎前衄血：丹皮、黄芩、蒲黄、白芍、侧柏叶共为细末，早米糊为丸，空心白汤下百丸。（《秘传内府经验女科》）

【拓展阅读】花亦可入药。种子含油脂；本种为我国传统名花之一，也是世界著名的观赏花灌木，为重要的蜜源植物。

刺果毛茛

Ranunculus muricatus L.

·科　名　毛茛科 Ranunculaceae	·属　名　毛茛属 *Ranunculus*
·生活型　多年生草本	·花果期　花期 4 月，果期 5~6 月

【释　　名】茛乃草乌头之苗，此草形状及毒皆似之，植株被毛，瘦果具刺，故名“刺果毛茛”。

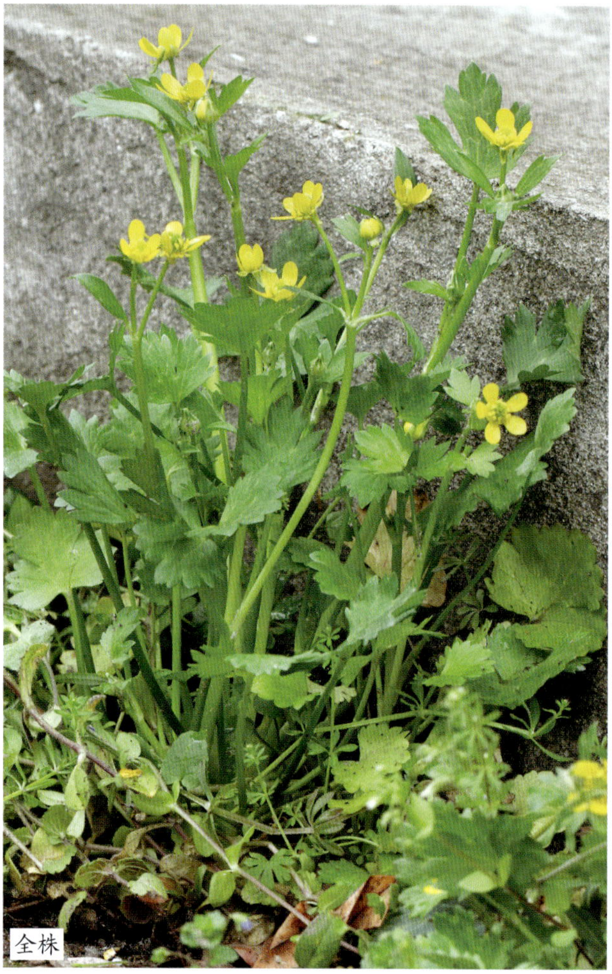
全株

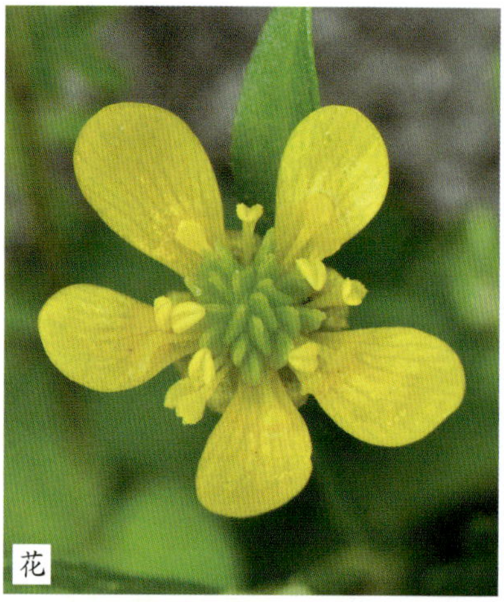
花

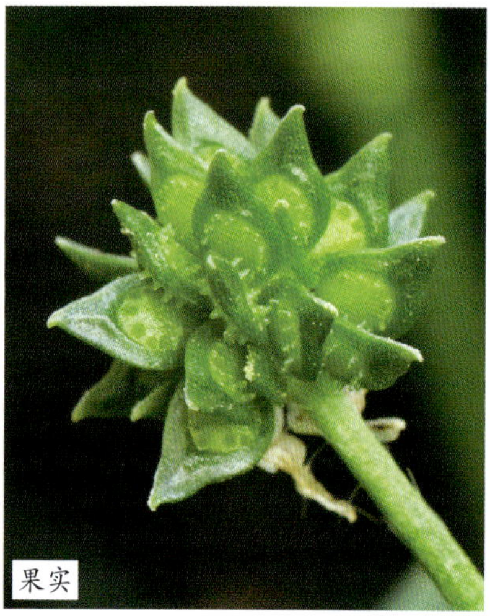
果实

【生境分布】生于草地、田边或庭院杂草丛中。分布于南京、无锡、苏州、南通（海门）等地。

【识别要点】近无毛；生于干燥处的植株呈莲座状，生于阴湿地的植株高达 40cm。单叶，叶片近圆形，3 深裂至 3 浅裂；叶柄基部向两侧延展，渐薄，边缘有睫毛状齿。花与茎生叶对生，直径 1.5~2cm；萼片 5，窄卵形，稍反曲；花瓣 5，黄色，基部蜜腺有鳞片。聚合果球形；瘦果扁平，有宽的边缘，两面中部有刺。

【药 材 名】刺果毛茛（全草）。

【性味功用】辛、苦，寒；有毒。清热解毒，消肿止痛。主治疮疖，坠胎。

【使用注意】本品有毒，一般不作内服；皮肤破损或过敏者禁用，孕妇慎用。

石龙芮

Ranunculus sceleratus L.

·科　名　毛茛科 Ranunculaceae　　·属　名　毛茛属 *Ranunculus*

·生活型　一年生草本　　·花果期　花期 5~6 月，果期 6~8 月

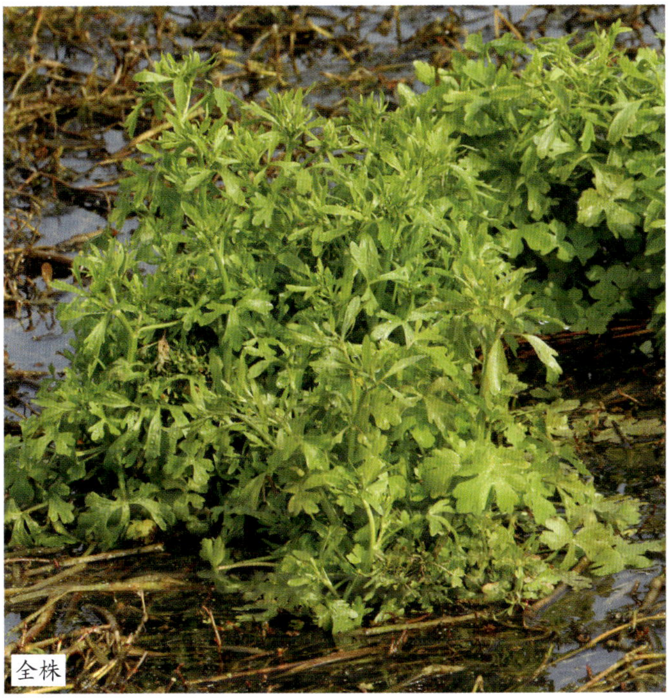

全株

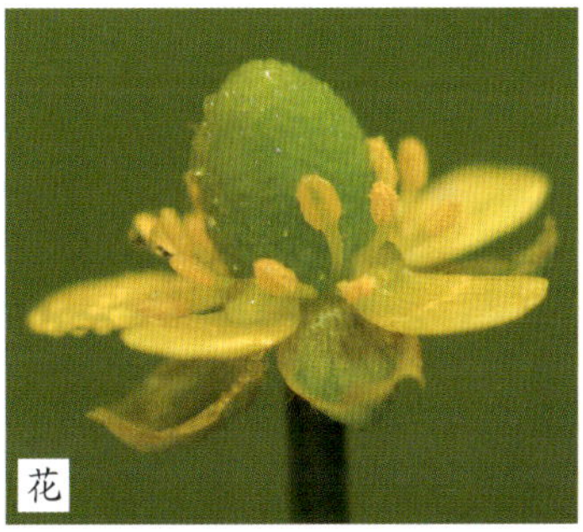

花

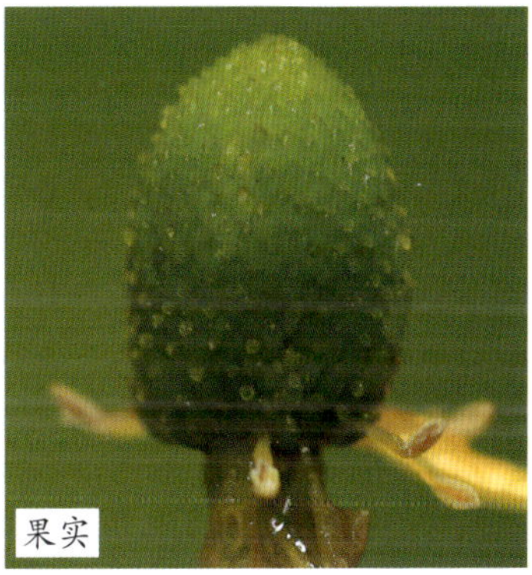

果实

【释　　名】生于水中石间，其叶短小，“芮”由植物柔细弱小引申，用来形容小的样子，故名“石龙芮”；叶似堇草（紫堇），故又名“水堇”。

【生境分布】生于溪沟边或湿地，有时生于水中。分布于南京、无锡、苏州、南通（海门）、连云港（灌云）、盐城（射阳）、扬州（宝应）、镇江（句容）、泰州等地。

【识别要点】茎直立，无毛或疏被柔毛。单叶互生，基生叶和茎下部叶均有长柄，叶片五角形、近肾形至宽卵形，3 深裂，有时达基部。伞房状复单歧聚伞花序；花瓣黄色，与萼片几同长，蜜腺窝状。聚合果呈长圆形，长约 1cm；瘦果倒卵球形，稍扁，两侧偶见短横皱 2~3 条，顶端有短喙。

【药 材 名】石龙芮（全草）。

【性味功用】苦、辛，寒；有毒。清热解毒，消肿散结，止痛，截疟。主治痈疖肿毒，毒蛇咬伤，痰核，瘰疬，风湿痹痛，牙痛，疟疾。

【使用注意】本品有毒，内服宜慎。

【附　　方】**（1）治腱鞘炎：**鲜石龙芮捣烂敷于最痛处，敷后有灼热感，6 小时后将药取下，局部出现水疱，将疱刺破，涂上龙胆紫，外用纱布包扎。（《安徽中草药》）

（2）治风寒湿痹，关节肿痛：石龙芮 60g，石楠藤 30g，八角枫根 30g，煎水熏洗。（《四川中药志》）

【拓展阅读】果实亦可入药。

小毛茛

Ranunculus ternatus Thunb.

·科　名　毛茛科 Ranunculaceae	·属　名　毛茛属 *Ranunculus*
·生活型　多年生小草本	·花果期　花期 3~5 月，果期 5~6 月

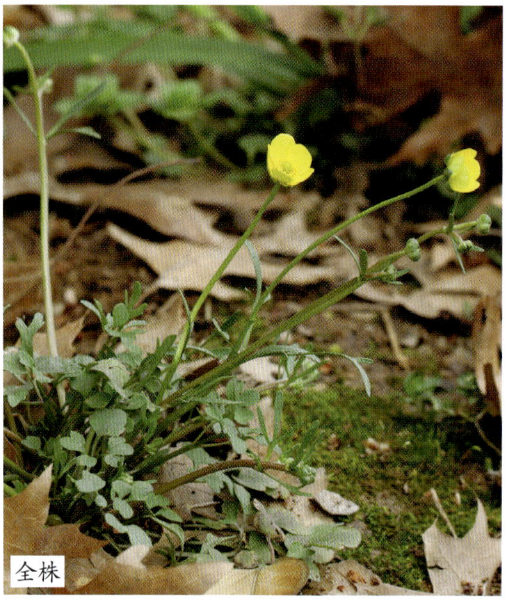
全株

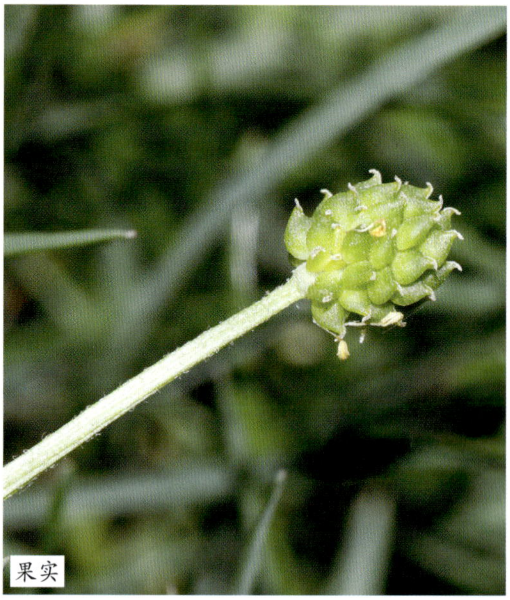
果实

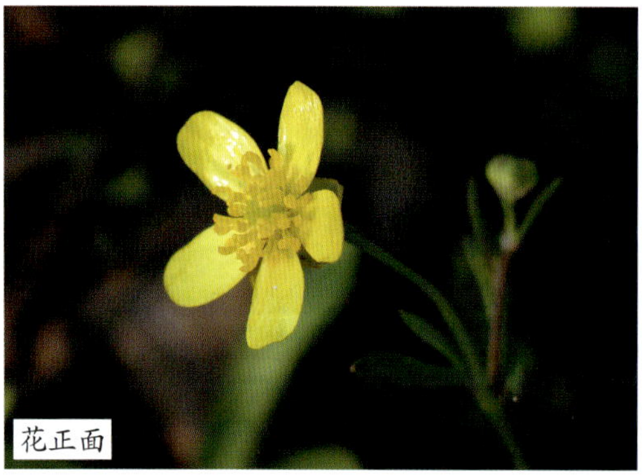
花正面

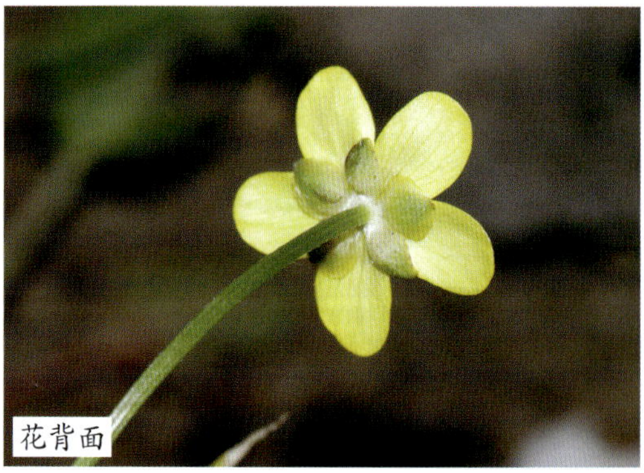
花背面

【释　　名】植株形态与毛茛相近但较小，故名“小毛茛”；块根纺锤形，肉质，常数个集生，形似猫爪，故又名“猫爪草”。

【生境分布】生于田边、草地、林缘、草坡及路边潮湿地。分布于南京、无锡（宜兴）、苏州、南通（海门）、镇江（句容）等地。

【识别要点】肉质小块根数个，近纺锤形，形似猫爪。茎细弱，铺散，高 5~15cm，近无毛。基生叶为三出复叶，有长柄，小叶片无柄，菱形，2~3 裂，中间小叶片顶端齿状浅裂；少数为单叶，五角形或宽卵形，3 裂；茎生叶互生，无柄，常 3 全裂成线状裂片。单花，顶生，直径 1~1.5cm；萼片 5，绿色；花瓣 5，黄色，基部有袋状蜜腺；雄蕊、心皮多数。聚合果卵球形；瘦果卵形，无毛，果喙短。

【药 材 名】猫爪草（块根）。

【性味功用】甘、辛，温。解毒消肿，化痰散结。主治瘰疬，结核，咽炎，疔疮，蛇咬伤，疟疾，偏头痛，牙痛。

【使用注意】孕妇、虚寒证者慎用；本品有小毒，不宜超量、久服。

【附　　方】**（1）治瘰疬（淋巴结结核）：**猫爪草、夏枯草各适量，水煮，过滤取汁，再熬成膏，贴患处。（《河南中草药手册》）

（2）治淋巴瘤、甲状腺肿瘤、乳腺肿瘤：猫爪草、蛇莓、牡蛎各 30g，夏枯草 9g，水煎服，日 1 剂。（《抗癌本草》）

【拓展阅读】可栽培供观赏。

玉　兰

Magnolia denudata Desr.

·科　名　木兰科 Magnoliaceae	·属　名　木兰属 *Magnolia*
·生活型　落叶乔木	·花果期　花期 2~3 月，果期 8~9 月

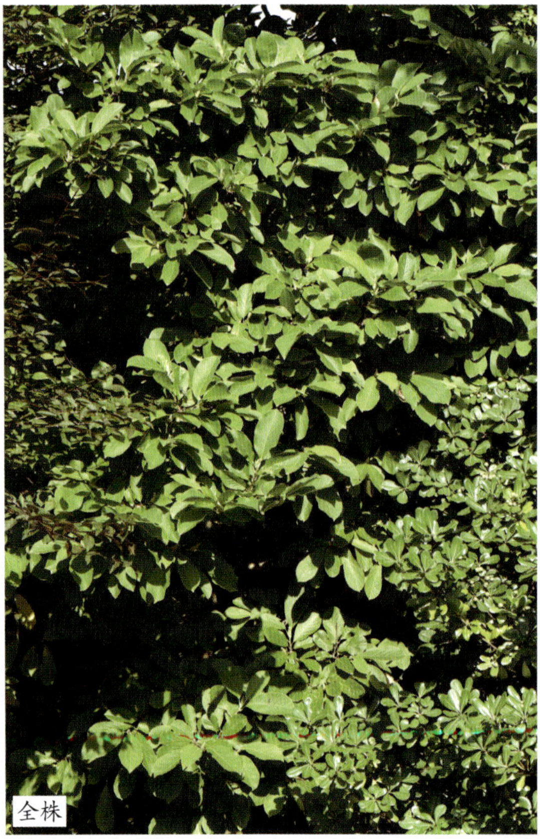
全株

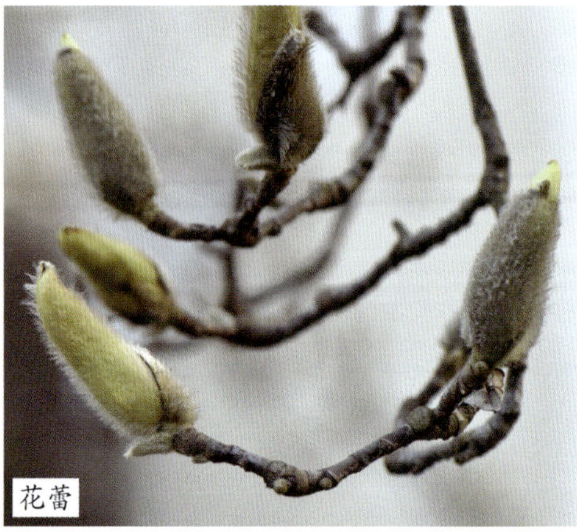
花蕾

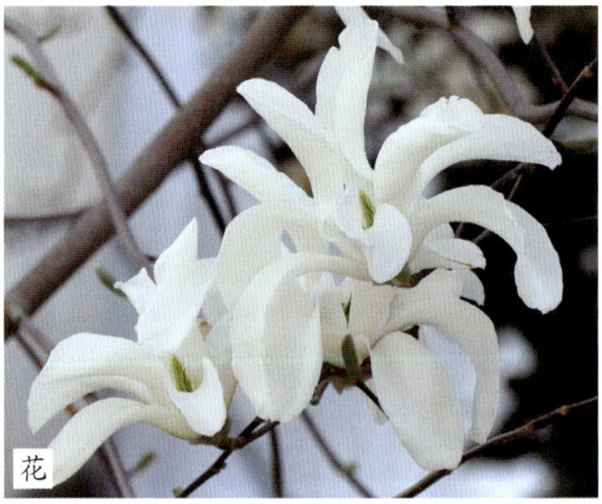
花

【释　　名】花瓣洁白如玉，香气与兰蕙相似，故名“玉兰”“白玉兰”。

【特性分布】喜温暖湿润气候，宜选阳光充足的地块，以肥沃、微酸性的沙壤土栽培。全省各地均有栽培。

【识别要点】小枝较粗壮；冬芽、花柄均密被淡灰黄色长绢毛。叶片纸质，倒卵形或宽倒卵形，全缘，先端具短骤尖，基部楔形，幼叶疏被柔毛，后仅沿脉被短柔毛；具托叶痕。花先叶开放，顶生；花被片 9，内外同形，长圆状倒卵形，白色或近基部带淡紫色；花药侧向纵裂；雌蕊群无柄。聚合蓇葖果长圆柱形，偏斜扭曲，成熟时褐色或暗红色，具灰白色皮孔。种子心形，侧扁。

【药 材 名】辛夷（花蕾）。

【性味功用】辛，温。散风寒，通鼻窍。主治鼻渊，风寒感冒之头痛、鼻塞、流涕。

【使用注意】阴虚火旺者慎服。

【附　　方】**（1）治鼻炎，鼻窦炎：**辛夷 4 份，鹅不食草 1 份，用水浸泡 4~8 小时后蒸馏，取芳香水，滴鼻。（《广东中草药处方选编》）

（2）治鼻塞不知香臭味：皂角、辛夷、石菖蒲等分，为末，绵裹塞鼻中。（《梅氏验方新编》）

【拓展阅读】可作庭园观赏和绿化；木材可供家具、细木工用；花可提取香精或制浸膏；种子可榨油，供工业用。

樟

Cinnamomum camphora (L.) Presl

·科　名　樟科 Lauraceae　　·属　名　樟属 *Cinnamomum*

·生活型　乔木　　·花果期　花期 4~5 月，果期 10~11 月

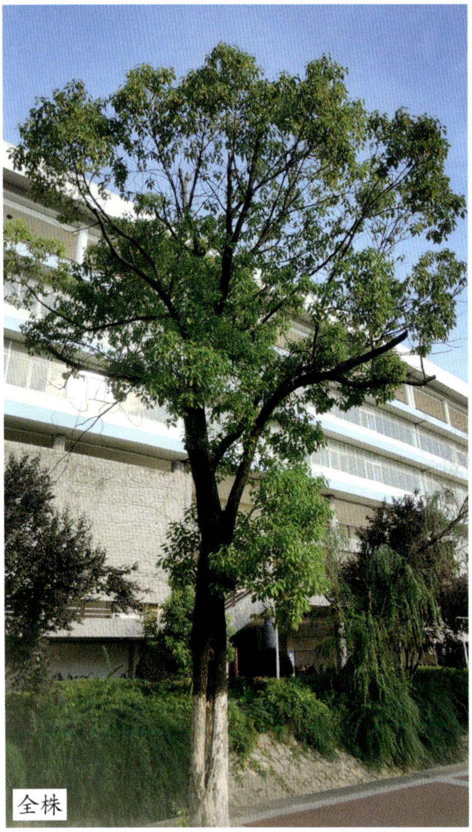
全株

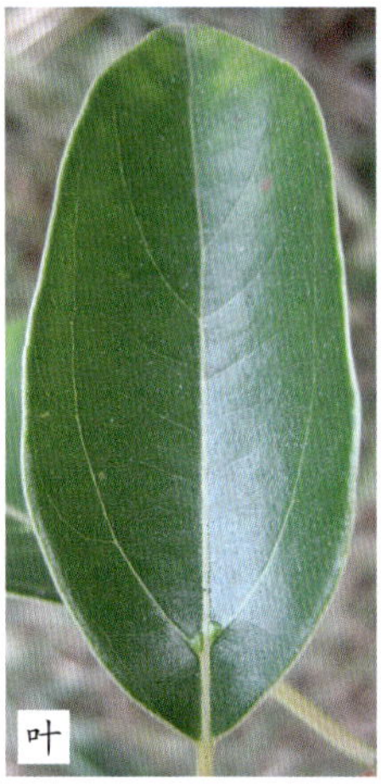
叶

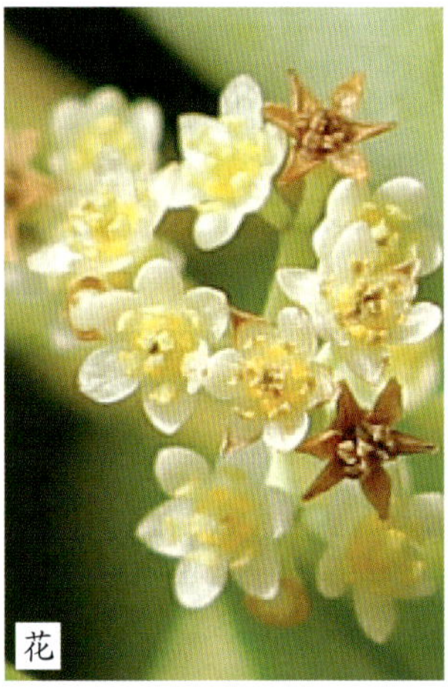
花

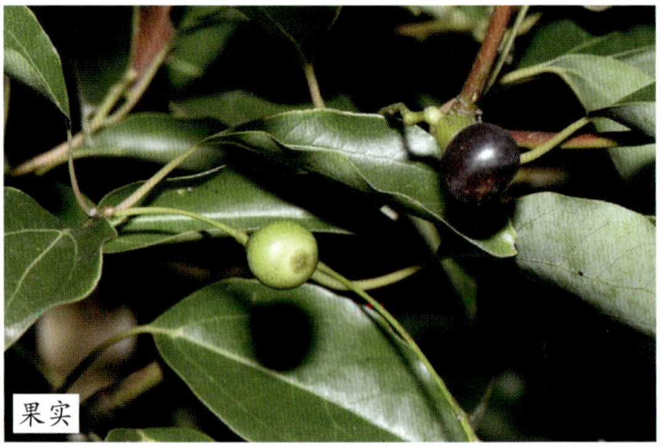
果实

【释　　名】李时珍曰：“其木理多文章，故谓之樟。”因全株具独特芳香气，故又名“香樟”。

【特性分布】喜温暖湿润气候，幼树较耐荫蔽，成年树喜光，适宜深厚肥沃的酸性土壤。全省各地均有栽培。

【识别要点】树皮老时黄褐色或灰褐色，纵裂。叶互生，薄革质，卵形，全缘，顶端短尖或近尾尖，基部宽截形或圆形，叶背微被白粉，离基三出脉，近叶基的第 1 或 2 对侧脉腋有明显泡状隆起，在叶背具腺窝。圆锥花序生于新枝叶腋内；花小，两性；花被片 6，绿白色或带黄色；雄蕊 9，3 轮，

最外层花丝基部有1对腺体。浆果状核果球形，熟时紫黑色；果托杯状，顶端平截。

【药 材 名】天然冰片（新鲜枝、叶经提取加工制成的右旋龙脑结晶）、樟木（木材）。

【性味功用】**（1）天然冰片：**辛、苦，凉。开窍醒神，清热止痛。主治热病神昏、惊厥，中风痰厥，气郁暴厥，中恶昏迷，胸痹心痛，目赤，口疮，咽喉肿痛，耳道流脓。

（2）樟木：辛，温。祛风散寒，温中理气，活血通络。主治风寒外感，胃寒胀痛，寒湿吐泻，风湿痹痛，脚气，跌打伤痛，疥癣风痒。

【使用注意】天然冰片内服不宜过量，孕妇慎用。胃中虚弱者禁用樟木。

【附 方】**（1）治胃寒胀痛：**樟木15g，煎水2碗服。（《香港中草药》）

（2）治鹅口疮，咽喉、牙龈、口舌肿痛：冰片、硼砂、玄明粉、朱砂，研极细末为散，吹涂患处。（《外科正宗》）

【拓展阅读】根、果实、叶或枝叶、树皮亦可入药。作为常见绿化树种，广泛栽植为行道树及防风林；其木材纹理致密，耐腐防蛀，适于造船及制作家具、板材、雕刻工艺品等；木材、枝叶均可提取樟脑或樟油，用于医药、香料工业及杀虫等。

紫　堇

Corydalis bungeana Turcz.

·科　名　罂粟科 Papaveraceae	·属　名　紫堇属 *Corydalis*
·生活型　一年生草本	·花果期　花期 4~5 月，果期 5~7 月

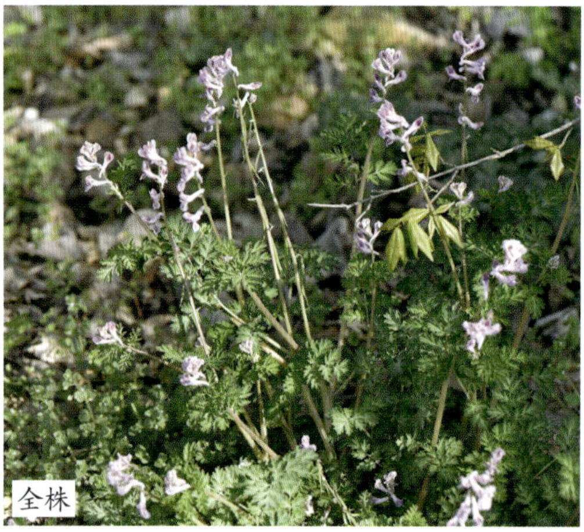
全株

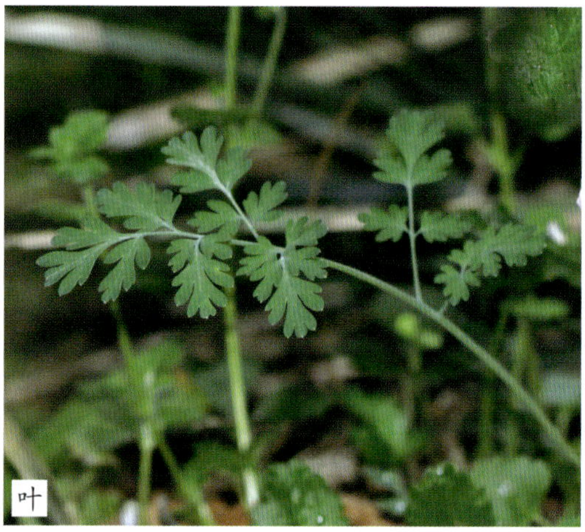
叶

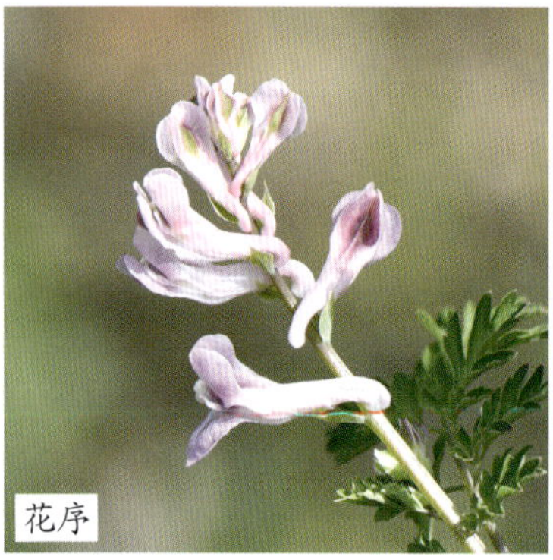
花序

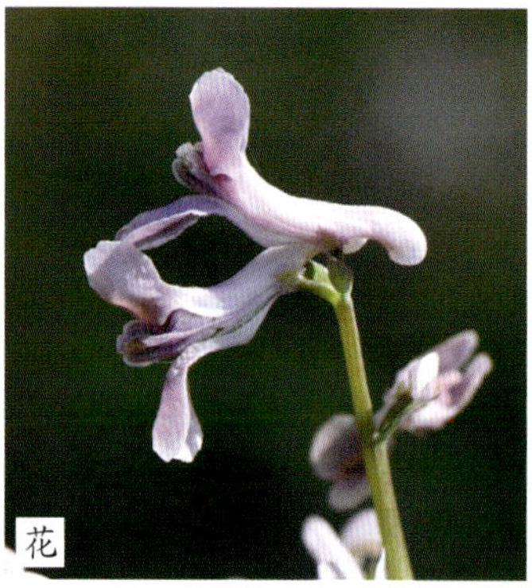
花

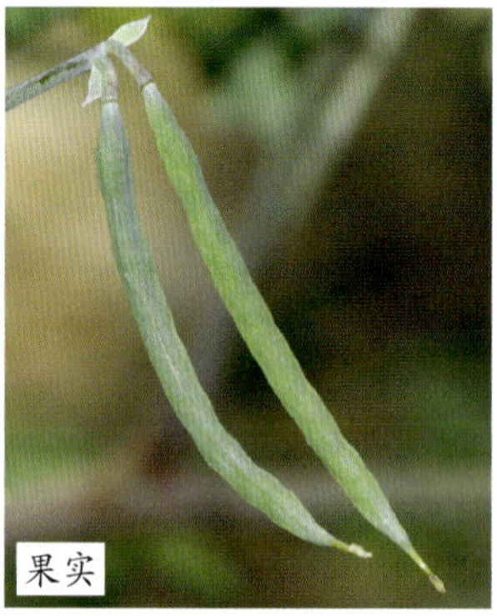
果实

【释　　名】花形似堇（古代指三色堇，后泛指堇菜属植物）而色紫，故名“紫堇”。

【生境分布】生于池塘边、路边、墙缝、林下、多石处等潮湿地。分布于南京、无锡、苏州、南通、扬州（宝应）、镇江等地。

【识别要点】全株无毛。根细长，绳索状。叶片近三角形，二回羽状全裂，二回羽片近无柄，3 深裂，裂片不等羽状分裂，末回裂片顶端 2~3 齿裂。总状花序；苞片卵形，渐尖；萼片小；花瓣 4，粉红色，上、下瓣前端色深，外翻，顶端 2 裂，上花瓣距圆筒形，短，末端下弯，2 内瓣顶端联合，外侧各有 1 翼状突起，内面先端各有 1 圆形紫斑；雄蕊 6，2 体，蜜腺体长，伸达距末端；柱头横纺锤形，两端各具1乳突。蒴果线形，下垂，顶端渐细成长喙状。种子表面密布小凹点。

【药 材 名】紫堇（根或全草）。

【性味功用】苦、涩，凉；有毒。清热解毒，杀虫止痒。主治疮疡肿毒，聤耳流脓，肺痨咯血，咽喉疼痛，疥癣，毒蛇咬伤。

【使用注意】本品有毒，用量不宜过大。

【附　　方】**（1）治疮毒：**蝎子花（紫堇）根适量，煎水洗患处。（《陕西中草药》）

（2）治慢性化脓性中耳炎：紫堇全草鲜汁（加适量防腐剂或蒸汽加压消毒）滴耳。（《中华医学杂志》）

刻叶紫堇

Corydalis incisa (Thunb.) Pers.

·科　名　罂粟科 Papaveraceae	·属　名　紫堇属 *Corydalis*
·生活型　一年生或二年生草本	·花果期　花期4~5月，果期6~9月

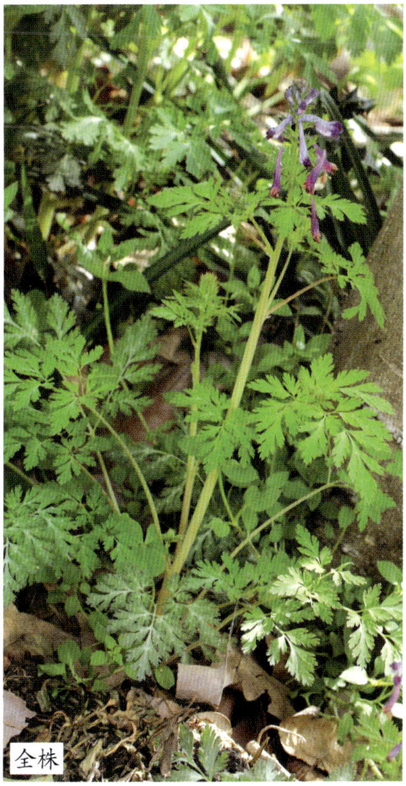
全株

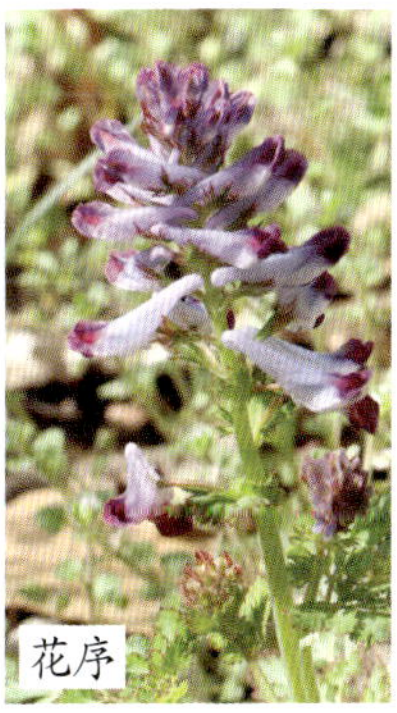
花序

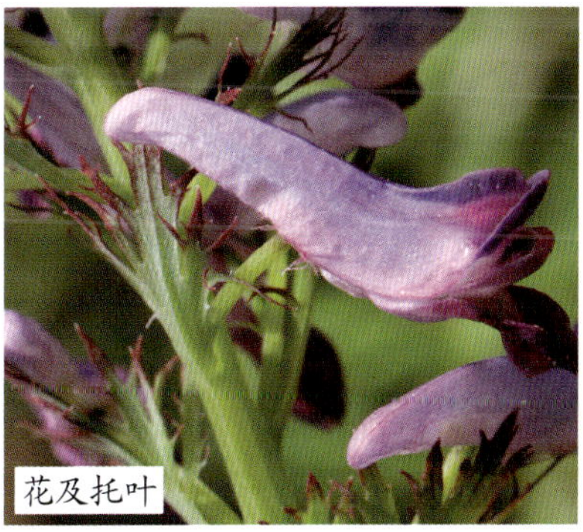
花及托叶

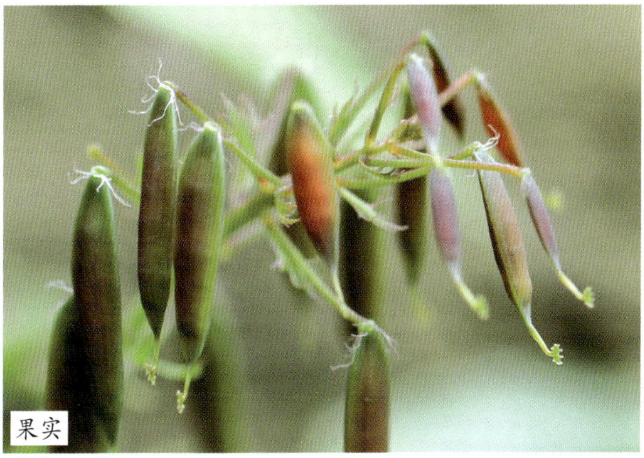
果实

【释　　名】本品为紫堇属植物，因其叶裂片边缘具缺刻状齿，故名“刻叶紫堇”。

【生境分布】生于较阴湿的沟旁、林下、山坡、路边或多石处。分布于南京、无锡（宜兴）、苏州、镇江（句容）等地。

【识别要点】根茎狭椭圆形；茎直立，柔软多汁。叶二至三回羽状分裂，裂片羽状深裂，小裂片顶端有缺刻状齿。总状花序，苞片一至二回羽状深裂；花瓣紫红色或紫蓝色，上花瓣距圆筒形，末端钝，向下弯曲，下花瓣基部稍呈囊状；柱头近扁四方形，顶端具乳突。蒴果椭圆状线形，具 1 列种子。种子成熟后黑色。

【药 材 名】刻叶紫堇（全草）。

【性味功用】苦、辛，寒；有毒。解毒，杀虫。主治疮疡肿毒，疥癞顽癣，湿疹，毒蛇咬伤。

【使用注意】有毒，不宜内服，内服需久煎。

【附　　方】**治皮肤癣菌病：**刻叶紫堇新鲜茎叶 200g，洗净后捣碎，外敷皮癣处，1 日 1~2 次，每次 1~2 小时。（笔者经验方）

虞美人

Papaver rhoeas L.

·科　名　罂粟科 Papaveraceae	·属　名　罂粟属 *Papaver*
·生活型　一年生草本	·花果期　花期 3~8 月，果期 6~8 月

【释　　名】本品花瓣轻盈，因风飞舞姿态万千，宛若美人翩跹，相传楚汉相争时，虞姬自刎后，血染之地生此花，故得名“虞美人”；又因其于春季绽放，花色秾丽如霞，民间亦呼为“丽春花”。

【特性分布】喜温暖湿润气候与充足阳光，适宜排水良好、疏松肥沃的沙壤土。全省各地均有栽培。

【识别要点】全株有刚毛。茎分枝。单叶互生；叶片羽状分裂，裂片披针形，边缘有粗锯齿，两面有糙毛。花单生，柄长，花蕾下垂；萼片 2，外面有刚毛，花开后脱落；花瓣 4，蕾期皱褶，开展后宽倒卵形，常紫红色，边缘带白色，或基部有深紫色斑块；雄蕊多数，花丝深紫色；柱头通常 10 裂，多至 16 裂，辐射状，覆盖子房顶端。蒴果倒卵形，成熟后孔裂。种子多数，细小，灰褐色。

【药 材 名】丽春花（全草或花、果实）。

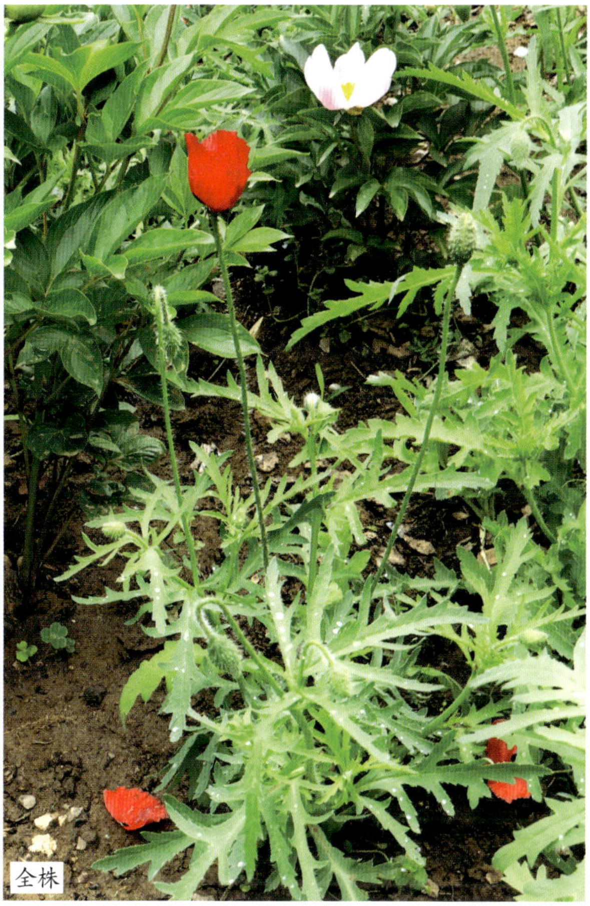

全株

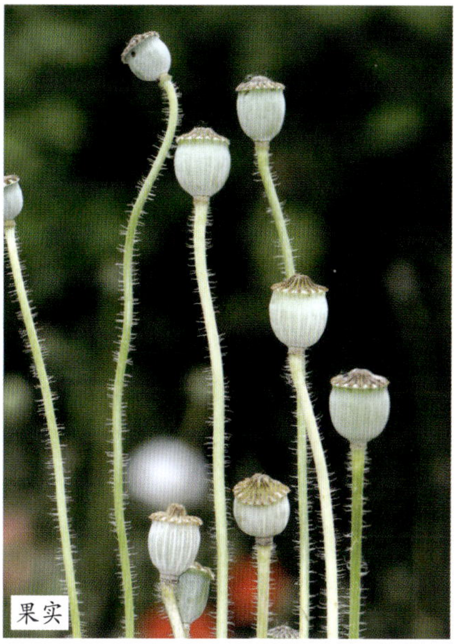

果实

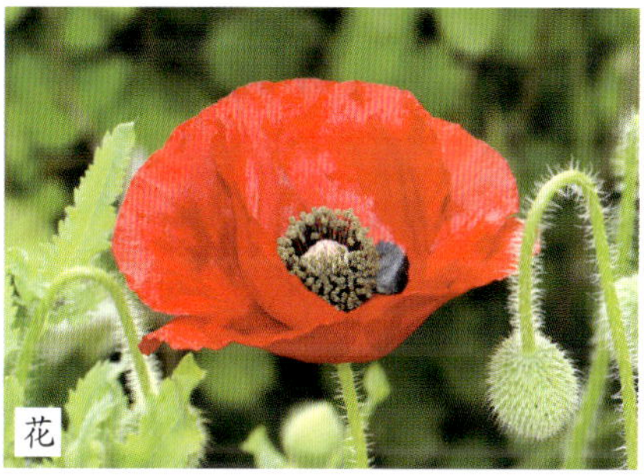

花

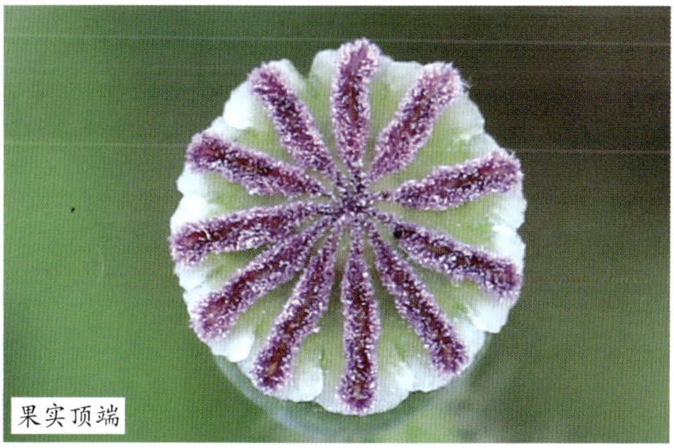

果实顶端

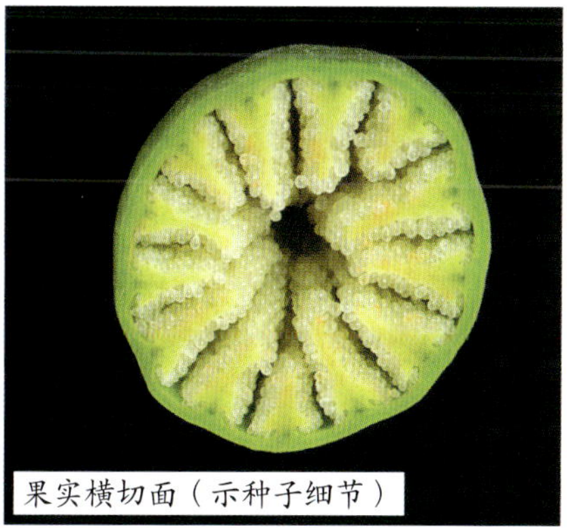

果实横切面（示种子细节）

【性味功用】苦、涩，微寒；有毒。镇咳，镇痛，止泻。主治咳嗽，偏头痛，腹痛，痢疾。

【使用注意】本品有毒，应在安全剂量范围内使用，不宜长期大量久服；孕妇忌用。

【附　　方】**治痢疾：**丽春花 1.5~3g，煎汤，分 2 次内服。（《江苏省中草药新医疗法展览资料汇编》）

【拓展阅读】花色美丽，可供绿化和观赏。

十字花科

荠

Capsella bursa-pastoris (L.) Medic.

·科　名　十字花科 Cruciferae　　·属　名　荠属 *Capsella*

·生活型　一年生或二年生草本　　·花果期　花期 3~4 月，果期 4~8 月

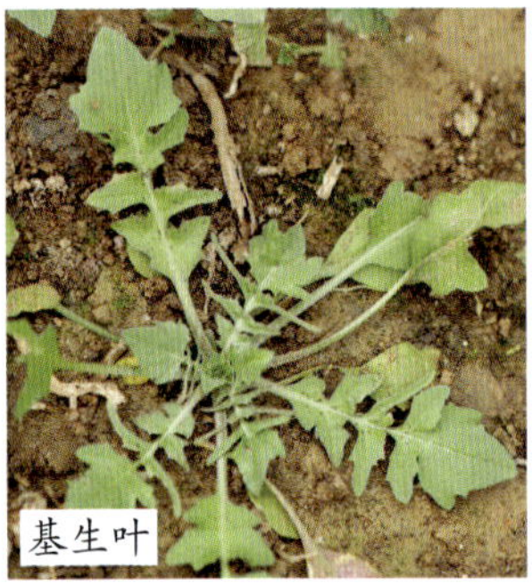
基生叶

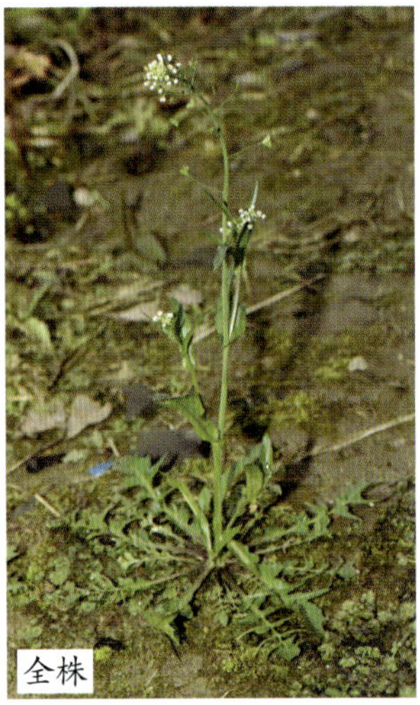
全株

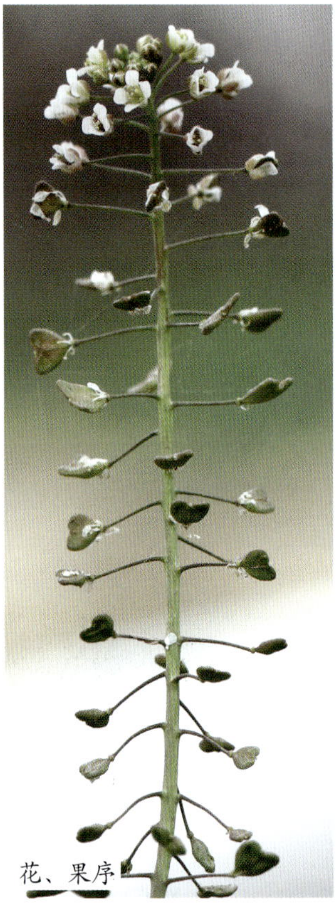
花、果序

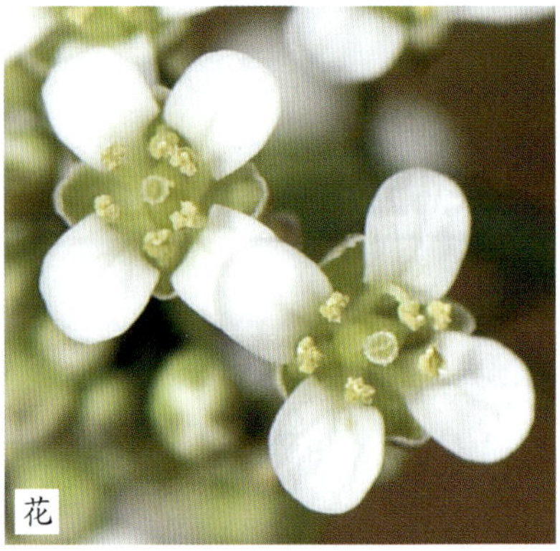
花

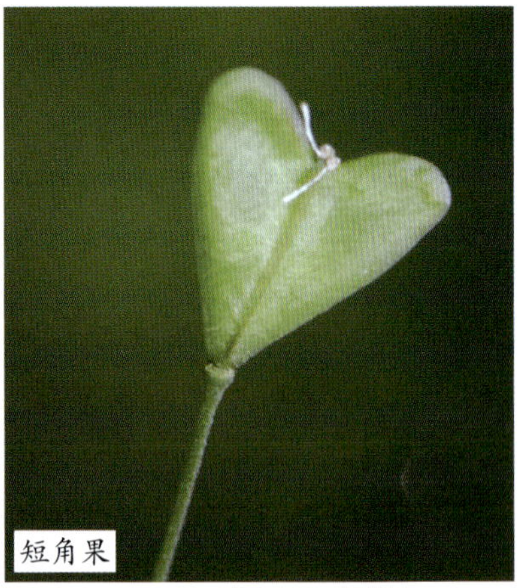
短角果

【释　　名】李时珍言其“荠生济济（众多的样子）”，植株常成片生长在一起，“济”通“荠”，故名“荠”；嫩苗可作菜食用，故又名“荠菜”；取其茎作挑灯杖，可以辟蚊蛾，护众生，故又名“护生草”；民间常用荠菜作药枕，故又名“枕头草”。

【生境分布】生于田野、路边及庭园。全省各地均有分布。

【识别要点】全株有单毛、2~3 叉状毛或星状毛。茎直立，单一或分枝。基生叶莲座状，平铺地面，叶片大头状羽裂、深裂或不整齐羽裂；茎生叶互生，叶片披针形，基部箭形，抱茎。总状花序花后延伸，花小；萼片长卵形；

花瓣卵形，白色，较萼片长，有短爪。短角果倒三角状心形，顶端平截，中间微凹，两侧压扁，熟时开裂，有隔膜。种子每室 2 行，细小，长椭圆形，淡褐色。

【药 材 名】荠菜（全草）。

【性味功用】甘、淡，凉。凉肝止血，平肝明目，清热利湿。主治吐血，衄血，咯血，崩漏，目赤疼痛，赤白痢疾，水肿，淋证。

【使用注意】脾胃虚寒者慎服。

【附　　方】**（1）治内伤吐血：**荠菜 30g，蜜枣 30g，水煎服。（《湖南药物志》）

（2）治肺热咳嗽：（荠菜）全草用鸡蛋煮吃。（《滇南本草》）

【拓展阅读】花序、种子亦可入药。此外，嫩苗可作蔬菜；种子含油率高，可榨油供制油漆和肥皂用，也可食用；全草也可作饲料，为辅助蜜源。

播娘蒿

Descurainia sophia (L.) Webb. ex Prantl

·科　名　十字花科 Cruciferae　·属　名　播娘蒿属 *Descurainia*

·生活型　一年生草本　·花果期　花期 4~5 月，果期 5~6 月

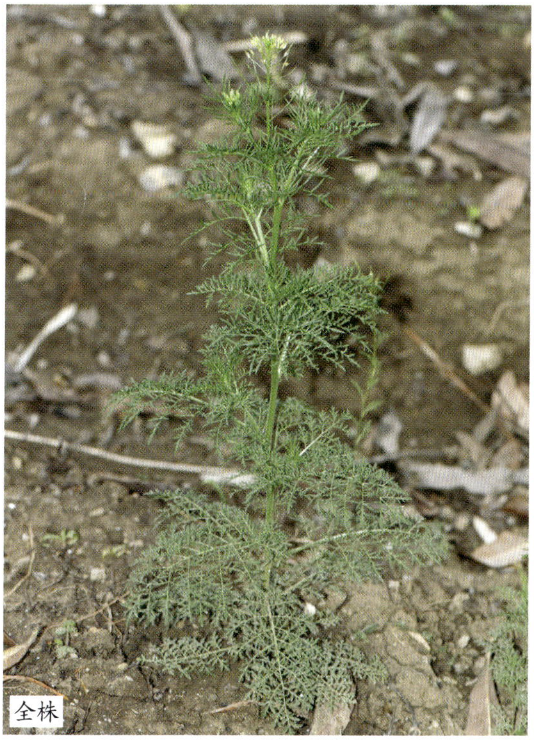
全株

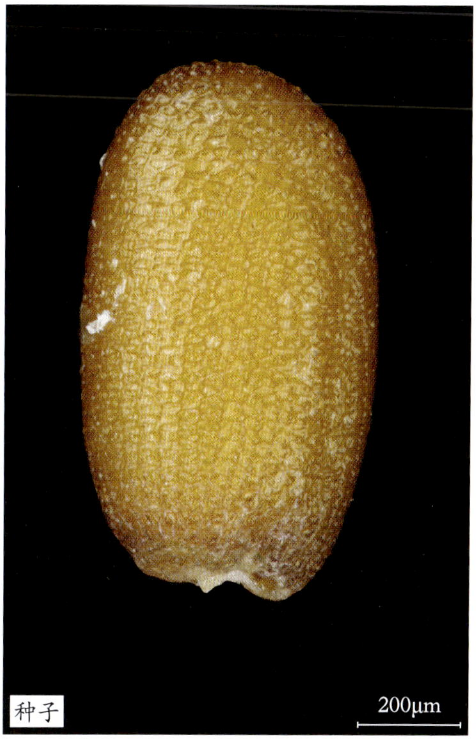

种子

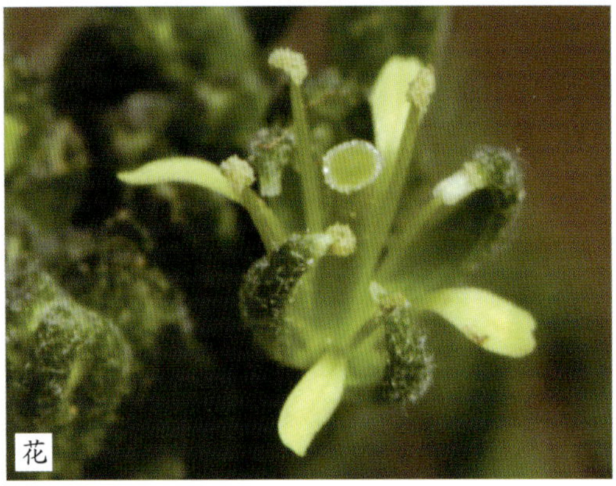
花

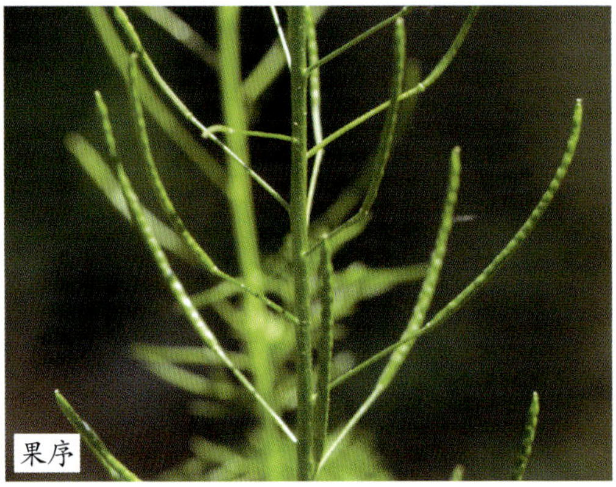
果序

【释　　名】本品地上部分形态类蒿，植株抱根丛生，似幼儿抱娘，俗称“抱娘蒿”，后误传，故名“播娘蒿”；其长角果狭长如线，全株具特异香气，故又名“线香子”；种子细小如米，故又名“米米蒿”；其种子能消“面目浮肿”，同亭历“能决亭水而使历之”的行水功效，从“艹”，故又名“葶苈子”。

【生境分布】生于田野、山坡、路旁或麦田中。全省各地均有分布。

【识别要点】全株有灰白色叉状分枝毛，有时无毛。茎上部多分枝。叶片二至三回羽状全裂，末回裂片狭线形或线状长圆形，叶轴生有不整齐的栉齿状小裂片。伞房状总状花序顶生，果期极伸长；花小；萼片上部有稀疏长柔毛；花瓣黄色，下部具爪。长角果狭线形，无明显喙，成熟后开裂。种子多数，长圆形，有细网纹。

【药 材 名】葶苈子（种子）。

【性味功用】辛、苦，大寒。泻肺平喘，行水消肿。主治痰涎壅肺，喘咳痰多，胸胁胀满，不得平卧，胸腹水肿，小便不利。

【使用注意】肺虚喘咳、脾虚肿满者慎服，不宜久服；寒饮停肺、阴水证及体虚者禁用；脾胃虚弱及真阴不足者忌用。对眼、鼻及咽部黏膜有刺激性，还会引起角膜发疱，减弱视力。大剂量提取物可诱发窦性心动过速、心室颤动等强心苷样中毒反应；有临床报道显示，使用葶苈子后发生过敏反应，表现为全身皮肤丘疹伴瘙痒，极少数发生过敏性休克。

【附　　方】**（1）治肺痈，喘不得卧：**葶苈（熬令黄色，捣丸，如弹子大）10g，大枣12枚，先以水煮枣，后纳葶苈再煮，顿服。（《金匮要略》）

（2）治咳嗽痰涎喘急：葶苈子、姜半夏各15g，均用巴豆同炒，至半夏黄为度，去巴豆不用。2味碾细，每服3g，饭后1小时，用姜汁同蜜调下。（《临床实用中药手册》）

【拓展阅读】种子含油量44.05%，可供制皂及油漆用，也可食用；全草可制农药，对于棉蚜、菜青虫有杀灭作用；嫩苗还可供蔬食。

菘　蓝

Isatis indigotica Fort.

·科　名　十字花科 Cruciferae　　·属　名　菘蓝属 *Isatis*

·生活型　二年生草本　　·花果期　花期 4~6 月，果期 5~7 月

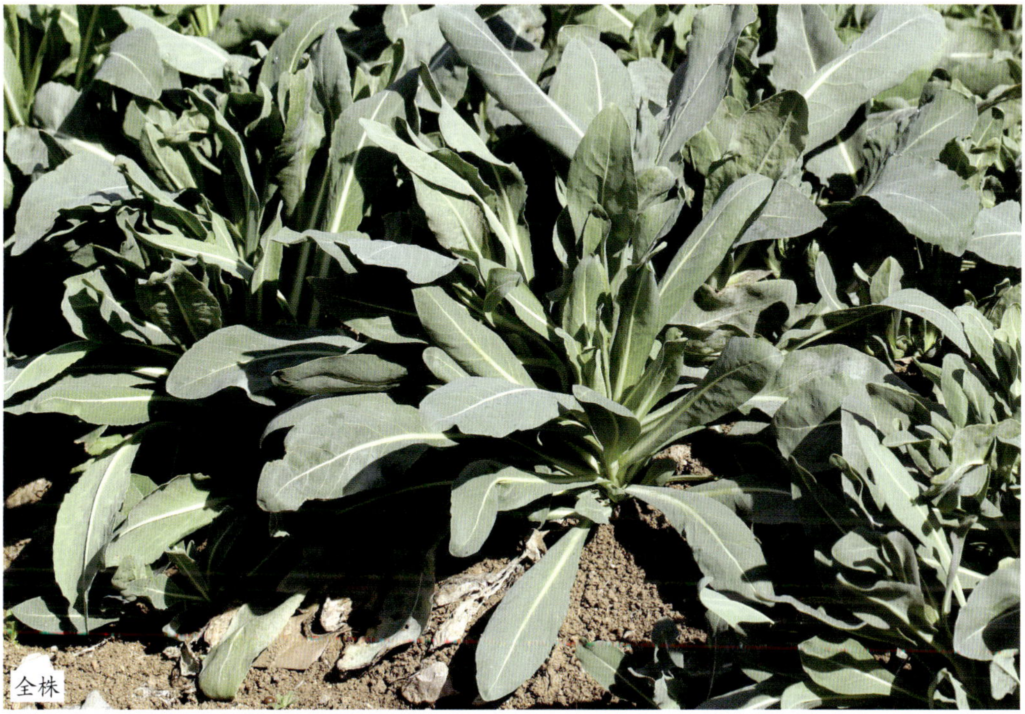
全株

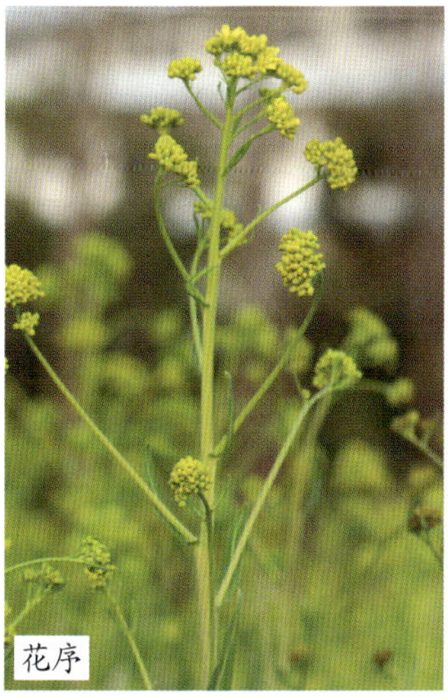
花序

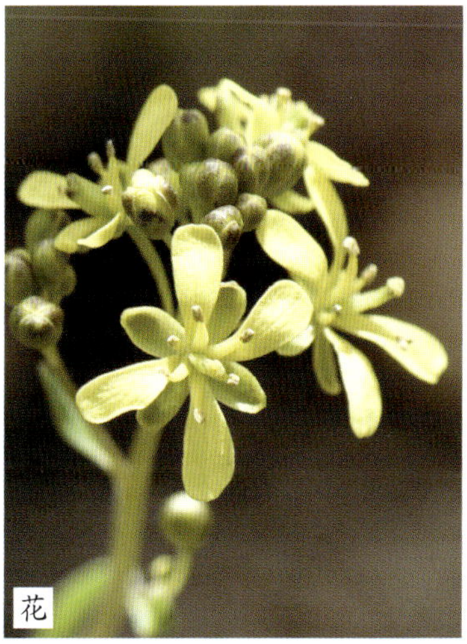
花

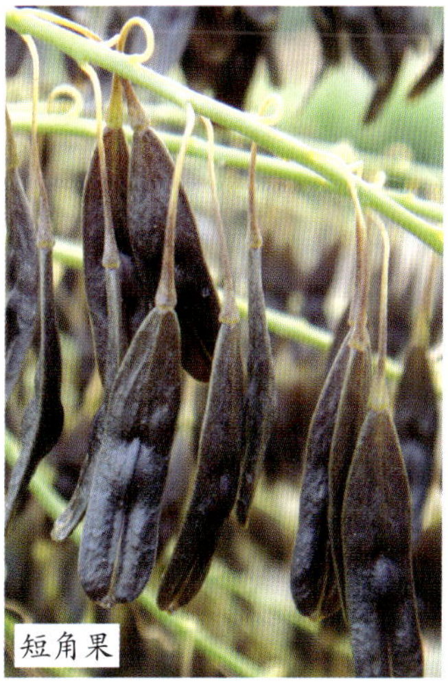
短角果

【释　　名】菘即白菜，本品形态似白菜，且茎叶加工后可以制作蓝色染料，故名“菘蓝”；板蓝最初指爵床科的马蓝，因其叶片薄而板平得名，后因本

品根入药与马蓝具相似功效，两者被混淆，故又名“板蓝根”；本品分布在河北、内蒙古等北方地区，为与分布在南方地区的马蓝相区分，故又名“北板蓝根”；茎叶颜色皆深青，故又名“大青叶”。

【特性分布】喜温暖，耐严寒，怕水涝，对气候和土壤条件适应性强，喜疏松肥沃、排水良好的沙壤土。南京、常州、南通（如皋）、泰州（兴化）等地均有栽培。

【识别要点】主根长圆柱形，肉质肥厚。茎直立，基部木质化，上部分枝，稍有白粉。基生叶莲座状丛生，倒卵形至倒披针形，蓝绿色，肥厚，顶端钝圆，基部渐狭；茎生叶无柄，长圆形或披针形，有白粉，基部箭形或耳形，半抱茎，近全缘。总状花序顶生或腋生，花瓣黄色。短角果下垂，长圆形、长圆状倒披针形或椭圆状倒卵形，扁平，不开裂，紫色，边缘有翅。种子1，长圆形。

【药 材 名】板蓝根（根）、大青叶（叶）。

【性味功用】**（1）板蓝根：**苦，寒。清热解毒，凉血利咽。主治温毒发斑，高热头痛，大头瘟疫，烂喉丹痧，丹毒，痄腮，喉痹，疮肿，水痘，麻疹，肝炎，流行性感冒。

（2）大青叶：苦，寒。清热解毒，凉血消斑。主治温热病高热烦渴，神昏，斑疹，吐血，衄血，黄疸，泻痢，丹毒，喉痹，口疮，痄腮。

【使用注意】脾胃虚寒、无实火热毒者慎服板蓝根。脾胃虚寒者禁服大青叶。

【附　　方】**（1）治流行性感冒初起，高热头痛，口干咽痛：**板蓝根、大青叶各15g，荆芥9g，水煎服。（《甘肃中草药手册》）

（2）治咽炎，急性扁桃体炎，腮腺炎：大青叶、鱼腥草、玄参各30g，水煎，分3次服。（《湖北中草药志》）

【拓展阅读】种子含油率30%，作工业用油；叶可提取蓝色染料，也是提制中药青黛的原料。

北美独行菜

Lepidium virginicum L.

·科　名　十字花科 Cruciferae	·属　名　独行菜属 *Lepidium*
·生活型　一年生或二年生草本	·花果期　花期4~5月，果期5~6月

【释　　名】本品为独行菜属植物，原产北美洲，故名“北美独行菜”；其与荠菜植株形态相似，叶较大，味辛辣，故又名“辣荠菜”“大叶香荠菜”。

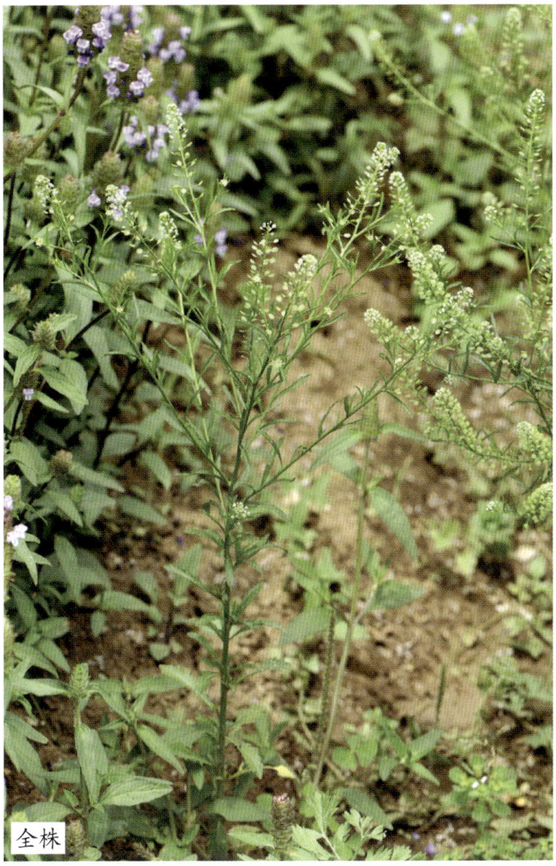

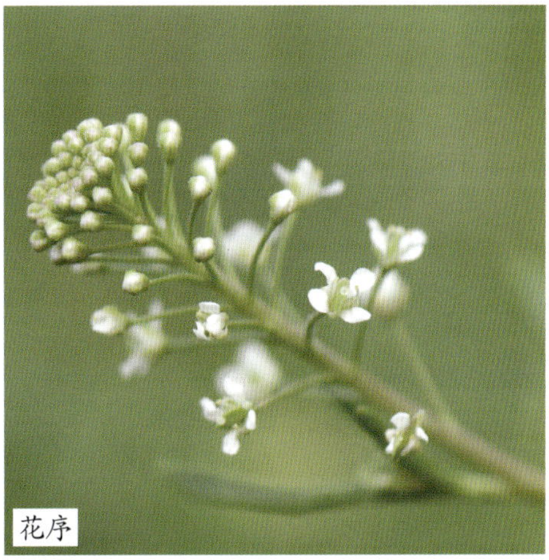

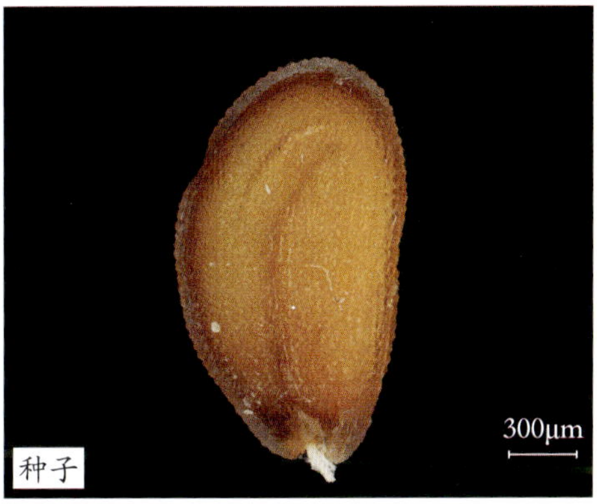

【生境分布】生于路旁、荒地或杂草地。全省各地均有分布。

【识别要点】茎直立，中部以上分枝，无毛或有柱状腺毛或细柔毛。基生叶倒披针形，羽状分裂或大头羽裂，边缘有锯齿，两面有毛；茎生叶有短柄，叶片倒卵状披针形至线状披针形，边缘有锯齿，基部渐狭，两面无毛。花瓣 4，白色，倒卵形；雄蕊 2 或 4。短角果扁圆形，顶端微凹，近顶端两侧有狭翅，宿存柱头短于果翅顶端，成熟后开裂，每室种子 1。种子扁卵形，边缘有半透明狭翅。

【药 材 名】大叶香荠菜（全草）。

【性味功用】甘，平。驱虫消积。主治小儿虫积腹胀。

【使用注意】本品性泄利，易伤正，故凡肺虚喘促、脾虚肿满、膀胱气虚、小便不利者忌用。

【附　　方】**小儿钩虫病腹胀：**北美独行菜 9g，益母草根适量，水煎服。（《福建药物志》）

【拓展阅读】在辽宁、吉林、河北等地，种子作葶苈子入药，含油率约 20%，可供食用；全草可作饲料。

萝　卜

Raphanus sativus L.

·科　名　十字花科 Cruciferae	·属　名　萝卜属 *Raphanus*
·生活型　一年生或二年生草本	·花果期　花期 4~5 月，果期 5~6 月

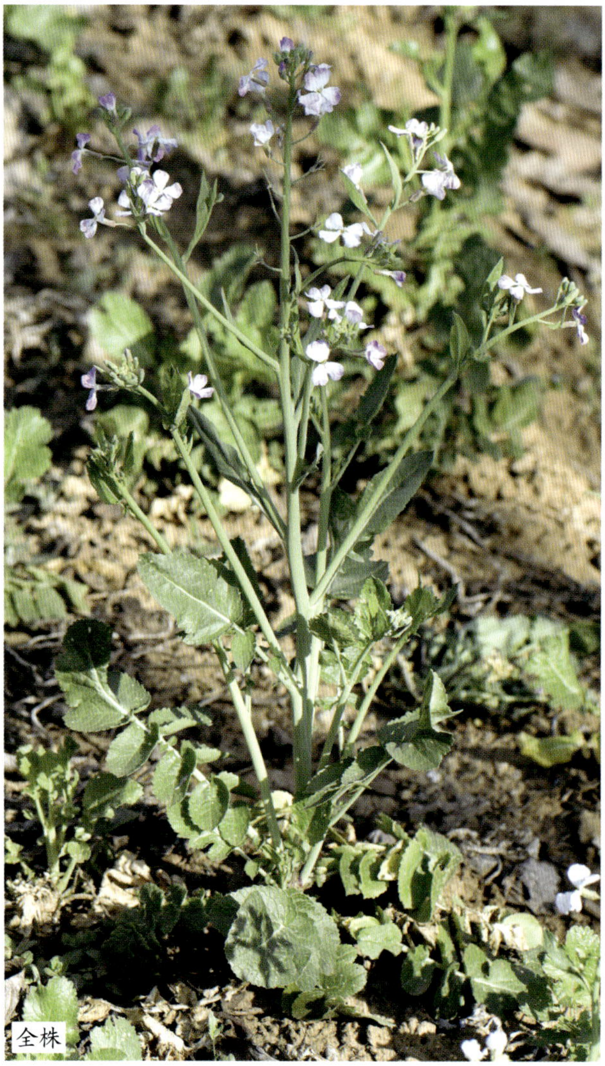

全株

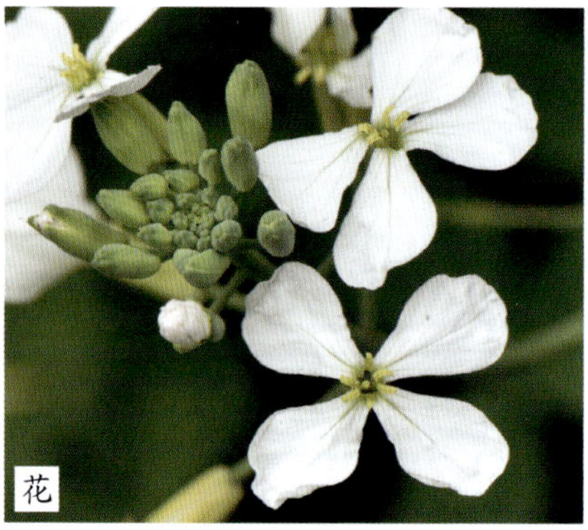

花

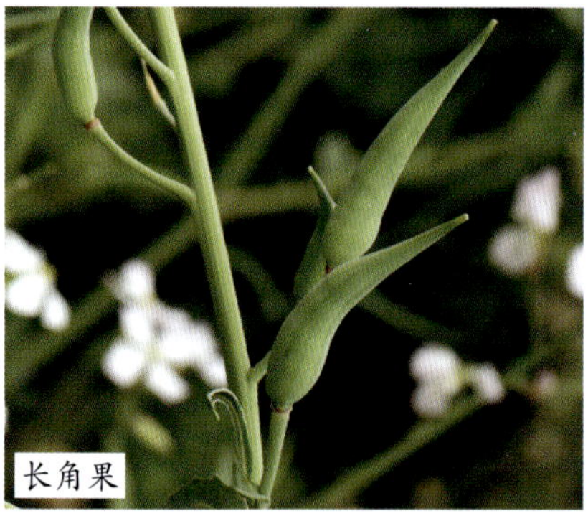

长角果

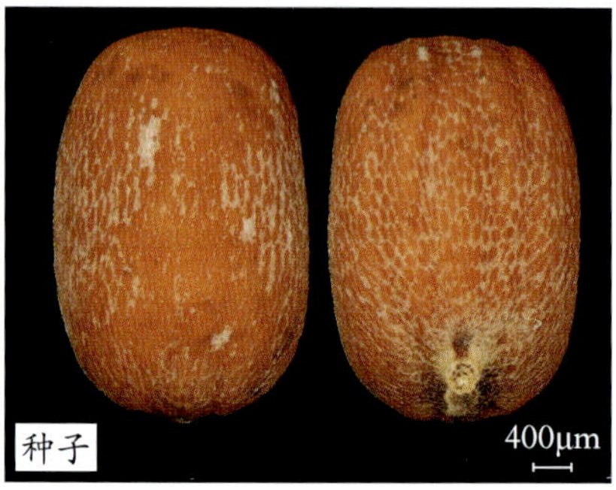

种子

【释　　名】本品肉质根跟古代一种盛饭的容器“卢”形状相似，故称其为“芦”，后演变为“芦菔”“莱菔”“萝卜”等，现正式名称多为“萝卜”。

【特性分布】耐寒，喜凉爽气候，对土壤适应性广。全省各地均有栽培。

【识别要点】根肉质，形状、大小和颜色多变化。茎多分枝，稍有白粉。基生叶多为大头状羽状分裂，顶端裂片卵形，侧生裂片长圆形，向基部渐缩小，有钝齿，生粗糙毛，少有不裂；茎生叶长圆形至披针形，边缘有锯齿或缺刻。总状花序顶生或腋生，花淡紫红色或白色，有紫色脉纹。长角果肉质，圆柱形，在种子间收缩，熟时变成海绵状横隔，顶端成喙。种子圆形，红褐色。

【药 材 名】莱菔子（成熟种子）、地骷髅（开花结实后的老根）。

【性味功用】**（1）莱菔子：**辛、甘，平。消食导滞，降气化痰。主治食积气滞，脘腹胀满，泄泻，下痢后重，咳嗽多痰，气逆喘满。

（2）地骷髅：甘，平。利尿消肿，宣肺气。主治面黄肿胀，胸膈饱闷，痢疾痞块，水肿，肺痈，小便不利。

【使用注意】气虚及无食积、痰滞者慎用莱菔子，大便溏泄者忌用；不宜与人参同用；莱菔子与何首乌、熟地配伍可致皮疹。

【附　　方】**（1）治一切食积：**山楂六两，神曲二两，半夏、茯苓各三两，陈皮、连翘、萝卜子各一两，上为末，炊饼丸如梧子大，每服七八十丸，食远，白汤下。（《丹溪心法》）

（2）治通身肿：出子萝卜、浮麦，上二味（不拘多少），一处浸汤服。（《普济方》）

【拓展阅读】鲜根、叶亦可入药。根供食用或腌渍，为冬春季节主要蔬菜之一，有的品种也作为水果食用；叶可鲜食或晒干后作干菜食用，常用作饲料和绿肥；种子含油率 45%，供制肥皂、润滑油，也可食用。

蔊　菜

Rorippa indica (L.) Hiern

·科　名　十字花科 Cruciferae	·属　名　蔊菜属 *Rorippa*
·生活型　一年生或二年生草本	·花果期　花期 4~6 月，果期 7~9 月

【释　　名】本品可作菜食用，味辛辣，如火焊人，故名“蔊菜”；多野生，地上部分的形态类似于同科植物油菜、萝卜和芥菜，故又名“野油菜”“山萝卜”“山芥菜”；多生于水边、塘边，故又名“水辣椒”“塘葛菜”；本品为草本，其叶缘的不规则锯齿与剪刀形状具有一定相似性，故又名“剪刀草”。

【生境分布】生于路旁、田野、庭园或河畔。全省各地均有分布。

【识别要点】植株较粗壮。茎直立或斜升，具棱。叶形变化大，质厚，基生叶和茎下部叶倒卵状披针形，大头羽裂，边缘浅齿裂或具不整齐牙齿，侧裂片

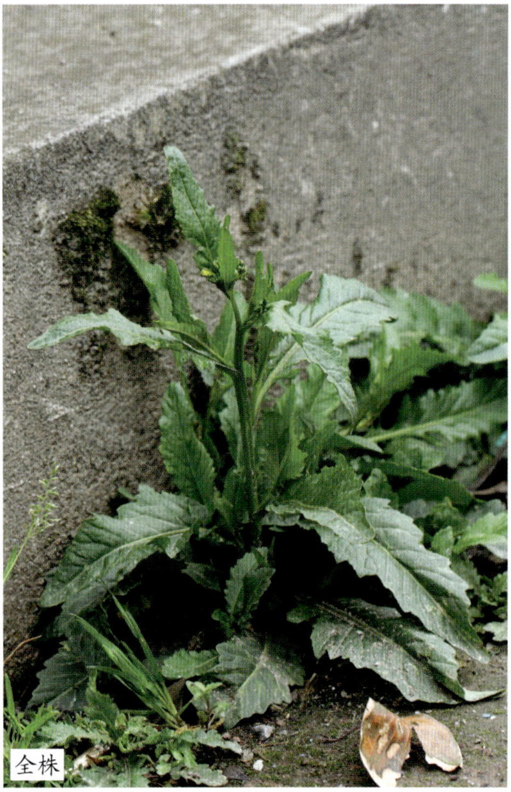

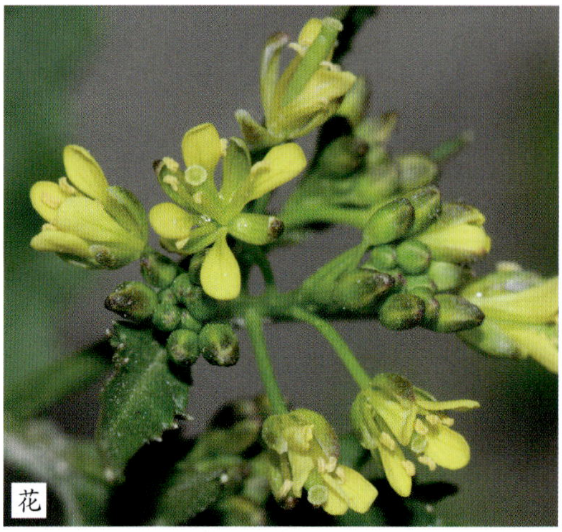

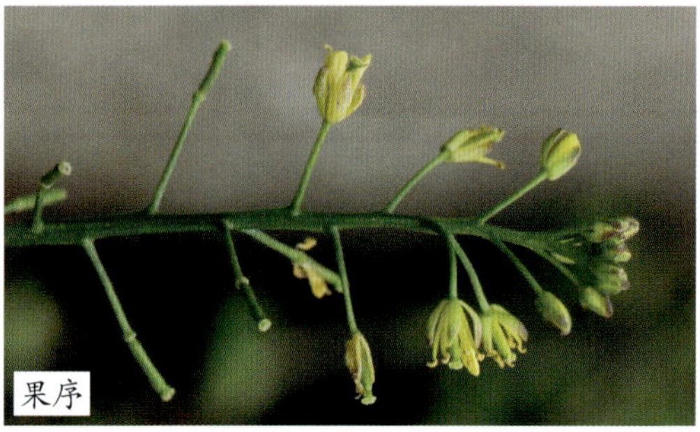

小，有长柄，茎上部叶渐小，边缘具疏齿。总状花序顶生；萼片 4，开展；花瓣黄色，匙形，基部渐狭成爪，与萼片等长；雄蕊 6。长角果细圆柱形，长 1~2cm，宽 1~1.5mm，稍上弯，果瓣隆起，成熟后开裂。种子每室 2 行，多数，细小。

【药 材 名】焊菜（全草）。

【性味功用】辛、苦，微温。祛痰止咳，解表散寒，活血解毒，利湿退黄。主治咳嗽痰喘，风寒感冒发热，麻疹透发不畅，风湿痹痛，咽喉肿痛，漆疮，闭经，跌打损伤，黄疸，水肿；外治烫伤，疮疖痈肿。

【使用注意】不能与黄荆叶同用，否则可使肢体麻木；过量服用可出现轻微的口干、胃部不适等症状，但不影响继续治疗。

【附　　方】**（1）治老年慢性支气管炎：**将剪刀草、佛耳草、生麻黄，按 10 ∶ 20 ∶ 3 的比例，制成糖浆（每 1ml 相当于生药 0.15g），每次服 50ml，每日 2 次。（《医药工业》）

（2）治感冒发热：焊菜 15g，桑叶 9g，菊花 15g，水煎服。（《青岛中草药手册》）

【拓展阅读】茎、叶可作野菜食用或作饲料；种子用于腹水、小便不利，还可榨油。

菥　蓂

Thlaspi arvense L.

·科　名　十字花科 Cruciferae	·属　名　菥蓂属 *Thlaspi*
·生活型　一年生草本	·花果期　花期 4~5 月，果期 5~6 月

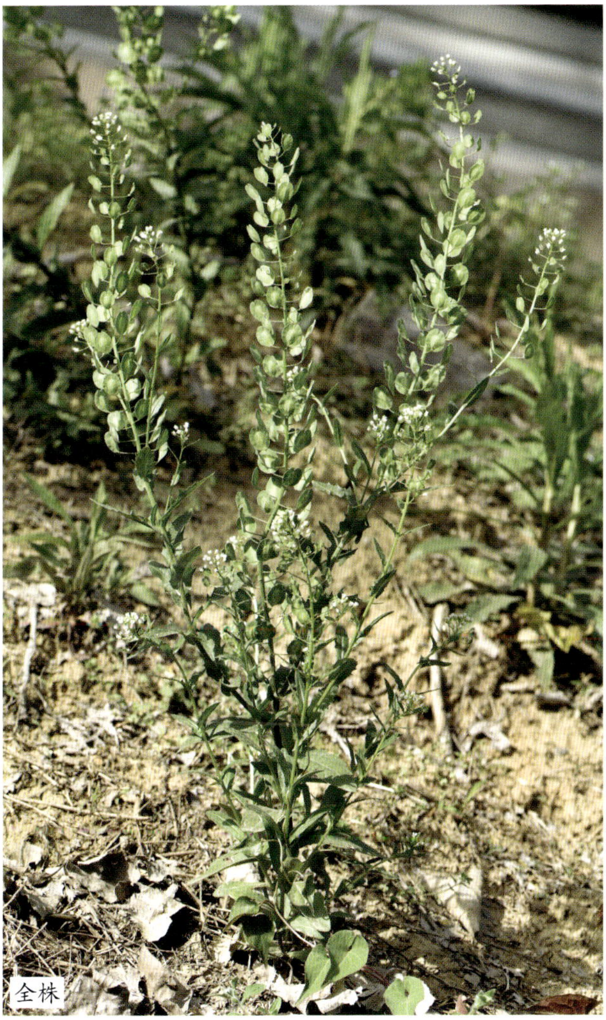
全株

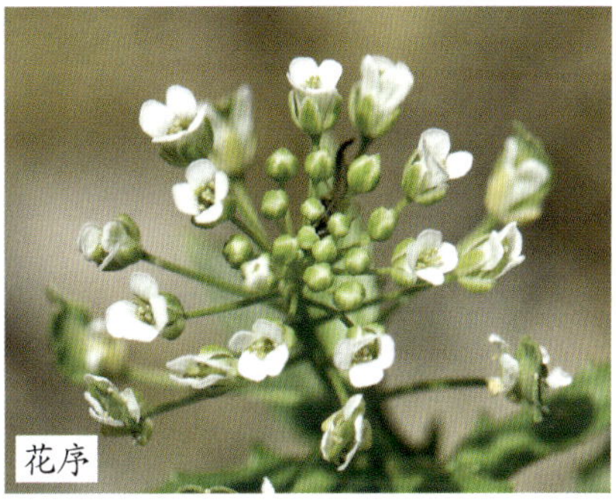
花序

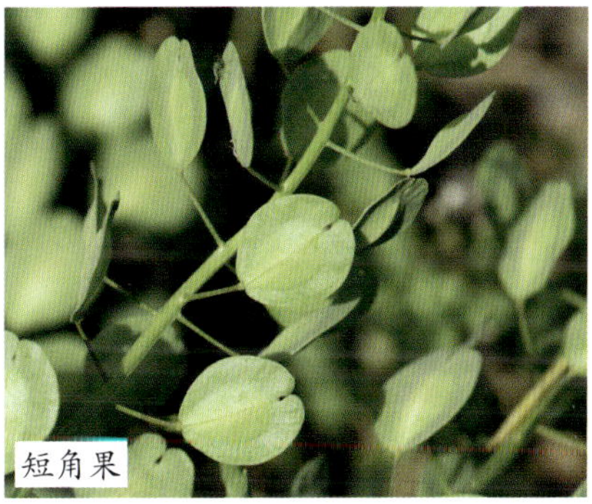
短角果

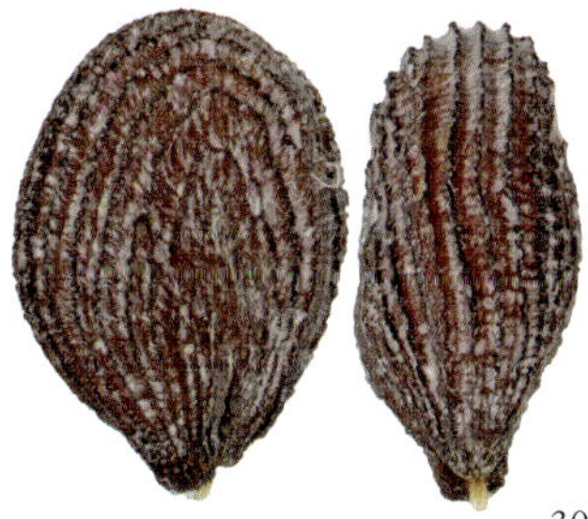
种子　300μm

【释　　名】《说文解字》记载：“蓂，析蓂也。从‘艹’，冥声。”因本意指代本种植物，从“艹”，故名“菥蓂”；植物形态与荠菜相近，但植株较高大，故又名“大荠”；江苏、浙江等地将本品带果全草作败酱草使用，故又名“苏败酱”；短角果扁平，卵圆形，形似瓜子，故又名“瓜子草”。

【生境分布】生于路旁或田圃中。全省各地均有分布。

【识别要点】全株无毛，常有灰白色粉霜。茎直立，单一或分枝。基生叶莲座状；茎生叶长圆状披针形，顶端钝圆，边缘有疏齿或近全缘，基部箭形而抱茎。总状花序顶生；花小，直径约2mm；萼片边缘膜质；花瓣白色，长圆状倒卵形。短角果扁平，卵形或近圆形，顶端中部凹陷，边缘有宽翅，成熟后开裂，每室种子4~12。种子卵形，表面有向心的环纹。

【药材名】菥蓂（全草）。

【性味功用】苦、甘，微寒。清热解毒，利水消肿。主治目赤肿痛，肺痈，肠痈，泄泻，痢疾，带下，产后瘀血腹痛，消化不良，水肿，胁痛，脘腹胀痛，疮痈肿毒。

【使用注意】脾胃虚弱者慎用。

【附　　方】**（1）治产后子宫内膜炎：**菥蓂20g，水煎服，每日1剂，连服3~5日。（《中华百草良方》）

（2）治阑尾炎：菥蓂25g，苡米30g，红藤30g，芦根15g，水煎服，每日1剂。（《中华百草良方》）

【拓展阅读】种子亦可入药，含油率28%~34%，供工业用油、制皂、润滑等，也可食用；嫩茎叶可作野菜食用。

费　菜

Phedimus aizoon (L.)' t Hart

·科　名　景天科 Crassulaceae	·属　名　费菜属 *Phedimus*
·生活型　多年生草本	·花果期　花期 6~7 月，果期 8~9 月

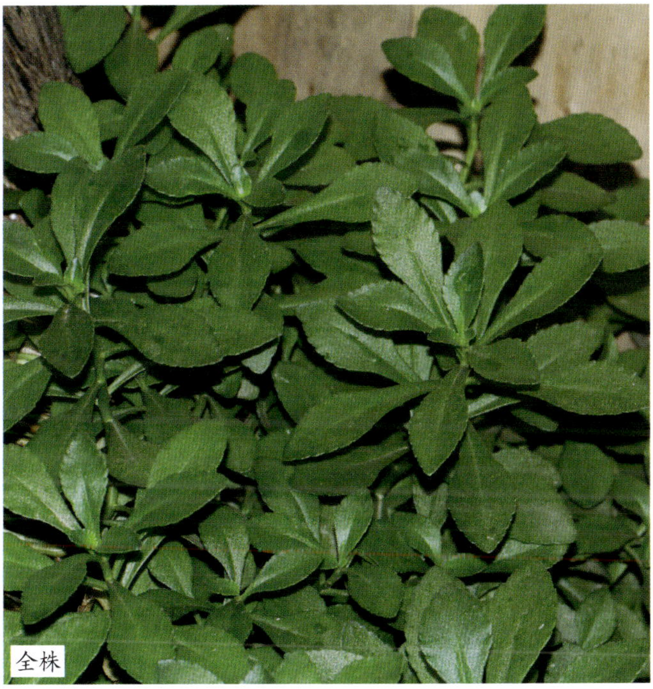
全株

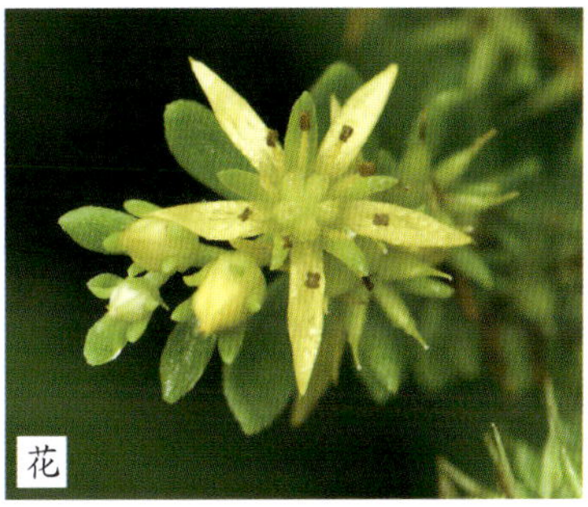
花

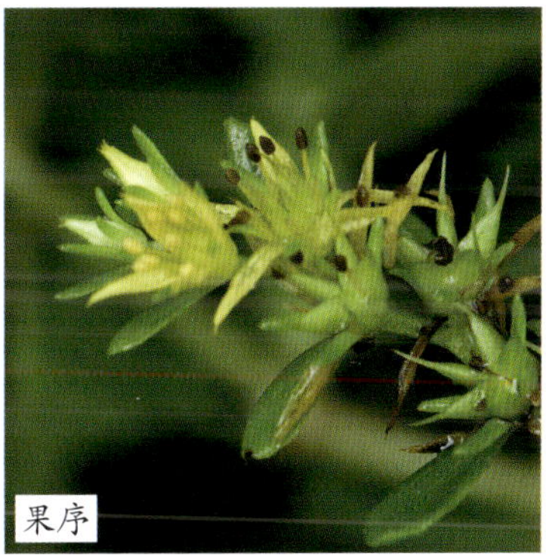
果序

【释　　名】嫩茎叶可作菜食用，有人用其苗叶之汁液治疗疿子，可以止痒，“疿”音同“费”，故名“费菜”；本品为景天科植物，既可活血，又可止血，功效似三七，故又名“景天三七”“土三七”；归心经，功可宁心，用于癔证或心悸，故又名“养心草”。

【生境分布】生于山坡岩石上或草丛中。全省各地均有分布。

【识别要点】根茎短粗，呈块状；茎直立，不分枝。叶互生；叶片坚实，肉质，边缘有不整齐的锯齿。聚伞花序水平分枝，平展；下托以苞叶；萼片 5，条形，肉质，不等长；花瓣 5，黄色，长圆形至椭圆状披针形，顶端有短尖头；雄蕊 10，较花瓣短；蜜腺体 5，近长方体；心皮 5，无柄，基部不渐狭，合生。小蓇葖果星芒状排列。种子椭圆球状，沿长轴具肋状结构。

【药 材 名】景天三七（根或全草）。

【性味功用】甘、微酸，平。散瘀，止血，宁心安神，解毒。主治吐血，衄血，咯血，便血，尿血，崩漏，紫斑，外伤出血，跌打损伤，心悸，失眠，疮疖痈肿，烫火伤，毒虫蜇伤。

【使用注意】脾胃虚寒者禁服。

【附　　方】**（1）治吐血，咳血，鼻衄，牙龈出血，内伤出血：**鲜土三七 60~90g，水煎或捣汁服，连服数日。（《浙江民间常用草药》）

（2）治血小板减少性紫癜，消化道出血：景天三七 30~60g，水煎服，或制成糖浆服。（《浙江药用植物志》）

【拓展阅读】本种适应性强，可用于立地条件较差的裸露地面作绿化覆盖；幼苗及鲜茎叶还可作蔬菜食用，叶片经加工后可代茶饮。

垂盆草

Sedum sarmentosum Bunge

·科　名　景天科 Crassulaceae	·属　名　景天属 *Sedum*
·生活型　多年生草本	·花果期　花期 5~7 月，果期 7~8 月

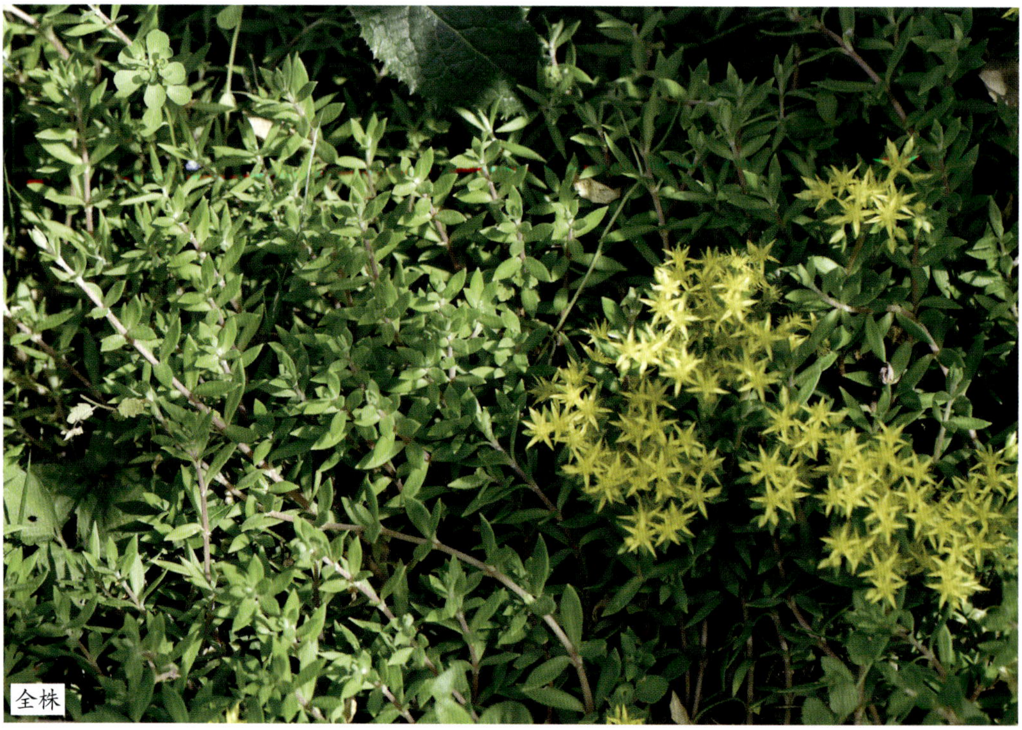

全株

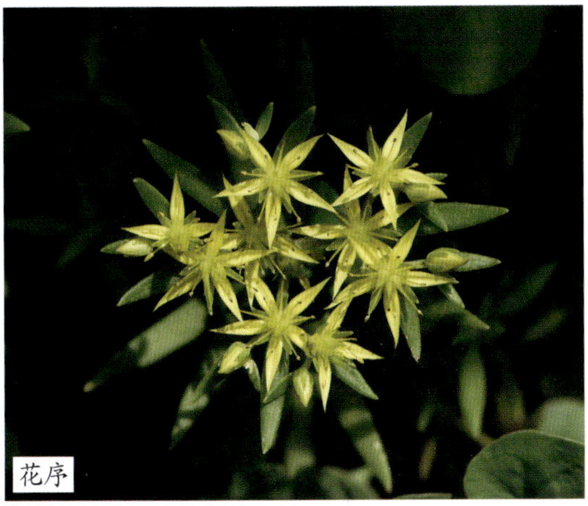
花序

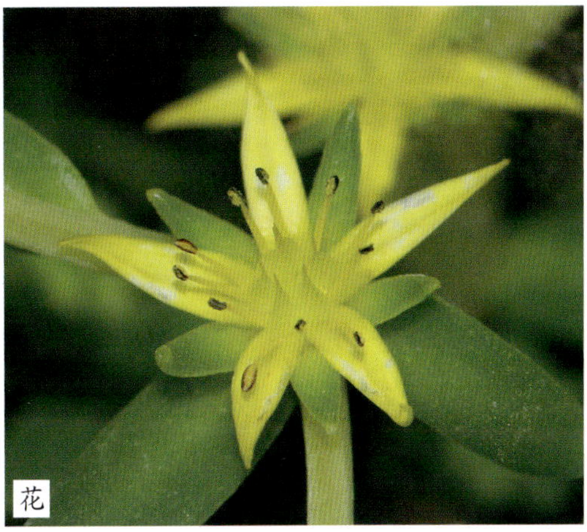
花

【释　　名】本品栽种于花盆时茎叶繁茂而四散下垂，故名“垂盆草”；叶长卵形，肉质肥厚，顶端尖，似狗牙，又似瓜子，枝条匍匐地面时3叶轮生偏于一侧，故又名“狗牙草”“瓜子草”“狗牙半枝”。

【生境分布】生于山坡岩石上。全省各地均有分布。

【识别要点】全株无毛，肉质。不育枝细，匍匐，节上生根。3叶轮生；叶片全缘，倒披针形至长圆形，基部渐狭，有距。聚伞花序常伞房状，有3~5分枝；花无柄，萼片5，先端钝，基部有距；花瓣5，黄色；雄蕊10，较花瓣短；蜜腺体10，先端稍有微缺；心皮5，长圆球状，无柄，有长细花柱。蓇葖果。种子细小，卵球状，无翅，表面有乳头状突起。

【药 材 名】垂盆草（全草）。

【性味功用】甘、淡、微酸，凉。清热利湿，解毒消肿。主治湿热黄疸，小便不利，淋证，泻痢，肺痈，肠痈，疮疖肿毒，虫蛇咬伤，水火烫伤，咽喉肿痛，口腔溃疡，湿疹，带状疱疹。

【使用注意】脾胃虚寒者慎服。

【附　　方】**（1）治急性黄疸性肝炎：**垂盆草30g，茵陈蒿30g，板蓝根15g，水煎服。（《安徽中草药》）

（2）治肠炎，痢疾：垂盆草30g，马齿苋30g，水煎服，每日1剂。（《四川中药志》1982年）

【拓展阅读】本种绿期长，可作为耐阴地被和屋顶绿化植物；茎叶可作为蔬菜食用。

枫香树

Liquidambar formosana Hance

·科　名　金缕梅科 Hamamelidaceae	·属　名　枫香树属 *Liquidambar*
·生活型　落叶乔木	·花果期　花期 4~5 月，果期 10 月

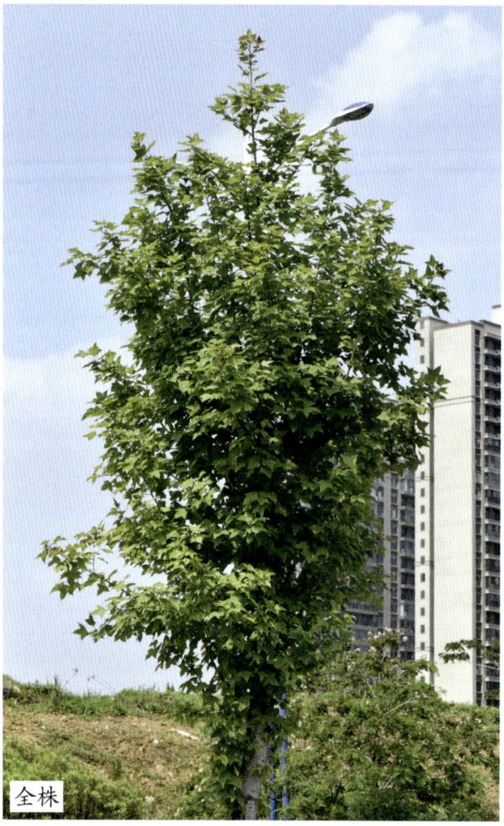
全株

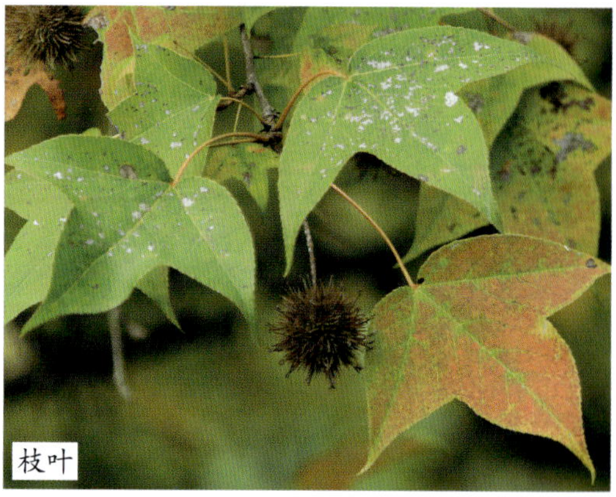
枝叶

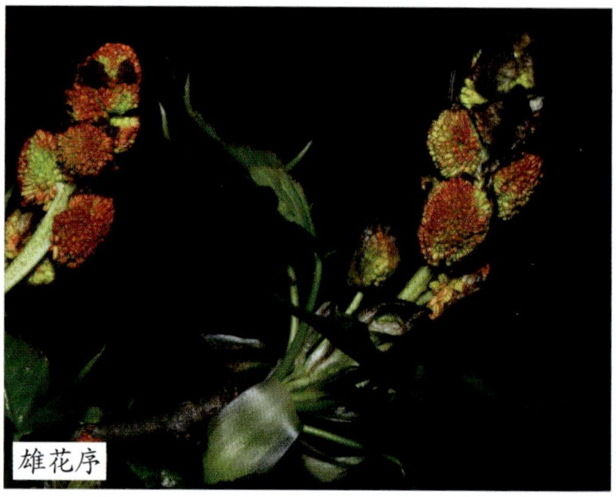
雄花序

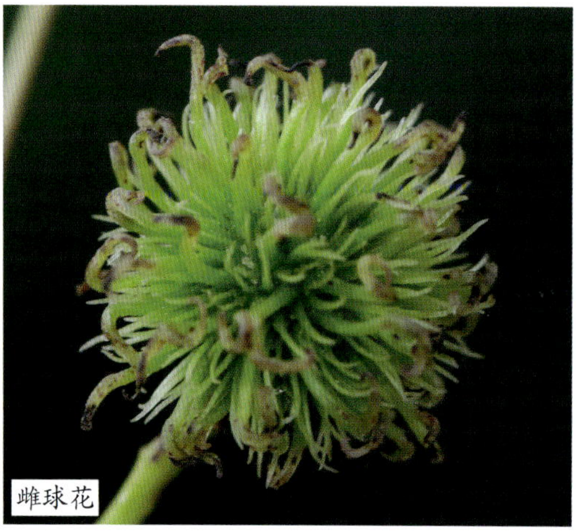
雌球花

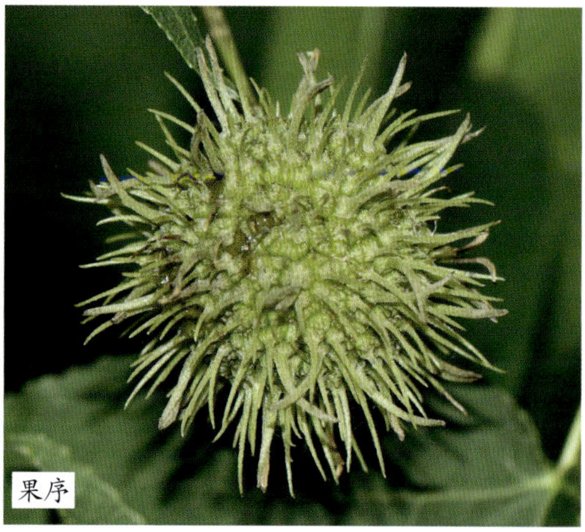
果序

【释　　名】古人发现本品枝叶总微微摇晃，如被风吹拂，故称为“枫”，因其树脂含特殊香味，故名“枫香树”；其聚花果由多数小蒴果集合而成，小蒴果顶部开裂，呈蜂窝状小孔，孔与孔之间相通，故又名“路路通”。

【生境分布】生于平原、丘陵或山坡的向阳沃土。分布于南京、无锡（崇安、宜兴）、苏州（常熟）、常州、连云港、镇江（句容）等地。

【识别要点】树皮深灰色，具不规则深裂；小枝皮淡灰色。叶片纸质，常为掌状 3 裂；托叶线形，红色，早落。雄花常排列成总状花序；雄蕊多数，花丝不等长；雌花排成头状花序；花柱 2，先端常卷曲。球形果序，聚合果状，下垂；蒴果木质。种子多数，多角形或有窄翅。

【药 材 名】路路通（成熟果序）、枫香脂（树脂）。

【性味功用】**（1）路路通：**苦，平。祛风活络，利水，通经。主治关节痹痛，麻木痉挛，水肿胀满，乳少，闭经。

（2）枫香脂：辛、苦，平。祛风活血，解毒止痛，止血，生肌。主治痈疽，疮疹，瘰疬，齿痛，痹痛，瘫痪，吐血，衄血，咯血，外伤出血，皮肤皲裂。

【使用注意】孕妇禁服路路通、枫香脂。枫香脂多不宜内服。

【附　　方】**（1）治荨麻疹：**枫球（路路通）500g，煎浓汁，每日 3 次，每次 18g，空心服。（《湖南药物志》）

（2）治折伤：乳香、白胶香（枫香脂）、沥青各等分（研），以脂麻油和如面剂，重汤煮成膏贴。（《鸡峰普济方》）

【拓展阅读】根、皮、叶亦可入药。入秋叶红，为常见观赏树种。

杜仲科

杜　仲

Eucommia ulmoides Oliv.

·科　名　杜仲科 Eucommiaceae　　·属　名　杜仲属 *Eucommia*

·生活型　落叶乔木　　·花果期　花期 3~4 月，果期 9~10 月

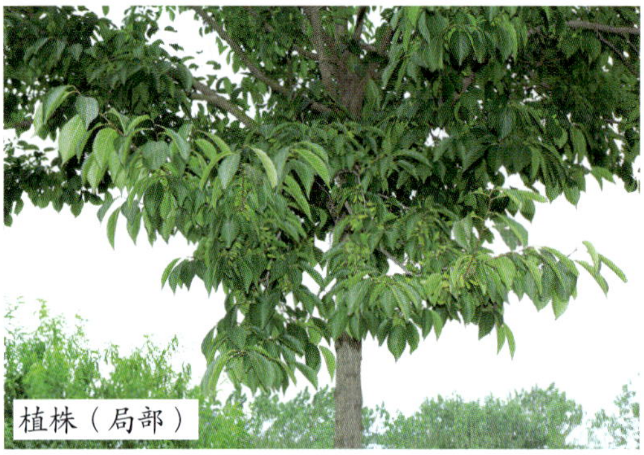
植株（局部）

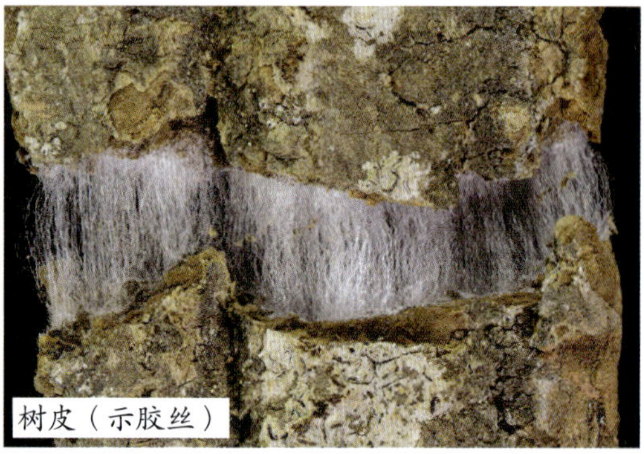
树皮（示胶丝）

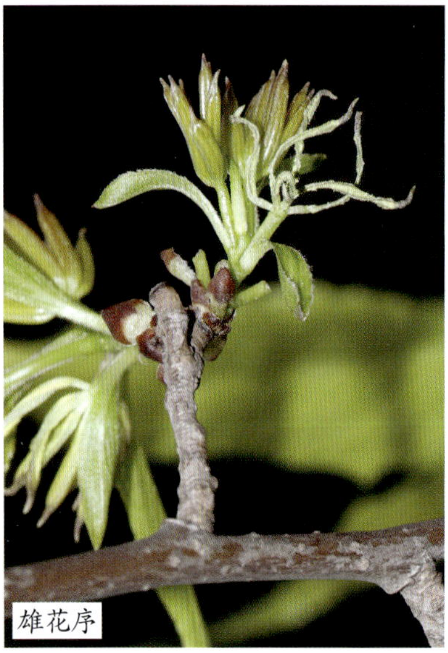
雄花序

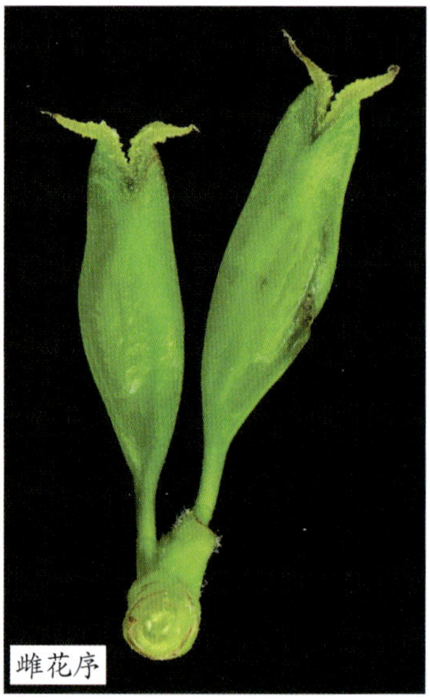
雌花序

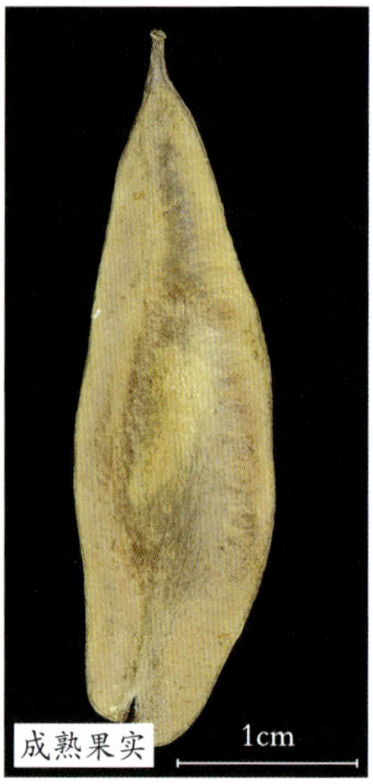

成熟果实

【释　　名】相传该药草为名“杜仲”之人发现，故名“杜仲”；树皮折断后可见多数银白色细丝，故又名“丝棉皮”“扯丝皮”。

【特性分布】喜温暖湿润气候，以土层深厚肥沃、富含腐殖质的沙壤土、黏壤土栽培为宜。全省各地均有栽培。

【识别要点】小枝光滑，老枝有皮孔，枝、叶折断处有白色细胶丝相连。单叶互生，椭圆形，顶端急尾尖，基部宽楔形或圆形，边缘有锯齿，叶面叶脉下

陷；芽卵圆形，红褐色。花单性，雌雄异株，生于当年小枝基部，无花被；雄花苞片顶端有睫毛，早落，花丝短，花药长条形；雌花子房狭长，先端叉裂，花柱叉状，柱头外展反折。坚果具翅，长椭圆形，顶端2裂，果皮革质。

【药 材 名】杜仲（树皮）、杜仲叶（叶）。

【性味功用】**（1）杜仲：**甘、微辛，温。补肝肾，强筋骨，安胎。主治肝肾不足，腰膝酸痛，阳痿，尿频，小便余沥，风湿痹痛，胎动不安，妊娠漏血。

（2）杜仲叶：微辛，温。补肝肾，强筋骨，降血压。主治腰背疼痛，足膝酸软乏力，高血压。

【使用注意】阴虚火旺及低血压者慎服杜仲、杜仲叶。

【附　　方】**（1）治肾虚腰痛如折，起坐艰难，俯仰不利，转侧不能：**杜仲（姜汁炒）十六两，胡桃肉二十个，补骨脂（酒浸炒）八两，大蒜（熬膏）四两。为细末，蒜膏为丸。每服三十丸，空腹温酒送下，妇人淡醋汤送下。（《太平惠民和剂局方》）

（2）治跌打筋断：杜仲叶100g，蚯蚓10条，洗净，捣烂，外敷伤处，每日换药1次。（《中华百草良方 上 四色彩图版》）

【拓展阅读】杜仲雄花已被列入药食同源目录，本种产的硬橡胶是制海底电缆与黏着剂的原料。

龙芽草

Agrimonia pilosa Ledeb.

·科　名　蔷薇科 Rosaceae	·属　名　龙芽草属 *Agrimonia*
·生活型　多年生草本	·花果期　花期 5~9 月，果期 8~12 月

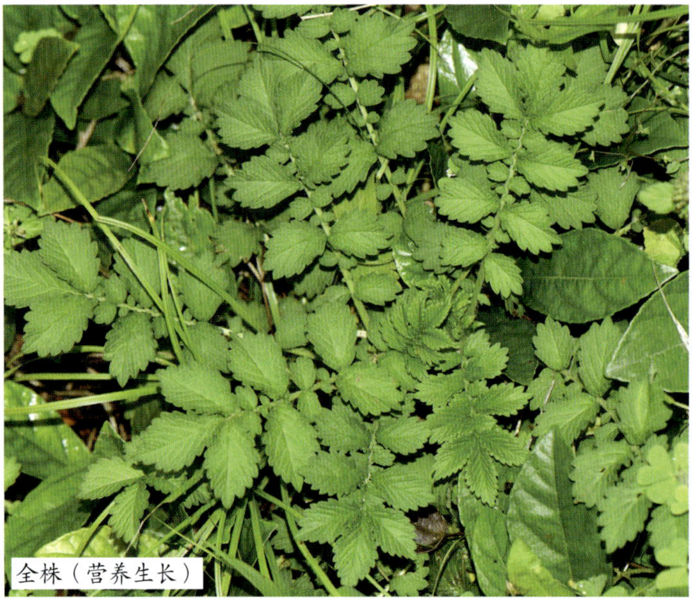
全株（营养生长）

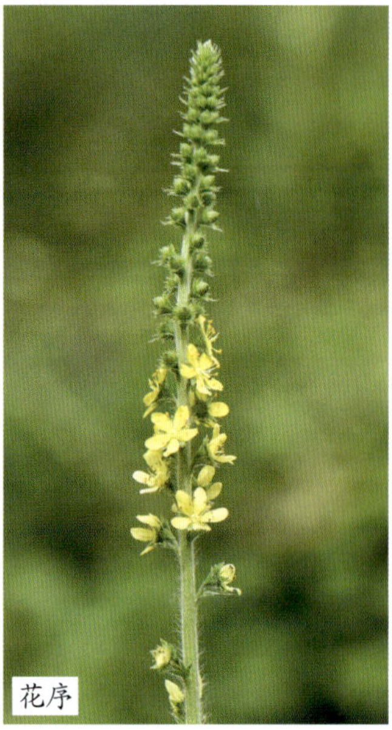
花序

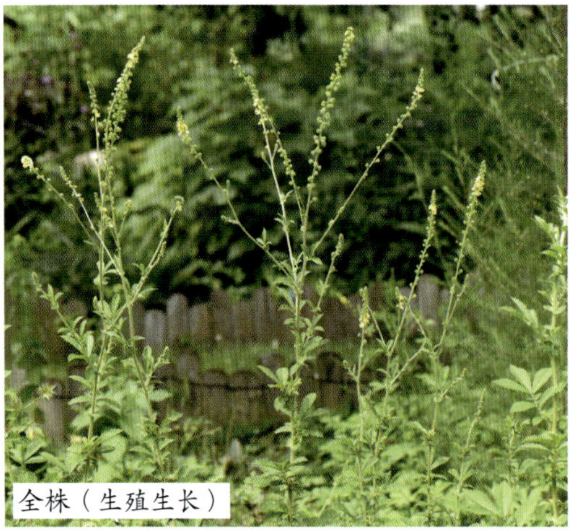
全株（生殖生长）

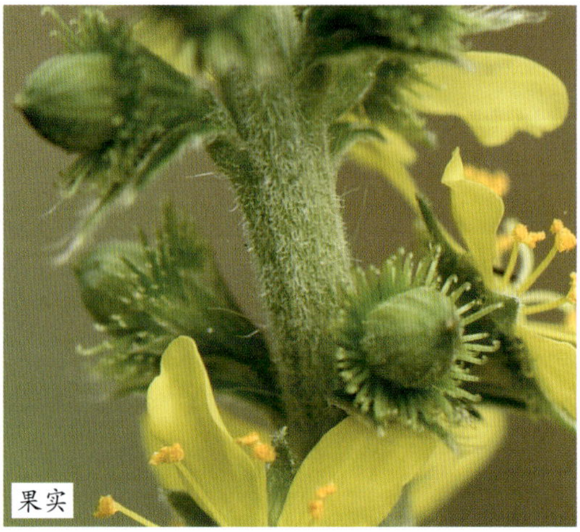
果实

【释　　名】《神农本草经》称“狼牙”，因其根芽形似，而“龙”与“狼”声母相近，“牙”从“艹”，故名“龙芽草”；因全株被白色疏柔毛，花穗长，似仙鹤，故又名“仙鹤草”。可治疗脱力劳伤、痢疾腹泻及出血证，故又名“脱力草”“泻痢草”。

【生境分布】生于山坡、路旁、溪边、草地、灌丛、林缘或疏林下。全省各地均有分布。

【识别要点】根多呈块茎状，木质化，有地下芽；茎、叶柄、叶轴、花序轴均被开展的柔毛。奇数羽状复叶，小叶 7~9，大小极不相等，边缘具锯齿，叶背沿脉或脉间疏被伏生柔毛，具黄色腺点；茎上部托叶镰形。穗状总状花序顶生，密集，具苞片和小苞片；花 5 基数；花瓣长圆形，黄色；雄蕊（5~）8~15；心皮 2。瘦果 1 或 2，生于具钩刺的陀螺状花托中，成熟后钩刺靠合。种子 1。

【药 材 名】仙鹤草（地上部分）。

【性味功用】苦、涩，平。收敛止血，截疟，止痢，解毒消肿，补虚。主治咯血，吐血，衄血，尿血，便血，崩漏下血，痢疾，疟疾，血痢，痈肿疮毒，阴痒带下，脱力劳伤。

【使用注意】外感初起、泄泻发热者忌用；服用期间忌吃酸、辣、蛋类食物。

【附　　方】**（1）治咯血，吐血：**仙鹤草 30g，侧柏叶 30g，藕节 12g，水煎服。（《四川中药志》1979 年）

（2）治疟疾，每日发作，胸腹饱胀：仙鹤草 9g，研成细末，于疟发前用烧酒吞服，连用 3 剂。（《贵州民间方药集》）

【拓展阅读】根、带短小根茎的冬芽亦可入药。此外，全草、根或叶的提取液可用于防治蚜虫；根和茎可提制栲胶；嫩茎叶可食用，还可作为饲料等。

桃

Amygdalus persica L.

·科　名　蔷薇科 Rosaceae	·属　名　桃属 *Amygdalus*
·生活型　小乔木	·花果期　花期 3~4 月，果期 6~9 月

【释　　名】《本草纲目》记载："桃性早花，易植而子繁，故字从木、兆。十亿曰兆，言其多也。"本种为乔木，果实繁多，"兆"本义为多，故名"桃"。

【特性分布】喜光，耐寒，较耐旱，对土壤要求不严，适宜微酸性及中性的沙壤土。全省各地均有分布和栽培。

【识别要点】树皮有时具分泌树脂；小枝无毛；冬芽被柔毛，2 或 3 个簇生，幼叶在芽中对折。叶片卵状披针形或椭圆状披针形，先端渐尖，边缘具单锯齿；叶柄或叶边常具腺体。花常单生，近先叶开放；花托杯钟状；萼片卵形，被柔毛；花瓣常粉红色；花药绯红色；雌蕊 1，子房上位，1 室，

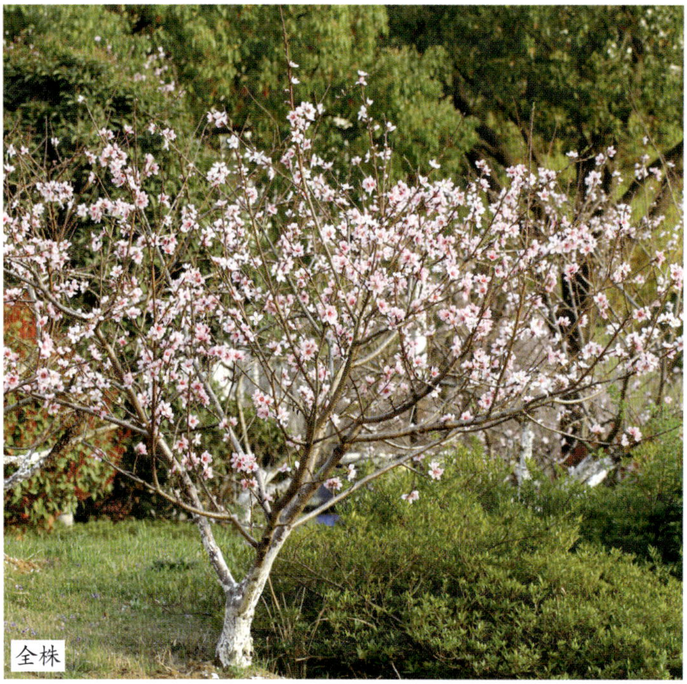
全株

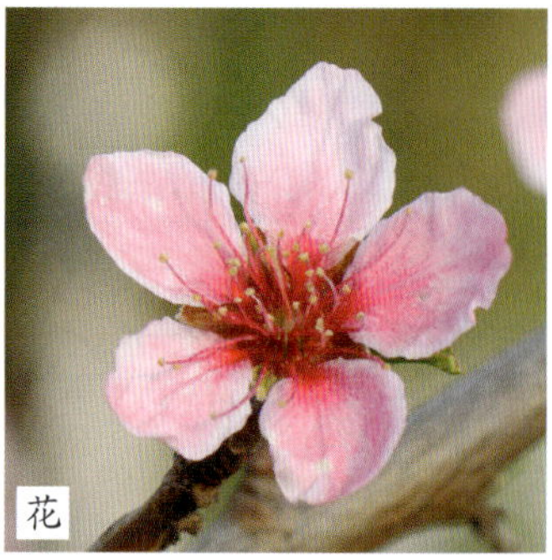
花

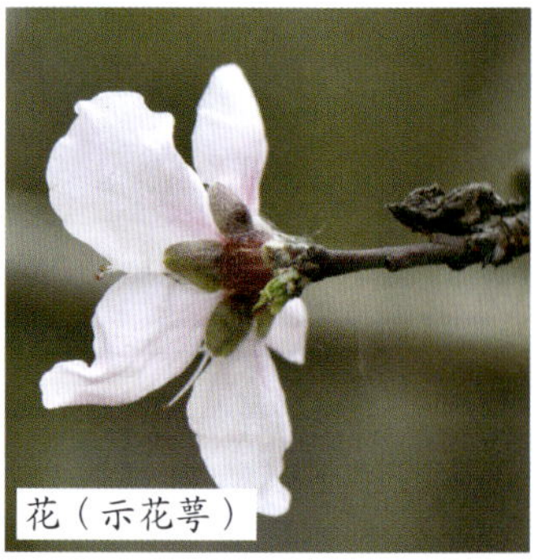
花（示花萼）

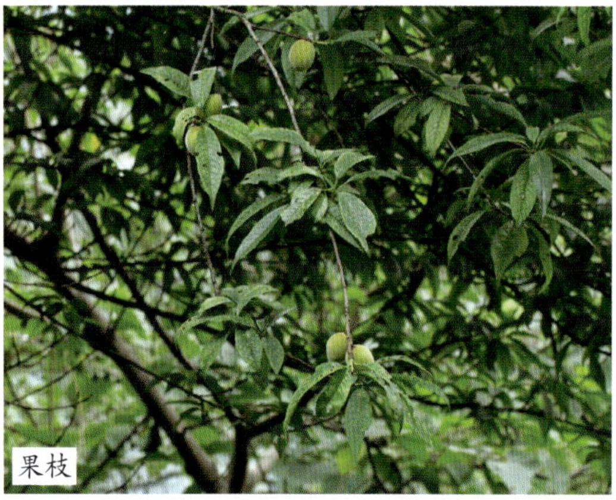
果枝

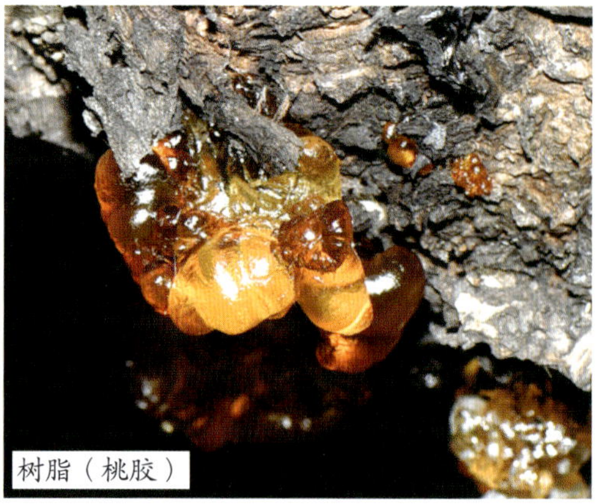
树脂（桃胶）

2 胚珠。核果有茸毛，纵沟明显，不开裂，果肉多汁；核硬，有不规则的深沟及孔穴。

【药 材 名】桃仁（成熟种子）、碧桃干（幼果）、桃胶（树皮中分泌的树脂）。

【性味功用】**（1）桃仁：**苦、甘，平；有小毒。活血祛瘀，润肠通便。主治痛经，血滞经闭，产后瘀滞腹痛，癥瘕结块，跌打损伤，瘀血肿痛，肺痈，肠痈，肠燥便秘。

（2）碧桃干：酸、苦，平。敛汗涩精，活血止血，止痛。主治盗汗，遗精，心腹痛，吐血，妊娠下血。

（3）桃胶：苦，平。和血，通淋，止痢。主治血瘕，石淋，痢疾，腹痛，糖尿病，乳糜尿。

【使用注意】血枯经闭者及孕妇忌用桃仁、碧桃干。血燥、津液亏虚者不宜用桃仁，便溏者慎用；本品有小毒，不可过量，过量服用可引起中毒，轻者可见头晕恶心，精神不振，虚弱乏力等，严重者可因呼吸麻痹而死亡。

【附　　方】**（1）治妇人、室女血闭不通，五心烦热：** 红花、当归（洗、焙）、杜牛膝、桃仁（焙），上件四味各等分，为细末。每服三钱，温酒调下，空心食前服。（《杨氏家藏方》）

（2）治盗汗，虚汗： 碧桃干 30g，浮小麦 45g，糯稻根 15g，大枣 10 枚，水煎服。（《甘肃中医验方集锦》）

（3）治石淋作痛： 桃木胶如枣大，夏以冷水三合、冬以汤三合和服，日三服，当下石，石尽即止。（《古今录验方》）

【拓展阅读】果实、花、叶、幼枝、除去栓皮的树皮、根或根皮亦可入药。果实是重要水果，除生食外，部分品种的果实可加工制成罐头或果脯、果干和果酱等，核仁也可作为干果食用；花色和花型丰富，常栽植于果园、景区、庭园等处，作为观赏树种或盆景，重瓣品种也可作切花；桃核可雕刻成各种工艺品，也可制活性炭；桃胶为工业原料，可代替阿拉伯胶，用作黏结剂；花期早且花粉量多，是很好的蜜源植物；种仁含油率达45%，可作润滑剂以及轻工原料；木材坚实细致，色泽鲜艳，可作为加工用材。

梅

Armeniaca mume Sieb.

·科　名　蔷薇科 Rosaceae	·属　名　杏属 *Armeniaca*
·生活型　小乔木	·花果期　花期 2~3 月，果期 5~6 月

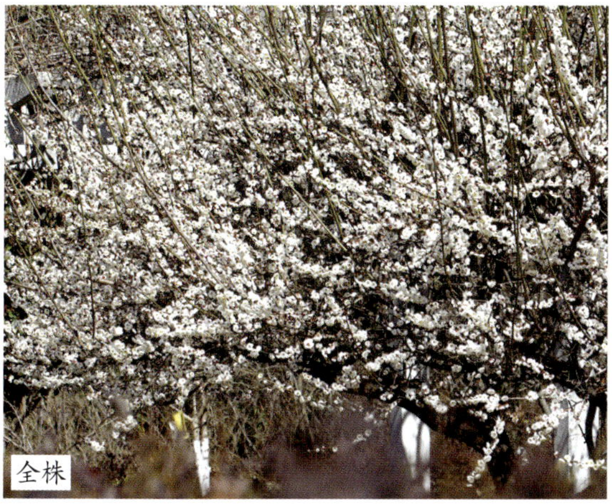
全株

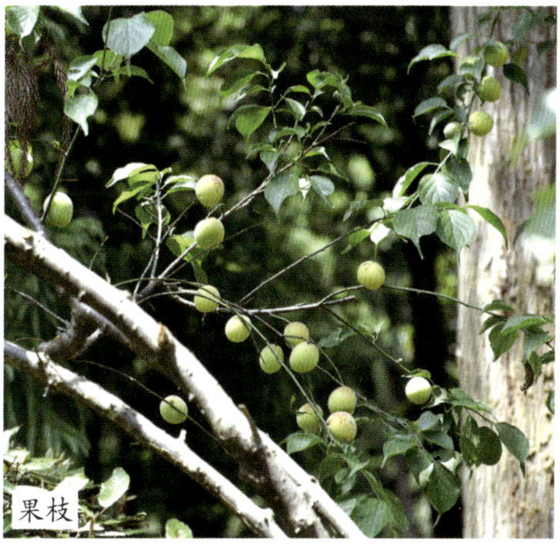
果枝

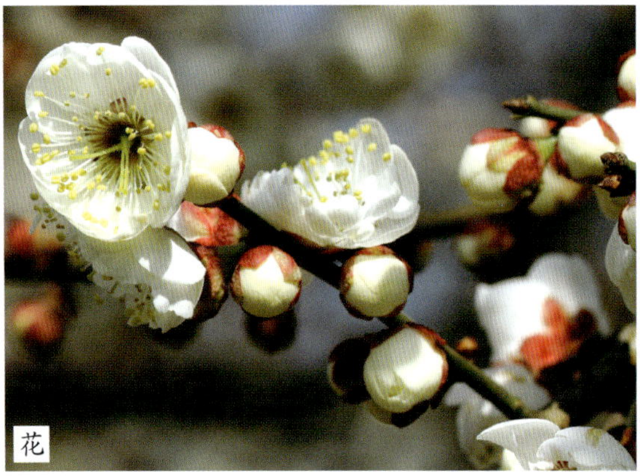
花

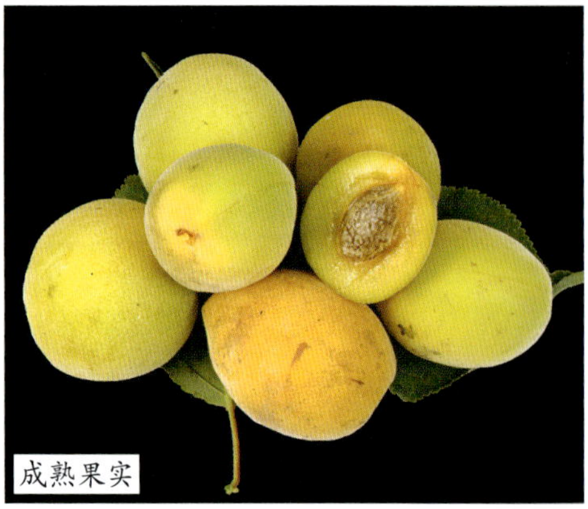
成熟果实

【释　　名】“媒”意为联系、调和，音通“梅”，本品果实人人爱吃，能调和众人口味，故名“梅”；果实入药，熏制后色黑，故又名“乌梅”；果实味酸，故又名“酸梅”。

【特性分布】喜温暖湿润气候，适宜在光照充足、通风良好的地块生长。全省各地均有栽培。

【识别要点】小枝绿色，无毛。叶片宽卵形至椭圆形，边缘有细密锯齿，幼时两面被柔毛，老时叶背脉腋具柔毛。花单生或 2 朵簇生，先叶开放；花托杯钟状，常带紫红色；萼片花后常不反折，无毛或被柔毛；花瓣倒卵形。核果近球状，有纵沟，熟时绿白色至黄色，有短柔毛，味酸，果肉黏核；核椭圆状，顶端圆形而有小突尖，两侧微扁，腹面和背棱上均有纵沟，具蜂窝状孔穴。

【药 材 名】乌梅（近成熟果实经熏焙加工而成）、梅花（花蕾）。

【性味功用】（1）**乌梅：**酸，平。敛肺止咳，涩肠止泻，止血，生津，安蛔，治疮。主治久咳不止，久泻久痢，尿血便血，崩漏，虚热烦渴，疮痈胬肉。

（2）**梅花：**微酸，平。疏肝解郁，开胃生津，化痰。主治肝胃气痛，胸闷，梅核气，暑热烦渴，食欲不振，妊娠呕吐，瘰疬结核，痘疹。

【使用注意】乌梅不宜多食久食；胃酸过多者慎服。疾病初起及胃酸过多者忌服梅花，多食易损坏牙齿。

【附　　方】（1）**治崩漏：**乌梅炭 60g，广三七、侧柏叶炭各 30g，地榆炭 60g，上药研成细末，每次白开水或汤药冲服 10~20g，30 分钟至 2 小时服 1 次，连服数次。（《陕西中医》）

（2）**治咽喉异物感，上部食管痉挛：**梅花、玫瑰花各 3g，开水冲泡，代茶常饮。（《浙江药用植物志》）

【拓展阅读】未成熟果实、种仁、叶、带叶枝条、根亦可入药。本种为重要的园林观赏树种，可露地栽培，亦可盆栽或制作盆景；木材坚韧并有弹性，可作为细木工用材；花期早且蜜粉丰富，是较好的蜜源植物；鲜花还可提取香精；果实酸甜，可生食，也可加工成蜜饯或果酱。

杏

Armeniaca vulgaris Lam.

·科　名　蔷薇科 Rosaceae	·属　名　杏属 *Armeniaca*
·生活型　乔木	·花果期　花期 3~4 月，果期 5~7 月

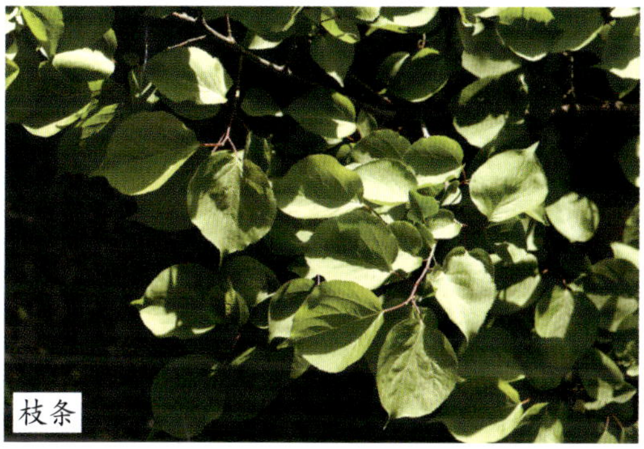
枝条

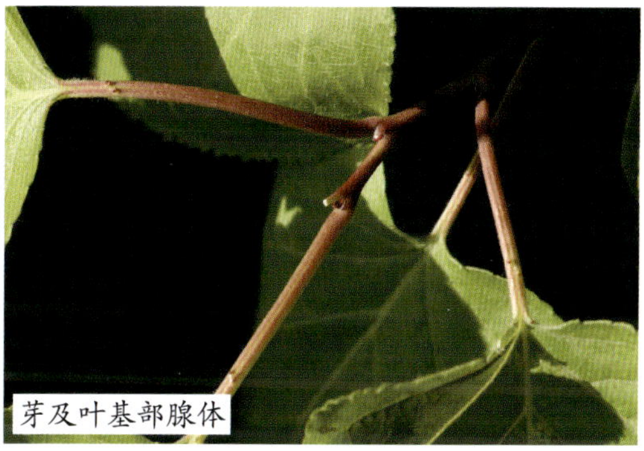
芽及叶基部腺体

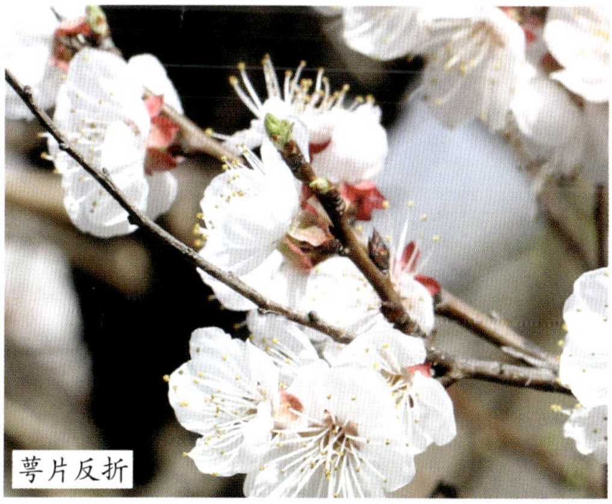
萼片反折

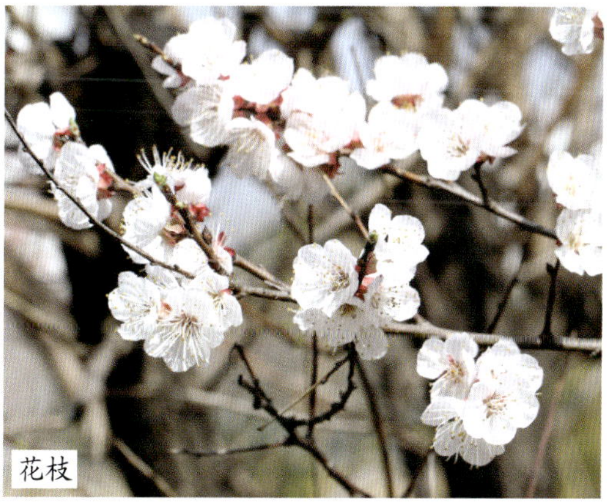
花枝

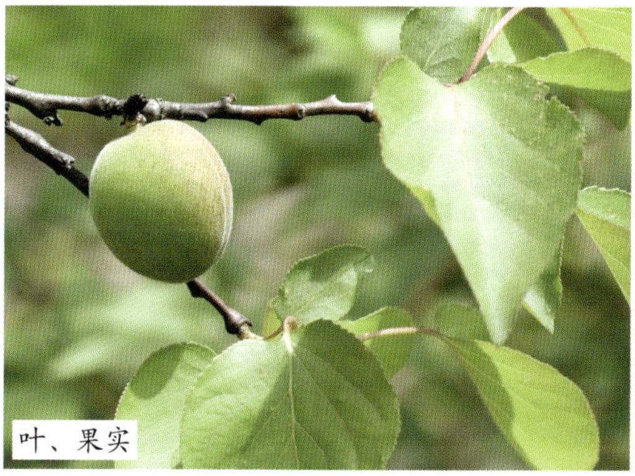
叶、果实

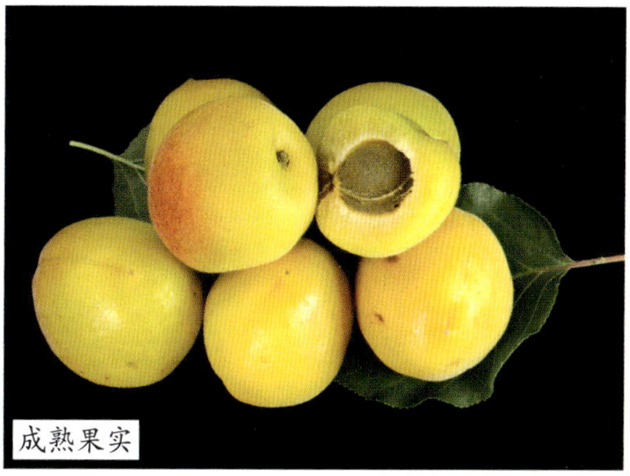
成熟果实

【释　　名】《本草纲目》云：“杏字篆文象子在木枝之形。”故名“杏”。

【特性分布】喜光，耐高温，耐盐碱，对土壤适应性较强。全省各地均有栽培。

【识别要点】一年生小枝红褐色。幼叶在芽内席卷；叶片宽卵形至近圆形，先端急尖或短尖头，有圆钝锯齿；叶柄常具腺体。花单生，先叶开放，近无柄；花托杯钟状，紫红色；萼片卵形，花后反折；花瓣白色带红晕；子房上位。核果不裂，近球状，有沟，熟时黄色，常带红晕，有细柔毛，果肉多汁；核扁球状，坚硬，背面平滑，沿腹缝线有深沟，果熟时不黏果肉。种子扁球状，味甜或苦。

【药 材 名】苦杏仁（成熟种子）。

【性味功用】苦，微温；有小毒。降气化痰，止咳平喘，润肠通便。主治外感咳嗽喘满，肠燥便秘。

【使用注意】阴虚咳嗽及大便溏泻者禁服，婴儿慎服。杏仁有小毒，不宜过量服用，剂量大时，轻者出现头晕乏力，吐泻，腹痛，上腹部烧灼感，血压升高，呼吸加快；严重者，呼吸明显减慢而表浅，昏迷，并可有强直性、阵发性痉挛，瞳孔散大，血压下降，最后因呼吸或循环衰竭而死亡。

【附　　方】**（1）治上气喘急：**桃仁、杏仁（并去双人、皮、尖，炒）各半两，上二味，细研，水调生面少许，和丸如梧桐子大。每服十丸，生姜、蜜汤下，微利为度。（《圣济总录》）

（2）治足癣：苦杏仁 100g，陈醋 300ml，将上药入搪瓷容器内煎，然后用文火续煎 15~20 分钟（使药液浓缩至 150ml 为宜），冷却后装瓶密封备用。用时先将患处用温开水洗净拭干，再涂药液即可，每日 3 次。（《广西中医药》）

【拓展阅读】果实、叶、花、枝条、树皮、根亦可入药。杏为我国原产，栽培品种很多。树性强健，耐干旱；果实酸甜，可生食，也可制杏脯、杏干和杏酱等；种仁有甜、苦之分，甜者可供食用，又可制杏仁茶和杏仁霜等，苦者有小毒，主要供药用。本种也可栽植供观赏，观花或观果均宜。

樱　桃

Cerasus pseudocerasus (Lindl.) G. Don

·科　名　蔷薇科 Rosaceae	·属　名　樱属 *Cerasus*
·生活型　小乔木	·花果期　花期 3~4 月，果期 5~6 月

【释　　名】果形似桃而较小，“婴”意为小，加“木”指代为木本，故名“樱桃”；

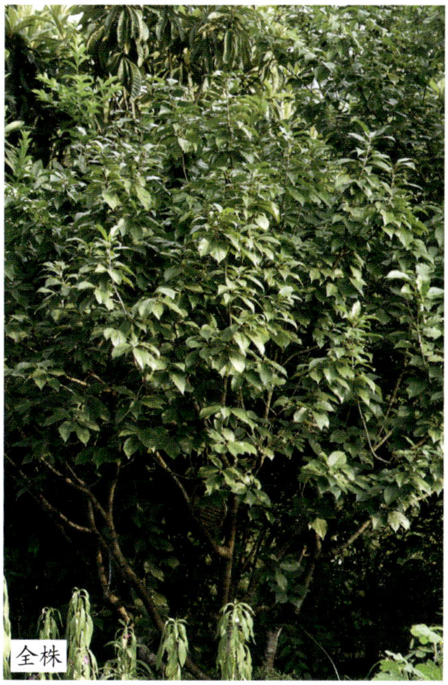
全株

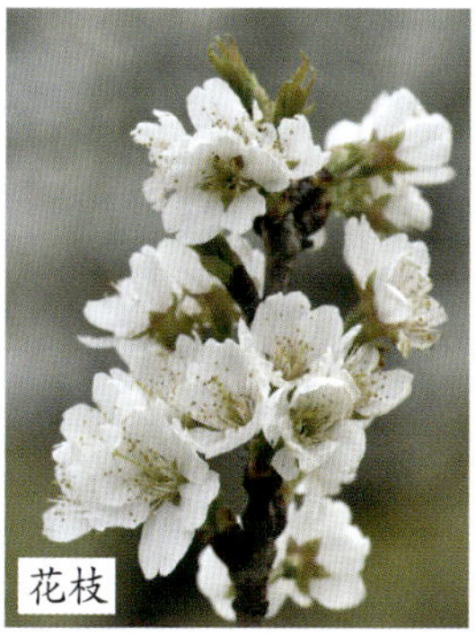
花枝

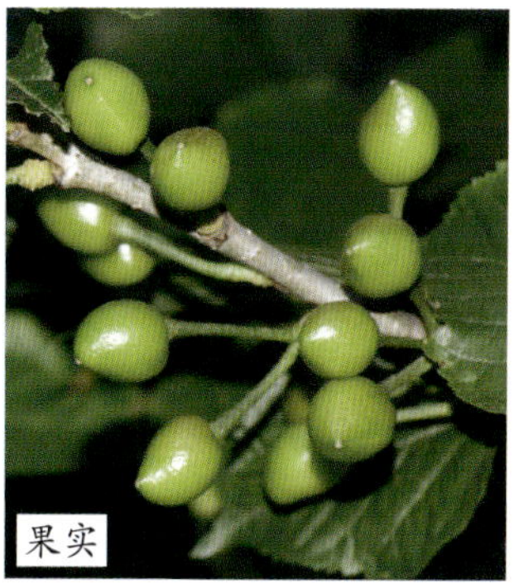
果实

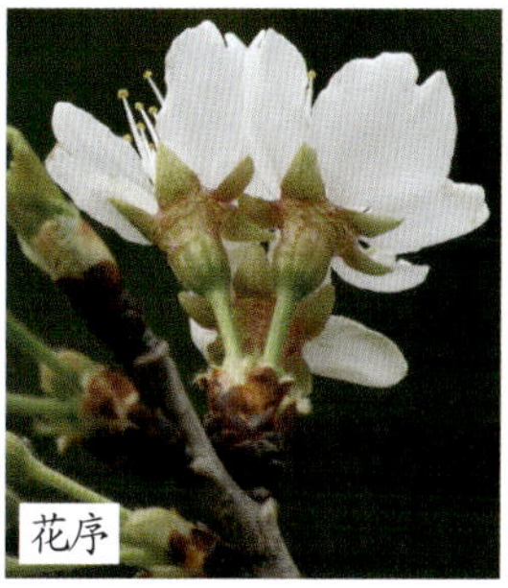
花序

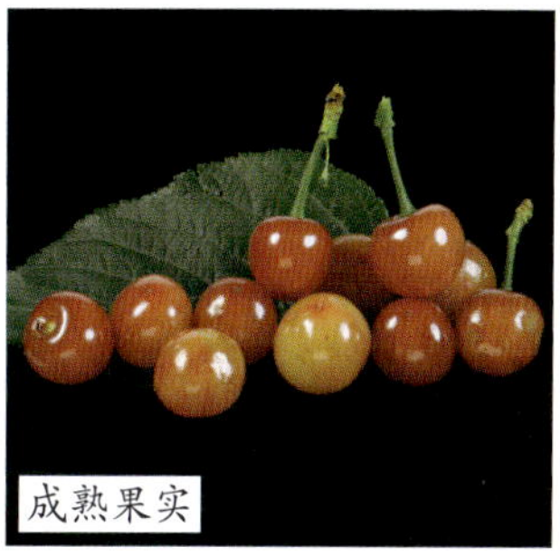
成熟果实

果实圆润如珠，故又名“樱珠”；其果实成熟时有深红色、紫色、正黄明色，故又名“朱樱”“紫樱”“腊樱”；古代“荆”与“樱”两字声母相同，故又名“荆桃”。

【特性分布】喜光，耐寒，不耐涝，以深厚肥沃的土壤栽培为宜。全省各地均有栽培。

【识别要点】树皮灰白色，幼枝绿色。叶片宽卵形至椭圆状卵形，边缘有大小不等的重锯齿，叶面无毛或稍有毛，叶背疏生柔毛；叶柄长 0.7~1.5cm，被疏柔毛，先端有 1 或 2 个大腺体；托叶披针形，有羽裂腺齿，早落。花序伞房状或近伞形，有花 3~6 朵，先叶开放；花柄长 0.8~2cm，被疏柔毛；花托杯筒状，有短柔毛；花瓣白色或淡粉红色，卵形，先端下凹或 2 裂；花柱与雄蕊近等长，无毛。核果近球状，红色。

【药 材 名】樱桃核（果核）。

【性味功用】辛，温。发表透疹，消瘤去瘢，行气止痛。主治痘疹初期透发不畅，瘢痕，瘿瘤，疝气疼痛。

【使用注意】种仁含氰苷，水解后产生氢氰酸，药用时应小心，以免中毒。

【附　　方】**（1）治麻疹透发不畅：**樱桃核 12~15g，水煎，早晚饭前各服 1 次。忌食糖、葱、大蒜及饮酒。（《天目山药用植物志》）

（2）治眼皮生瘤：樱桃核磨水搽之，其瘤渐渐自消。（《本草纲目拾遗》引《医学指南》）

【拓展阅读】果实、叶、枝条、根、花亦可入药。此外，其种仁可透发麻疹，润肠利尿；树皮可收敛镇咳；果实可供食用，也可酿酒。

山里红

Crataegus pinnatifida Bunge var. *major* N. E. Br.

·科　名　蔷薇科 Rosaceae　　·属　名　山楂属 *Crataegus*

·生活型　落叶乔木　　·花果期　花期 5~6 月，果熟期 9~10 月

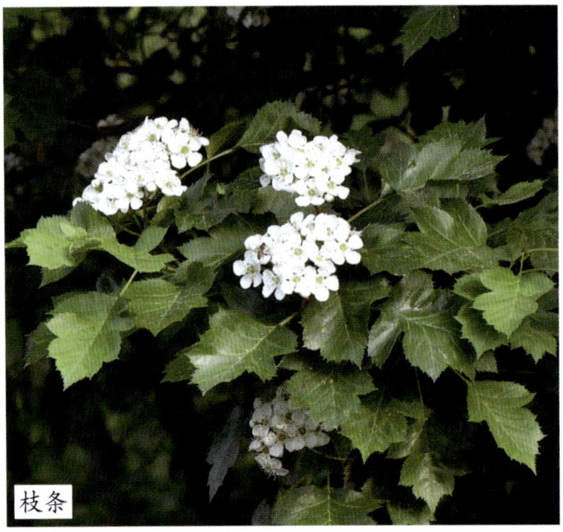
枝条

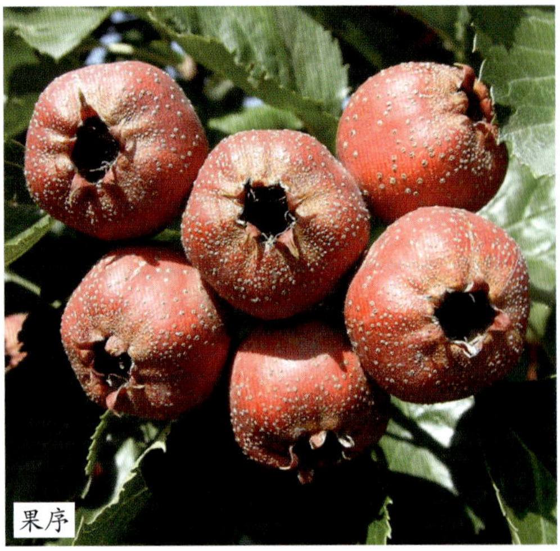
果序

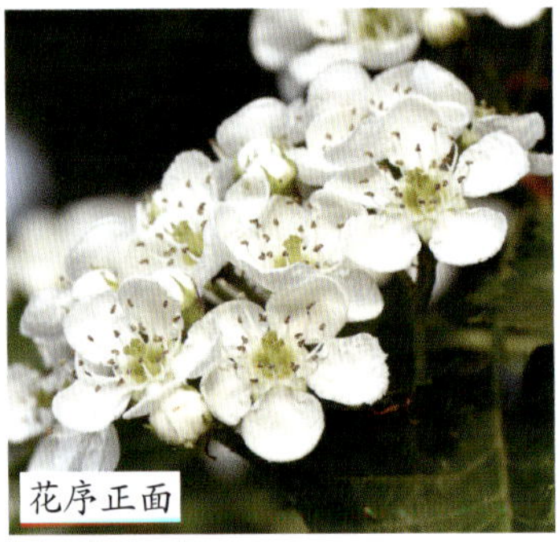
花序正面

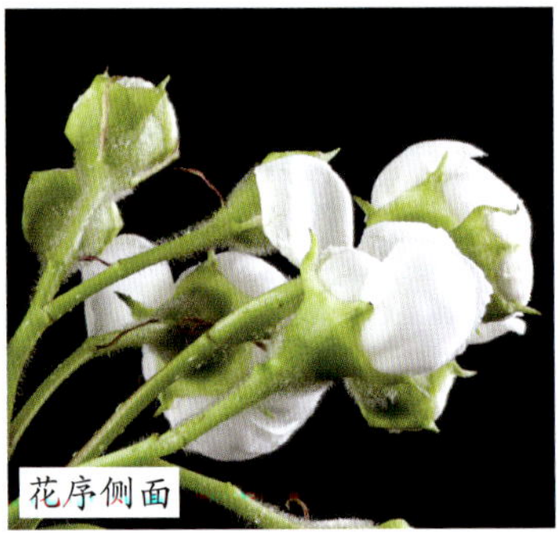
花序侧面

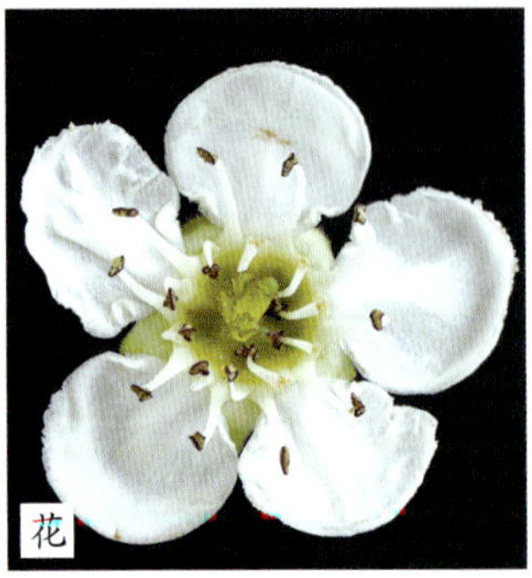
花

【释　　名】本品生于山林中，果实成熟时呈深亮红色，故名“山里红”“红果”；植物形态与山楂相近，但果实较大，故又名“大山楂”；味极酸，故又名“酸梅子”。

【特性分布】喜光、耐寒，耐干燥及贫瘠土壤。全省各地均有栽培。

【识别要点】小枝无毛，有短刺或无。叶片宽卵形或三角状卵形，基部截形或宽楔形，常两侧各有 3~5 对羽状裂片，中裂，边缘有不规则锐锯齿，叶背沿叶脉或脉间有柔毛。伞房花序具多花；花序梗、花柄、萼片均具长柔毛；萼片三角状卵形或披针形；花瓣白色；雄蕊 20；花柱 3~5；心皮大部分与花托合生。梨果近球状，直径 2~2.5cm，深亮红色，外面有斑点，具 3~5 小核，萼片宿存。

【药 材 名】山楂（成熟果实）、山楂叶（叶）。

【性味功用】**（1）山楂：**酸、甘，微温。消食积，化滞瘀。主治饮食积滞，脘腹胀痛，泄泻痢疾，血瘀痛经，闭经，产后腹痛，恶露不净等。

（2）山楂叶：酸，平。活血化瘀，理气通脉，化浊降脂。主治气滞血瘀，胸痹心痛，胸闷憋气，心悸健忘，眩晕耳鸣，高脂血症。

【使用注意】脾胃虚弱、胃酸过多者及孕妇慎用山楂。

【附　　方】**（1）治一切食积：**山楂四两，白术四两，神曲二两。上为末，蒸饼丸，梧子大，服七十丸，白汤下。（《丹溪心法》）

（2）治高血压：山楂叶水煎，代茶饮。（《陕西中草药》）

【拓展阅读】种子、花、根、木材亦可入药。果实是“药食同用”的果品，可生吃或作为果脯、果糕。

蛇　莓

Duchesnea indica (Andr.) Focke

·科　名　蔷薇科 Rosaceae　　·属　名　蛇莓属 *Duchesnea*

·生活型　多年生草本　　·花果期　花期 4~5 月，果期 5~8 月

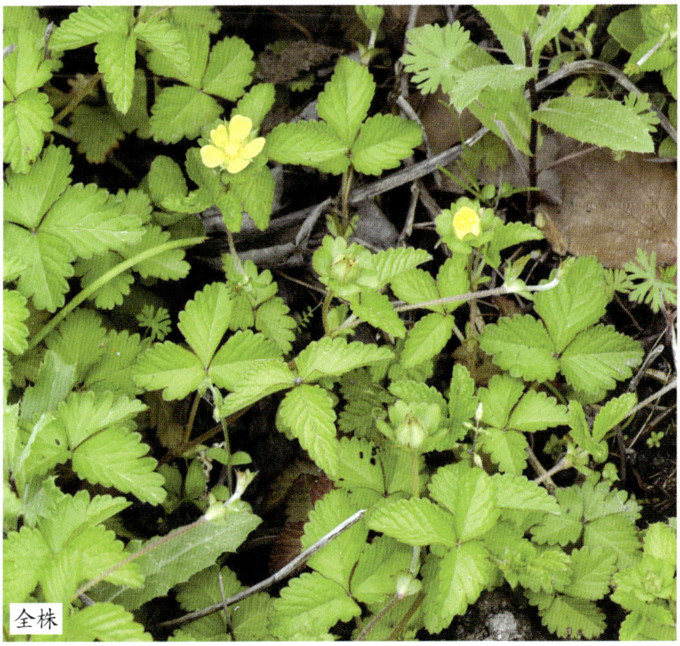

全株

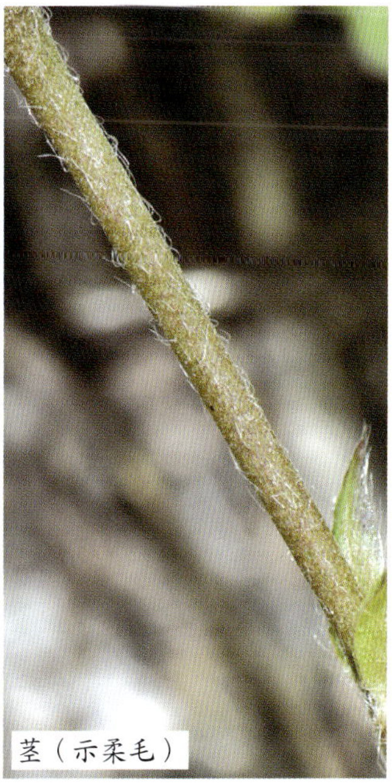

茎（示柔毛）

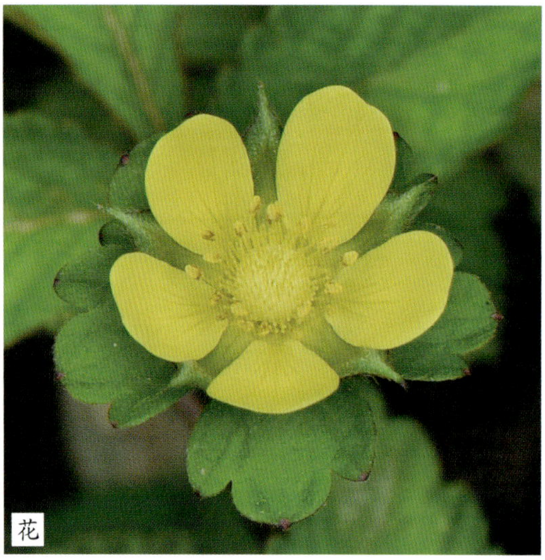

花

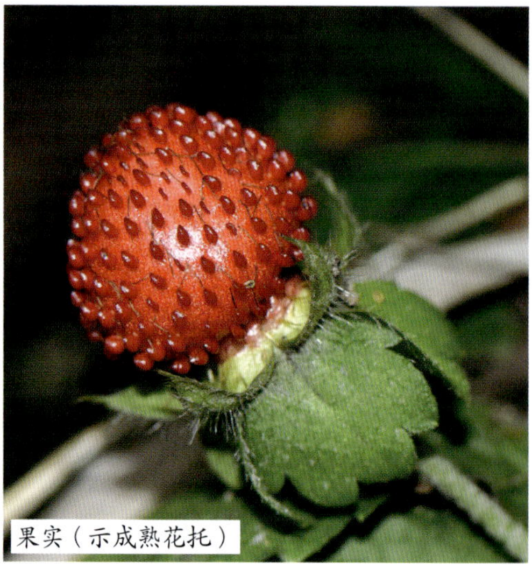

果实（示成熟花托）

【释　　名】本品常生于蛇喜欢攀爬的阴凉潮湿之处，形似草莓，故名“蛇莓”；果实似鸡冠般鲜红，故又名“鸡冠果”；茎匍匐，近地而生，故又名“地莓”。

【生境分布】生于河岸、荒野、田埂和山坡。全省各地均有分布。

【识别要点】茎匍匐，被柔毛。三出复叶互生；小叶片倒卵形或菱状长圆形，长 2~3.5cm，两面被柔毛或叶面无毛；具托叶。花单生叶腋；花直径 1.5~2.5cm；副萼片较萼片大，倒卵形；花瓣倒卵形，黄色；花托在果期增大，成熟时鲜红色，有光泽。小瘦果扁卵球状，直径约 1.5mm，光滑或具不明显突起，鲜时有光泽。

【药 材 名】蛇莓（全草）。

【性味功用】甘、苦，寒。清热解毒，凉血止血，散瘀消肿。主治热病，惊痫，感冒，痢疾，黄疸，目赤，咽痛，痄腮，疖肿，毒蛇咬伤，吐血，崩漏，月经不调，烫火伤，跌打肿痛。

【使用注意】对于大便稀薄者有滑肠水泻腹痛反应，脾胃虚寒者慎用。

【附　　方】**（1）治腮腺炎：**蛇莓（鲜）30~60g，加盐少许，同捣烂外敷。（江西《草药手册》）

（2）治带状疱疹：（蛇莓）鲜全草捣烂，取汁外敷。（《浙江民间常用草药》）

【拓展阅读】根亦可入药。可作为地被植物，具有固土护坡的作用。

枇　杷

Eriobotrya japonica (Thunb.) Lindl.

·科　名　蔷薇科 Rosaceae　　·属　名　枇杷属 *Eriobotrya*

·生活型　常绿小乔木　　·花果期　花期 10~12 月，果熟期翌年 5~6 月

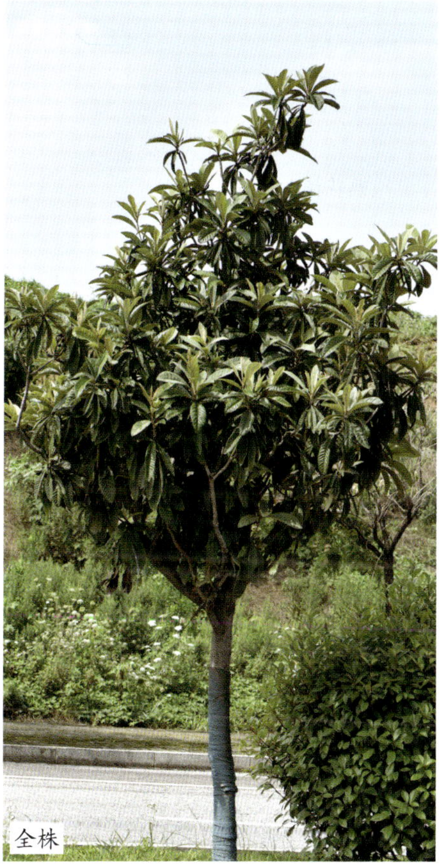
全株

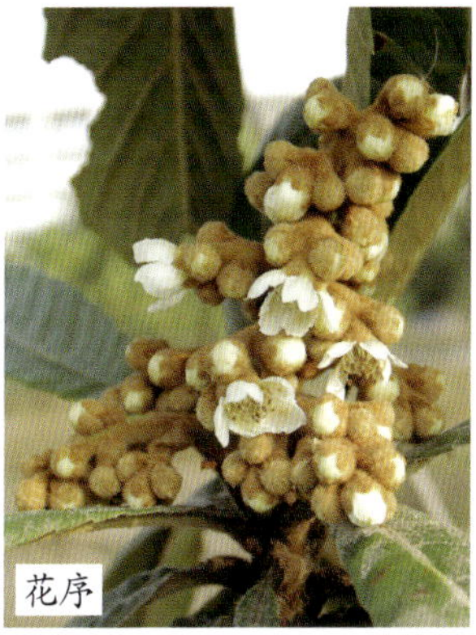
花序

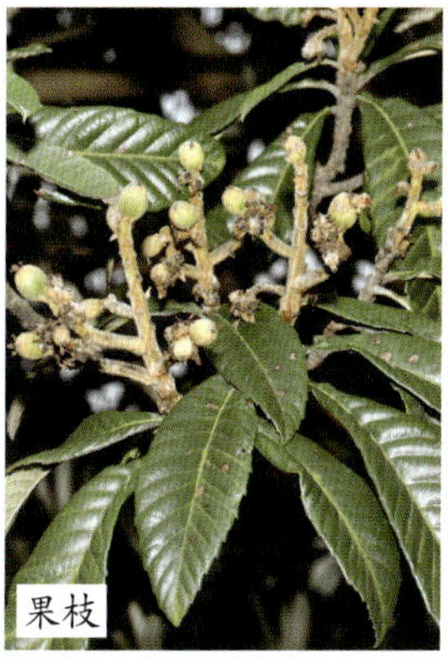
果枝

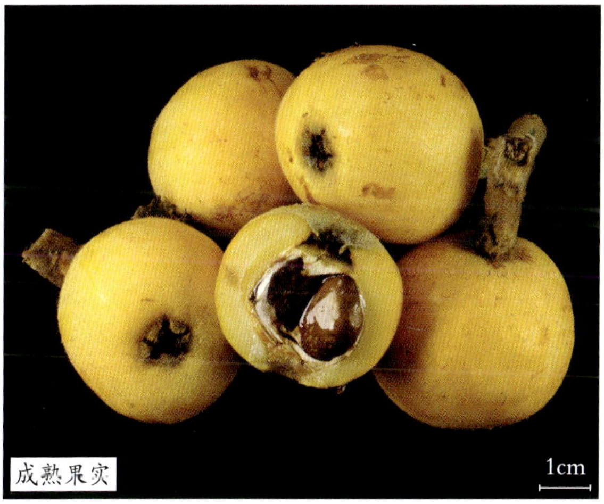

成熟果实

【释　　名】本品叶子形似乐器琵琶（古时写作“枇杷”），故名“枇杷”；果实初生时青卢色，形似橘，故又名“卢橘”。

【特性分布】喜温暖湿润环境，以土层深厚、排水良好、富含腐殖质的沙壤土栽培为宜。苏南各地有栽培。

【识别要点】小枝密生锈色或灰棕色绒毛。叶片革质，披针形、长倒卵形或长椭圆形，叶面皱，羽状网脉明显，上部边缘有疏锯齿，叶背密生灰棕色绒毛。圆锥花序顶生，花多而紧密；花序梗、花柄、萼筒密生锈色绒毛；萼片三角状卵形，果期宿存；花瓣白色，基部有爪；柱头头状。梨果圆球状，黄色或橘黄色，外有锈色柔毛，后脱落，5 室，每室种子 1 或 2。

【药 材 名】枇杷叶（叶）。

【性味功用】苦、微辛，微寒。清肺止咳，和胃降逆，止渴。主治肺热咳嗽，阴虚劳嗽，咯血，衄血，吐血，胃热呕哕，妊娠恶阻，小儿吐乳等。

【使用注意】胃寒呕吐及风寒咳嗽者禁服。

【附　　方】（1）**治肺热咳嗽：**枇杷叶 9g，桑白皮 12g，黄芩 6g，水煎服；或蜜炙枇杷叶 12g，蜜炙桑白皮 15g，水煎服。（《陕西中草药》）

（2）**治风热咳嗽：**枇杷叶、苦杏仁、桑白皮、菊花、牛蒡子各 9g，煎服。（《安徽中草药》）

【拓展阅读】花、果实、种子、根、树干的韧皮部亦可入药。本品为观赏树木和果树；果味甘酸，供生食、制蜜饯和酿酒用；木材红棕色，可作木梳、手杖、农具柄等用。

苹　果

Malus pumila Mill.

·科　名　蔷薇科 Rosaceae　　·属　名　苹果属 *Malus*

·生活型　落叶乔木　　·花果期　花期 3~4 月，果熟期 7~10 月

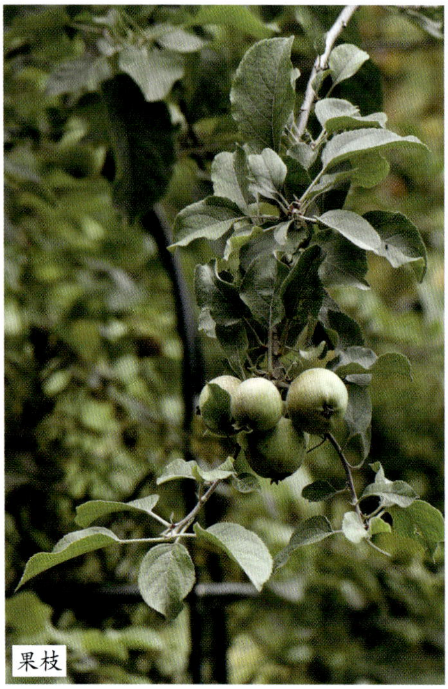

果枝

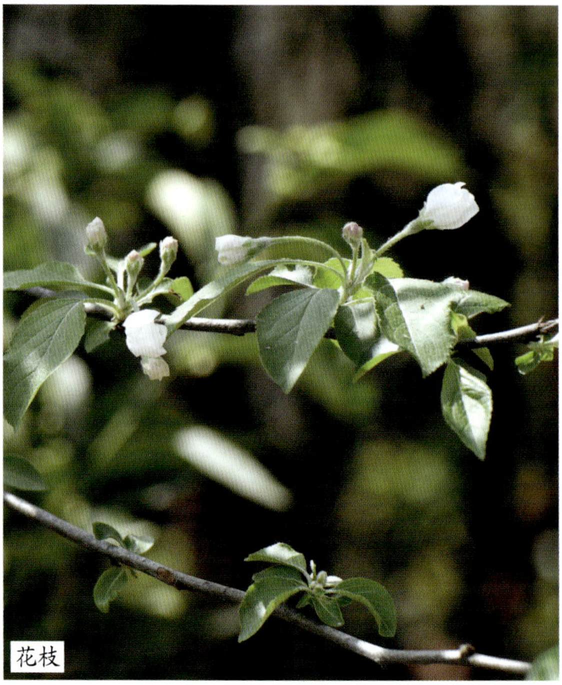

花枝

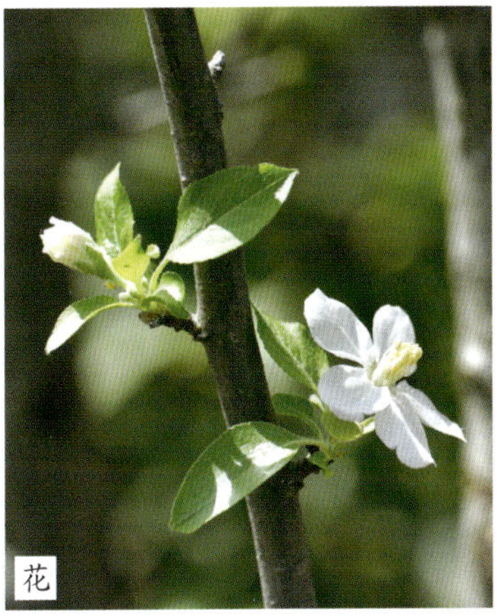

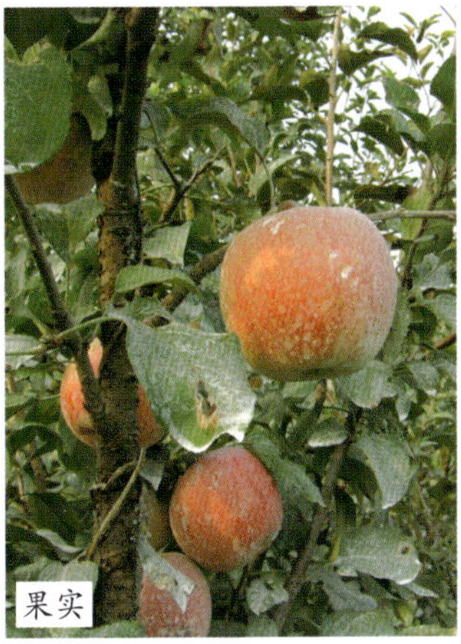

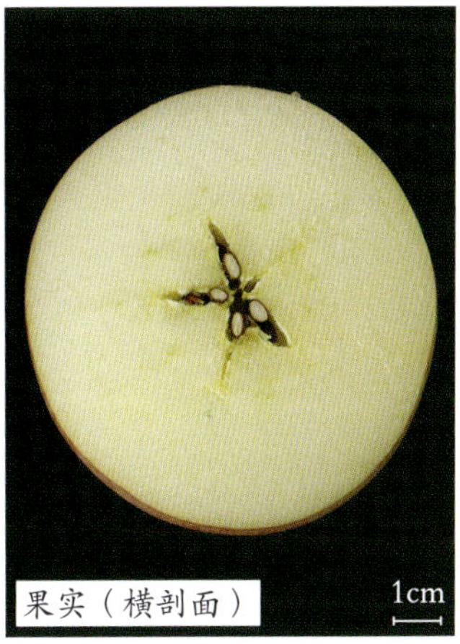

【释　　名】原产印度，名称来源于梵语“bimba”，音译为“频婆”“苹婆”，果实可食用，故名“苹婆果”，简称“苹果”；古称“柰”，像其果实缀于树上的形态。

【特性分布】喜光，不耐阴，耐寒，耐旱，忌水湿，适宜肥沃疏松的沙壤土。全省各地均有栽培。

【识别要点】嫩枝密生绒毛。叶片在芽中呈席卷状，卵形、椭圆形或椭圆状长圆形，边缘锯齿粗。伞房花序多生于短的侧枝顶端；萼片三角状披针形或卵形，长于花托杯，顶端渐尖，两面密生绒毛；花瓣倒卵形，白色，花蕾待放时带粉红色；雄蕊 20；花柱 5，基部合生，子房下位。梨果扁球状，两端微下洼，直径 5cm 以上，3~5 室，每室有种子 1 或 2，果柄粗短，萼片宿存。

【药 材 名】苹果（果实）。

【性味功用】甘、酸，凉。益胃，生津，除烦，醒酒。主治津少口渴，脾虚泄泻，食后腹胀，饮酒过度等。

【使用注意】不宜多食，过量易致腹胀。

【附　　方】**（1）治消化不良，少食腹泻，或久泻而脾阴不足：**苹果 30g，山药 30g，苹果干后，与山药共研细末，每次服 15~20g，加白糖适量，用温开水送服。（《食疗本草学》）

（2）治胃阴不足，咽干口渴：鲜苹果 1000g，捣烂取汁，熬成稠膏，加蜂蜜适量混匀，每次 1 汤匙。（《食疗本草学》）

【拓展阅读】果皮、叶亦可入药。本种是著名落叶果树，经济价值高。

李

Prunus salicina Lindl.

·科　名　蔷薇科 Rosaceae　　·属　名　李属 *Prunus*

·生活型　乔木　　·花果期　花期 3~4 月，果熟期 7~8 月

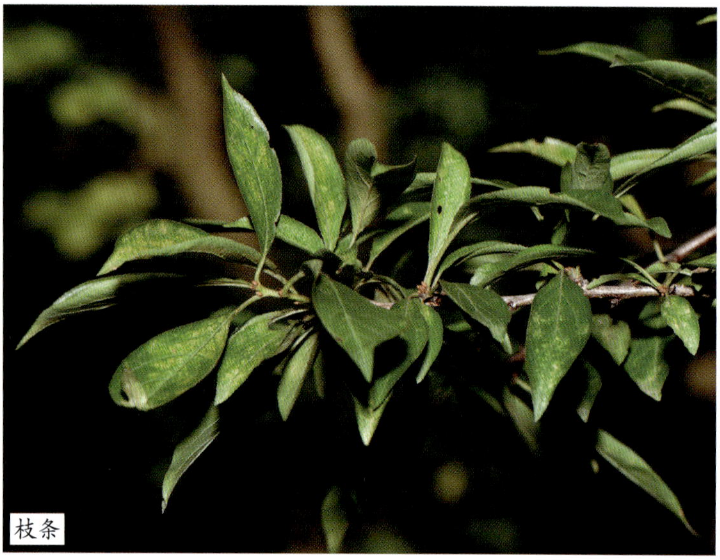
枝条

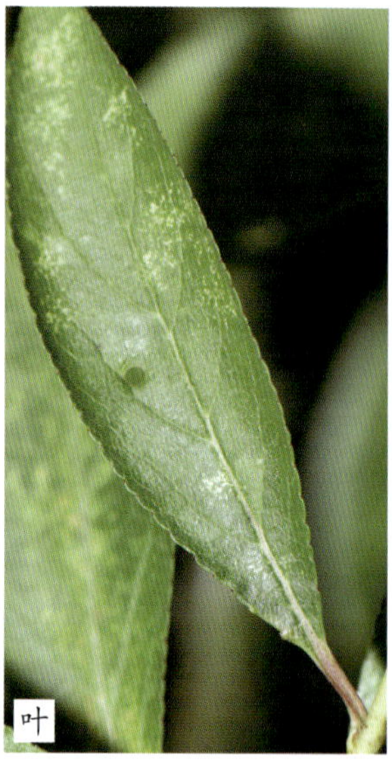
叶

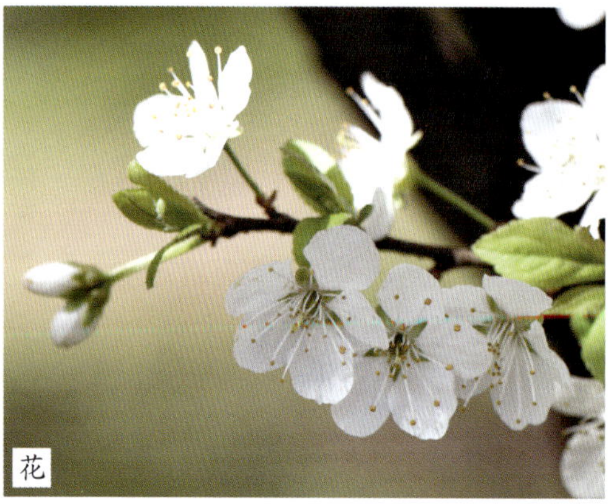
花

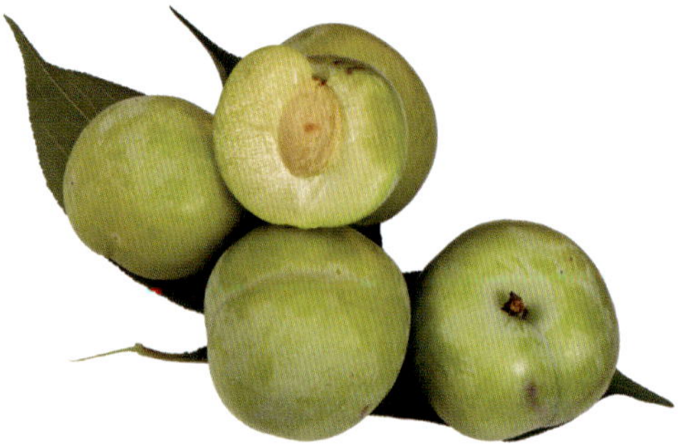
果实

【释　　名】宋代罗愿《尔雅翼》云："李乃木之多子者，故字从木、子。"得名与其结果较多的特征有关，故名"李"。

【特性分布】喜光照，耐瘠薄，对土壤要求不严。全省各地均有栽培。

【识别要点】顶芽缺，腋芽单生。幼叶在芽内席卷；单叶互生，叶片倒卵形至椭圆状倒卵形或长圆状披针形，有细钝的重锯齿，叶基部常有两个小腺体。花 2~4 朵，常 3 朵簇生，有柄，先叶开放；花托杯钟状；萼片长圆状卵形，无毛；花瓣白色，长圆状倒卵形；雌蕊无毛。核果卵球状，果柄着生处

的果体基部内陷，下部有沟，有白粉，熟时绿色、黄色或紫红色；果核卵圆状或长卵圆状，有皱纹。

【药 材 名】李子（果实）、李核仁（种子）。

【性味功用】**（1）李子：** 甘、酸，平。清热，生津，消积。主治虚劳骨蒸，消渴，食积。

（2）李核仁： 苦，平。祛瘀，利水，润肠。主治瘀血疼痛，跌打损伤，水肿臌胀，脚气，肠燥便秘。

【使用注意】李子不宜多食，多食可生痰、助湿；脾胃虚弱者慎服。脾虚便溏、肾虚遗精者及孕妇禁服李核仁。

【附　　方】**（1）治骨蒸劳热，或消渴引饮：** 鲜李子捣，绞汁冷服。（《泉州本草》）

（2）治臌胀：（李）子中人（仁）研，和面作饼子，空腹食之。（《食疗本草》）

【拓展阅读】叶、花、根、根皮、树脂亦可入药。果实除生食外，还可加工成果脯、果干、果酒或罐头等。本种可作为庭园绿化树种，观花或观果均宜；也是较好的蜜源植物；木材结构细且较坚硬，可作家具等用材。

沙　梨

Pyrus pyrifolia (Burm. f.) Nakai

·科　名　蔷薇科 Rosaceae	·属　名　梨属 *Pyrus*
·生活型　乔木	·花果期　花期 4 月，果熟期 7~8 月

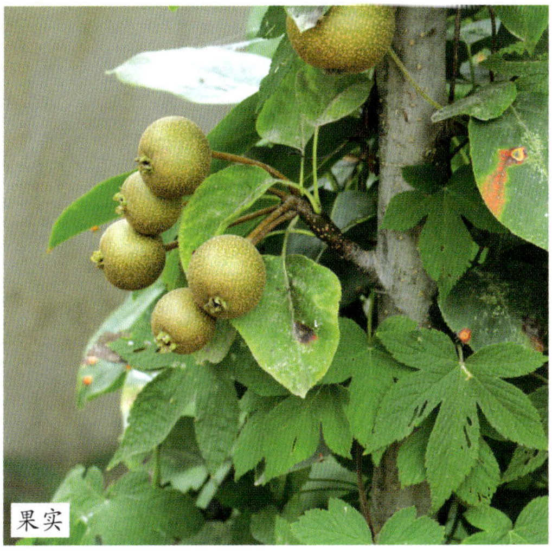
果实

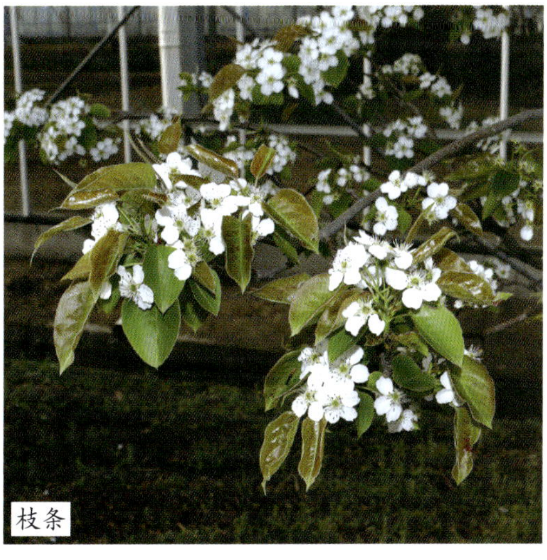
枝条

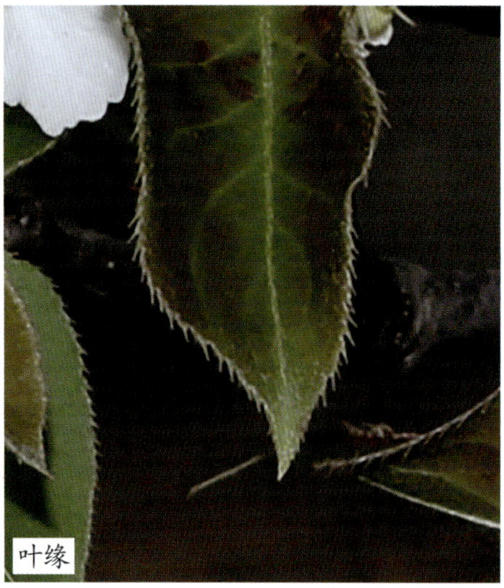
叶缘

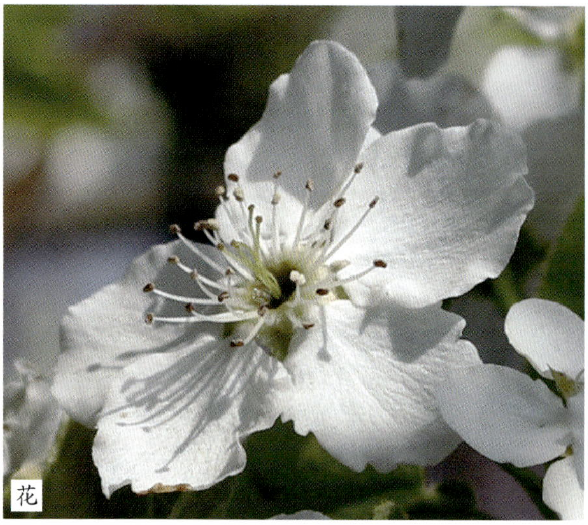
花

【释　　名】“梨”，原作“黎”，从“木”，“利”声。朱震亨曰：“梨者，利也。其性下行流利也。”按“梨”为形声字，声符兼表意。其果皮跟红土壤一样呈暗褐红色，隐有浅浅的花点，像点缀了一层“沙”，故名“沙梨”。

【特性分布】喜光、喜肥，耐寒、耐旱，适宜温暖湿润、酸碱度适中的沙壤土。全省各地均有栽培。

【识别要点】枝有时有枝刺，嫩枝及叶片的两面、叶柄、花序梗、花柄均具长柔毛，后脱落；叶片卵形，先端长渐尖，基部圆形至心形，边缘具刺芒状锐锯齿。伞形总状花序，多生于短的侧枝顶端；萼片边缘有腺齿；花瓣白色，卵形，先端蚀齿状；雄蕊 20，花药深红色；花柱（4）5，离生；子房下位。果实近圆球状，浅褐色，有浅色斑点，石细胞较多，2~5 室，每室种子 1 或 2。

【药 材 名】梨（果实）。

【性味功用】甘、微酸，凉。清肺化痰，生津止渴。主治肺热咳嗽，热病烦躁，津少口干，消渴，疮疡，烫火伤等。

【使用注意】脾虚便溏、肺寒咳嗽者及产妇慎服。

【附　　方】**（1）治卒咳嗽：**以 1 颗（梨），刺作 50 孔，每孔内以椒 1 粒，以面裹，于热火灰中煨令熟，出，停冷，去椒食之。（《食疗本草》）

（2）治消渴：香水梨（或好鹅梨，或江南雪梨，俱可）用蜜熬瓶盛，不时用热水或冷水调服，止（只）嚼梨亦妙。（《普济方》）

【拓展阅读】叶、果皮、花、树枝、树皮、根亦可入药。本种为重要果树，有许多栽培品种。

野蔷薇

Rosa multiflora Thunb.

·科　名　蔷薇科 Rosaceae　　·属　名　蔷薇属 *Rosa*

·生活型　落叶攀缘状灌木　　·花果期　花期 5~7 月，果期 9~10 月

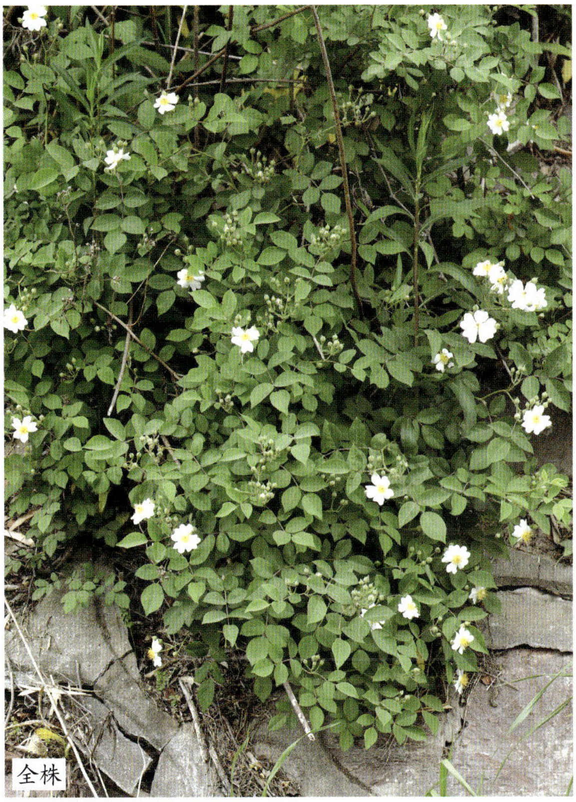
全株

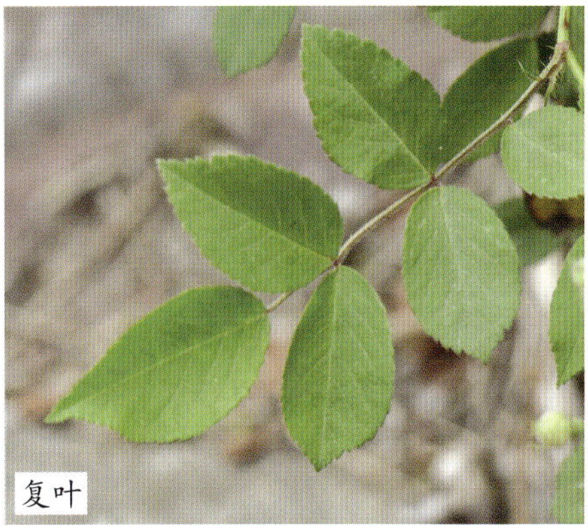
复叶

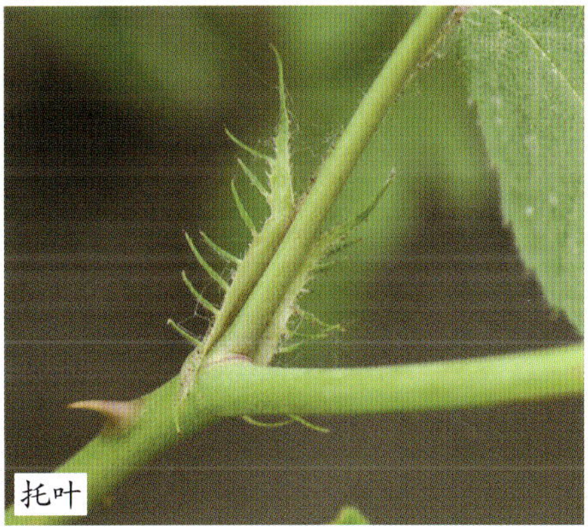
托叶

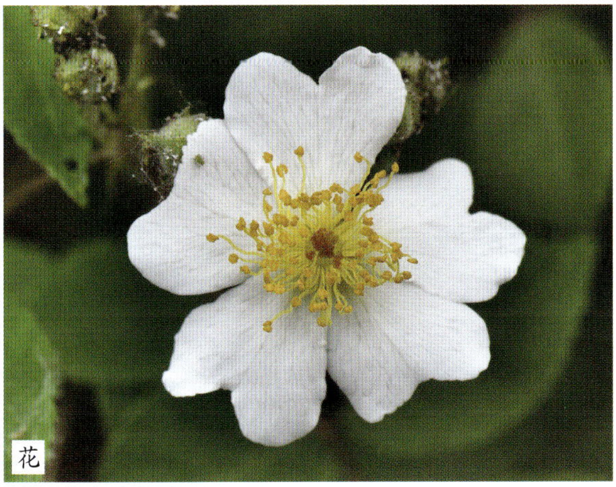
花

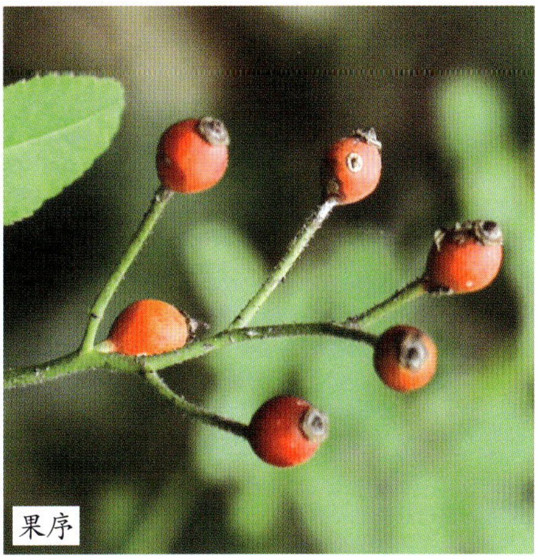
果序

【释　　名】李时珍曰：“此草蔓柔靡，依墙援而生，故名墙蘼。”本品为野生攀缘灌木，“墙”去“土”加“艹”指代植株攀墙而生，“蘼”音转为“薇”，故名“野蔷薇”；植株多棘刺，常生于山坡灌丛，故又名“山棘”“刺花”；其花为药材，花瓣黄白色，多破碎不全，故又名“白残花”。

【生境分布】生于山谷、山坡、林缘及灌丛中。全省各地均有分布。

【识别要点】小枝有皮刺，不成对；奇数羽状复叶具小叶5或7（9），上部有时3，卵形，顶端急尖或圆钝，边缘有锐锯齿；托叶大部分与叶柄合生，边缘篦齿状；叶柄、叶轴、托叶、花序梗、小苞片、萼片均被柔毛或腺毛。圆锥状伞房花序顶生；小苞片篦齿状；萼片内侧密被柔毛；花瓣白色，先端微凹；雌蕊多数，着生于花托杯内，离生。聚合瘦果近球状，成熟时暗褐色；小瘦果木质化。

【药 材 名】白残花（花）、蔷薇根（根）。

【性味功用】**（1）白残花：**苦、涩，凉。消暑化浊，醒脾和胃，活血止血，解毒。主治暑热烦渴，胃脘胀闷，不思饮食，呕吐，吐血，衄血，口糜，口疮，痈疖，月经不调，疟疾，泻痢等。

（2）蔷薇根：苦、涩，凉。清热解毒，祛风除湿，活血调经，固精缩尿，敛疮，消骨鲠。主治风湿痹痛，半身不遂，疮痈肿毒，烫伤，口疮，痔血，鼻衄，关节疼痛，跌打损伤，月经不调，痛经，久痢不愈，遗尿尿频，带下，子宫脱垂，骨鲠等；外用治烧烫伤，外伤出血。

【使用注意】虚人忌用白残花。

【附　　方】**（1）治暑热胸闷，不思饮食：**白残花9g，煎水代茶频服；或白残花、佩兰各9g，煎服。（《安徽中草药》）

（2）治关节炎，半身不遂：野蔷薇根60g，白酒500g，浸泡1周，早晚各服1酒杯；或野蔷薇根15g，木瓜、白芍各9g，煎服。（《安徽中草药》）

【拓展阅读】枝、叶、果亦可入药。此外，野蔷薇含有丰富的维生素C，有助于提高人体免疫力，增强防病、抗病能力，润肤美容，延缓衰老；根多含鞣质23%~25%，可提制烤胶；鲜花含有芳香油，可提制香精，用于日用品、化妆品工业；华北地区常见栽培作绿篱、护坡及棚架绿化材料。

玫　瑰

Rosa rugosa Thunb.

·科　名　蔷薇科 Rosaceae　　·属　名　蔷薇属 *Rosa*

·生活型　落叶直立灌木　　·花果期　花期 5~6 月，果期 8~9 月

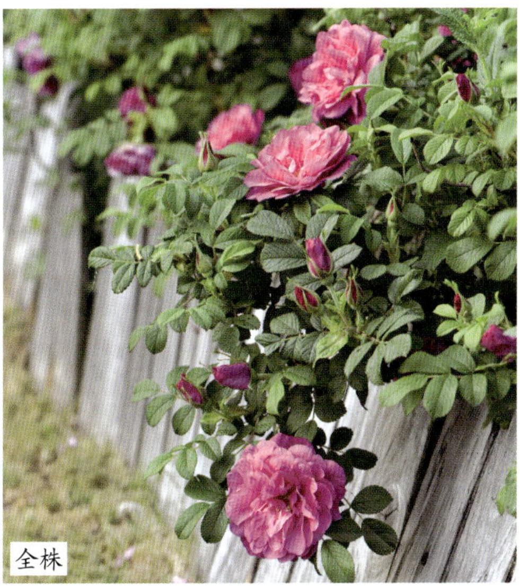
全株

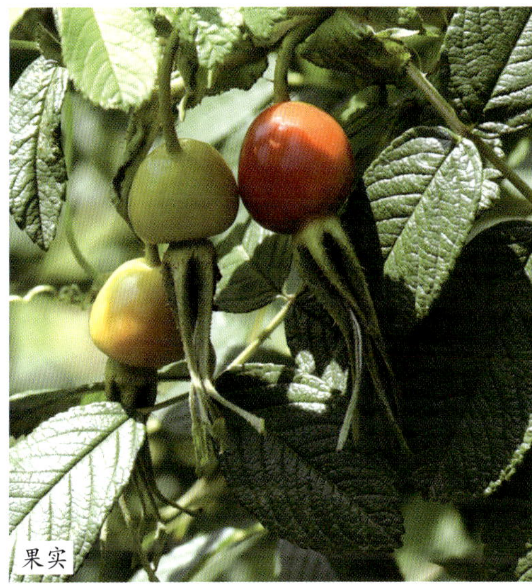
果实

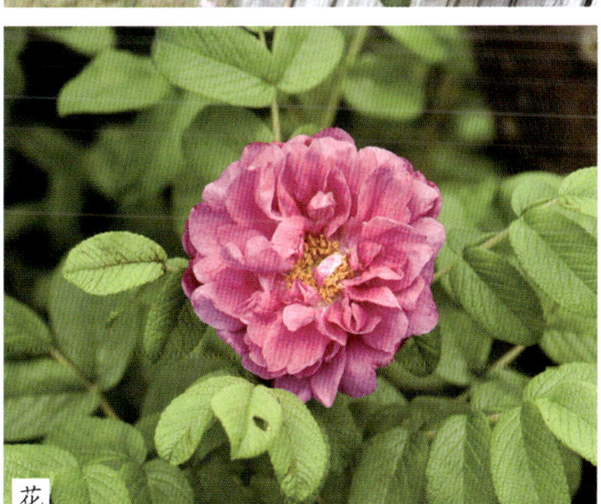
花

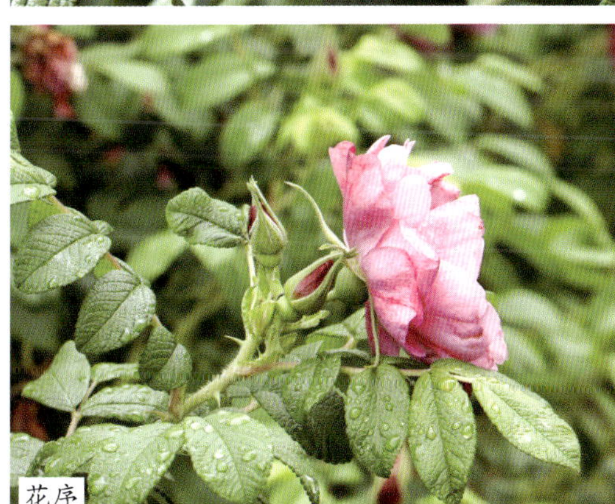
花序

【释　　名】《说文解字》曰："玫，石之美者。瑰，珠圆好者。"古代"玫瑰"本意指美玉，以此为花名，取珍贵之意，故名"玫瑰"；其花香馥郁，徘徊不散，故又名"徘徊花"；茎枝有刺，故又名"刺玫花"。

【特性分布】适宜光照充足、疏松肥沃的微酸性沙质土壤。全省各地均有栽培。

【识别要点】小枝密被绒毛，兼生针刺、皮刺和腺毛；叶背、叶柄、叶轴、花柄、萼片及托叶均被绒毛和腺毛；复叶具小叶 5~9；叶面无毛，叶脉明显下陷，有褶皱；托叶大部分与叶柄合生，离生部分卵形，边缘有腺齿或全缘。花

单生或数朵簇生于叶腋；萼片先端尾状渐尖，常有羽状裂片呈叶状；花瓣倒卵形，紫红色或白色，重瓣或半重瓣。果实扁球状，成熟时砖红色，肉质。

【药 材 名】玫瑰花（花蕾）。

【性味功用】甘、微苦，温。行气解郁，和血调经，止痛。主治肝胃气痛，食少呕恶，月经不调，跌扑伤痛。

【使用注意】孕妇忌用，阴虚火旺者慎用；不宜大剂量使用。

【附　　方】**（1）治气滞，胸胁胀闷作痛：**玫瑰花6g，香附6g，水煎服。（《山西中草药》）

（2）治月经不调：玫瑰花3~9g，水煎冲黄酒、红糖服，每日1剂。（《青岛中草药手册》）

【拓展阅读】根、花蒸馏液亦可入药。此外，玫瑰花还可做成美容花茶、玫瑰精油、玫瑰酒、玫瑰酱等，用于清热祛火、美容养颜；花瓣还可以制成玫瑰花饼；果实含丰富的维生素C、葡萄糖、果糖、蔗糖、枸橼酸、苹果酸及胡萝卜素等；种子含油约14%。

茅　莓

Rubus parvifolius L.

·科　名　蔷薇科 Rosaceae　　·属　名　悬钩子属 *Rubus*

·生活型　落叶蔓生状灌木　　·花果期　花期5~6月，果期7~8月

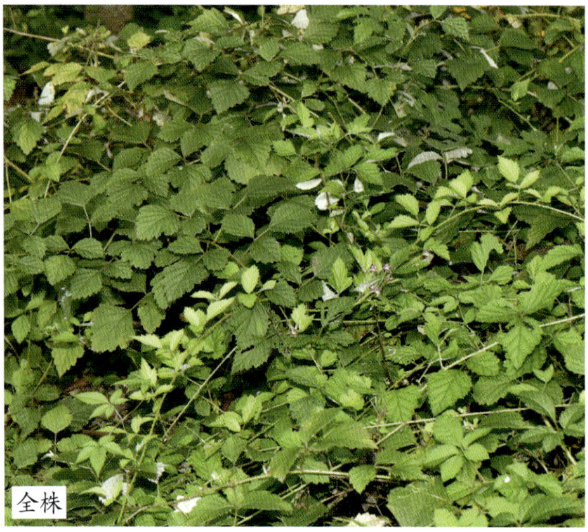

全株

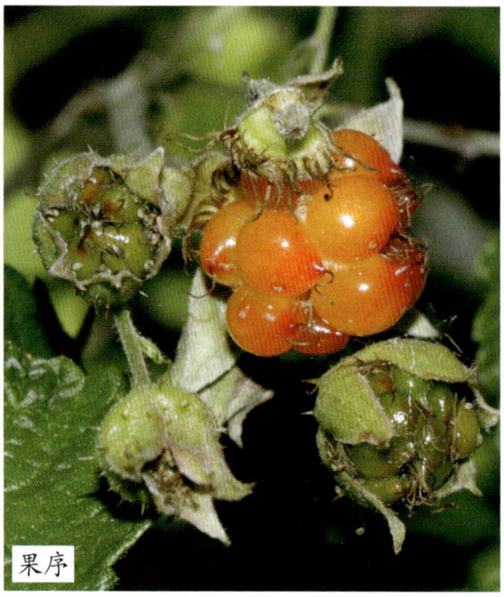

果序

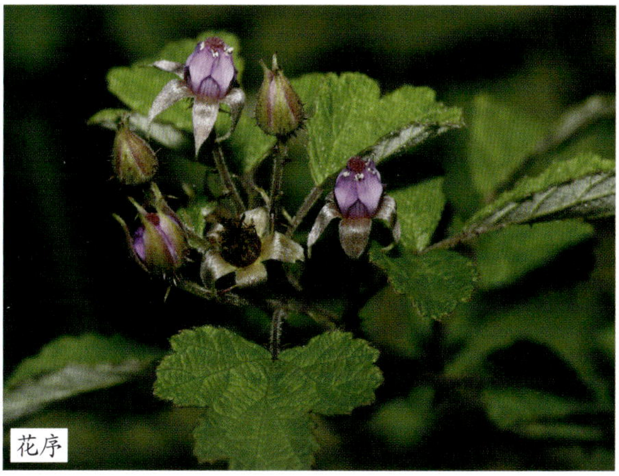
花序

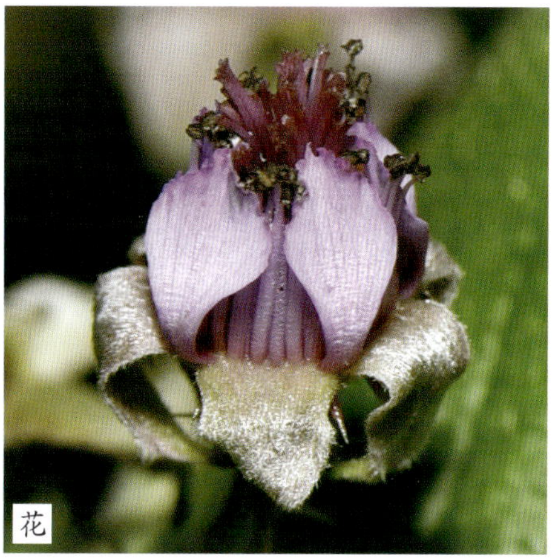
花

【释　　名】本品果实为球状聚合果，符合“莓类”果实特征，其枝、叶柄、花萼等均生有稀疏不等的针刺或倒生皮刺，尖锐如矛，故名“茅莓”；郭璞注：“藨，即莓也。”“藨”同“蔍”，《说文解字》曰：“薅，拔去田草也。”本品花开之时多为除草季节，故又名“薅田藨”。

【生境分布】生于丘陵、向阳山坡、灌木丛中、路旁。全省各地均有分布。

【识别要点】枝、叶柄、小叶柄、花序梗、花柄和花萼外面被柔毛和稀疏钩状小皮刺或针刺。复叶具小叶 3（5）；托叶线形；小叶片菱状宽卵形或倒卵形，边缘具不整齐或缺刻状的粗圆重锯齿，叶面疏被柔毛，叶背密被灰白色绒毛。伞房花序，稀顶生花序排成短总状；苞片线形，被柔毛；萼片卵状披针形或三角状卵形；花瓣卵圆形或长圆形，粉红色或紫红色。聚合果卵球状，成熟时红色。

【药 材 名】薅田藨（地上部分）、薅田藨根（根）。

【性味功用】**（1）薅田藨：**苦、涩，凉。清热解毒，散瘀止血，杀虫疗疮。主治感冒发热，咳嗽痰血，痢疾，泄泻，淋证，跌打损伤，产后腹痛，疥疮，疖肿，外伤出血等。

（2）薅田藨根：甘、苦，凉。清热解毒，活血消肿，祛风利湿，利水通淋。主治感冒发热，咽喉肿痛，跌打损伤，痈肿，风湿痹痛，水肿，咯血，吐血，崩漏，痢疾，疔疮肿毒等。

【使用注意】孕妇禁用薅田藨根。

【附　　方】**（1）治皮炎，湿疹：**薅田藨茎叶适量，煎汤熏洗。（《宁夏中草药手册》）

（2）治小儿风寒，喘咳：薅田藨根 30g，芫荽菜、紫苏、前胡各 9g，水煎冲红糖，早晚各服 1 次。（《天目山药用植物志》）

【拓展阅读】果实酸甜多汁，可供食用、酿酒、酿醋等；嫩叶晒干后可泡茶；根和叶含单宁，可提制栲胶。

合 萌

Aeschynomene indica L.

·科　名　豆科 Leguminosae　　·属　名　合萌属 *Aeschynomene*

·生活型　一年生亚灌木状直立草本　　·花果期　花期 8~9 月，果期 9~11 月

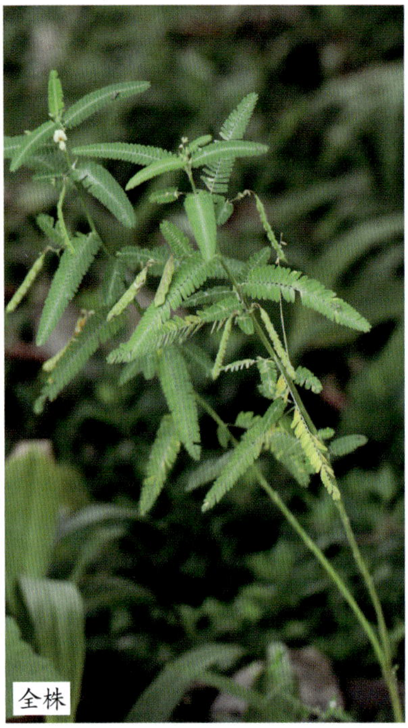
全株

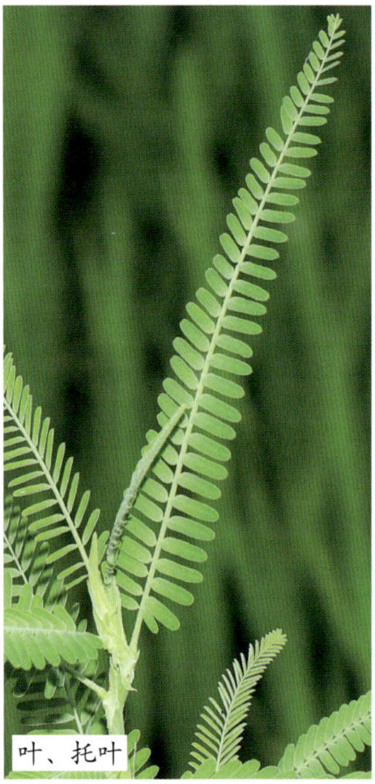
叶、托叶

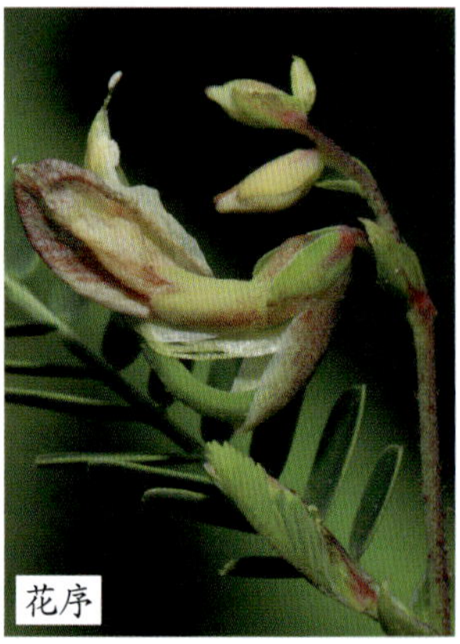
花序

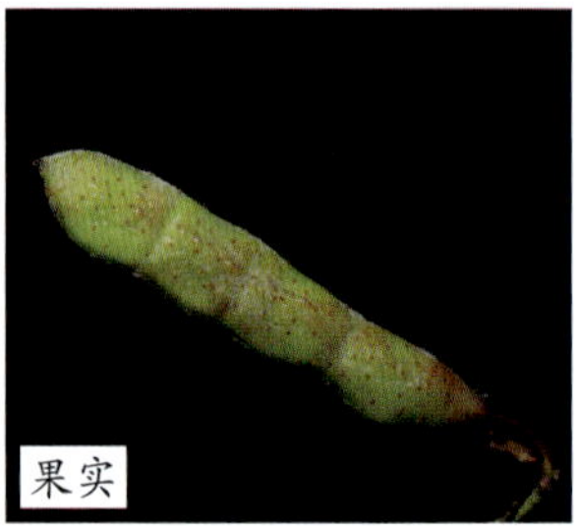
果实

【释　　名】本品为草本，触其叶则自合，如羞涩之状，又具有明目功效，《本草拾遗》称之为“合明草”，从“艹”，故名“合萌”；为与含羞草相区别，故又名“野含羞草”；土人以其形如皂角树，常生于田边、水边等潮湿环境，故又名“水皂角”“田皂角”。

【生境分布】生于旷野、水田边、溪河边或低湿草丛中。全省各地均有分布。

【识别要点】茎多分枝，无毛；小枝绿色。羽状复叶互生，具小叶 20~30 对或更多；托叶膜质，基部下延成耳状；小叶片线状长圆形，歪斜，叶面密布腺点；无小叶柄。总状花序腋生；花萼膜质，钟状，二唇形；花冠黄色，具紫色条纹。荚果扁平，长条形，微弯，有 4~8（~10）荚节，每荚节含 1 种子，荚节平滑或有小瘤突。

【药 材 名】合萌（地上部分）。

【性味功用】甘、苦，微寒。清热利湿，祛风明目，通乳。主治热淋，血淋，水肿，泄泻，痢疾，疥疮，目赤肿痛，眼生云翳，夜盲症，关节疼痛，产妇乳少等。

【使用注意】孕妇慎用。

【附　　方】**（1）治血淋：**田皂角、鲜车前草各30g，水煎服。（《浙江药用植物志》）

（2）治夜盲症：田皂角30g，水煎服；或加猪（羊）肝60~90g，同煎服。（《浙江药用植物志》）

【拓展阅读】茎的木质部、根、叶亦可入药。本种为适口性好的饲用和牧草植物，也为优良绿肥。

合　欢

Albizia julibrissin Durazz.

·科　名　豆科 Leguminosae	·属　名　合欢属 *Albizia*
·生活型　落叶乔木	·花果期　花期6月，果熟期8~10月

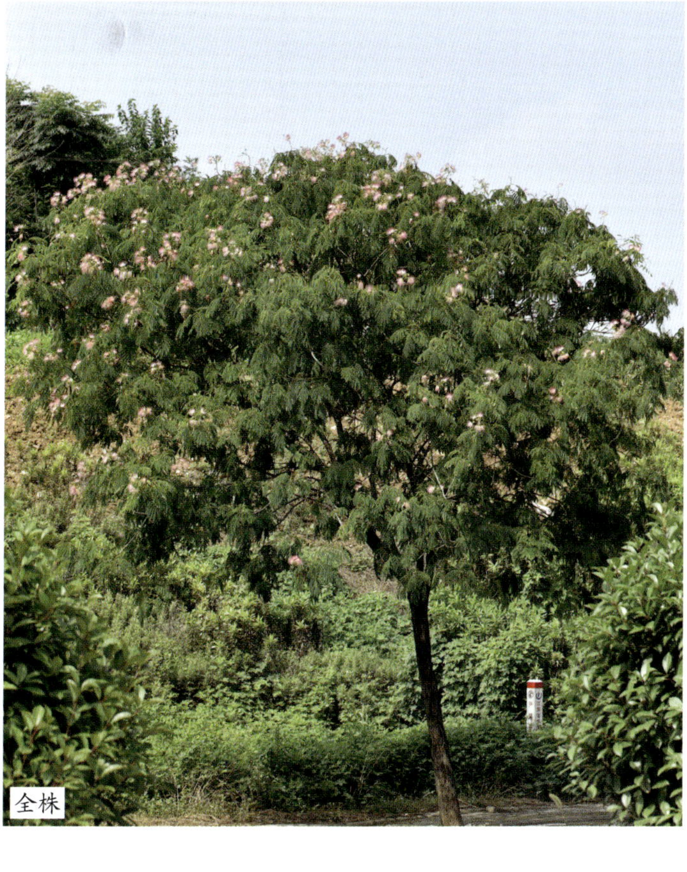
全株

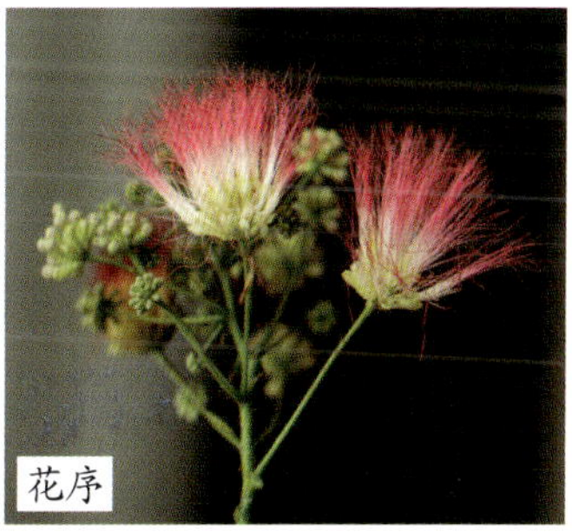
花序

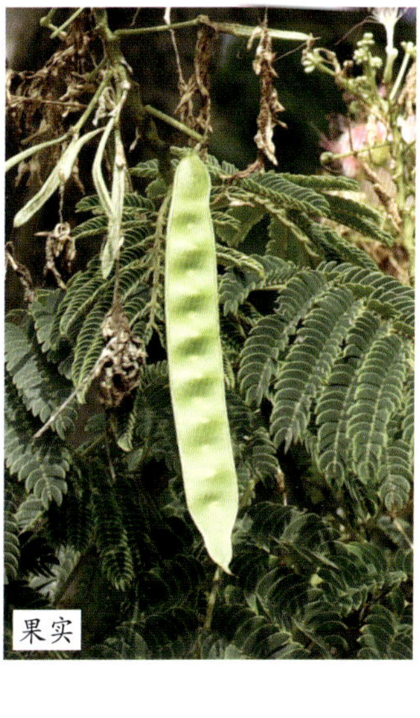
果实

【释　　名】叶至暮则合，故称为“合昏”“夜合树”，后人将“至暮则合”这一现象拟人化，比若男女之合，故名“合欢”；花丝细长而密，似绒，干燥时深色，故又名“乌绒”。

【特性分布】喜温暖湿润气候和阳光充足的环境，耐瘠薄，耐寒，适宜排水良好、肥沃的土壤。全省各地均有分布和栽培。

【识别要点】树冠伞房状开展。羽片 4~12 对，小叶 10~30 对；小叶片长 6~12mm，两侧极不对称，中脉紧靠近上缘，下侧一半向上偏斜；总叶柄近基部及叶轴顶端 1 对羽片着生处各具 1 枚腺体。头状花序着生于枝端，排列成圆锥花序；花冠粉红色；雄蕊多数，花丝长达 2.5cm，显著伸出花冠外，基部合生。荚果带状，扁平，长 9~15cm，宽 1.2~2.5cm。种子褐色。

【药 材 名】合欢皮（树皮）、合欢花（花序或花蕾）。

【性味功用】**（1）合欢皮：**甘，平。安神解郁，活血消痈。主治心神不安，忧郁，不眠，内外痈疡，跌打损伤，疮疡等。

（2）合欢花：甘、苦，平。解郁安神，理气开胃，消风明目，活血止痛。主治忧郁失眠，胸闷纳呆，风火眼疾，视物不清，腰痛，跌打伤痛等。

【使用注意】风热自汗、外感不眠者禁服，孕妇慎用合欢皮。

【附　　方】**（1）治心烦失眠：**合欢皮 9g，夜交藤 15g，水煎服。（《浙江药用植物志》）

（2）治湿浊中阻，食欲不振：合欢花、扁豆花、厚朴花各 6g，煎服。（《安徽中草药》）

【拓展阅读】本种常植为城市行道树、观赏树；心材黄灰褐色，边材黄白色，耐久，多用于制造家具；嫩叶可食，老叶可以洗衣服。

紫云英

Astragalus sinicus L.

·科　名　豆科 Leguminosae	·属　名　黄芪属 *Astragalus*
·生活型　二年生草本	·花果期　花期 3~5 月，果期 4~6 月

【释　　名】花紫红色，如云英石一般美丽，故名“紫云英”；嫩苗可食用，故又名“红花菜”。

【生境分布】生于山坡、溪边及潮湿处。分布于南京（高淳）、无锡（宜兴）、苏州、镇江（句容）等地。

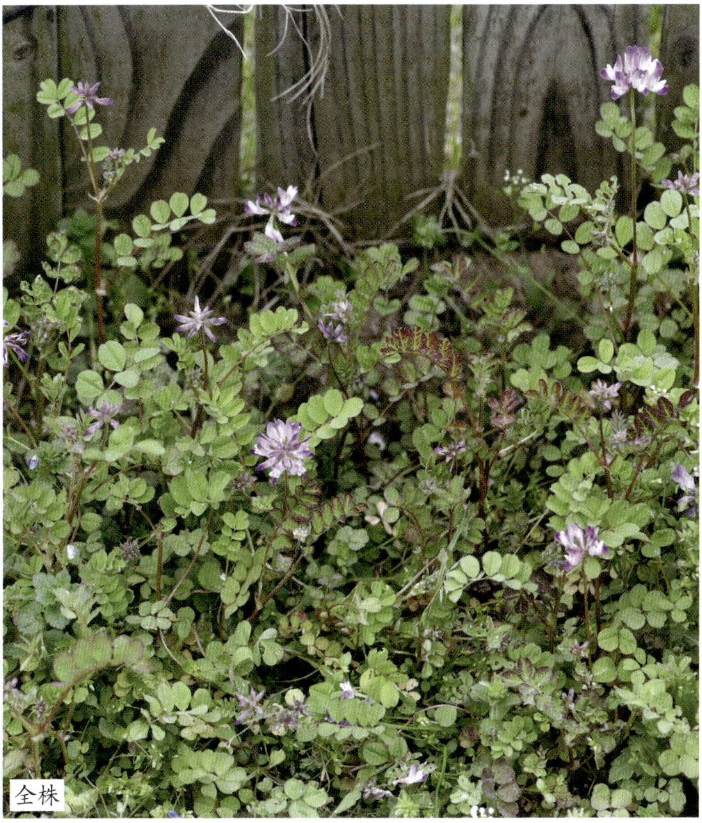
全株

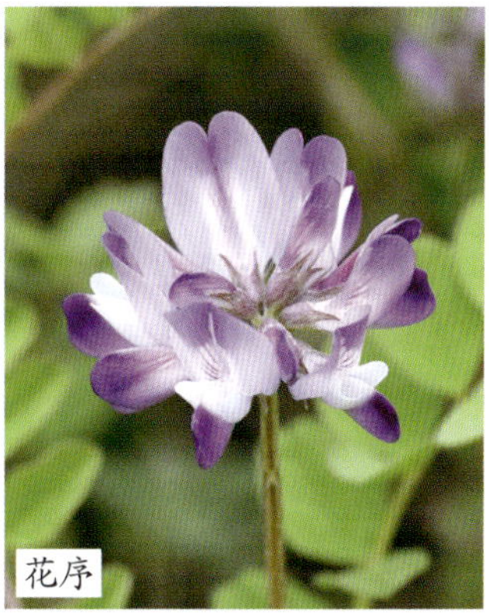
花序

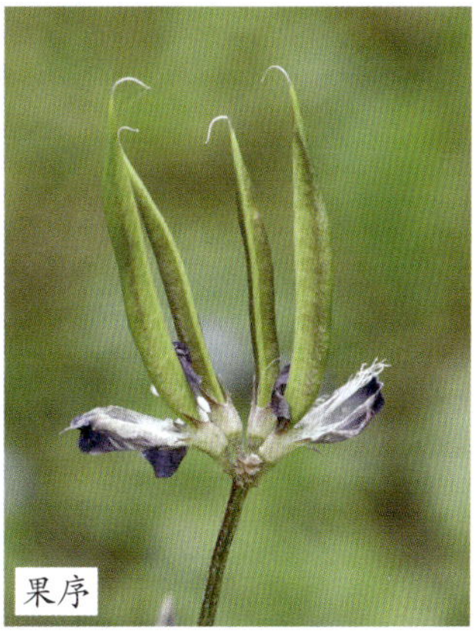
果序

【识别要点】株高 10~30cm。茎斜卧，多分枝。羽状复叶具小叶 13~17；小叶片倒卵形或宽椭圆形，两面被白色长硬毛；托叶离生，卵形。总状花序有 5~10 朵，花密集成伞形，花序梗长达 15cm；花萼钟状，被长毛，萼齿三角形；蝶形花冠，紫色，稀为白色，旗瓣倒卵形，翼瓣较旗瓣短，龙骨瓣与旗瓣近等长。荚果细长圆筒状，微弯，具细长喙，黑色，具隆起的网脉。种子肾形，黑褐色。

【药 材 名】红花菜（全草）。

【性味功用】微甘、辛，平。清热解毒，祛风明目，凉血止血。主治咽喉肿痛，风痰咳嗽，目赤肿痛，齿衄，血小板减少性紫癜，疔疮，带状疱疹，痔疮，外伤出血。

【使用注意】以开花盛期或患白粉病的紫云英毒性较大，暂无人类食用毒性报道，牛、马过食易伤脾，以致胃肠积食产气。

【附　　方】**（1）治喉痛：**米伞花（红花菜）、白果叶，晒干，研成细末，用时取等分，加冰片少许，用纸筒吹入喉内，吐出唾涎。（《贵州民间药物》）

（2）治外伤出血：紫云英叶捣烂敷。（江西《草药手册》）

【拓展阅读】种子亦可入药。本种为著名的优质绿肥、饲草植物和观花植物，也是优良蜜源植物；嫩梢可供蔬食。

刀　豆

Canavalia gladiata (Jacq.) DC.

·科　名　豆科 Leguminosae	·属　名　刀豆属 *Canavalia*
·生活型　缠绕性草质藤本	·花果期　花期 7~9 月，果期 10 月

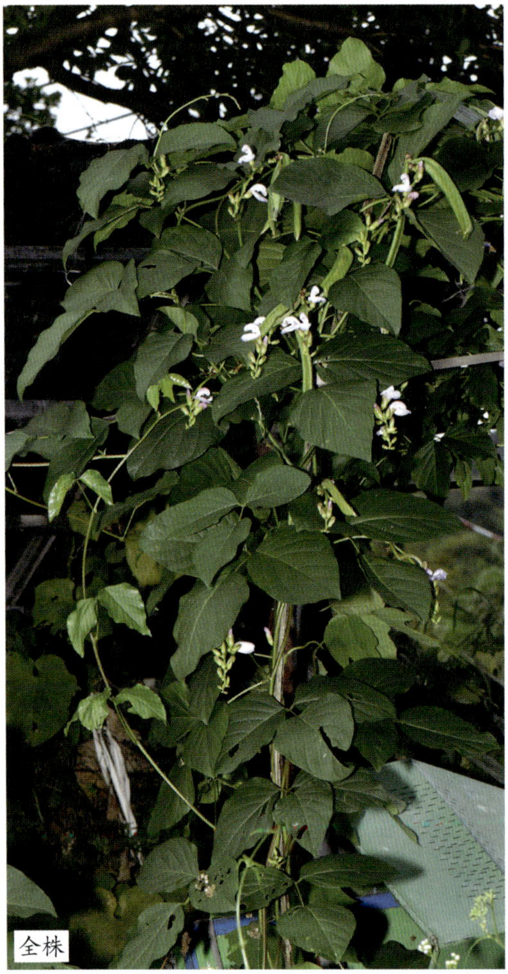

全株

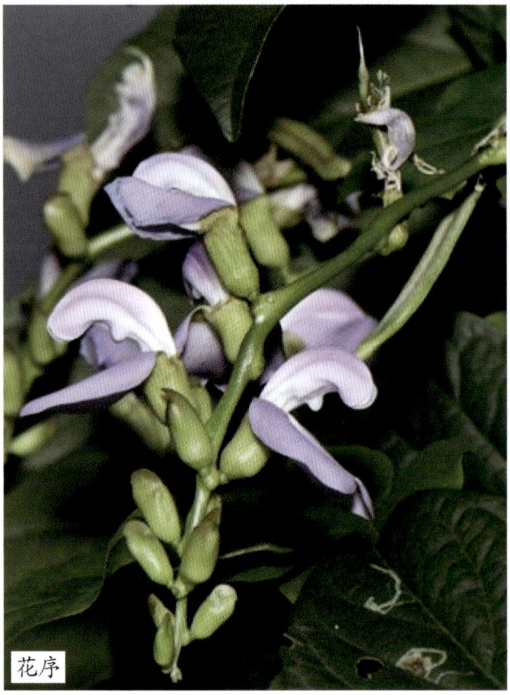

花序

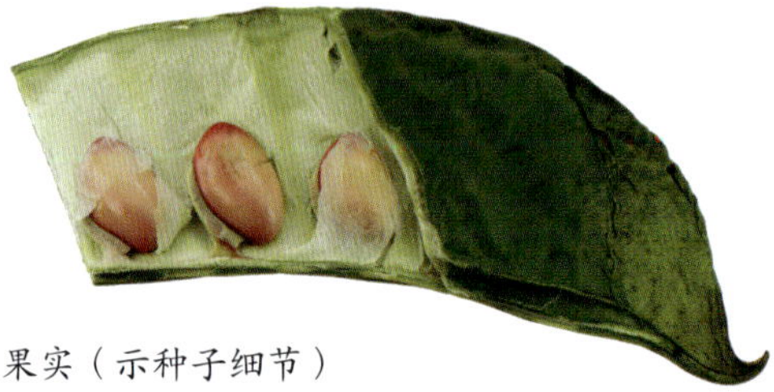

果实（示种子细节）

【释　　名】属于豆类，其果实形状如刀鞘，故名“刀豆”。《酉阳杂俎》云：“荚生横斜，如人挟剑。”故又名“挟剑豆”。

【特性分布】喜温暖，不耐寒霜，以排水良好而疏松的沙壤土栽培为宜。苏南等地有栽培。

【识别要点】茎枝光滑。羽状复叶具 3 小叶，顶生小叶宽卵形，顶端渐尖，侧生小叶偏斜。总状花序有花 10~20 朵，花疏生于花序轴肉质隆起的节上；花萼二唇形，上唇 2 枚裂齿阔而圆，下唇 3 齿，较小；花冠粉红色或白色，旗瓣大，翼瓣狭窄，镰刀状；雄蕊单体，花柱无毛。荚果镰状宽带状，长可达 35cm，离缝线约 5mm 处有纵棱，先端具钩状短喙。种子多数，种皮红色或褐色，种脐白色。

【药 材 名】刀豆（种子）。

【性味功用】甘，温。温中下气，益肾补元。主治虚寒呃逆，呕吐，肾虚腰痛等。

【使用注意】胃热患者禁服。

【附　　方】**（1）治气滞呃逆，膈闷不舒：**刀豆（取老而绽者，切，炒，研用），每服二三钱，开水下。（《医级宝鉴》）

（2）治肾虚腰痛：大刀豆子 1 对，小茴香 6g，吴茱萸 3g，破故纸 3g，青盐 6g，打成粉，蒸猪腰子吃。（《重庆草药》）

【拓展阅读】嫩荚和种子供食用；本种亦可作绿肥、覆盖作物及饲料。

望江南

Cassia occidentalis L.

·科　名　豆科 Leguminosae	·属　名　决明属 *Cassia*
·生活型　灌木或半灌木	·花果期　花期 7~8 月，果期 9~10 月

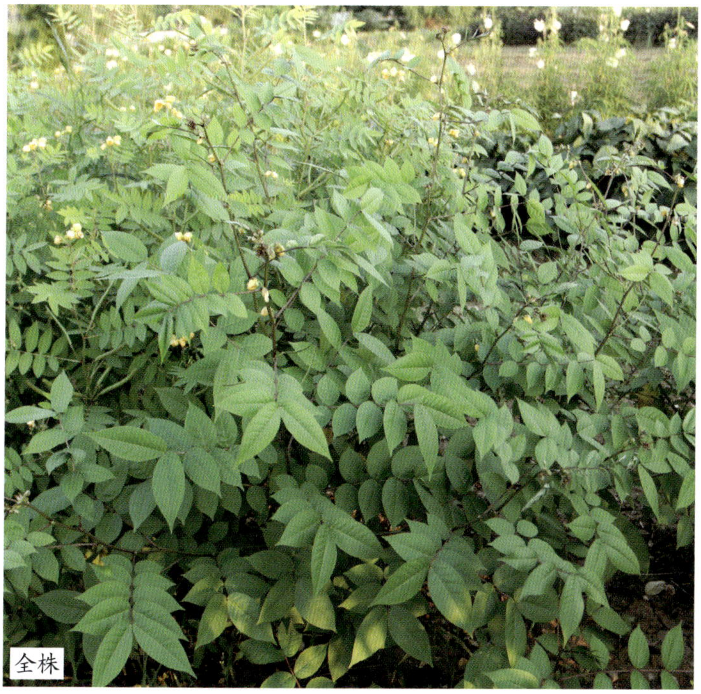

全株

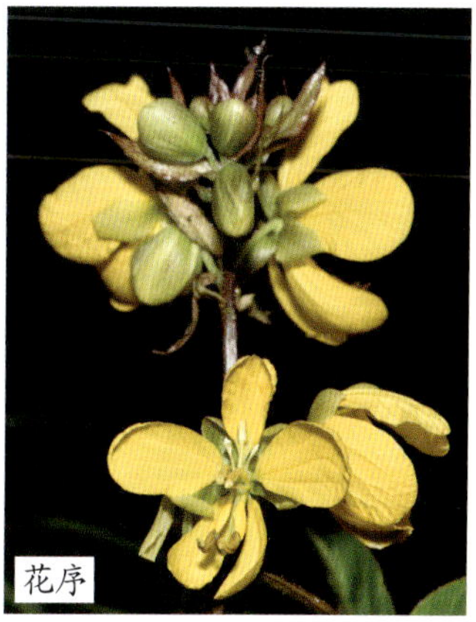

花序

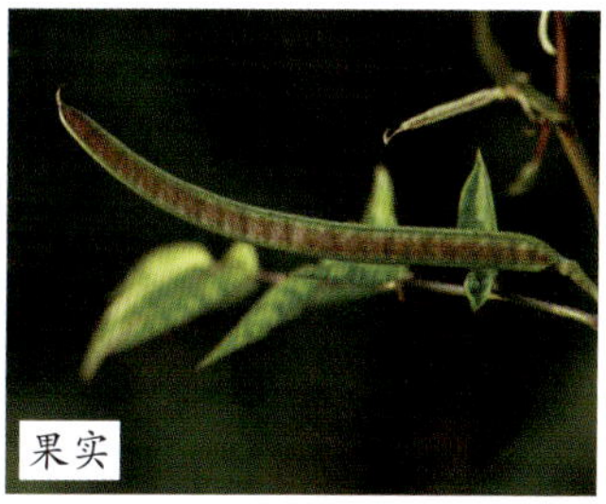

果实

【释　　名】望江南本为曲牌之名，用于本品，隐喻其有明目之功，故名“望江南”；今人多将其种子作草决明代用品，故又名“假决明”。

【生境分布】生于山坡或河边。分布于南京、无锡、南通、盐城（射阳）、镇江等地。

【识别要点】枝有棱。一回偶数羽状复叶互生；叶柄近基部有1腺体；小叶6~10，对生；小叶片卵形或卵状披针形，长2~6cm，边缘有细毛。伞房状总状花序腋生或顶生；花瓣5，黄色；发育雄蕊7，上面3个不育，无花药，最下面的2个花药较大。荚果镰状带形，稍扁，长10~13cm。种子卵球状，稍扁。

【药 材 名】望江南子（种子）。

【性味功用】甘、苦，凉；有毒。清肝，健胃，通便，解毒。主治目赤肿痛，头晕头胀，脘腹疼痛，痢疾，便秘，痈肿疔毒。

【使用注意】体虚者慎服；过量服用易引起呕吐，腹泻。本种对牲畜有毒，误食能致死。

【附　　方】**（1）治肝火迫眼，红肿羞明，或视物不明：**羊角豆子（望江南子）15~30g，冰糖30g，酌冲开水炖服。（《福建民间草药》）

（2）治高血压：望江南子炒焦研末，每次3g，砂糖酌量，冲开水代茶常服。（《福建中草药》）

【拓展阅读】茎叶亦可入药。

决　明

Cassia tora L.

·科　名　豆科 Leguminosae	·属　名　决明属 *Cassia*
·生活型　一年生亚灌木状草本	·花果期　花期7~9月，果期10月

【释　　名】本品种子具有明目功效，“决”意为一定、必定，故名“决明”；因其属草本植物，为与石决明相区别，故又名“草决明”；种子形状似马蹄，故又名“马蹄决明”。

【特性分布】喜温暖湿润气候，对土壤要求不严。全省各地均有栽培，有时逸为野生。

【识别要点】一回偶数羽状复叶互生，小叶3对；叶柄无腺体，在两小叶之间的叶轴上有1枚棒状腺体；小叶片倒卵形至倒卵状长圆形。花通常2，腋生；花冠黄色，花瓣倒卵形，最下面的2瓣稍长；发育雄蕊7，花药四方形，顶孔开裂，花丝短于花药；子房无柄，被白色柔毛。荚果线形细长圆柱状，近四棱。种子多数，近菱形，淡褐色，有光泽。

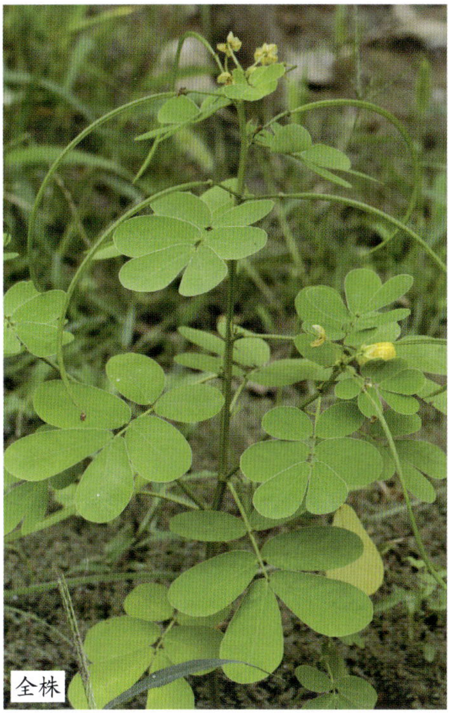
全株

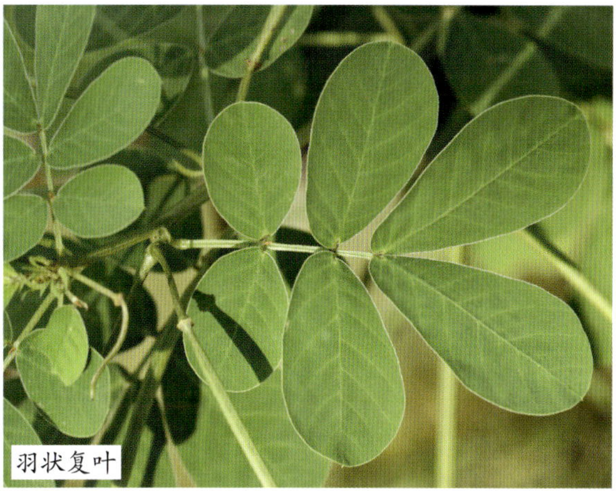
羽状复叶

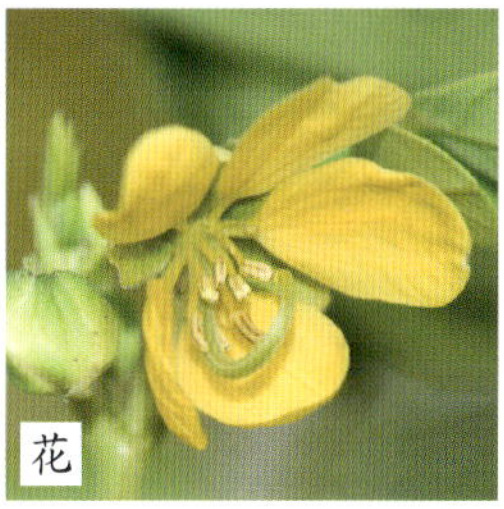
花

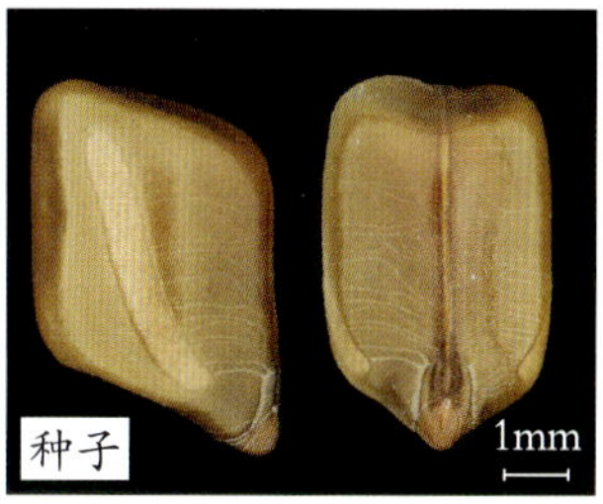

种子

【药 材 名】决明子（成熟种子）。

【性味功用】苦、甘、咸，微寒。清肝明目，利水通便。主治目赤肿痛，羞明泪多，头痛眩晕，目暗不明，大便秘结。

【使用注意】脾胃虚寒及便溏者慎服。

【附　　方】**（1）治急性结膜炎：**草决明、菊花、蝉蜕、青葙子各15g，水煎服。（《青岛中草药手册》）

（2）治夜盲症：决明子、枸杞子各9g，猪肝适量，水煎，食肝服汤。（《浙江药用植物志》）

【拓展阅读】种子可提取蓝色染料；苗叶和嫩果可食。

皂　荚

Gleditsia sinensis Lam.

·科　名　豆科 Leguminosae	·属　名　皂荚属 *Gleditsia*
·生活型　落叶乔木	·花果期　花期4~5月，果期9~10月

【释　　名】《玉篇·白部》云：“皂，色黑也。”本品成熟果实色紫黑，形似豆荚，可以作皂，故名“皂荚”；果实形如角如刀，故又名“皂角”“悬刀”。

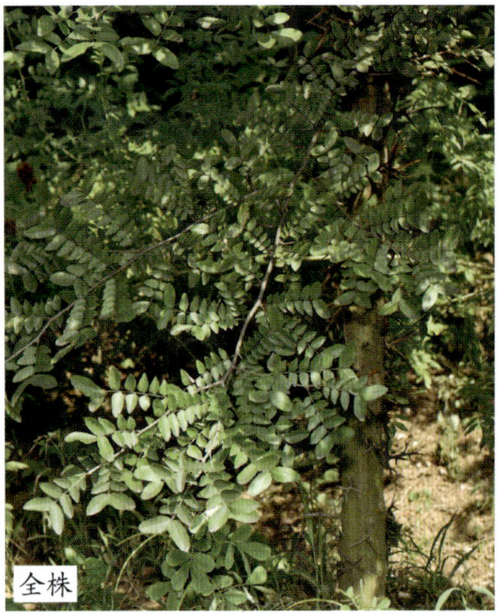
全株

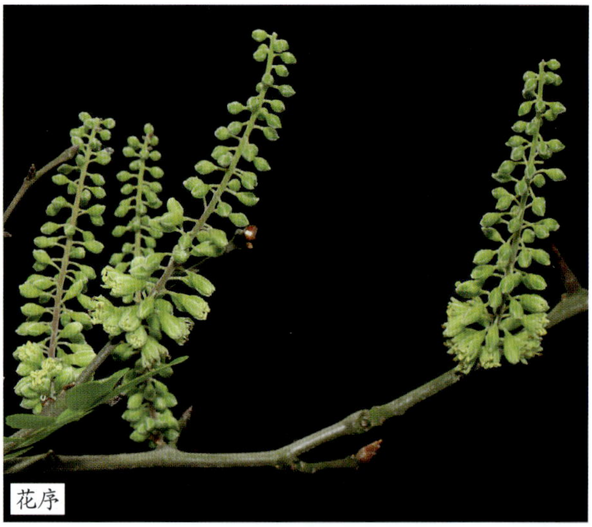
花序

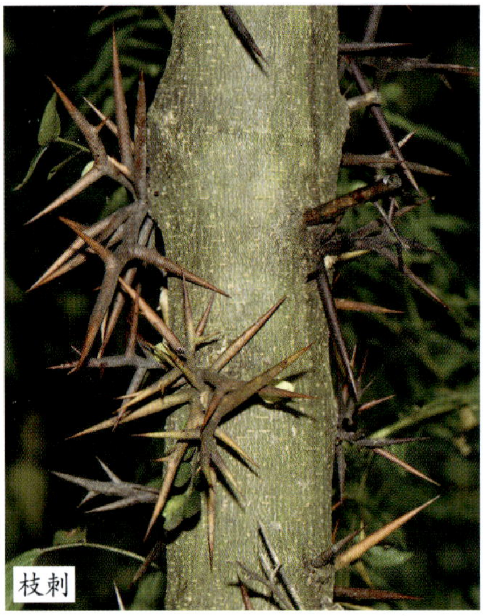
枝刺

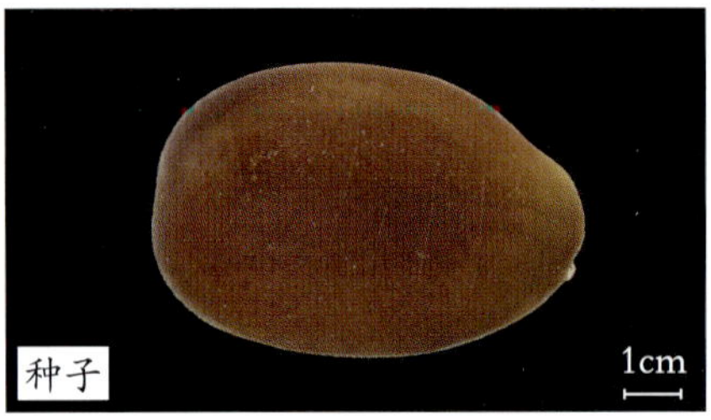

种子

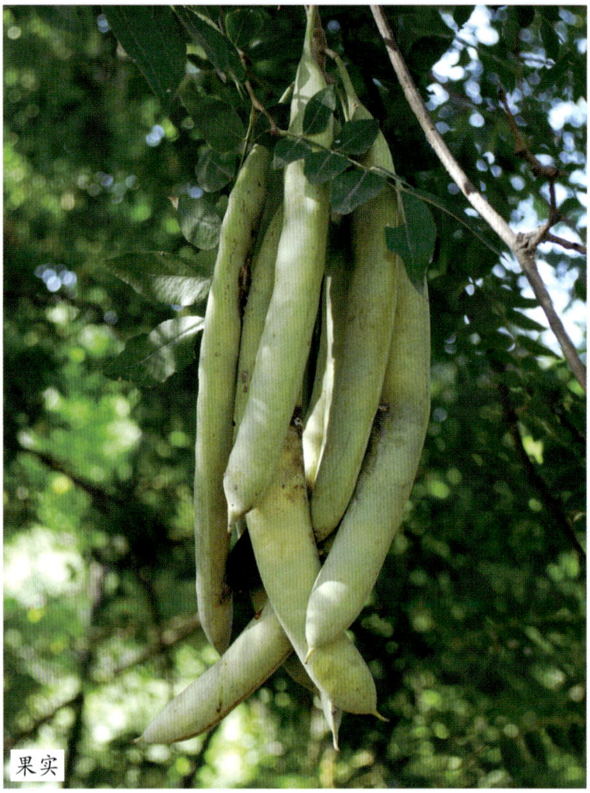
果实

【生境分布】生于路边、沟旁、村舍旁的向阳处。全省各地均有分布。

【识别要点】刺粗壮，圆柱形，红褐色，常有分枝，长可达 16cm。一回偶数羽状复叶簇生，小叶 6~14，叶面网状脉明显。总状花序腋生或顶生；花杂性；花萼钟状，裂片 4，三角状披针形；花瓣 4，长圆形，白色、黄白色或浅绿色；雄蕊（6~）8。荚果扁平，刀鞘状长条形，不扭转，黑棕色，外面有白霜。种子多数，扁平。

【药 材 名】皂角刺（棘刺）、皂荚（果实）。

【性味功用】**（1）皂角刺：**辛，温。消肿透脓，搜风，杀虫。主治痈疽肿毒，瘰疬，疠风，疮疹顽癣，产后缺乳，胎衣不下等。

（2）皂荚：辛、咸，温；有毒。祛痰止咳，开窍通闭，杀虫散结。主治痰咳喘满，中风口噤，痰涎壅盛，神昏不语，癫痫，喉痹，二便不通，痈肿疥癣。

【使用注意】疮痈已溃者及孕妇禁服皂角刺。咯血者、孕妇及体虚者禁服皂荚。

【附 方】**（1）治痈肿：**鲜皂荚刺、鲜枇杷皮各适量，捣烂敷患处。（《壮药选编》）

（2）治咳逆上气，时时唾浊，但坐不得眠：皂荚八两（刮去皮，用酥炙）末之，蜜丸梧子大，以枣青和汤服三丸，日三夜一服。（《金匮要略》）

【拓展阅读】种子、茎皮、根皮、叶亦可入药。荚果煎汁可代肥皂。

大 豆

Glycine max (L.) Merr.

·科 名 豆科 Leguminosae ·属 名 大豆属 *Glycine*

·生活型 一年生直立草本 ·花果期 花期 8~9 月，果期 9~10 月

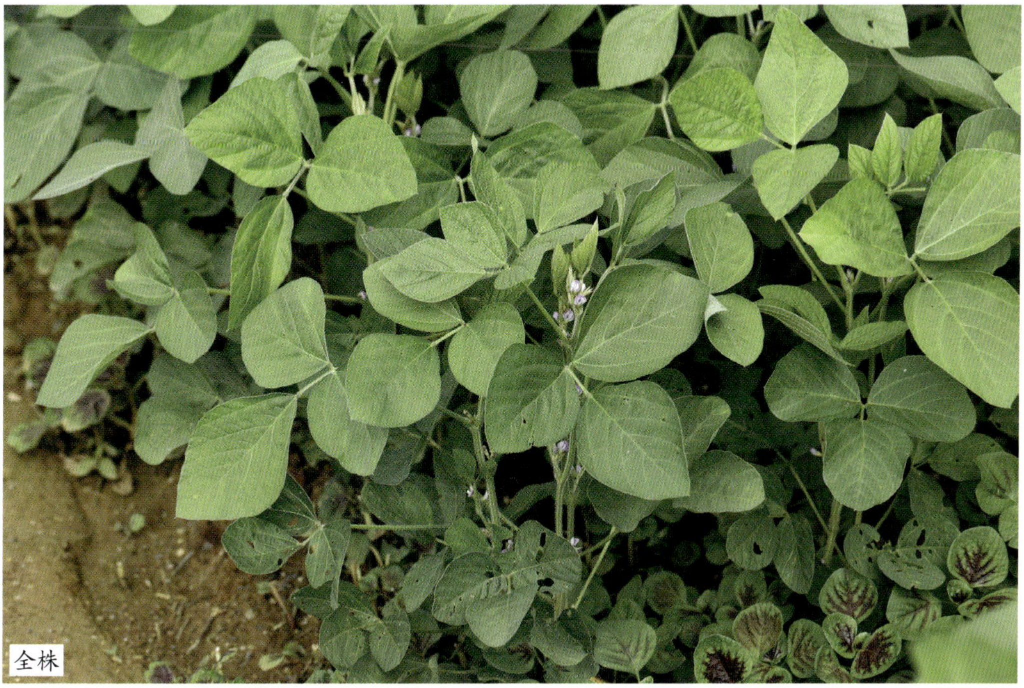
全株

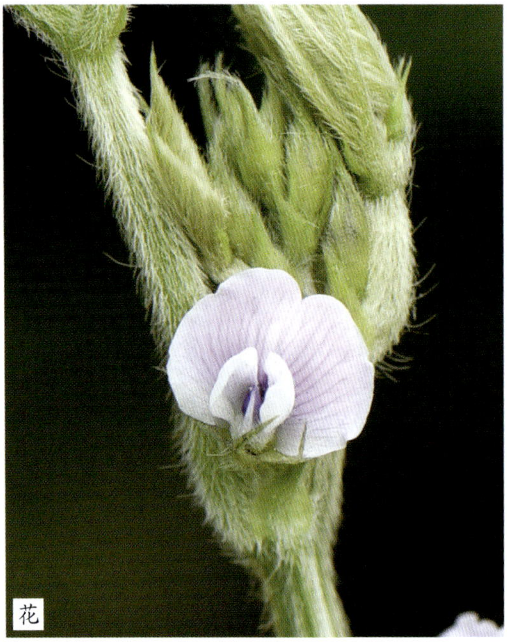

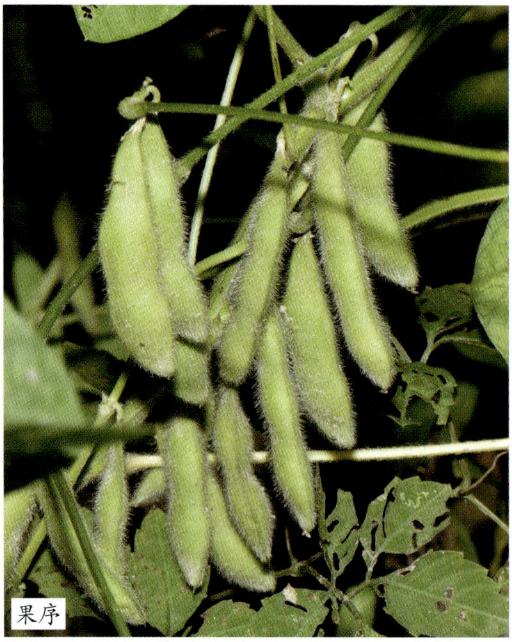

【释　　名】李时珍曰：“豆象子在荚中之形。”本品在同类植物中种子偏大，故名“大豆”。《说文解字》云：“尗，豆也。象尗豆生之形也。”后写作“菽”，为古代豆类总称。本品种子颜色有黄色、淡绿色、黑色等多样，故又名“黄豆”“青豆”“黑豆”。因其豆荚上长有绒毛，故又名“毛豆”。

【特性分布】喜温暖气候，以富含有机质、排水良好的沙壤土为佳。全省各地均有栽培。

【识别要点】全体密被褐色长硬毛。茎粗壮，直立。羽状复叶具 3 小叶；托叶宽卵形；顶生小叶片宽卵形；侧生小叶片偏斜。总状花序腋生，具几无柄而密生的花 5~8 朵；花萼钟状，裂片披针形；花紫色、淡紫色或白色，旗瓣倒卵状近圆形，先端微凹并外反卷；雄蕊二体。荚果稍扁，长圆形，略弯。种子淡绿色、黄色、褐色、黑色等，卵球状至近球状，间有隔膜。

【药 材 名】黑大豆（种皮黑色的种子）、大豆黄卷（黄大豆经发芽干燥的加工品）、淡豆豉（黑大豆经发酵的加工品）、黑大豆衣（黑大豆的种皮）。

【性味功用】（1）**黑大豆：**甘，平。活血利水，祛风解毒，健脾益肾。主治水肿胀满，风毒脚气，黄疸浮肿，肾虚腰痛，遗尿，风痹痉挛，产后风痉，痈肿疮毒，药物、食物中毒等。

（2）**大豆黄卷：**甘，平。清热透表，除湿利气。主治湿温初起，暑湿发热，胸闷脘痞，湿痹，痉挛，肢体酸重，水肿胀满，小便不利等。

（3）**淡豆豉：**苦、辛，平。解肌发表，宣郁除烦。主治外感表证，寒热头痛，心烦，胸闷等。

（4）黑大豆衣：甘，凉。养阴平肝，祛风解毒。主治眩晕，头痛，阴虚烦热，盗汗，风痹，湿毒，痈疮。

【使用注意】脾虚胀满、肠滑泄泻者慎服黑大豆；胃虚易泛恶者慎服淡豆豉。

【附　　方】**（1）治妊娠水肿：**黑大豆 95g，大蒜 1 粒，水煎，调红糖适量服。（《福建药物志》）

（2）治头风，湿痹，筋挛膝痛，胃中积热，大便结涩：大豆黄卷（炒）一升，酥半两，为末，食前温水服一匙，日二服。（《普济方》）

（3）治感冒发热，头痛：淡豆豉、葱白各 9g，生姜 4.5g，水煎服。（《全国中草药汇编》）

（4）治阴虚头晕眼花：黑豆衣 9g，生地黄 12g，枸杞子、菊花各 9g，水煎服。（《安徽中草药》）

【拓展阅读】黄豆榨取的脂肪油、加工的糊状制品等亦可入药。本种为重要的粮食和油料作物。

野大豆

Glycine soja Sieb. et Zucc.

·科　名　豆科 Leguminosae	·属　名　大豆属 *Glycine*
·生活型　一年生缠绕草本	·花果期　花期 7~8 月，果期 8~10 月

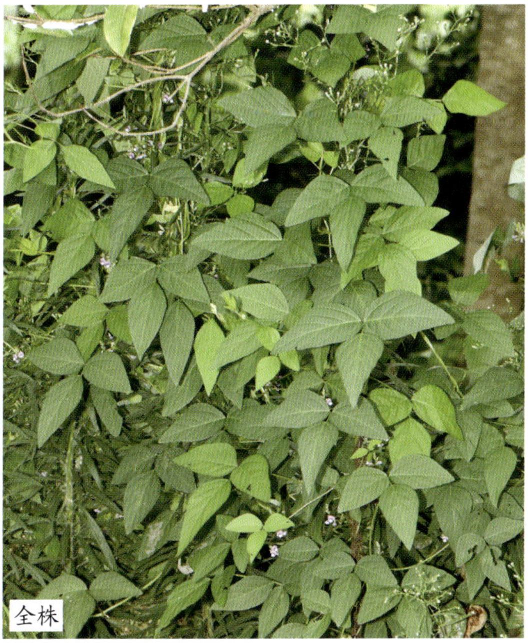
全株

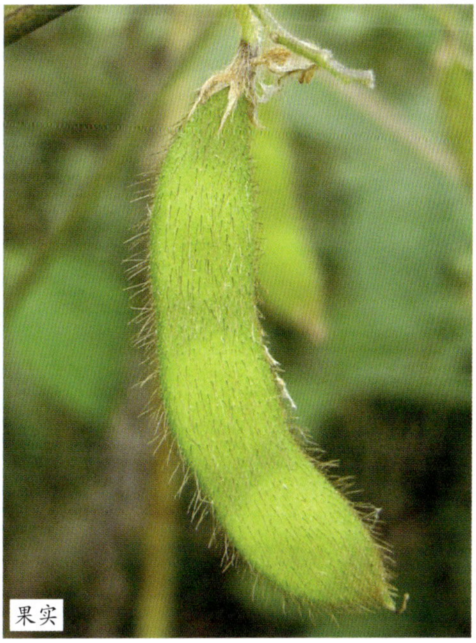
果实

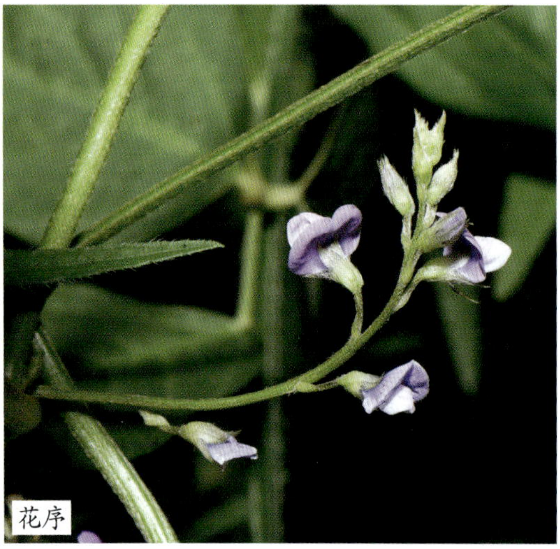

花序

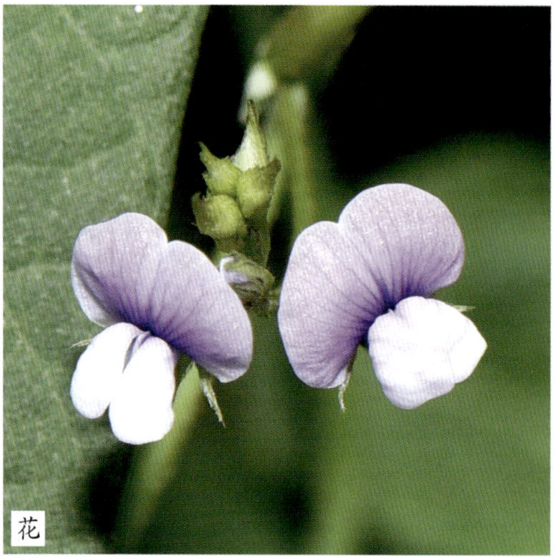

花

【释　　名】本品野生于田边、沟边，植株形态似大豆，故名“野大豆”；“穞”之本义为野生之稻，后引申为野生者，因本品为野生豆类，故又名“穞豆”；可作喂马的饲料，故又名“马料豆”；种子色黑，故又名“山黑豆”“黑料豆”。

【生境分布】生于林缘、路边草丛中或荒地。全省各地均有分布。

【识别要点】茎纤细，缠绕，各部疏生黄褐色长硬毛。羽状复叶有3小叶，顶生小叶片卵圆形或卵状披针形，两面有白色糙伏毛；侧生小叶偏斜；托叶卵状披针形，有黄色柔毛，早落。总状花序短，腋生，每节1花，花小；花萼钟状，萼齿5；花冠紫红色，旗瓣近圆形，先端微凹，龙骨瓣短；花柱无毛。荚果稍扁，长圆形，长约3cm，种子间稍缢缩。种子2~3，粗糙，褐色或黑色。

【药 材 名】穞豆（种子）。

【性味功用】甘，凉。补益肝肾，祛风解毒。主治肾虚腰痛，风痹，筋骨疼痛，阴虚盗汗，内热消渴，目昏头晕，产后风痉，小儿疳积，痈肿等。

【使用注意】本品润燥滑肠，脾虚泄泻者慎服。

【附　　方】**治妊娠腰痛酸软：**马料黑豆二合，炒焦，熟白酒一碗，煎至七分，空心下。（《本草纲目拾遗》引《产家要览》）

【拓展阅读】本种虽分布广泛，但仍被列为国家二级重点保护野生植物。根、茎、叶亦可入药。

刺果甘草

Glycyrrhiza pallidiflora Maxim.

·科　名　豆科 Leguminosae　　·属　名　甘草属 *Glycyrrhiza*

·生活型　多年生草本　　·花果期　花期 6~7 月，果期 7~9 月

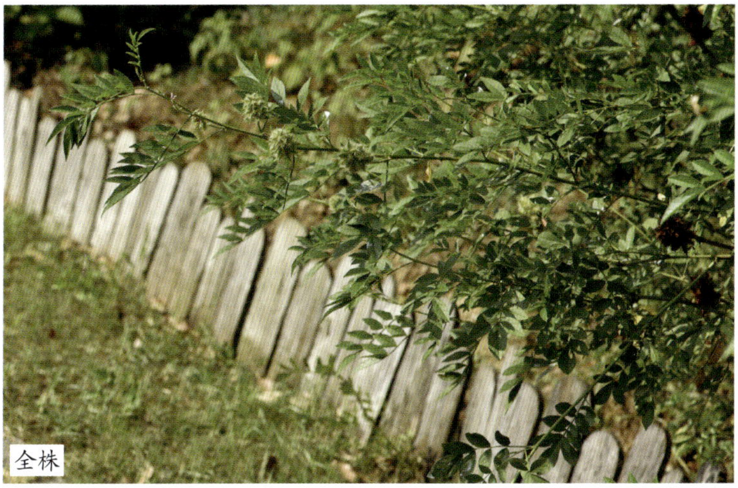

全株

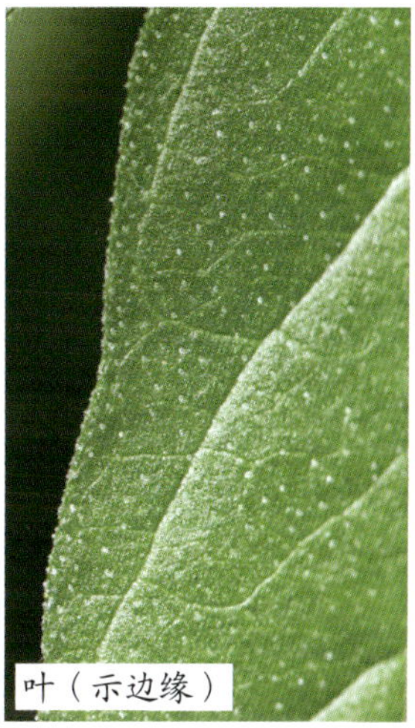

叶（示边缘）

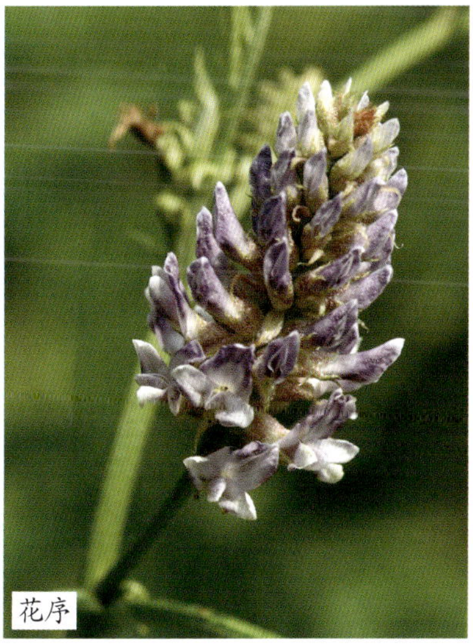

花序

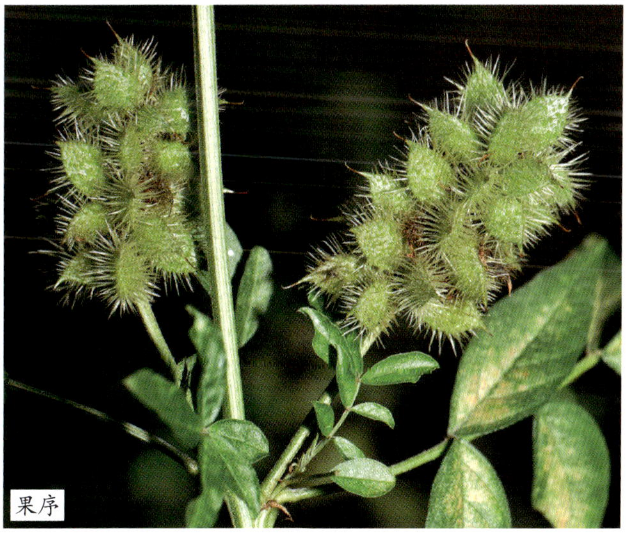

果序

【释　　名】本品为甘草属植物，荚果表面密生尖硬刺，故名“刺果甘草”；果实顶端具一个锥状花柱基，且可用于治疗奶汁缺少，故又名“奶锥”。

【生境分布】生于田边、路边、河沟边、高坎上草丛中。分布于苏北等地。

【识别要点】株高 1~1.5m。茎直立，有棱，密被黄色鳞片状腺体。奇数羽状复叶互生；小叶片披针形或卵状披针形，长 2~5cm，顶端渐尖，边缘具钩状细齿。总状花序腋生，花密集成长圆状；萼齿披针形，有鳞片状腺体和短毛；

花冠淡紫色。果序呈圆柱状；荚果卵球状，顶端具尖喙，表面密生尖硬刺。

【药 材 名】刺果甘草（根、果实）。

【性味功用】甘、辛，温；有小毒。根杀虫，果实催乳。

【使用注意】本品所含的二甲氧基异黄酮具有较强的细胞毒性。

【附　　方】**（1）治百日咳、产后乳汁淤积性乳腺炎：**刺果甘草 15g，水煎服。（笔者经验方）

（2）治滴虫阴道炎：刺果甘草根 30g，煎水熏洗。（笔者经验方）

【拓展阅读】本种为良好的固沙保土植物；茎叶可作绿肥；种子可榨油。

小苜蓿

Medicago minima (L.) Lam.

·科　名　豆科 Leguminosae	·属　名　苜蓿属 *Medicago*
·生活型　一年生或多年生草本	·花果期　花期 3~4 月，果期 4~5 月

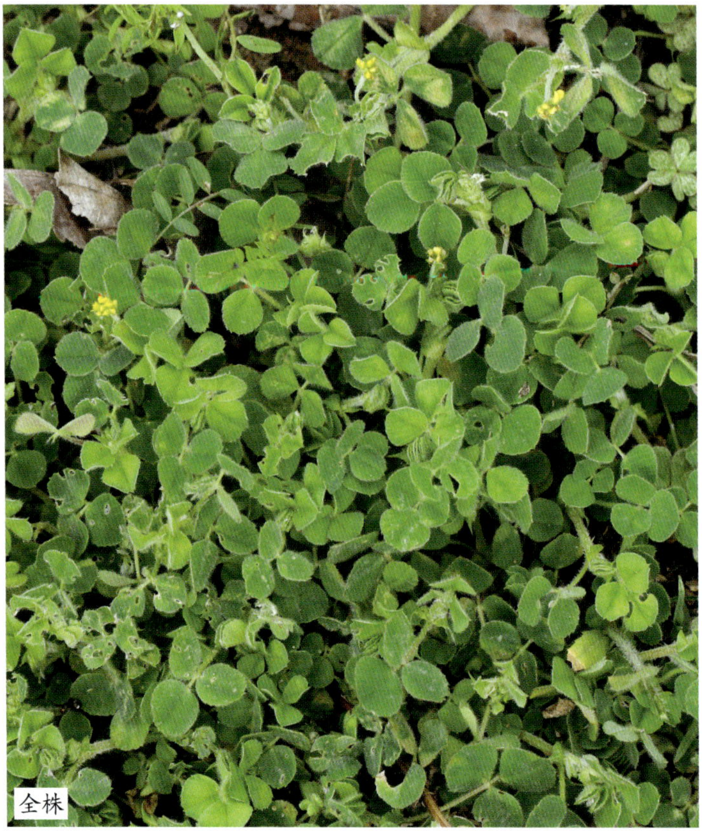

全株

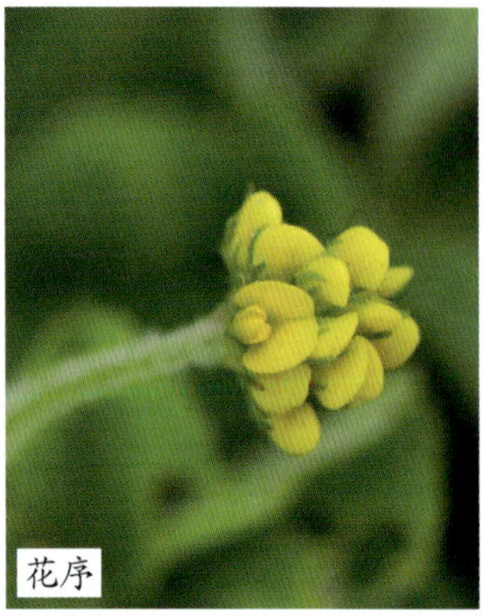

花序

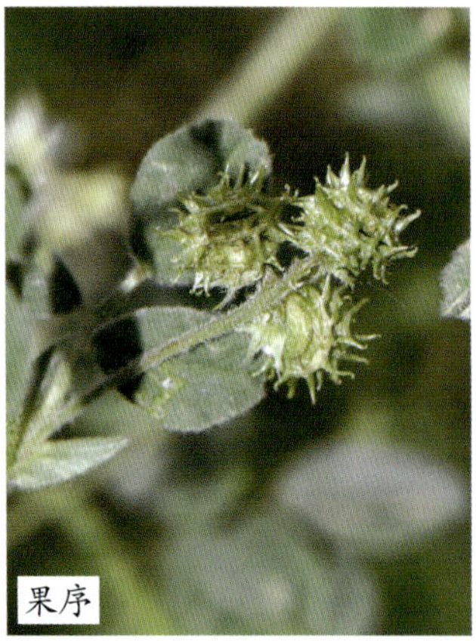

果序

【释　　名】植株形态与南苜蓿相近，但较矮小，故名“小苜蓿”。

【生境分布】生于荒坡、草地或路旁。全省各地均有分布。

【识别要点】植株矮小，匍匐状，全体有白色绒毛。羽状 3 小叶；小叶片倒卵形，近等大，顶端钝圆或微凹，基部楔形，有浅锯齿；托叶斜卵形，顶端尖，近全缘或基部有疏齿。总状花序短缩成头状；花序梗长于叶；花小；花萼钟状，萼齿不等长，披针形；花冠淡黄色，旗瓣常反折。荚果盘曲成球状，旋转 3~5 圈，直径约 0.4cm，边缘有棱和长棘刺，刺顶端钩状；每圈有种子 1~2。

【药 材 名】小苜蓿（根）。

【性味功用】苦，寒。清热，利湿，止咳。主治热病烦满，黄疸，咳嗽。

【使用注意】尚未明确。

【附　　方】**治黄疸**：小苜蓿根 15~30g，水煎服。（苏医《中草药手册》）

【拓展阅读】本品为优良牧草，并可作绿肥。

南苜蓿

Medicago polymorpha L.

·科　名　豆科 Leguminosae	·属　名　苜蓿属 *Medicago*
·生活型　一年生或二年生草本	·花果期　花期 3~4 月，果期 5 月

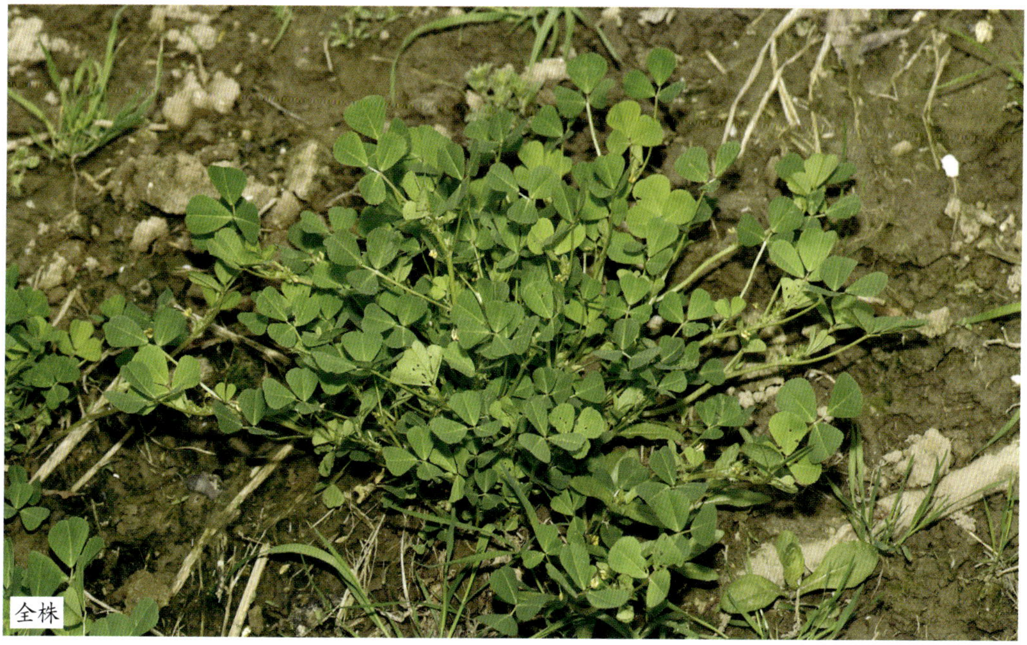

全株

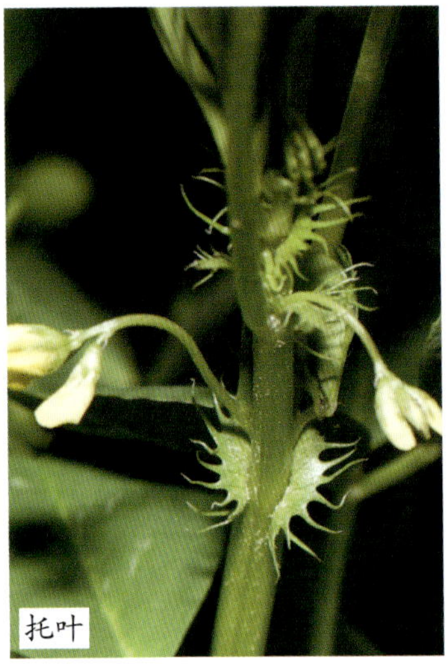

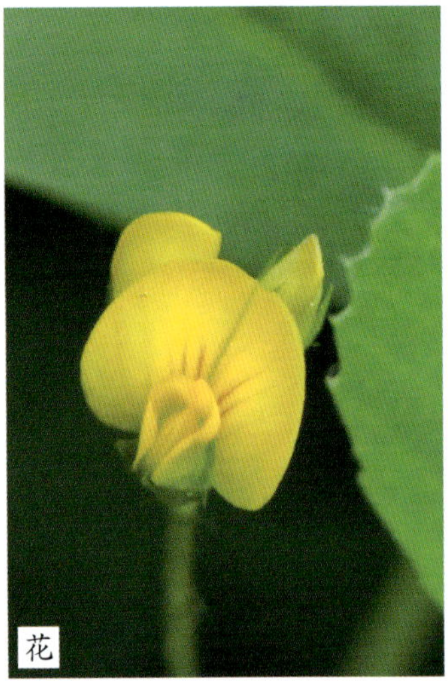

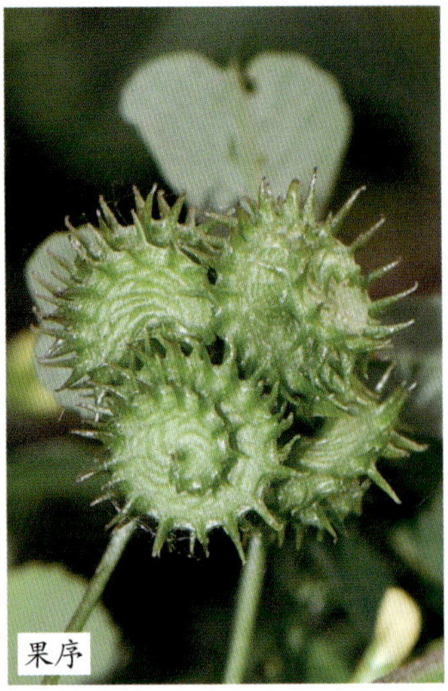

【释　　名】“苜蓿”一词源自古代大宛语“buksuk”的音译，本品植株形态与紫苜蓿相近，因在南方有广泛栽培，得名“南苜蓿”，简称“苜蓿”。其花色黄，且可作菜肴，故又名“金花菜”；为低矮草本，人们常取其顶端嫩叶炒食，故又名“草头”；在南京，人们习惯将苜蓿头称为音近的“母鸡头”。

【生境分布】生于田野、山边、路边。分布于苏南各地。

【识别要点】茎匍匐或稍直立，有纵棱，基部多分枝。小叶片阔倒卵形或倒心形，叶面无毛，叶背有疏柔毛；托叶卵状长圆形，基部耳状，边缘具不整齐细条裂或裂刻很深。总状花序有花 2~10 朵，花序梗纤细，挺直，通常比叶长；花萼钟状，萼齿披针形，与萼筒近等长，无毛或被疏毛；花冠黄色。荚果盘状，旋转 1.5~2.5 圈，边缘具钩刺。种子扁，长肾形，棕色，平滑。

【药 材 名】苜蓿（全草）。

【性味功用】苦、涩、微甘，平。清热凉血，利湿退黄，通淋排石。主治热病烦满，黄疸，痢疾，浮肿等。

【使用注意】不宜多服；不可与蜜同服，令人下利。

【附　　方】**（1）治黄疸，膀胱结石，小便不通，痔疮出血：** 苜蓿全草 15~30g，水煎服；或用鲜全草 60~90g，捣烂取汁服。（《广西本草选编》）

（2）治细菌性痢疾： 苜蓿 30g，水煎，加蜂蜜 30g，分 2 次冲服。（《湖南药物志》）

【拓展阅读】根亦可入药。嫩茎叶可作蔬菜；为优质饲草和绿肥。

含羞草

Mimosa pudica L.

·科　名　豆科 Leguminosae	·属　名　含羞草属 *Mimosa*
·生活型　多年生草本	·花果期　花期 4~10 月，果期 6~11 月

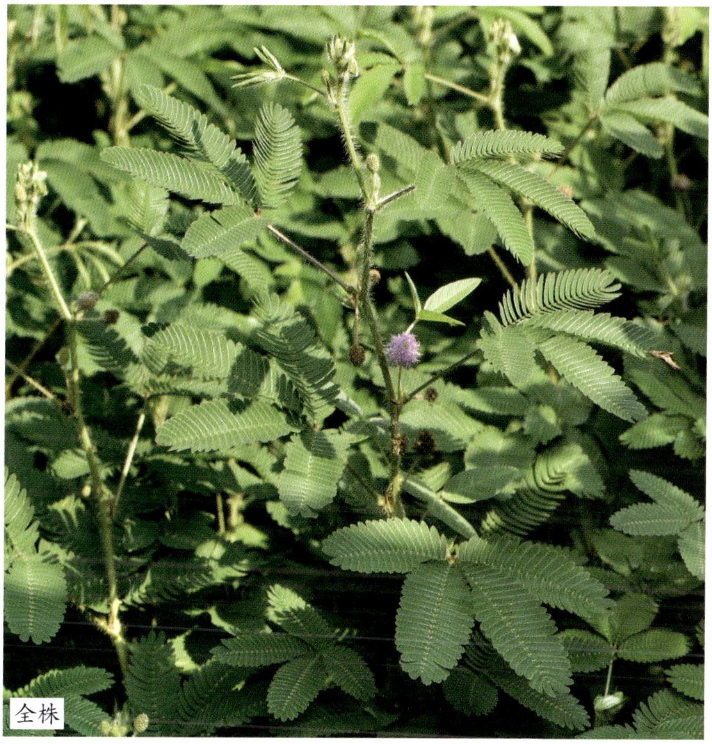

全株

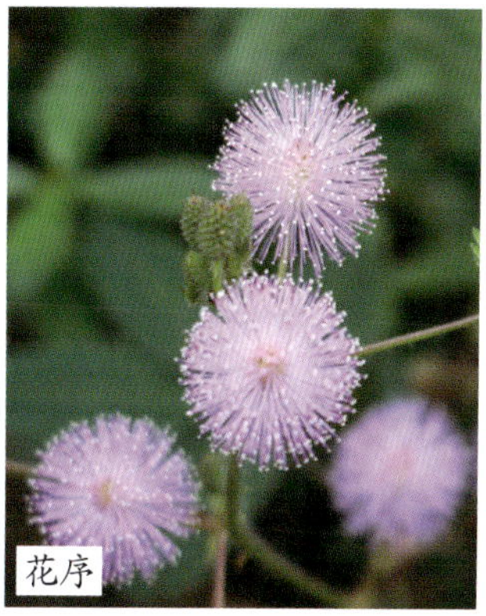

花序

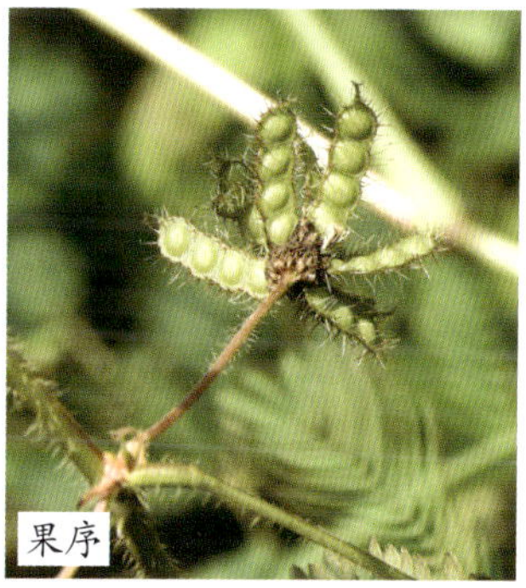

果序

【释　　名】本品叶触之即闭合下垂，如羞涩之状，故名“含羞草”；草本细小，高不数尺，手拂气嘘似皆知觉，大声恫喝（恫吓），即时俯伏，故又名“喝呼草”。

【特性分布】喜温暖湿润气候，以排水良好、富含有机质的沙质壤土栽培为宜。全省各地均有栽培。

【识别要点】植株遍体散生倒刺毛和锐刺。二回羽状复叶；羽片 2~4 个，掌状排列于总叶柄顶端；小叶片边缘及叶脉有刺毛，触之即闭合而下垂。头状花序圆球形；花 4 数；花萼钟状，有微小萼齿 8 个；花瓣 4，淡红色；雄蕊 4，花丝长，丝状，伸出花冠外；花瓣和花丝均基部合生。荚果扁平，条形，有 3 或 4 荚节，每荚节有 1 粒种子，成熟时节间脱落，荚缘宿存，有长刺毛。

【药 材 名】含羞草（全草）。

【性味功用】甘、涩、微苦，微寒；有小毒。凉血解毒，清热利湿，镇静安神。主治小儿高热，水肿，劳伤咯血，鼻衄，血尿，神经衰弱，失眠，疮疡肿毒，跌打损伤等。

【使用注意】孕妇禁服。

【附　　方】**（1）治小儿高热：**含羞草 9g，水煎服。（《全国中草药汇编》）

（2）治劳伤咯血：含羞草、姜黄各等量研末，每次 1.5~3g，每日 2 次，酌情加酒冲服。（《安徽中草药》）

【拓展阅读】根亦可入药。此外，本种为常见观赏植物；种子可榨油。

刺　槐

Robinia pseudoacacia L.

·科　名　豆科 Leguminosae	·属　名　刺槐属 *Robinia*
·生活型　落叶乔木	·花果期　花期 4~6 月，果熟期 8~9 月

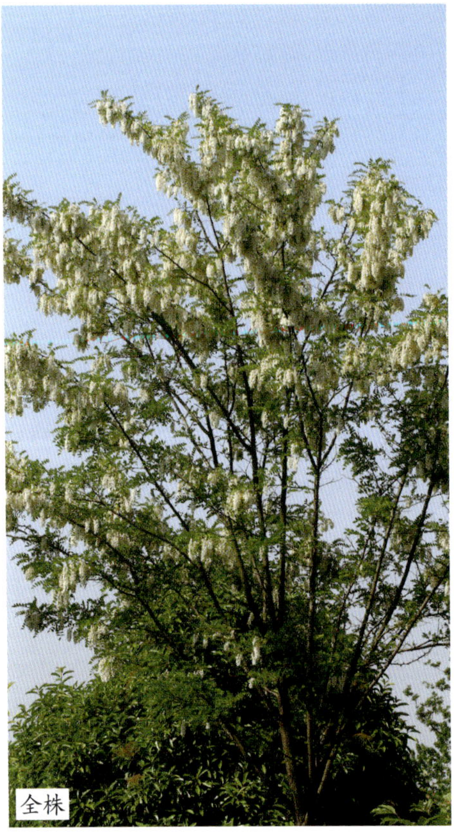
全株

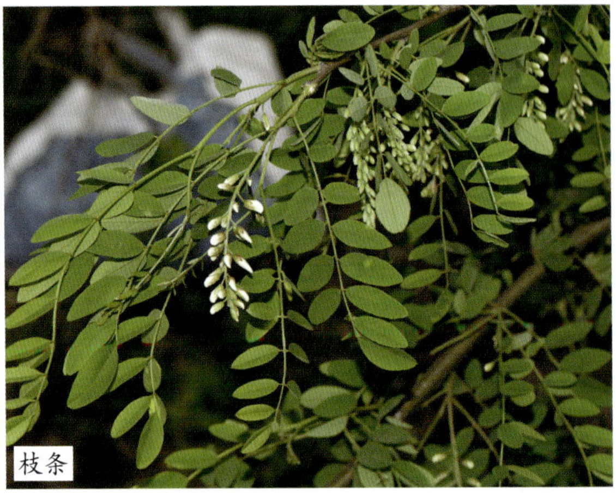
枝条

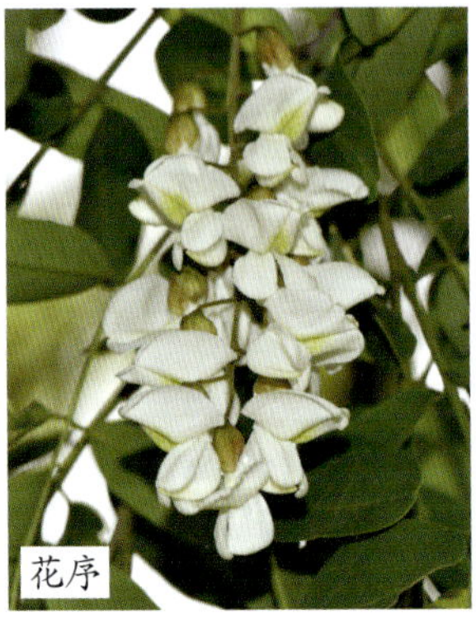
花序

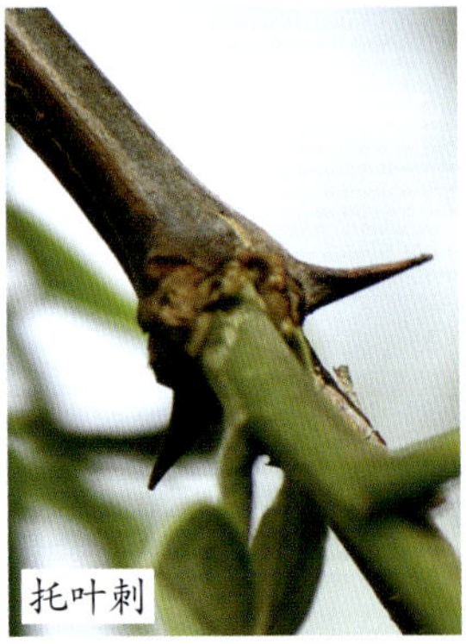
托叶刺

【释　　名】植株与槐树形态相近，但本品枝具托叶刺，故名“刺槐”；原产于北美洲，20 世纪初引入我国，故又名“洋槐”。

【生境分布】生于公路旁及村舍附近。全省各地均有分布。

【识别要点】树皮褐色，有纵裂纹。奇数羽状复叶，互生，小叶片椭圆形，常具托叶刺。总状花序腋生，下垂。小枝、花序轴和花柄被细柔毛；花萼斜钟状；花冠白色，芳香，旗瓣近圆形，反折，基部有黄色斑点。荚果扁平，条状长矩圆形，光滑无毛，沿腹缝线具窄翅，熟时 2 瓣裂。

【药 材 名】刺槐花（花）。

【性味功用】甘，平。止血。主治大肠下血，咯血，吐血，血崩等。

【使用注意】花蕾、树叶、树皮均有毒，须高温加热或蒸煮熟透以破坏有毒成分。

【附　　方】**（1）治痔疮下血：**洋槐花、虎杖、吉祥草各 20g，水煎服。（《常用中草药图谱及配方》）

（2）治崩漏：洋槐花 20g，马齿苋 30g，石灰菜 20g，水煎服。（《常用中草药图谱及配方》）

【拓展阅读】根亦可入药。材质硬重，抗腐耐磨，宜作枕木、建筑、矿柱等多种用材；且其生长快，萌芽力强，是速生薪炭林树种；还是优良的蜜源植物；花和嫩叶经烹饪后可食用。

田　菁

Sesbania cannabina (Retz.) Pers.

·科　名　豆科 Leguminosae　　·属　名　田菁属 *Sesbania*

·生活型　一年生亚灌木状草本　　·花果期　花期 8~9 月，果期 9~10 月

【释　　名】本品是一种生于田野间的优良夏季绿肥作物，植株养分含量丰富，古人视之为田地的精华，故名“田菁”；本品植株高大，羽状复叶，小叶多而密集，似蜈蚣之百足，向天谓之高也，故又名“向天蜈蚣”。

【生境分布】生于田间、路旁、海边或较水湿地方。全省各地均有分布。

【识别要点】茎绿色，微被白粉，折断后有白色黏液，茎髓白色充实。羽状复叶互生，具小叶 20~30 对；小叶片条状矩圆形或长椭圆形，顶端钝至平截，有细尖，基部圆形且两侧不对称，两面密生褐色小腺点。总状花序，花 2~6 朵疏生；花序梗、花柄纤细，下垂；花萼斜钟状；花冠黄色，旗瓣扁圆形，翼瓣有紫斑或无。荚果线形长圆柱状，长 15~18cm。种子多数。

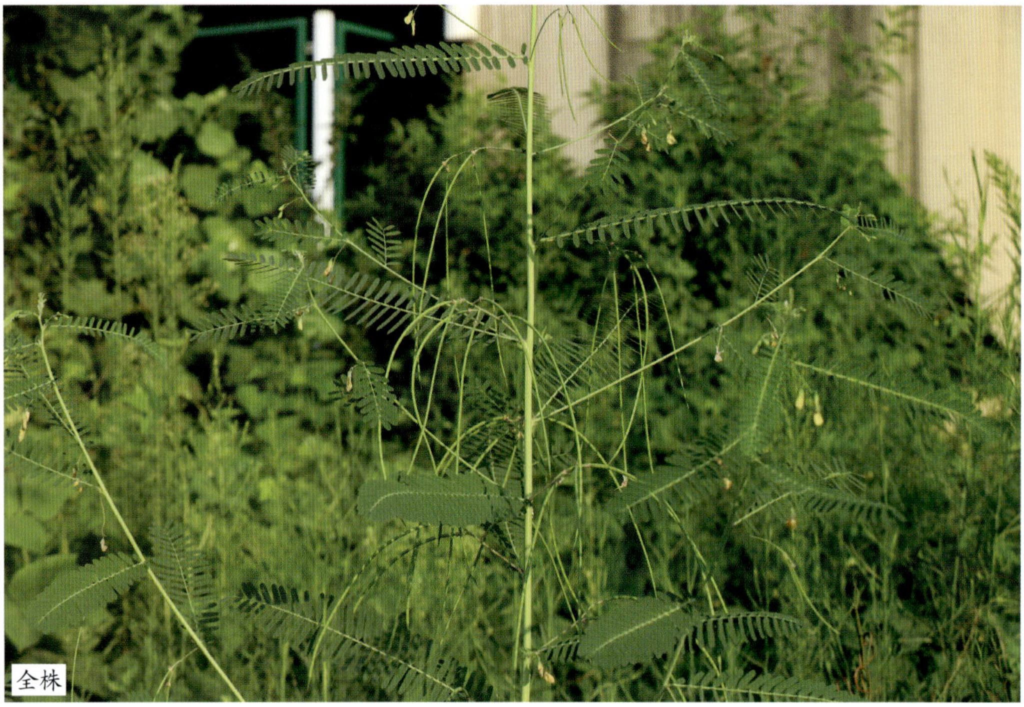
全株

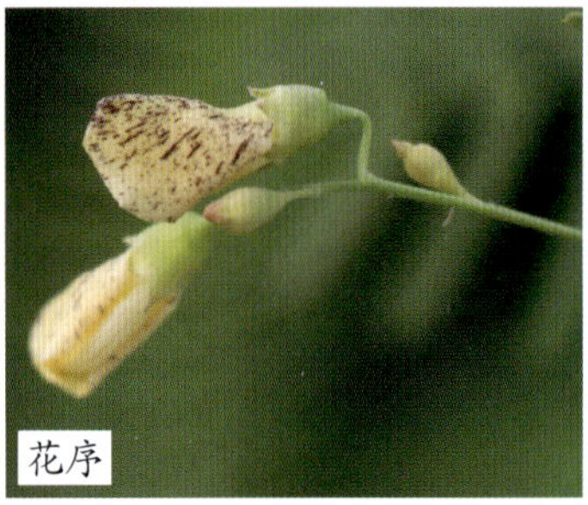
花序

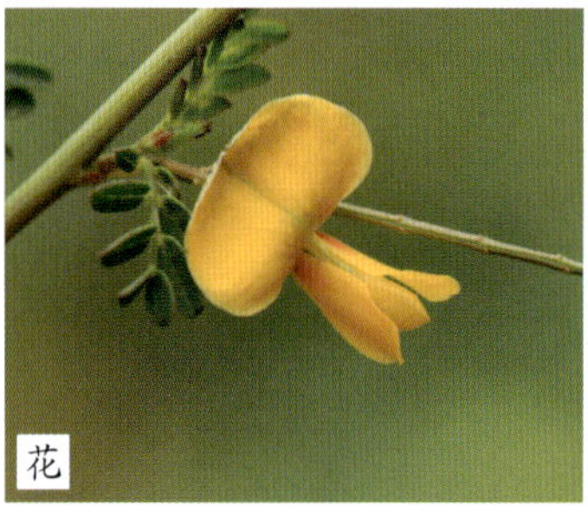
花

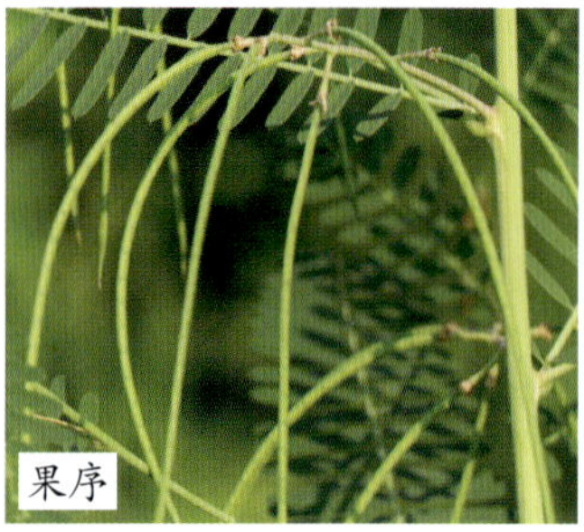
果序

【药 材 名】向天蜈蚣（叶）。

【性味功用】甘、微苦，平。清热凉血，解毒利尿。主治发热，目赤肿痛，小便淋痛，尿血，毒蛇咬伤等。

【使用注意】尚未明确。

【附　　方】**（1）治尿道炎，尿血：**向天蜈蚣鲜叶 60~120g，洗净，捣烂绞汁，约 1 小杯，调冰糖少许，炖服。（《泉州本草》）

（2）治毒蛇咬伤：向天蜈蚣鲜叶 60g，捣烂绞汁，入黄酒 60g，炖服，渣敷患处。（《泉州本草》）

【拓展阅读】根、种子亦可入药。本种是改良土壤的优良植物；茎叶可作绿肥及牲畜饲料；茎皮纤维可制麻袋和绳索。

槐

Sophora japonica L.

·科　名　豆科 Leguminosae　　　　·属　名　槐属 *Sophora*

·生活型　落叶乔木　　　　·花果期　花期 7~8 月，果期 9~10 月

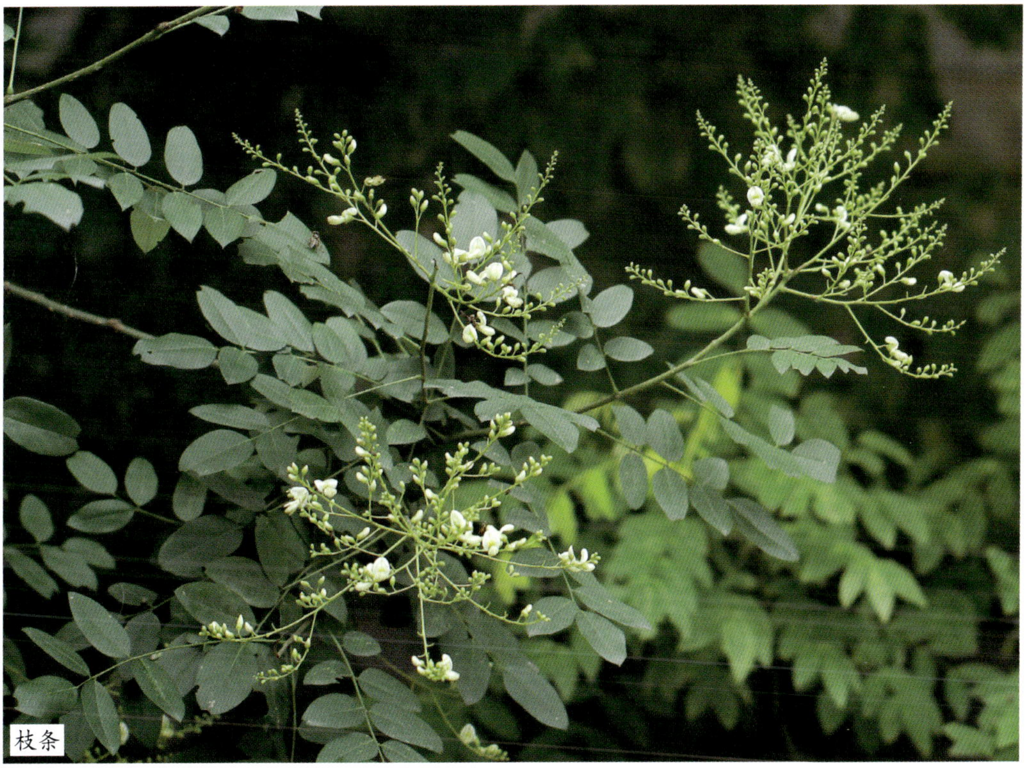
枝条

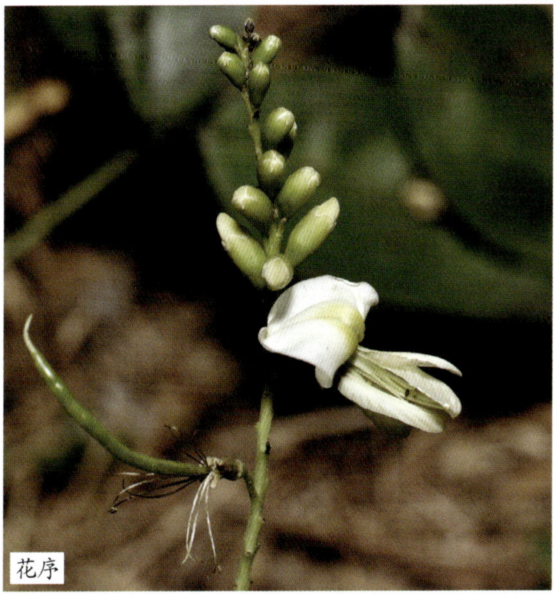
花序

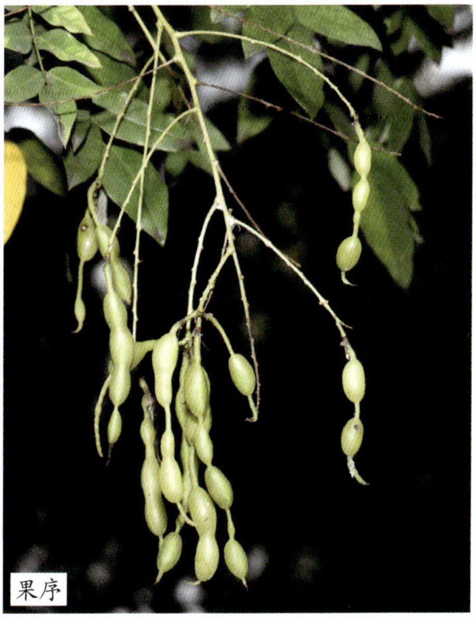
果序

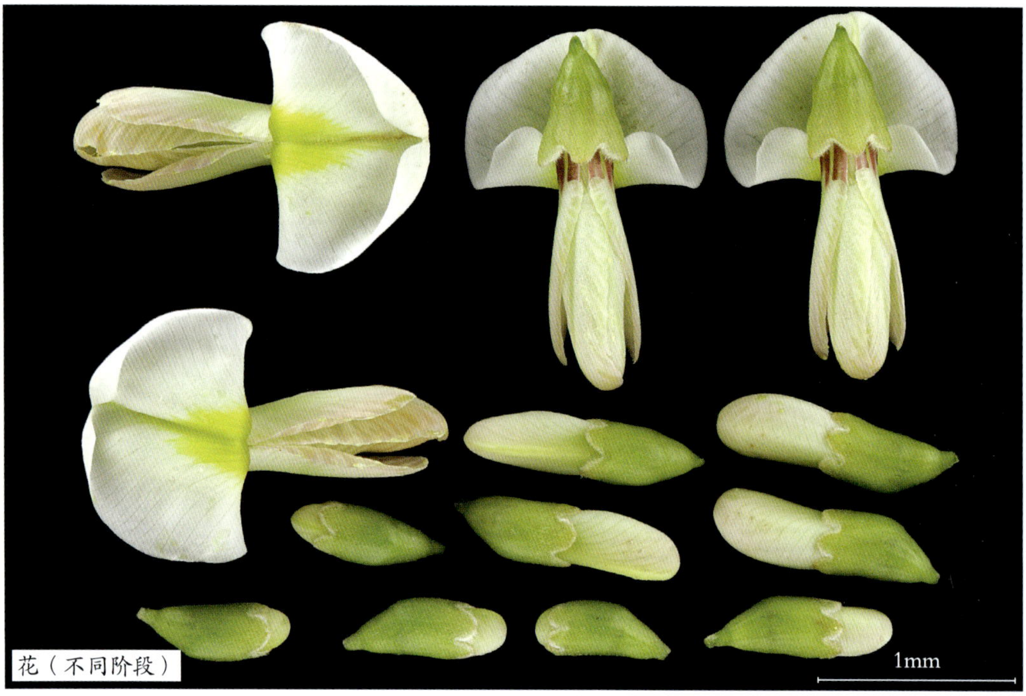

花（不同阶段）

【释　　名】《说文解字》："槐，木也。从木，鬼声。"古人认为此木灵异，纯禀阴气，而鬼未阴之灵者，故字从木、从鬼，写作"槐"。原产于本土，为区别于原产北美的刺槐，故又名"国槐"；果实似豆荚，故又名"豆槐"。

【特性分布】喜光照，喜干冷气候，以肥沃、排水良好的土壤栽培为佳。全省各地均有栽培。

【识别要点】当年生枝绿色；芽包裹于膨大的叶柄内。奇数羽状复叶互生，小叶9~15，叶轴基部膨大；小叶片卵状长圆形，顶端尖，叶背灰白色，被疏或密的短柔毛，后无毛。圆锥花序顶生，常呈金字塔形；萼钟状，有5浅齿，近等大；花冠白色，旗瓣阔心形，有短爪，并有紫脉，翼瓣和龙骨瓣边缘稍带紫色；雄蕊10。荚果肉质，串珠状，无毛，不裂。种子1~6，卵球状，浅黄绿色。

【药 材 名】槐花（花及花蕾）、槐角（果实）。

【性味功用】（1）**槐花：**苦，微寒。凉血止血，清肝明目。主治肠风便血，痔疮下血，血痢，崩漏，吐血，衄血，肝热头痛，目赤肿痛，痈肿疮疡等。

（2）**槐角：**苦，寒。凉血止血，清肝明目。主治痔疮出血，肠风下血，血痢，崩漏，血淋，血热吐衄，肝热目赤，头晕目眩等。

【使用注意】脾胃虚寒及阴虚发热而无实火者慎服槐花。脾胃虚寒、食少便溏者及孕妇慎服槐角。

【附　　方】（1）**治肠风下血：**槐花、柏叶、荆芥穗、枳壳各30g，共为末，每服6g，未饮食前调下。（《药性赋白话解》）

（2）治内外痔疮，大便秘结，反复出血：将干槐角掰成小段，加上适量红糖水，拌匀闷透，置铁锅中加细沙炒至老黄酥脆，去沙后将槐角置通风处备用，每日 4~6g，每日 1~2 次，用开水浸泡，代茶频饮。（《中医杂志》）

【拓展阅读】叶、枝、树皮与根皮、树脂、根亦可入药。本品为行道树和优良的蜜源植物；花可食用。

白车轴草

Trifolium repens L.

·科　名　豆科 Leguminosae	·属　名　车轴草属 *Trifolium*
·生活型　多年生草本	·花果期　花期 5~8 月，果期 7~10 月

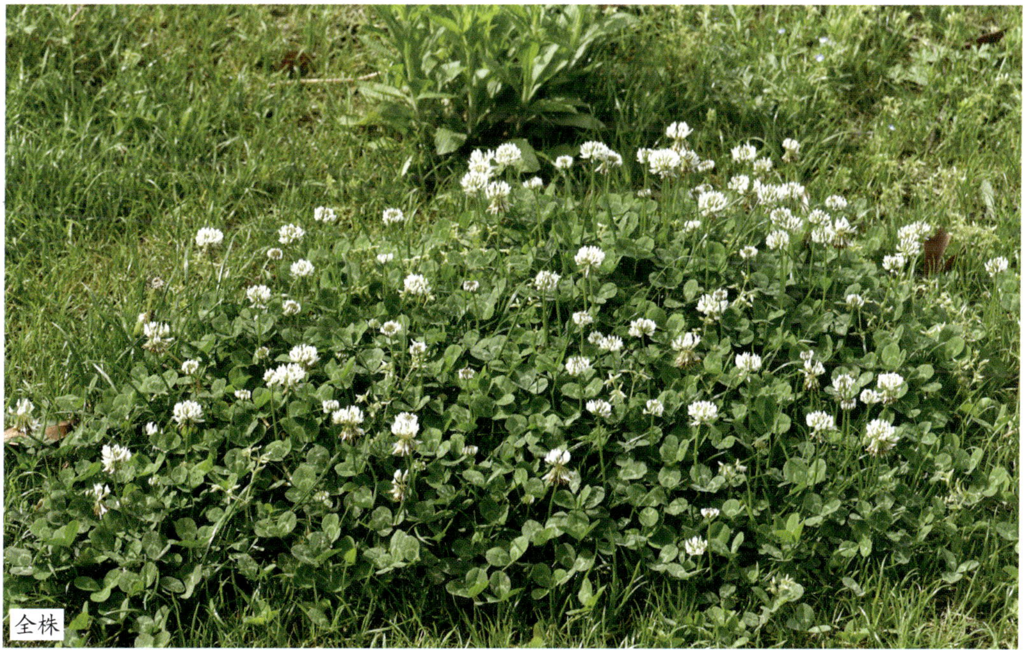
全株

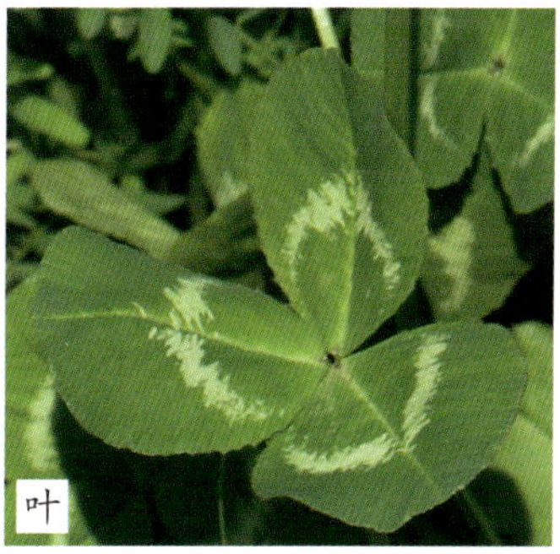
叶

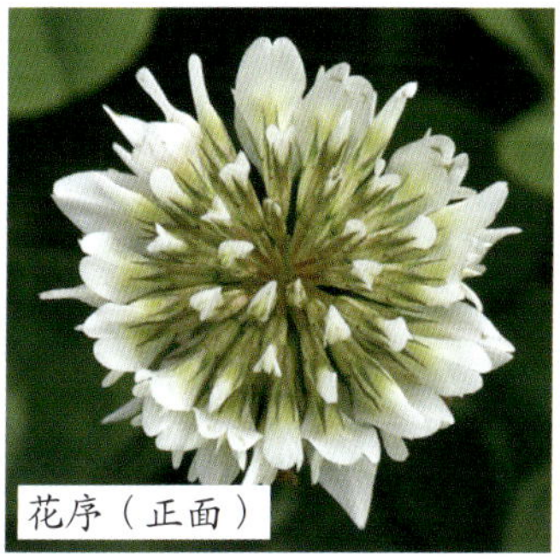
花序（正面）

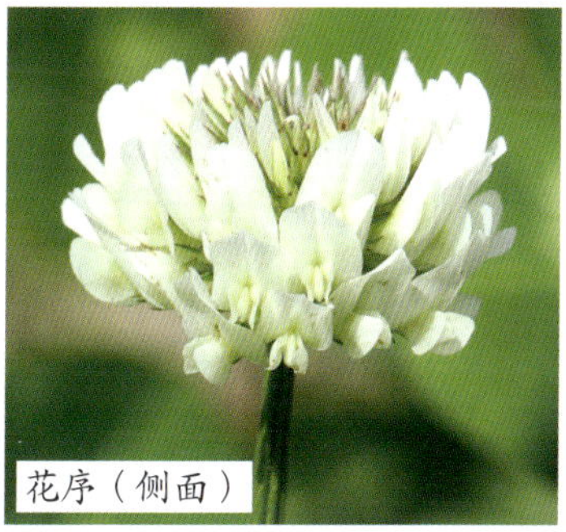
花序（侧面）

【释　　名】因花白色，为三出掌状复叶，叶柄盾状着生，叶片上有白色花纹，形成车轴一样的形状，故名“白车轴草”“白三叶”；本品叶互生，具3小叶，有消导之功，或曰此草善治三消，今人忘其功效，故又名“三消草”。

【特性分布】喜光，耐半阴，不耐严寒，忌湿怕涝，一般土壤均可栽培，但盐碱土壤不宜。全省各地均有栽培，常逸为野生。

【识别要点】全体无毛。茎匍匐、蔓生、上部稍上升，节上生根。掌状3小叶，叶面无毛，有白色“V”字形斑块；托叶卵状披针形，顶端尖，基部抱茎而呈鞘状。花序头状或圆球状，有长花序梗，高出叶；花萼筒状；花冠白色或淡红色；花瓣果期宿存，花丝先端膨大。荚果扁平，长圆状。种子4粒。

【药 材 名】三消草（全草）。

【性味功用】微甘，平。清热，凉血，宁心。主治癫痫，痔疮出血，硬结肿块等。

【使用注意】可能会引起光过敏性皮炎，有类似过敏体质者应注意。

【附　　方】**（1）治癫病：**三消草30g，水煎服；另取15g捣绒，包患者额上，使病人清醒。（《贵州民间药物》）

（2）治痔疮出血：三消草30g，酒水各半，煎服。（《贵州民间药物》）

【拓展阅读】本种为优良牧草，富含蛋白质和矿物质，兼具抗寒、耐热特性，对酸性和碱性土壤均有较强适应性，是我国车轴草属中极具推广价值的物种；还可用于绿肥栽培、堤岸水土保持、草坪绿化；同时，也是重要的蜜源植物。

赤　豆

Vigna angularis (Willd.) Ohwi et H. Ohashi

·科　名　豆科 Leguminosae	·属　名　豇豆属 *Vigna*
·生活型　一年生直立草本	·花果期　花期6~7月，果期8~10月

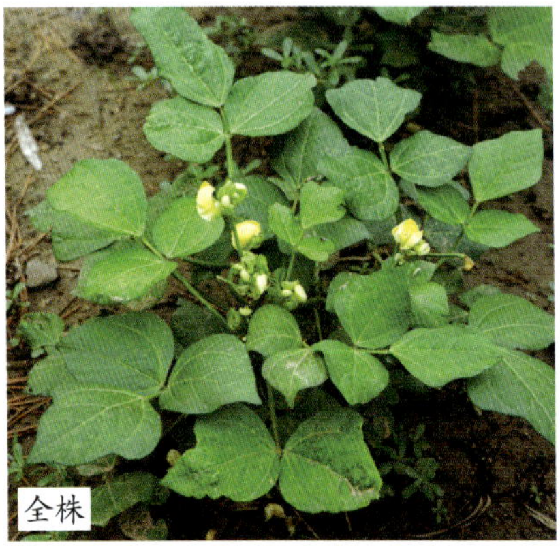
全株

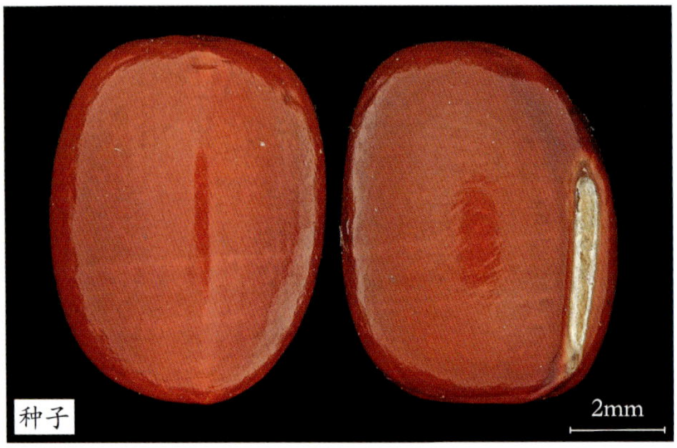

种子

【释　　名】属于豆类，种子暗红色，故名“赤豆”“红豆”；本品可煮，可炒，可为粥饭，故又名“饭豆”“饭赤豆”。

【特性分布】喜温暖湿润气候，抗涝，以排水良好的沙壤土栽培为宜。全省各地均有栽培。

【识别要点】茎直立，茎、叶、叶柄和花序常被长硬毛。羽状复叶具3小叶；托叶盾状着生，箭头形；顶生小叶片卵形，顶端渐尖，基部圆形或阔楔形；侧生小叶偏斜。总状花序腋生，花柄着生处的花序轴上常增厚，呈垫状，有腺体；花萼二唇形；花冠黄色，龙骨瓣上部卷曲近半圆，其中1片中下部具1个角状突起；柱头侧生。荚果圆柱状，无毛。种子长圆球状，暗红色，种脐白色。

【药 材 名】赤小豆（种子）。

【性味功用】甘，寒。清热，消暑，利水，解毒。主治暑热烦渴，感冒发热，霍乱吐泻，痰热哮喘，头痛目赤，口舌生疮，水肿尿少，疮疡痈肿，风疹丹毒，药物及食物中毒。

【使用注意】药用不可去皮，脾胃虚寒滑泄者慎用。赤豆适宜作“红豆”保健养生用。

【附　　方】**（1）治卒大腹水病：**白茅根一大把，赤小豆三升，水三升，煮干，去茅根食豆，水随小便下。（《肘后备急方》）

（2）治黄疸：麻黄10g，连翘30g，杏仁10g，赤小豆30g，大枣15g，桑白皮15g，生姜15g，炙甘草10g。上八味，水煎，分温三服，半日服尽。（《伤寒论》）

【拓展阅读】花、叶、芽亦可入药。种子富含淀粉，可供食用，煮粥、制豆沙均可。

绿　豆

Vigna radiata (L.) Wilczek

·科　名　豆科 Leguminosae　　·属　名　豇豆属 *Vigna*

·生活型　一年生直立草本　　·花果期　花期6~7月，果期8月

【释　　名】属于豆类，种子颜色青绿，故名“绿豆”。

【特性分布】喜温暖湿润气候，适应力强，对土质要求不严。全省各地均有栽培。

【识别要点】茎有淡褐色长硬毛。羽状复叶具3小叶；托叶大，阔卵形，盾状着生，具缘毛；小托叶显著，披针形；顶生小叶片卵形，侧生小叶偏斜。总状花序腋生，有花数朵，着生于花序轴顶端；花冠黄绿色，旗瓣近方形，

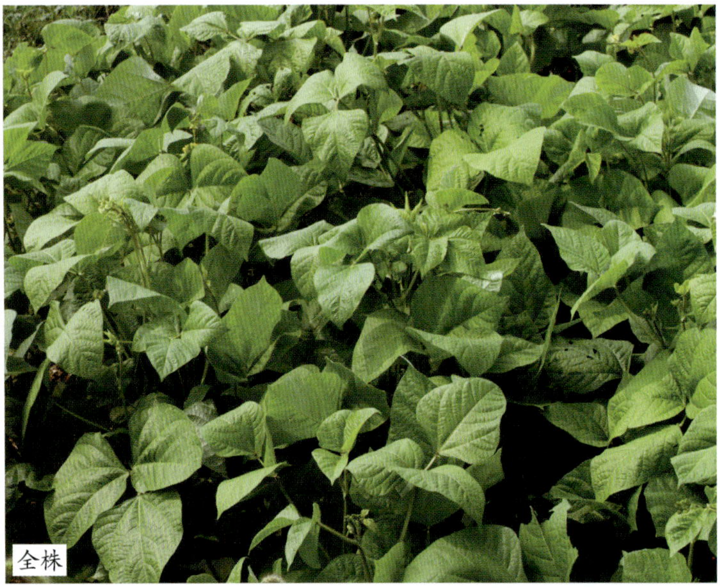
全株

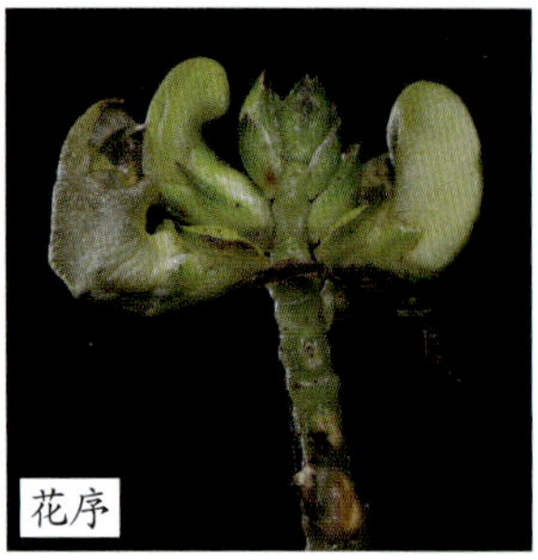
花序

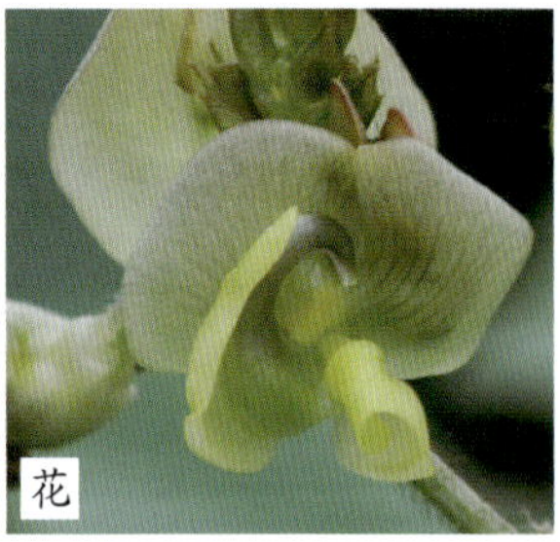
花

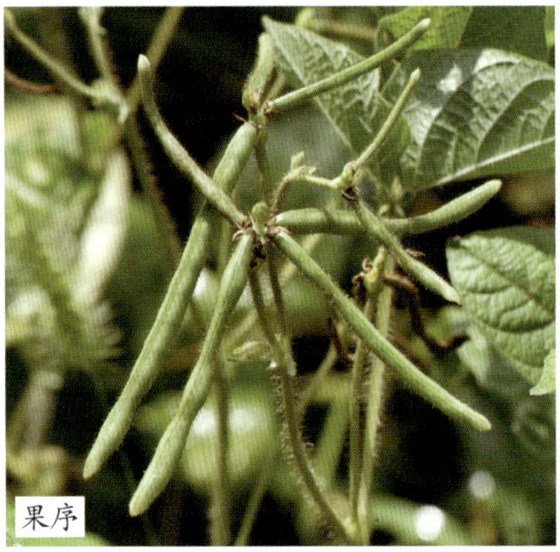
果序

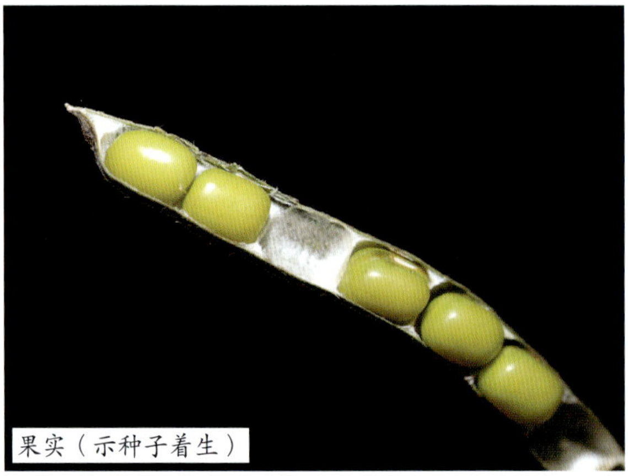
果实（示种子着生）

顶端微缺；翼瓣卵形，黄色；龙骨瓣镰刀状，绿色而有粉红色晕，右侧有明显的囊。荚果圆柱状，散生淡褐色的长硬毛。种子短圆柱状，绿色，有时黄褐色。

【药 材 名】绿豆（种子）。

【性味功用】甘，寒。清热，消暑，利水，解毒。主治暑热烦渴，感冒发热，霍乱吐泻，痰热哮喘，头痛目赤，口舌生疮，水肿尿少，疮疡痈肿，风疹丹毒，药物及食物中毒。

【使用注意】药用不可去皮，脾胃虚寒滑泄者慎用。

【附　　方】**（1）治暑热烦渴：**绿豆 30g，薏苡仁 15g，水煎服，每日 3 次，每次 1 剂。（《甘肃中草药手册》）

（2）治感冒发热：绿豆 30g，带须葱白 3 个，水煎，白糖调服，每日 2 次。（《甘肃中草药手册》）

【拓展阅读】种皮、叶、花亦可入药。种子供食用，亦可提取淀粉，制作豆沙、粉丝等；遮光发芽，可制成芽菜，供蔬食；全株是很好的夏季绿肥。

紫　藤

Wisteria sinensis (Sims) Sweet

·科　名　豆科 Leguminosae	·属　名　紫藤属 *Wisteria*
·生活型　落叶藤本	·花果期　花期 3~4 月，果期 5~8 月

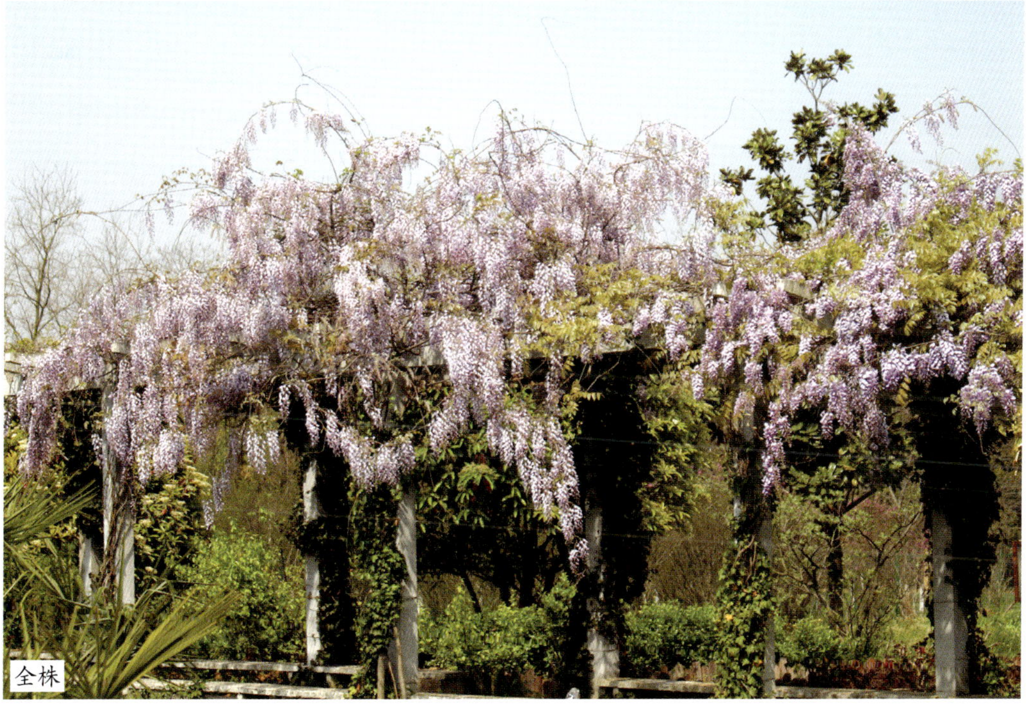
全株

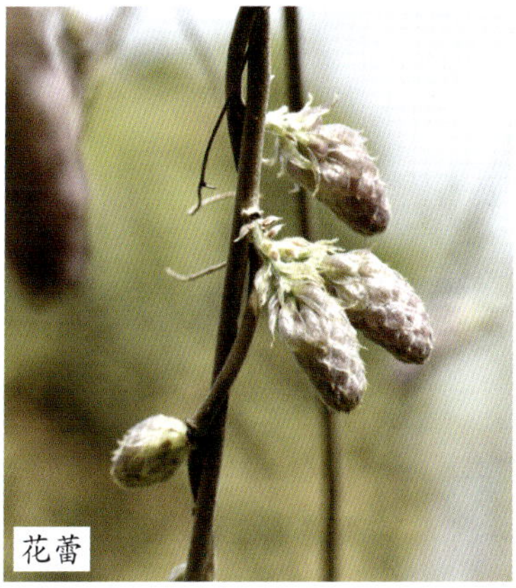
花蕾

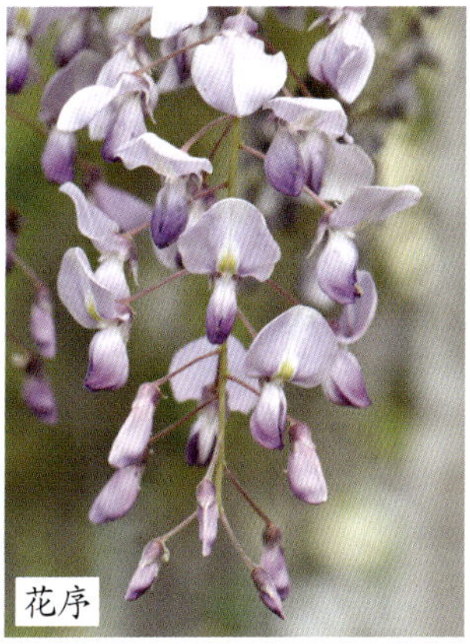
花序

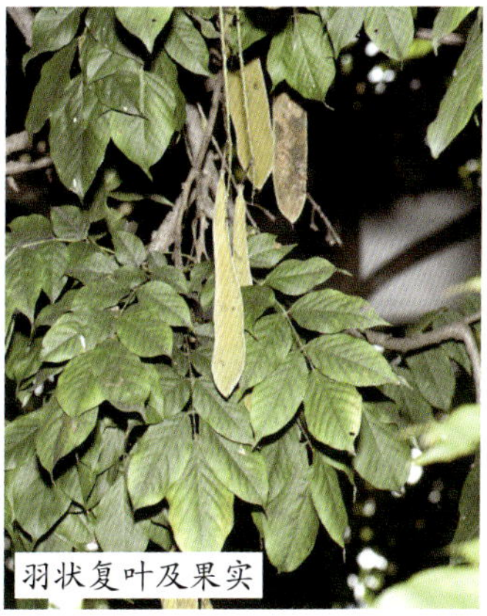
羽状复叶及果实

【释　　名】本种为藤本植物，且花紫色，故名“紫藤”。

【特性分布】喜光，较耐阴，耐寒，耐水湿，耐瘠薄，适宜土层深厚、排水良好的土壤。全省各地均有分布和栽培。

【识别要点】茎左旋，嫩枝被白色柔毛。羽状复叶，小叶 7~13；小叶片纸质，卵状披针形，顶部小叶最大，向下渐小，顶端渐尖，幼时密生平贴白色细毛，后无毛。总状花序出自去年短枝的腋芽或顶芽，腋生或顶生，下垂，先叶开花；花萼杯状；花冠蓝紫色，旗瓣大，反曲，基部有 2 枚胼胝体，龙骨瓣最短，阔镰形。荚果稍扁，倒披针形，密生黄色绒毛，种子间微收缩。种子 1~3，扁圆形，褐色。

【药 材 名】紫藤（茎或茎皮）。

【性味功用】甘、苦，微温；有小毒。利水，除痹，杀虫。主治水癃病，浮肿，关节疼痛，肠道寄生虫。

【使用注意】有小毒，使用不当可致中毒，故内服时应注意控制用量，且不宜久服。

【附　　方】**（1）治休息痢肠滑：**藤萝（紫藤）二两，捣细为散，每于食前以粥饮调下二钱。（《普济方》）

（2）治蛔虫病：紫藤茎皮、红藤各 9g，水煎服。（《秦岭巴山天然药物志》）

酢浆草

Oxalis corniculata L.

·科　名　酢浆草科 Oxalidaceae	·属　名　酢浆草属 *Oxalis*
·生活型　多年生草本	·花果期　花期 4~8 月，果期 6~9 月

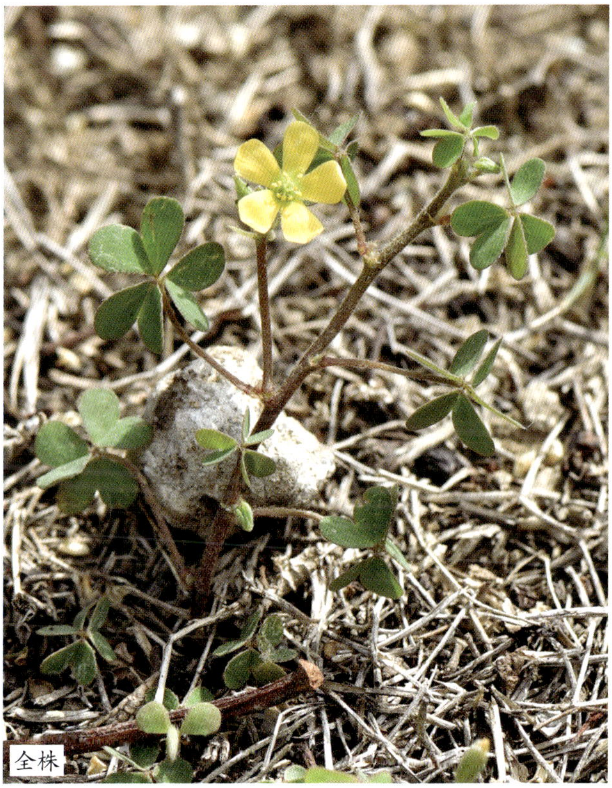
全株

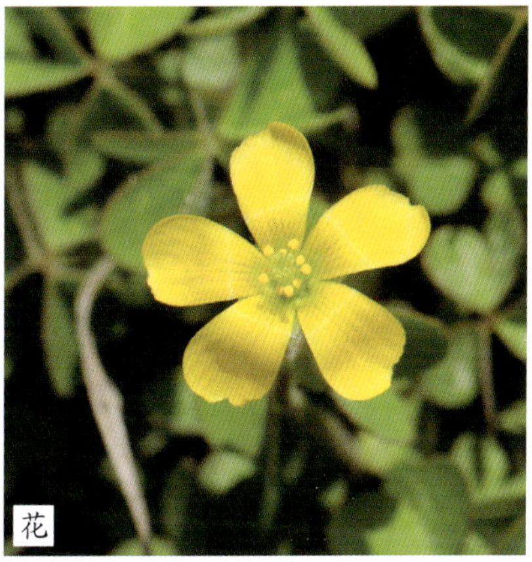
花

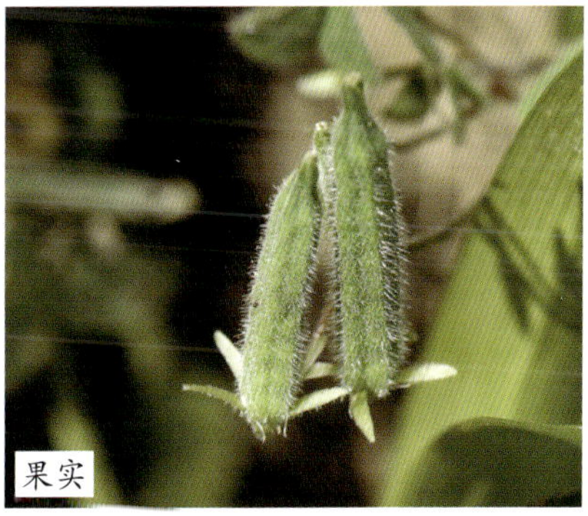
果实

【释　　名】因其叶味酸，“醋”与“酢”同音且同义，“浆”意为汁液，故名“酢浆草”“酸咪咪”；小叶 3 枚，故又名“三叶酸草”。

【生境分布】生于山坡、林缘、路边草丛、田野和房前屋后。全省各地均有分布。

【识别要点】全体有疏柔毛，植株有酸味。茎细弱，多分枝，匍匐或斜升。叶基生或茎上互生；托叶基部与叶柄合生；掌状复叶有 3 小叶；小叶片倒心形，先端微凹，基部宽楔形，夜间闭合，无柄；叶柄基部具关节。花 1 至数朵组成腋生伞形花序；萼片 5，宿存；花瓣 5，黄色，倒卵形，微反卷；雄蕊 10，长短不一，基部合生；花柱 5。蒴果近圆柱状，5 棱，有短柔毛，成熟开裂时将种子弹出。

【药 材 名】酢浆草（全草）。

【性味功用】酸，寒。清热利湿，凉血散瘀，解毒消肿。主治湿热泄泻，痢疾，黄疸，淋证，带下，吐血，衄血，尿血，月经不调，跌打损伤，咽喉肿痛，痈肿疔疮，丹毒，湿疹，疥癣，痔疮，麻疹，烫火伤，虫蛇咬伤。

【使用注意】孕妇及体虚者慎服。

【附　　方】**（1）治急性腹泻：**酢浆草（鲜）60g，洗净，取冷开水半碗，擂汁，一次顿服。（《江西草药》）

（2）治湿热发黄：酢浆草 15g，土大黄 15g，泡开水当茶喝。（贵州《常用民间草药手册》）

【拓展阅读】本种可作地被植物；嫩茎叶可作蔬菜炒食。

野老鹳草

Geranium carolinianum L.

·科　名　牻牛儿苗科 Geraniaceae　　·属　名　老鹳草属 *Geranium*

·生活型　一年生草本　　·花果期　花期 4~7 月，果期 5~9 月

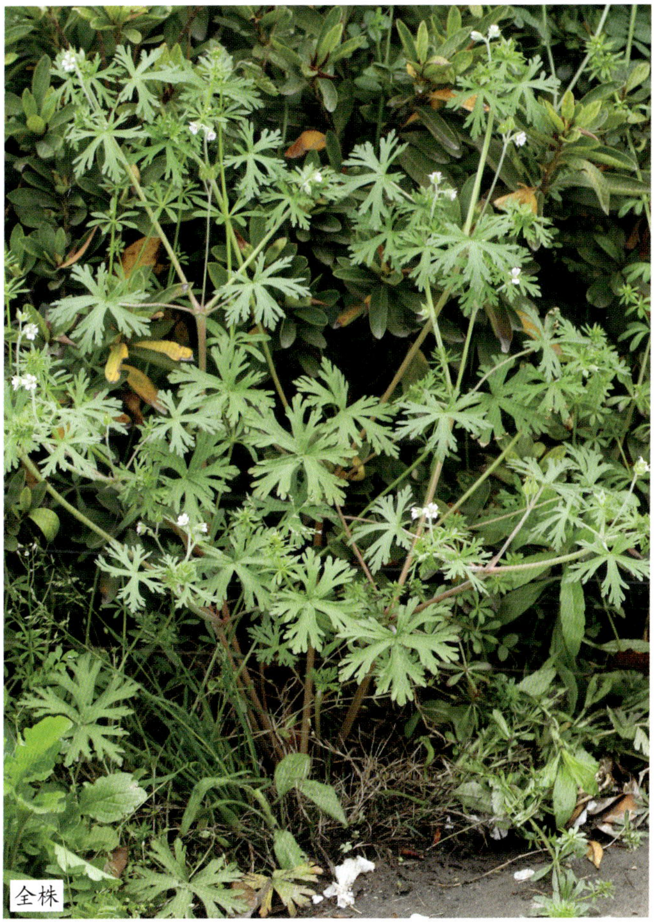
全株

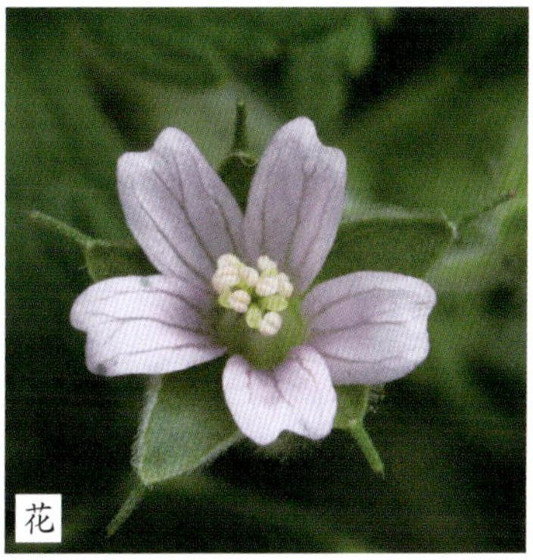
花

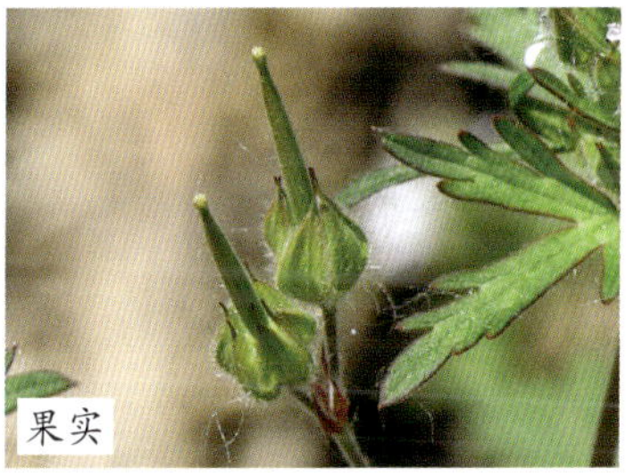
果实

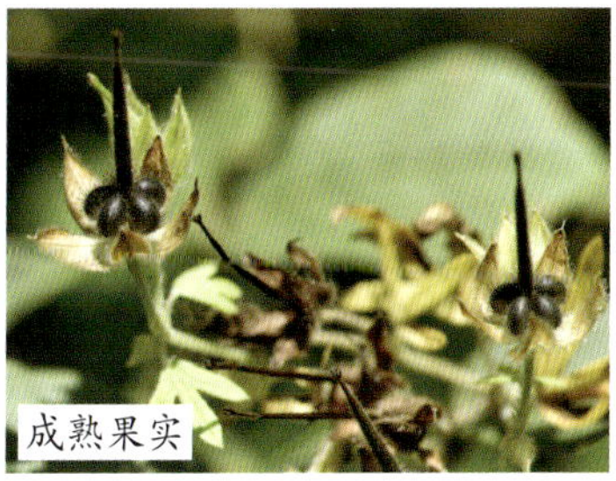
成熟果实

【释　　名】常野生于路边、荒地，蒴果先端宿存花柱呈长喙状，如鹳之喙，为与同属植物老鹳草相区别，故名“野老鹳草”。

【生境分布】生于山坡平原、荒地、路边的杂草丛中。全省各地均有分布。

【识别要点】全株密被短柔毛或短伏毛。茎直立或者仰卧。叶圆肾形，掌状 5 或 7 深裂，裂片楔状倒卵圆形，上部 3 或 5 裂，小裂片条状矩圆形；基生叶早枯。聚伞花序，每花序梗 2 花，顶生花序梗常数个集生；苞片钻状；萼

片先端急尖，外被短柔毛或沿脉被开展的糙柔毛和腺毛，宿存；花瓣辐射对称，淡紫红色或白色，稍长于萼片，先端凹缺；雄蕊 10，全有花药；花柱 5，联合。蒴果具长喙，成熟时果瓣沿中轴自下向上反卷开裂。

【药 材 名】野老鹳草（地上部分）。

【性味功用】苦、微辛，平。祛风利湿，活血通经，清热解毒。主治风湿痹痛，肢体麻木，四肢拘挛，月经不调，经期寒热，泄泻痢疾。

【使用注意】体虚者慎用，孕妇忌用。

【附　　方】**（1）治风湿关节痛：**野老鹳草 120g，放入白酒 1L 中浸泡 5~7 天，过滤，每次服 1 小盅（约 15ml），每日 2 次。（《全国中草药汇编》）

（2）治妇人经行受寒，月经不调，经行发热，腹胀腰痛，不能受胎：野老鹳草 15g，川芎 6g，大蓟 6g，白芷 6g，水酒各 1 盅，合煎，临卧服，服后避风。（《滇南本草》）

柑　橘

Citrus reticulata Blanco

·科　名　芸香科 Rutaceae	·属　名　柑橘属 *Citrus*
·生活型　小乔木	·花果期　花期 5 月，果熟期 10 月下旬

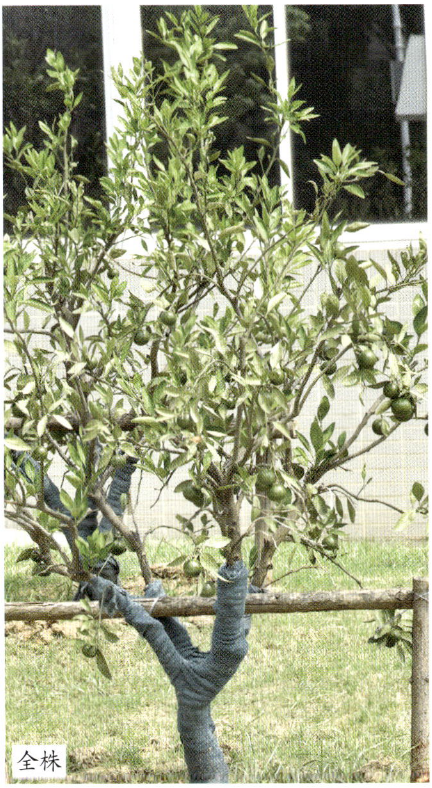
全株

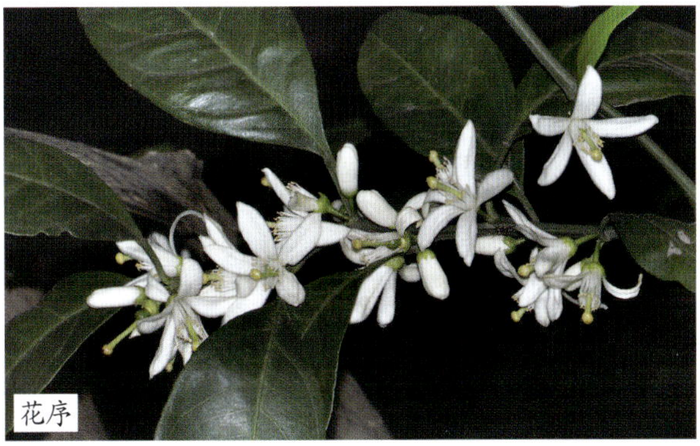
花序

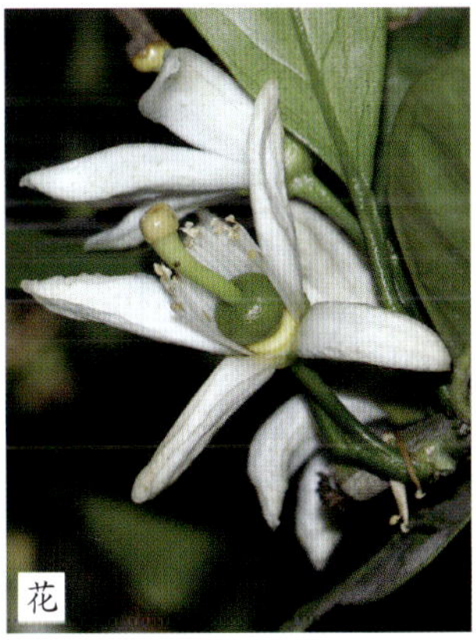
花

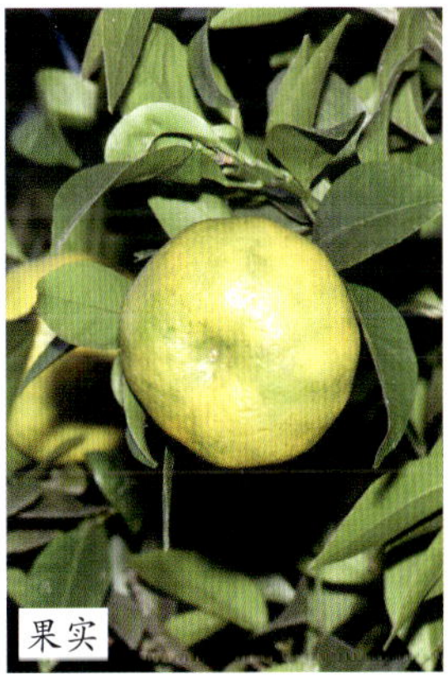
果实

【释　　名】“矞”，古代象征祥瑞的彩云，果实从发育至成熟，青黄橙红诸色相间，绚丽多彩，囊瓣如朵朵矞云，从木，故称“橘”，本品果实味道甘甜，故名“柑橘”“橘子”。

【特性分布】稍耐阴，喜温暖湿润气候，以深厚肥沃的微酸性至中性沙壤土为宜。全省各地均有栽培。

【识别要点】叶、花、果实均具芳香气味的油点。枝条细而柔软，密生。单身复叶，叶片菱状长椭圆形，两侧稍不对称；叶柄翼叶不明显或无。花单生或簇生；萼片 5，淡黄绿色；花瓣 5，白色，长圆形；雄蕊 15~18，常 3~5 枚联合，等长或略长于花柱。柑果，扁圆球形，橙红色，油胞密，平生或凹入，凹点大而明显；瓢囊 9~12 瓣，味甜而带酸。种子多，通常 20~30 粒；多胚，子叶淡绿色。

【药 材 名】陈皮（成熟果皮）、青皮（幼果或未成熟果实的果皮）、橘络（果皮内层筋络）、橘核（种子）。

【性味功用】**（1）陈皮：**苦、辛，温。理气健脾，燥湿化痰。主治胃腹胀满，呕吐呃逆，咳嗽痰多等。

（2）青皮：苦、辛，温。疏肝破气，消积化滞。主治肝郁气滞之胁肋胀痛，乳房胀痛，乳核，乳痈，疝气疼痛，食积气滞之胃脘胀痛，气滞血瘀之癥瘕积聚，久疟癖块等。

（3）橘络：甘、苦，平。通络，理气，化痰。主治经络气滞，久咳胸痛，痰中带血，伤酒口渴等。

（4）橘核：苦，平。理气，散结，止痛。主治乳痈，疝痛，子痈等。

【使用注意】气虚、阴虚者慎服陈皮。气虚者慎服青皮。虚寒者忌服橘络。体虚者慎服橘核。

【附　　方】**（1）治干呕哕逆，手足厥冷：**橘皮 12g，生姜 24g，二物以水 7L，煮取 3L，每次服 1L。（《医心方》引自《小品方》）

（2）治乳痈初发：青皮（去瓤）、穿山甲（炒）、白芷、甘草、贝母各八分，上为细末，温酒调服。（《疡科选粹》）

（3）治胸闷胁痛，肋间神经痛：橘络、当归、红花各 3g，黄酒与水合煎，每日 2 次分服。（《食物中药与便方》）

（4）治妇女乳房起核，乳癌初起：青橘叶、青橘皮、橘核各 15g，黄酒与水合煎，每日 2 次温服。（《食物中药与便方》）

【拓展阅读】叶、外层果皮、白色内层果皮、根亦可入药。果实为著名水果，可制蜜饯、橘饼等。

枳

Poncirus trifoliata (L.) Raf.

·科　名　芸香科 Rutaceae	·属　名　枳属 *Poncirus*
·生活型　落叶灌木或小乔木	·花果期　花期 4~5 月，果熟期 10 月

【释　　名】《说文解字》曰“枳，木似橘。从木，只声”，故名“枳”；幼果入药，故又名“枳实”；叶、果实形态与橘相近，但茎枝多刺，枸者，钩

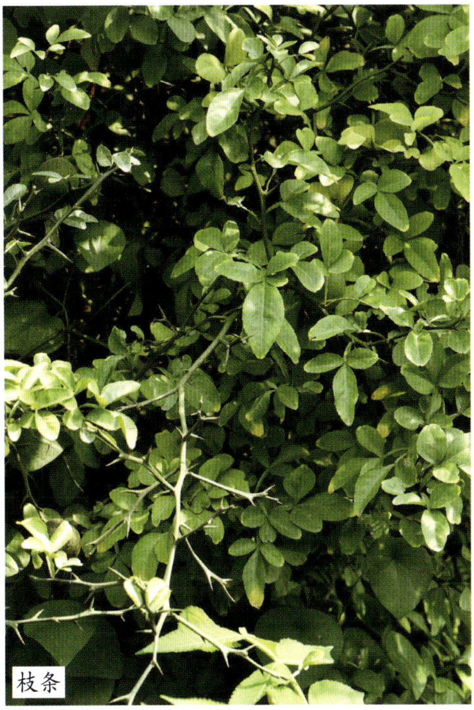
枝条

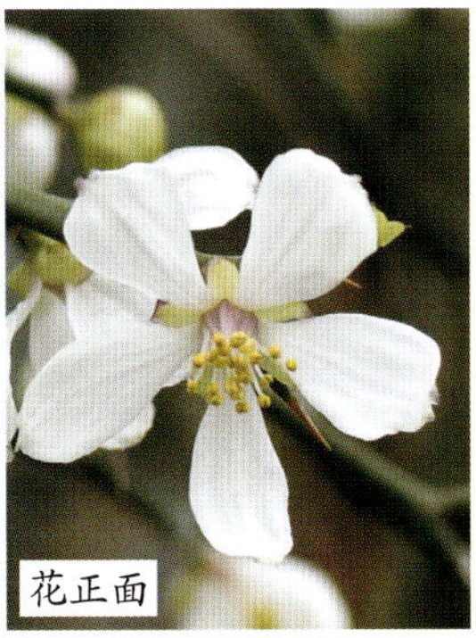
花正面

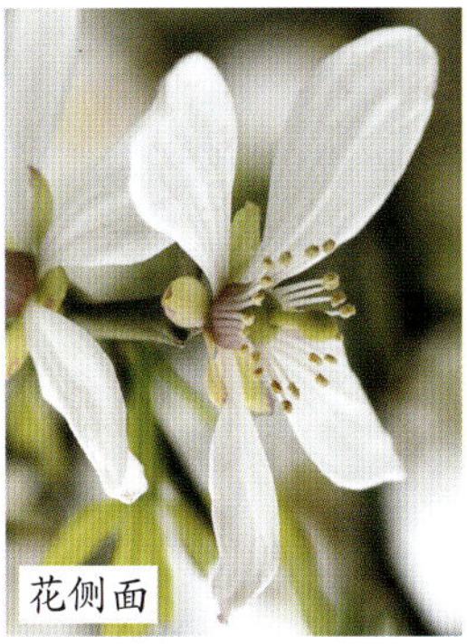
花侧面

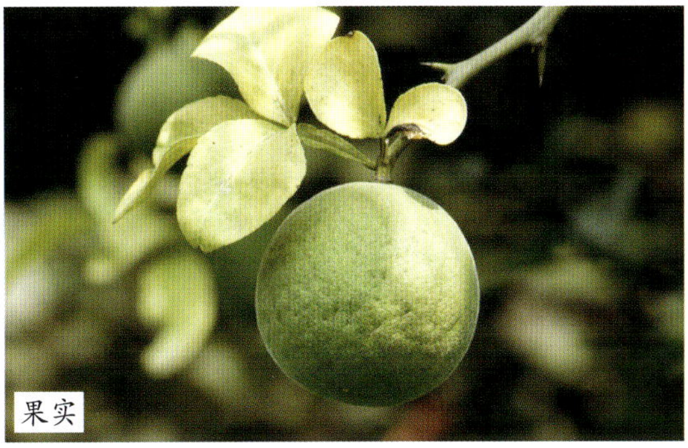
果实

也，故又名“枸橘”；《本草纲目拾遗》曰“山野甚多，实小壳薄，枝多刺而实臭”，故又名“臭橘”。

【生境分布】生于山沟、路旁、荒野和山坡。分布于南京、苏州、连云港（东海）、扬州、镇江、宿迁（泗阳）等地。

【识别要点】分枝多且常曲折，有长、短枝之分，短枝上生叶；小枝扁，棱角状，绿色，腋生枝刺多而尖锐，基部扁平。三出复叶；叶柄有翅；小叶片常椭圆形，先端钝圆或稍凹，边缘有钝齿，无柄。花单生或成对生于叶腋，先叶开放；萼片、花瓣均 5 数，萼片下部合生；花瓣白色，匙形，基部有爪；花丝分离；子房 6~8 室。柑果圆球状，成熟时橙黄色，密被细柔毛，有油腺点。种子多数，白色。

【药 材 名】枸橘（近成熟果实）。

【性味功用】辛、苦，温。疏肝和胃，理气止痛，消积化滞。主治胸胁胀满，脘腹胀痛，乳房结块，疝气疼痛等。

【使用注意】气血虚弱、阴虚火旺者或孕妇慎服。

【附　　方】**治胃脘胀痛，消化不良**：枸橘 9g，水煎服；或煅存性研粉，温酒送服。（《浙江药用植物志》）

【拓展阅读】种子、叶、根、刺、未成熟果实的果皮、树皮均可入药。花、果实含挥发油。枳常栽培作绿篱。

臭　椿

Ailanthus altissima (Mill.) Swingle

·科　名　苦木科 Simaroubaceae	·属　名　臭椿属 *Ailanthus*
·生活型　落叶乔木	·花果期　花期 4~5 月，果熟期 8~9 月

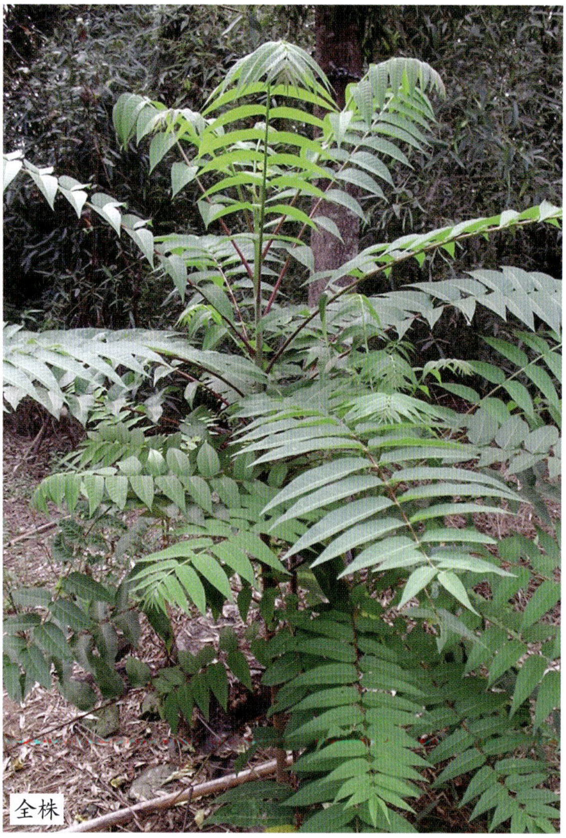
全株

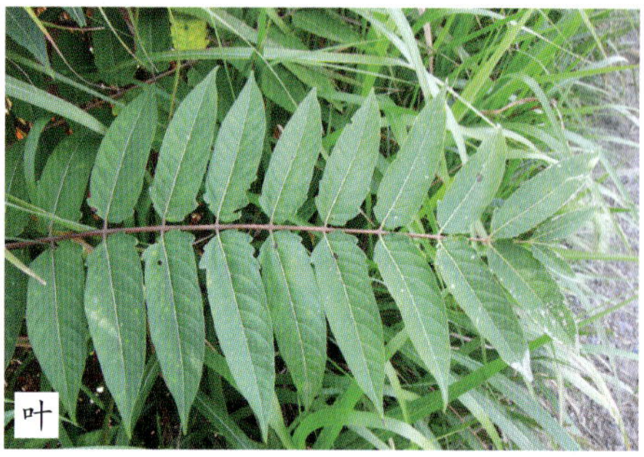
叶

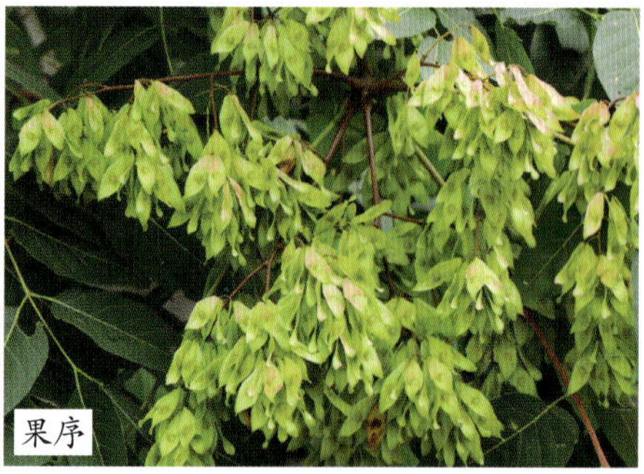
果序

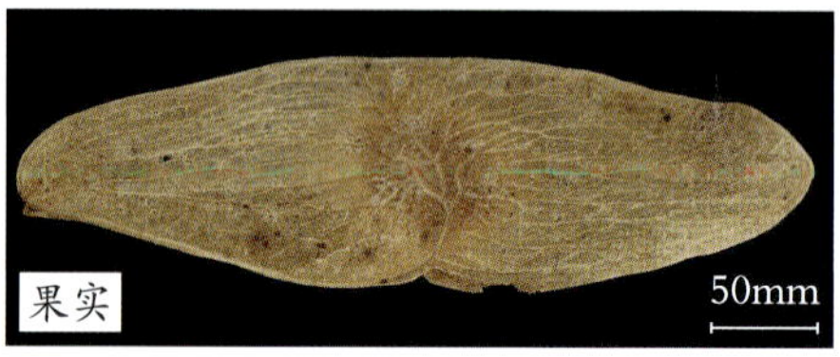

果实

【释　　名】本品植株形态似香椿，但树叶基部腺点发散臭味，故名“臭椿”；果实为翅果，矩圆形，中部有横向凸纹，中央突起呈扁平形，形状俨如凤眼，故又名“凤眼草”。

【生境分布】生于山间、路旁和村边。分布于南京、徐州、苏州、连云港、淮安（淮阴）、泰州等地。

【识别要点】树皮常有苦味。奇数羽状复叶互生；小叶 13~25，对生或近对生，长椭圆状卵形或披针状卵圆形，纸质或薄革质，基部偏斜，边缘近基部具 1~3 对粗齿，齿端有腺体。花小，集成顶生的圆锥花序。翅果扁平，梭状长椭圆形，内有 1 种子，位于翅果的近中部。

【药 材 名】椿皮（根皮或干皮）、凤眼草（果实）。

【性味功用】**（1）椿皮：**苦、涩，寒。清热燥湿，涩肠，止血，止带，杀虫。主治泄泻，痢疾，便血，崩漏，痔病，带下，蛔虫病，疮癣。

（2）凤眼草：苦，凉。清热利尿，止痛，止血。主治胃痛，便血，尿血等；外治带下。

【使用注意】孕妇、出血性胃溃疡者禁用椿皮，体质虚弱、泻痢初起及脾胃虚寒者慎用椿皮。血证属寒证者慎用凤眼草。

【附　　方】**（1）治异常子宫出血，肠出血：**椿皮、槐花各 9g，黄柏 6g，侧柏炭 15g，水煎服。（《山西中草药》）

（2）治滴虫阴道炎：樗白皮（椿皮）15g，水煎服；另用千里光全草 30g，薄荷、蛇床子各 15g，水煎，外洗。（江西《中草药学》）

（3）治白带异常，尿道炎：凤眼草 60g，炒黄研面，每服 6g，白开水送服。（《辽宁常用中草药手册》）

【拓展阅读】叶亦可入药。材质坚韧，纹理直，有光泽，易加工，可供建筑和家具用材；因其木纤维长，故是优良的造纸原料；椿叶可以饲养椿蚕，丝可织椿绸；同时，它是耐空气污染的树种之一，适宜工厂、矿区绿化。

楝

Melia azedarach L.

·科　名　楝科 Meliaceae　　·属　名　楝属 *Melia*

·生活型　落叶乔木　　·花果期　花期 4~5 月，果熟期 10 月

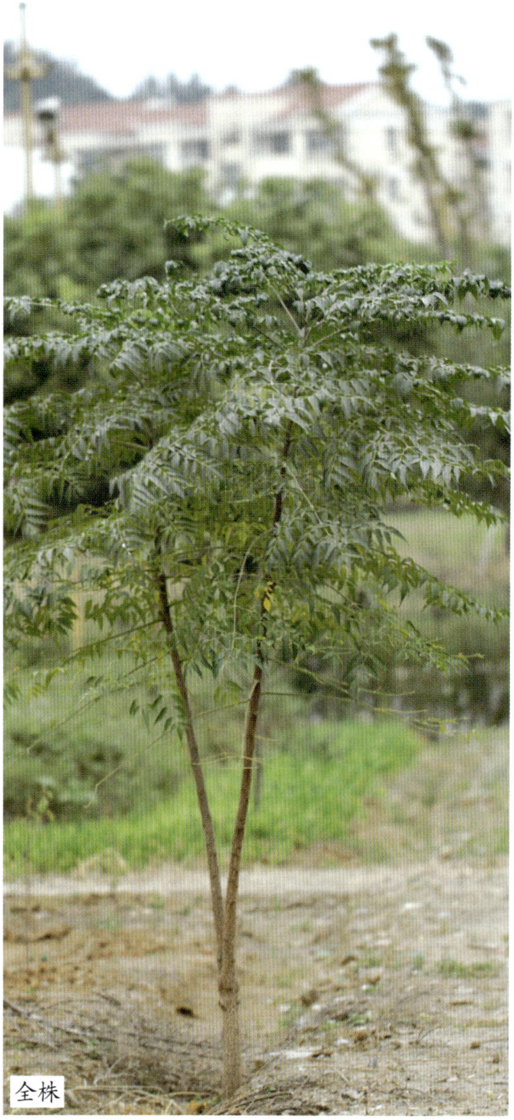
全株

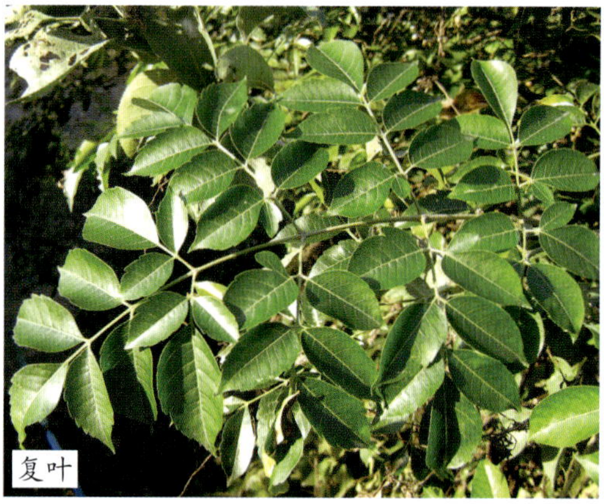
复叶

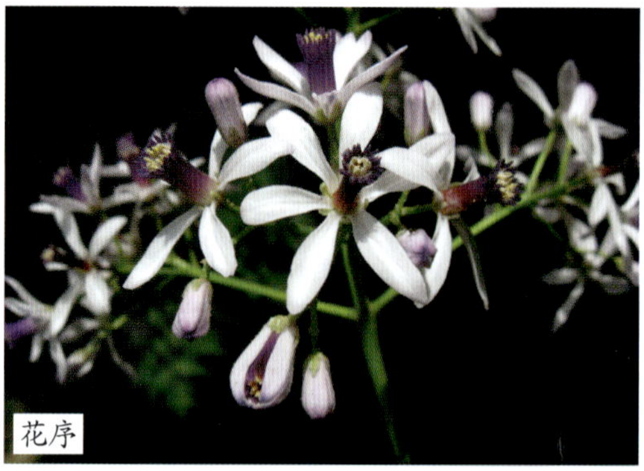
花序

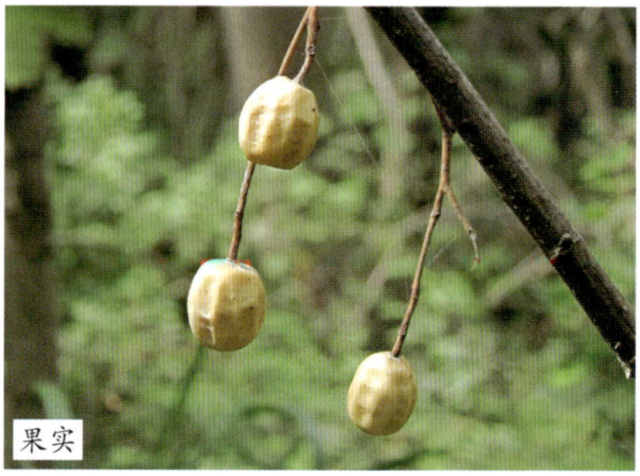
果实

【释　　名】罗愿《尔雅翼》言其“可以练”，许慎《说文解字》言“练，湅缯也”，即浣洗衣物之意，本品为木本，“楝”与“练”音同，故名“楝”；果实味苦，故又名“苦楝”；李时珍曰“其子如小铃，熟则黄色”，用金铃以象其形，故又名“金铃子”。

【生境分布】生于向阳旷地、路边、村旁和庭院。全省各地均有分布。

【识别要点】树皮浅纵裂；幼枝有星状毛，后脱落。二至三回奇数羽状复叶，小叶片边缘有不规则钝尖锯齿，有时微裂。多个二歧聚伞花序组成圆锥花序，与叶近等长；花萼5裂；花瓣5~6，淡紫色，倒卵状匙形，花萼、花冠两面有短柔毛；雄蕊10，花丝合成雄蕊管，紫色，管口有10个具2或3齿裂的狭裂片；花柱长。核果成熟时淡黄色，近球状，直径1.5~2cm，5~6室。种子红褐色。

【药 材 名】苦楝皮（树皮和根皮）、苦楝子（成熟果实）。

【性味功用】**（1）苦楝皮：**苦，寒；有毒。杀虫，疗癣。主治带下，阴疮，阴痒，伏虫病，蛲虫病，疥疮，白秃疮。

（2）苦楝子：苦，寒；有小毒。行气止痛，杀虫。主治脘腹胁肋疼痛，疝痛，虫积腹痛，乳痈，白秃疮，冻疮。

【使用注意】苦楝皮有一定的毒副作用，服药中毒后可有头痛、头晕、恶心、呕吐、腹痛等症状，严重时可出现内脏出血、中毒性肝炎、精神失常、呼吸中枢麻痹，甚至休克昏迷死亡。体弱及肝肾功能障碍者、孕妇、脾胃虚寒者慎服，亦不可持续或过量服用。

【附　　方】**（1）治蛔虫病：**楝木，削去苍皮，以水煎取汁饮之，量大小多少。此为有小毒。（《备急千金要方》）

（2）治蛲虫病：苦楝根皮、猪牙皂角、蛇床子等量，研细末，用棉球蘸麻油，再将药末撒棉球上，纳入肛门；或用苦楝皮15g，百部30g，乌梅6g，煎水40~50ml，晚间保留灌肠，连用2~4日。（《安徽中草药》）

（3）治胃痛，肝气不舒之胸胁痛、疝痛：苦楝子、延胡索各9g，水煎服。（《北方常用中草药手册》）

【拓展阅读】叶、花亦可入药。木材为家具、建筑、农具等制造的良材；种子榨油供制漆、作润滑油和制皂；此外，常作庭荫树和行道树，为辅助蜜源植物，也可作植物源农药。

香　椿

Toona sinensis (A. Juss) Roem.

·科　名　楝科 Meliaceae	·属　名　香椿属 *Toona*
·生活型　落叶乔木	·花果期　花期 5~6 月，果熟期 8 月

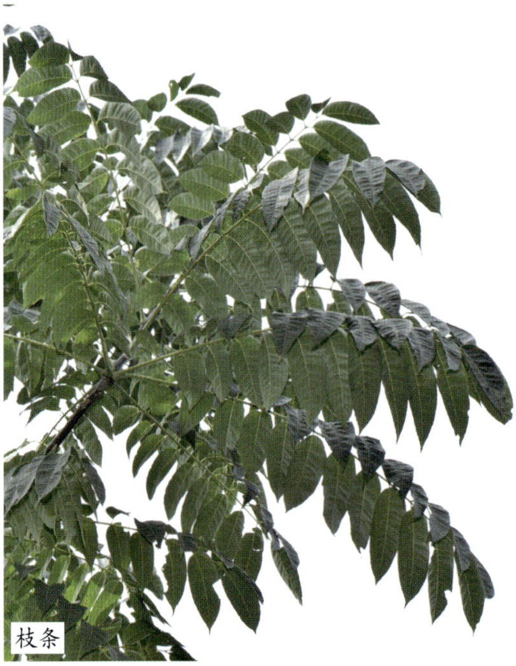

枝条

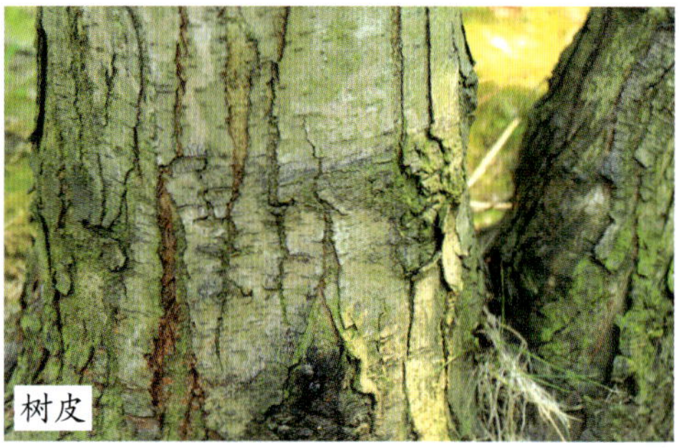

树皮

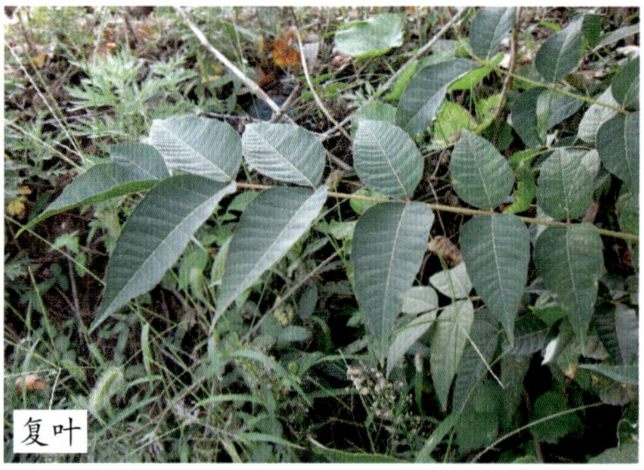

复叶

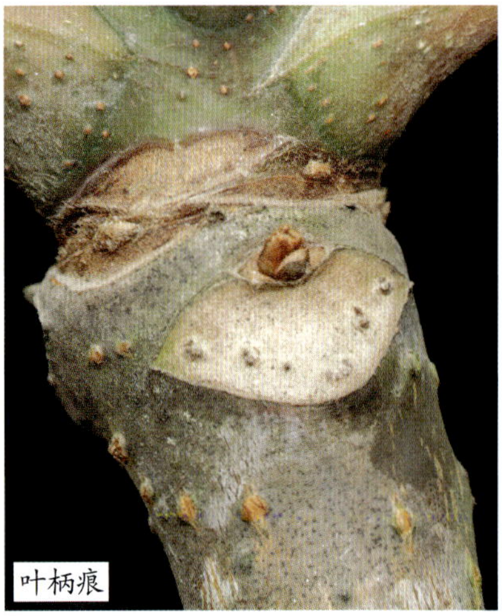

叶柄痕

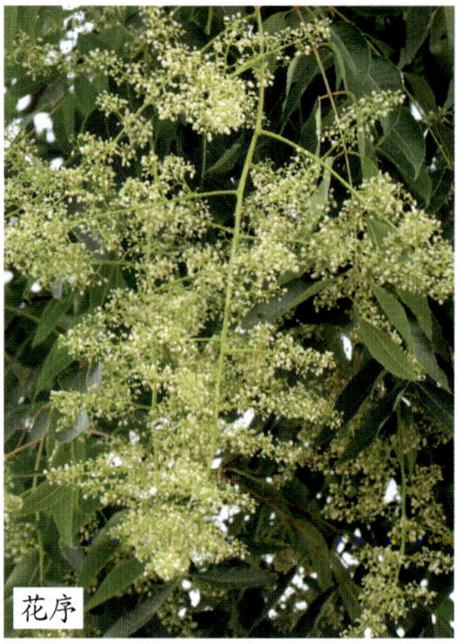

花序

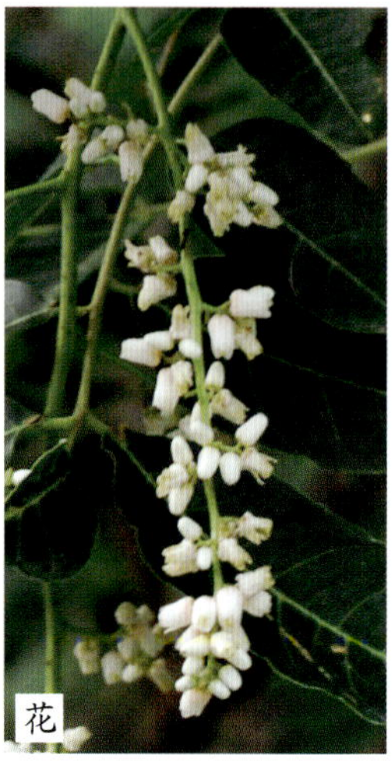

花

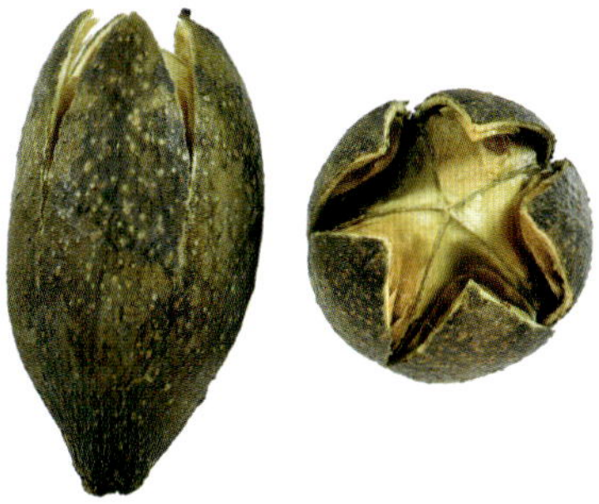
果实

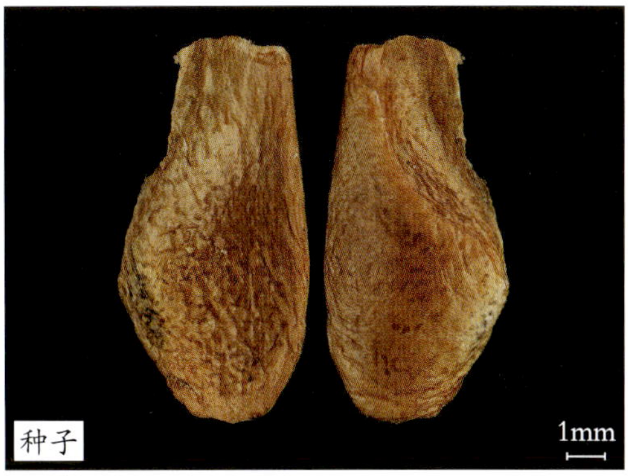

种子

【释　　名】本品树龄长，“春”意为长春、长寿，从木作椿，嫩叶气香，为区别形态相似但气味不同的苦木科植物臭椿，故名“香椿”；因其幼芽绛红色，故又名“红椿”。

【特性分布】喜温暖湿润气候，抗旱，不耐涝，对土壤的适应性强。全省各地均有栽培。

【识别要点】树皮暗褐色，片状剥落；幼枝有柔毛，叶痕大。偶数羽状复叶，有特殊香气；小叶10~22，对生，小叶片长圆状披针形，基部斜，全缘或有疏齿，无毛或叶背脉腋有长束毛；幼叶紫红色；叶柄红色。圆锥花序顶生；花小，两性；花萼短，管状，5裂；花瓣5，白色；退化雄蕊5，与发育雄蕊互生；子房5室，每室胚珠8~12。蒴果狭椭球状，果瓣薄。种子圆锥状，一端有膜质长翅。

【药 材 名】椿白皮（树皮或根皮）、香椿子（果实）。

【性味功用】**（1）椿白皮：**苦、涩，微寒。清热燥湿，涩肠，止血，止带，杀虫。主治泄泻，痢疾，肠风便血，崩漏，带下，蛔虫病，丝虫病，疮癣等。

（2）香椿子：辛、苦，温。祛风，散寒，止痛。主治外感风寒，风湿痹痛，胃痛，疝气痛等。

【使用注意】泻痢初起、脾胃虚寒者慎服椿白皮，慢性病患者忌用椿白皮。

【附　　方】**（1）治妇人白带，男子白浊：**椿白皮、滑石等量，为末，粥丸梧子大，每空腹白汤下百丸。（《丹溪心法》）

（2）治外感身痛：香椿子、鹿衔草各15g，水煎服。（《西昌中草药》）

【拓展阅读】树干汁液、叶、花亦可入药。幼芽嫩叶芳香可口，供蔬食；木材纹理美丽，质坚硬，有光泽，耐腐力强，为家具、室内装饰品及造船的优良木材。

铁苋菜

Acalypha australis L.

·科　名　大戟科 Euphorbiaceae	·属　名　铁苋菜属 *Acalypha*
·生活型　一年生草本	·花果期　花期 4~7 月，果期 7~12 月

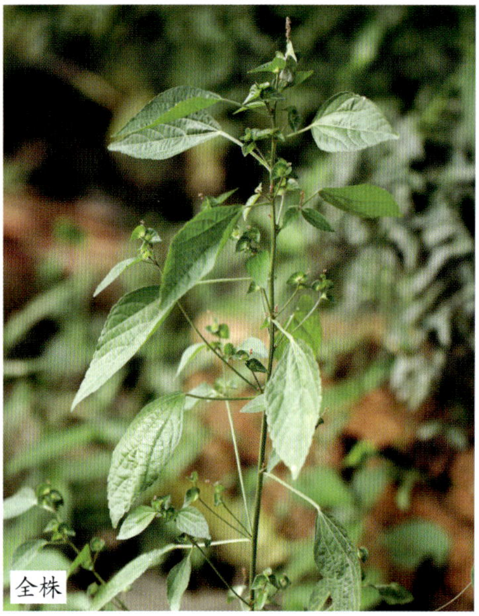

全株

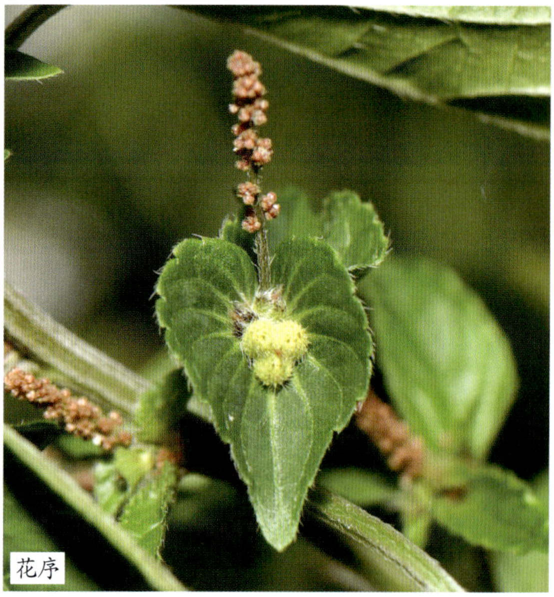

花序

【释　　名】植株形态与苋菜相似，而茎枝纤弱似铁线绳，故名“铁苋菜”；心形苞片略折叠似蚌壳，胞果球形似珍珠，故又名“海蚌含珠”；因其收敛止血的功效强，故又名“血见愁”。

【生境分布】生于平原或山坡较湿润耕地和空旷草地，有时生于石灰岩山疏林下。全省各地均有分布。

【识别要点】叶片近菱状卵圆形，顶端短渐尖，边缘具圆锯齿，叶背沿中脉具柔毛，基出脉 3；托叶披针形。雌、雄花同序，花序腋生，长 1cm 以上；雄花生于上部，穗状或头状，苞腋具雄花 5~7，簇生；雌花苞片 1 或 2（~4），卵状心形，花后增大，边缘具三角形齿，外面沿脉具疏柔毛，苞腋具雌花 1~3；雄花蕾近球形，萼 4，雄蕊 7 或 8；雌花萼片 3，花柱 3，撕裂为 5~7 条。蒴果分果爿 3，疏生毛和毛基变厚的小瘤体。种子近卵球状，假种阜细长。

【药 材 名】铁苋菜（全草）。

【性味功用】苦、涩，凉。清热解毒，消积，止痢，止血。主治肠痈，小儿疳积，黄疸，疟疾，吐血，衄血，尿血，便血，异常子宫出血；外治痈疖疮疡，外伤出血。

【使用注意】孕妇忌用，老弱气虚者少用。

【附　　方】**（1）治细菌性痢疾：**铁苋菜 60g（鲜品 250g），水煎分 3 次服。（《全国中草药汇编》）

（2）治小儿疳积：鲜铁苋菜 15g，姜、葱各 30g，鸭蛋白 1 个，捣匀外敷脚底心，敷一夜去掉，隔 3 日敷 1 次，一般敷 5~7 次；鲜铁苋菜 100g，煎水去渣后，加猪肝 150g 再煎，吃肝喝汤，连服 5~6 次。轻者任选一法，重者二法并用。（《全国中草药汇编》）

泽　漆

Euphorbia helioscopia L.

·科　名　大戟科 Euphorbiaceae	·属　名　大戟属 *Euphorbia*
·生活型　一年生草本	·花果期　花期 4~5 月，果期 5~7 月

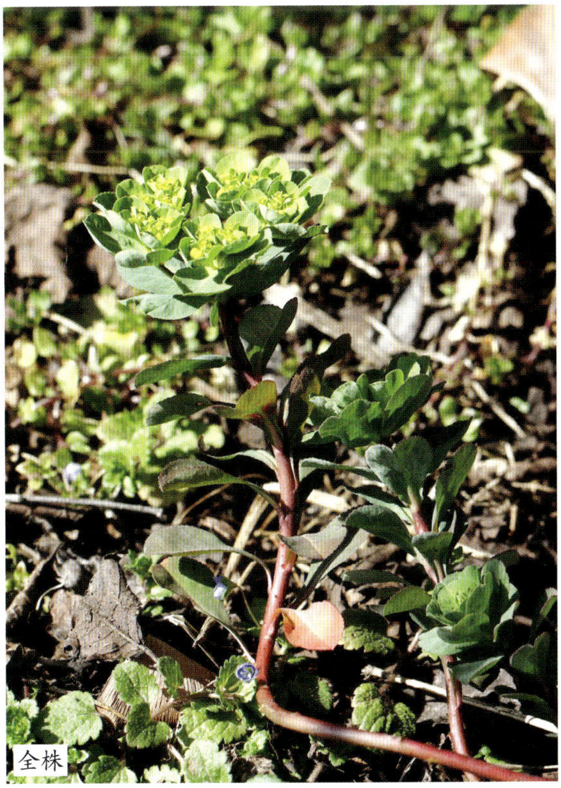

全株

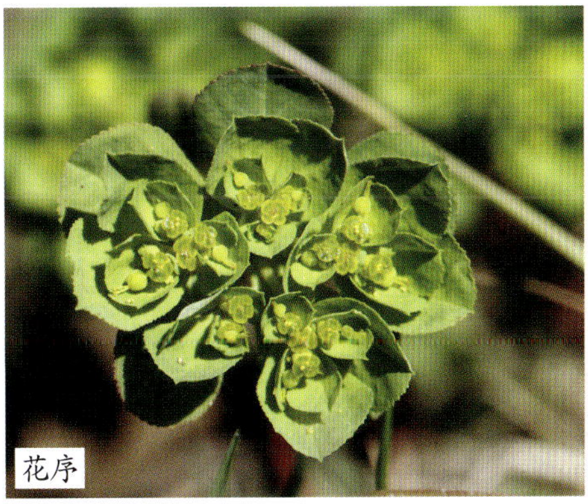

花序

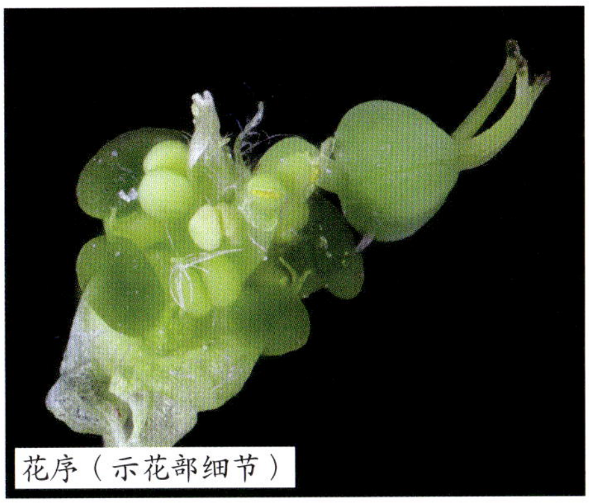

花序（示花部细节）

【释　　名】本品生于川泽，叶有白色黏稠乳汁似漆，故名"泽漆"；叶圆而呈黄绿色，酷似猫的眼睛，故又名"猫儿眼"；茎端常5叶中分，中又抽小茎5枝，每枝复有小叶承之，齐整如一，故又名"五凤草"。

【生境分布】生于山沟、路旁、荒野和山坡。全省各地均有分布。

【识别要点】茎直立，单一或自基部多分枝。叶互生，倒卵形或匙形。总苞叶5，倒卵状长圆形，苞叶2，卵圆形。总苞钟状，边缘5裂，裂片半圆形；雄花数枚，明显伸出总苞外；雌花1，子房柄略伸出总苞边缘；腺体4，盘状，中部内凹。蒴果三棱阔圆球状，光滑，无毛。

【药 材 名】泽漆（全草）。

【性味功用】辛、苦，微寒；有毒。逐水消肿，化痰散结，杀虫。主治大腹水肿，咳逆上气，瘰疬结核等。

【使用注意】气血虚弱、脾胃虚弱者慎用。临床应用于结核病时必须严格掌握适应证，以免引起原硬结病灶溶解播散，因全株分泌的乳汁有毒，对皮肤及黏膜有刺激性，有溶解结核病纤维素的作用。

【附　　方】**（1）治神经性皮炎：**鲜泽漆白浆敷癣或同椿树叶捣碎外敷。（《兄弟省市中草药单方验方、新医疗法选编》）

（2）治癣疮有虫：猫儿眼，晒干为末，香油调搽。（《卫生易简方》）

【拓展阅读】种子中所含脂肪油为干性油，有峻泻作用。

飞扬草

Euphorbia hirta L.

·科　名　大戟科 Euphorbiaceae	·属　名　大戟属 *Euphorbia*
·生活型　一年生草本	·花果期　花期4~6月，果期7~12月

【释　　名】本品叶似飞翔之翅膀，故名"飞扬草"；全体含白色乳汁，故又名"乳草""奶草"；全体被毛，故又名"毛飞扬"；全草呈匍匐状，茎被粗毛，叶对生，排列似蜈蚣腿，故又名"过路蜈蚣"。

【生境分布】生于路旁、草丛、农田和荒地。分布于南京、苏州等地。

【识别要点】茎单一，被褐色或黄褐色的多细胞粗硬毛。叶对生，叶片披针状长圆形、长椭圆状卵圆形或卵状披针形，先端极尖或钝，基部略偏斜，边缘于中部以上有细锯齿；托叶发达，呈钻形。花序多数，于叶腋处密集成头状；总苞钟状，辐射对称，边缘5裂；腺体4，近杯状，边缘具白色附属物。蒴果三棱状，被短柔毛。种子近圆四棱状，无种阜。

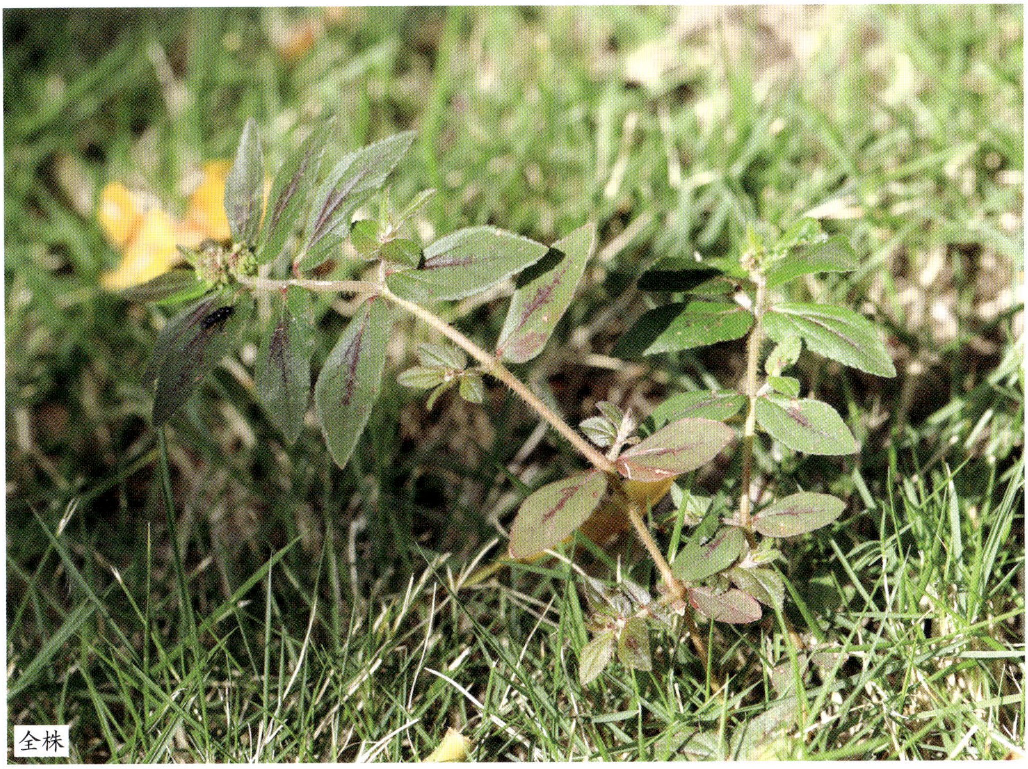
全株

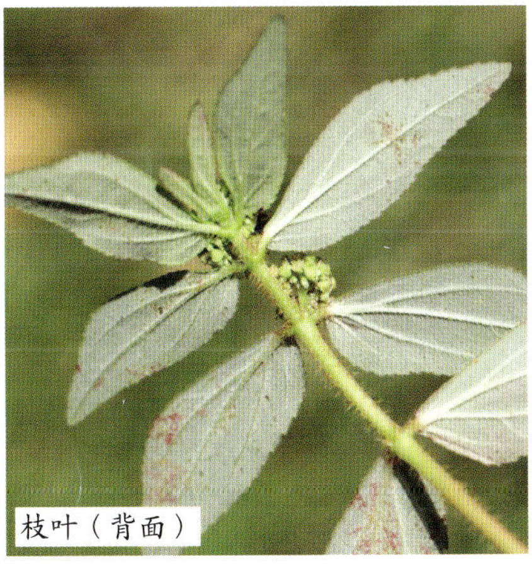
枝叶（背面）

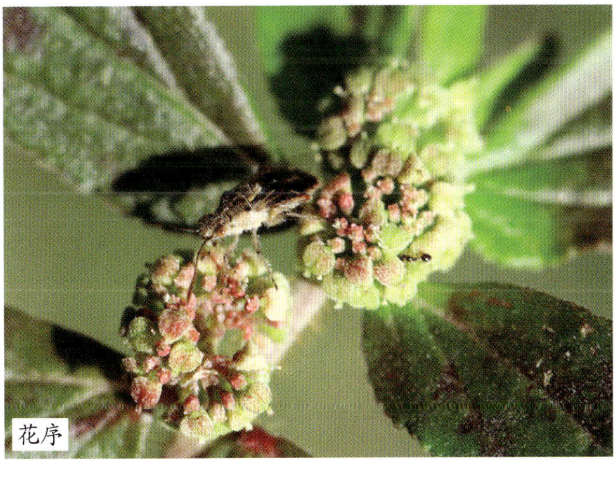
花序

【药 材 名】大飞扬草（全草）。

【性味功用】辛、酸，凉；有小毒。清热解毒，利湿止痒，通乳。主治肺痈，乳痈，疔疮肿毒，牙疳，痢疾，泄泻，热淋，尿血，产后乳汁不行等。

【使用注意】脾胃虚寒者及孕妇慎用，误食有致泻作用。

【附　　方】**（1）治肺痈：**鲜大飞扬全草 1 握，捣烂，绞汁半盏，开水冲服。（《福建民间草药》）

（2）治乳痈：大飞扬全草 60g，豆腐 120g，炖服；另取鲜草 1 握，加食盐少许，捣烂加热水外敷。（《福建民间草药》）

地锦草

Euphorbia humifusa Willd.

·科　名　大戟科 Euphorbiaceae	·属　名　大戟属 *Euphorbia*
·生活型　一年生草本	·花果期　花期 6~10 月，果期 7~10 月

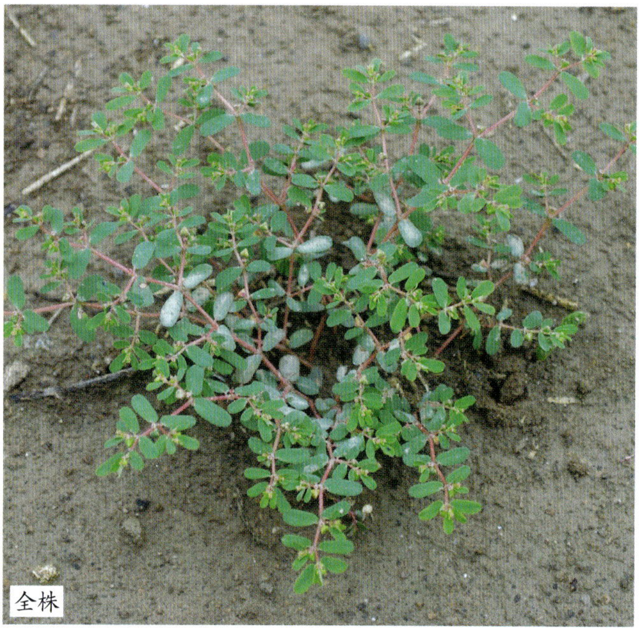

全株

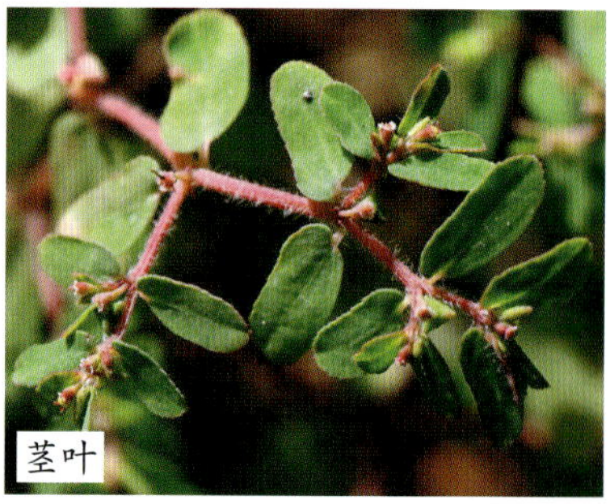

茎叶

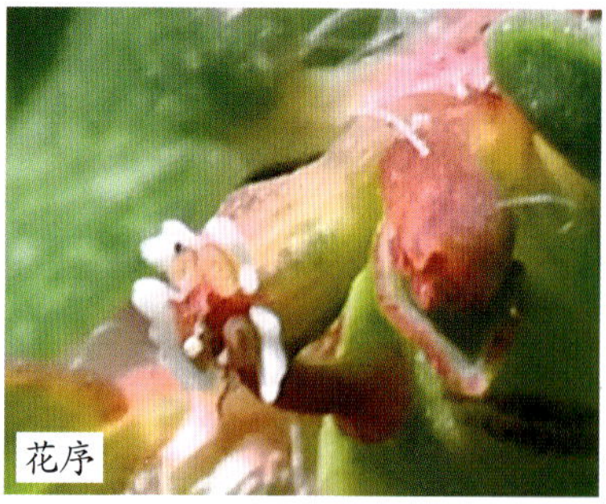

花序

【释　　名】本品赤茎布地，“锦”意为色彩鲜明华丽，故名“地锦草”；断之有白色乳汁，故又名“奶花草”。

【生境分布】生于原野、路旁、田间、沙丘、海滩和山坡。全省各地均有分布。

【识别要点】植株具乳汁。茎匍匐，基部常红色或淡红色，近无毛。单叶对生，叶片矩圆形或椭圆形，边缘常于中部以上具细锯齿，叶面绿色，叶背淡绿色，有时淡红色。花序单生于叶腋；总苞陀螺状，边缘 4 裂，裂片三角形；腺体 4，矩圆形，边缘具白色或淡红色附属物。蒴果三棱卵球状，具毛，成熟时分裂为 3 个分果爿，花柱宿存。种子三棱卵球状，灰色。

【药 材 名】地锦草（全草）。

【性味功用】辛，平。清热解毒，凉血止血，利湿退黄。主治痢疾，泄泻，咯血，尿血，便血，崩漏，疮疖痈肿，湿热黄疸，跌打肿痛。

【使用注意】血虚无瘀、脾胃虚弱者及孕妇慎服。

【附　　方】**（1）治细菌性痢疾：**地锦草 30g，铁苋菜 30g，凤尾草 30g，水煎服。（《单方验方调查资料选编》）

（2）治急性尿路感染：铺地草（地锦草）、海金沙、爵床各 60g，车前草 45g，水煎服。（《福建药物志》）

【拓展阅读】全草有毒，可用于杀虫。

斑地锦

Euphorbia maculata L.

·科　名　大戟科 Euphorbiaceae　　·属　名　大戟属 *Euphorbia*

·生活型　一年生草本　　·花果期　花期 4~7 月，果期 6~9 月

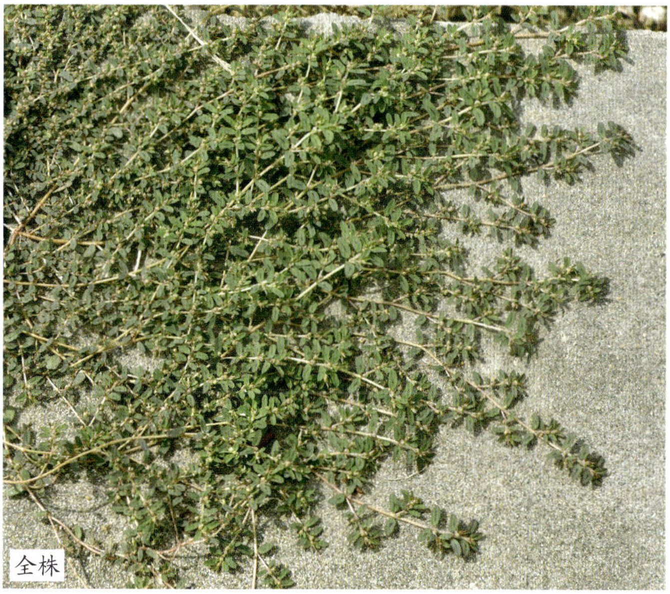

全株

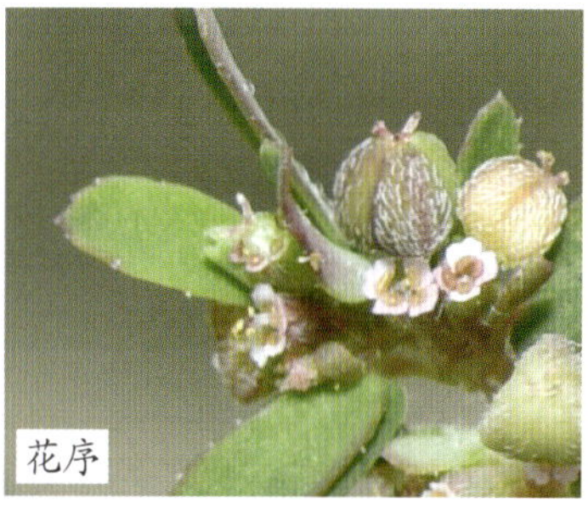

花序

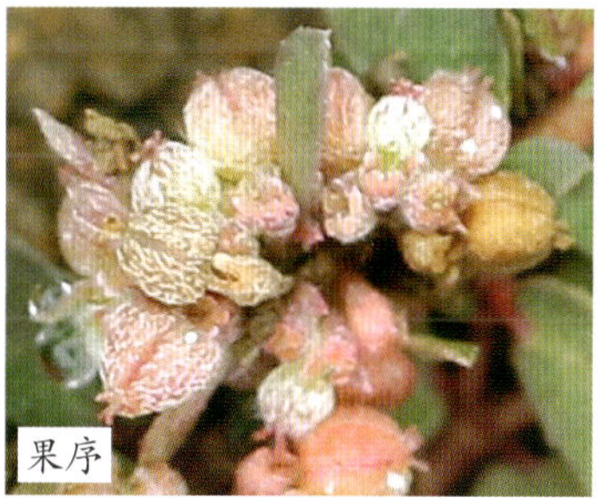

果序

【释　　名】本品茎纤细，近基部分枝，铺地而生，带紫红色，植物形态与地锦草相近，但叶片中央具紫色斑纹，故名“斑地锦”“铺地草”。

【生境分布】生于平原或低山坡的路旁。全省各地均有分布。

【识别要点】植株具白色乳汁。茎匍匐，被白色疏柔毛。单叶对生，叶片长椭圆形至肾状长圆形，先端钝，基部偏斜，叶面绿色，中部常具有 1 个长圆形的紫色斑点，叶背淡绿色或灰绿色，新鲜时可见紫色斑；托叶钻状，不分裂。杯状聚伞花序，单生于叶腋；总苞狭杯状，边缘 5 裂，辐射对称；腺体 4，黄绿色，横椭圆形，边缘具白色附属物。蒴果被稀疏柔毛。种子四棱卵球状，无种阜。

【药 材 名】参见“地锦草”。
【性味功用】参见“地锦草”。
【使用注意】参见“地锦草”。
【附　　方】参见“地锦草”。

叶下珠

Phyllanthus urinaria L.

·科　名　大戟科 Euphorbiaceae	·属　名　叶下珠属 *Phyllanthus*
·生活型　一年生草本	·花果期　花期 4~6 月，果期 7~11 月

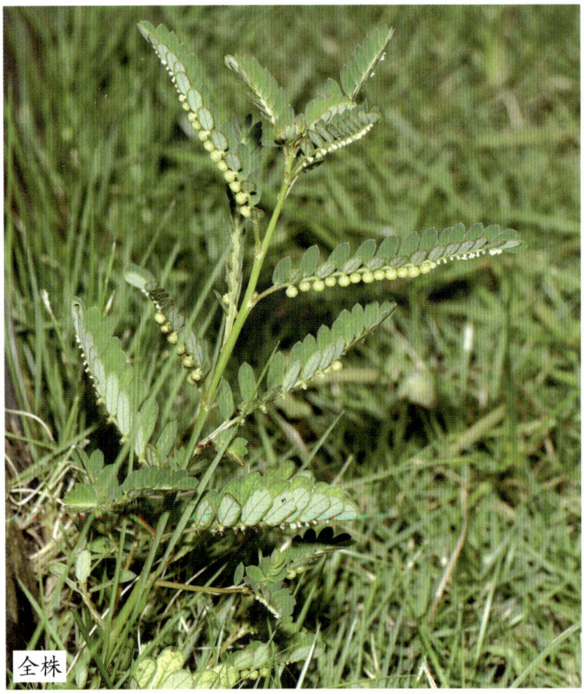
全株

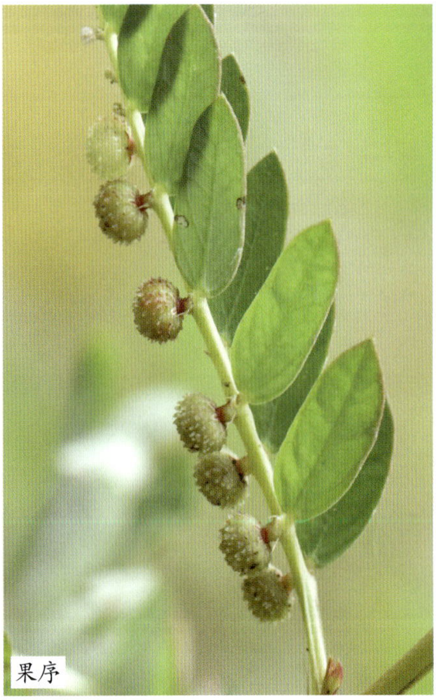
果序

【释　　名】果实球状似珍珠，生于叶腋下，故名“叶下珠”“珍珠草”；叶昼开夜闭，故又名“日开夜闭”；可治夜盲、疳积，故又名“夜盲草”“疳积草”。
【生境分布】生于旷野平地、旱田、山地路旁或林缘。全省各地均有分布。
【识别要点】茎基部多分枝，枝倾卧后上升，具纵棱，上部被 1 列短柔毛。单叶互生，叶片纸质，长圆形，顶端有小尖头，边缘有 1~3 列短粗毛；叶柄扭转成羽状排列；托叶卵状披针形。花雌雄同株，生于叶腋，无花瓣，雄花

2~4簇生（常仅1朵开花），雌花于小枝中下部单生；雄花萼片6，雄蕊3，花丝合生呈柱状，花盘腺体6，分离，与萼片互生；雌花花盘全缘，子房3室，花柱顶端2裂。蒴果球状，成熟时红褐色，表面具小疣状突起，花柱和萼片宿存。种子橙黄色。

【药 材 名】叶下珠（全草）。

【性味功用】微苦，凉。清热解毒，利水消肿，明目，消积。主治泄泻，黄疸，热淋，石淋，目赤，夜盲，疳积，痈肿，毒蛇咬伤。

【使用注意】脾胃虚寒者及虚性水肿者慎服。

【附　　方】**（1）治痢疾，肠炎腹泻：** 叶下珠、铁苋菜各30g，煎汤，加糖适量冲服，或配老鹳草水煎服。（《中草药学》）

（2）治黄疸： 鲜叶下珠60g，鲜马鞭草90g，鲜半边莲60g，水煎服。（江西《草药手册》）

蓖　麻

Ricinus communis L.

·科　名	大戟科 Euphorbiaceae	·属　名	蓖麻属 *Ricinus*
·生活型	一年生粗壮草本或草质灌木	·花果期	花期6~9月，果熟期10~12月

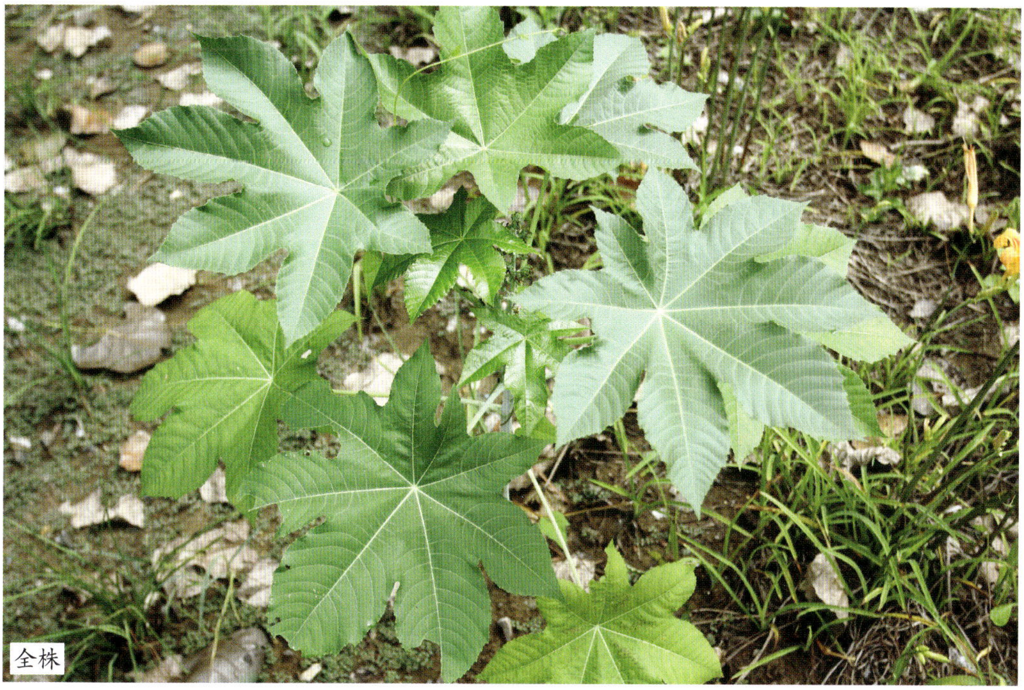

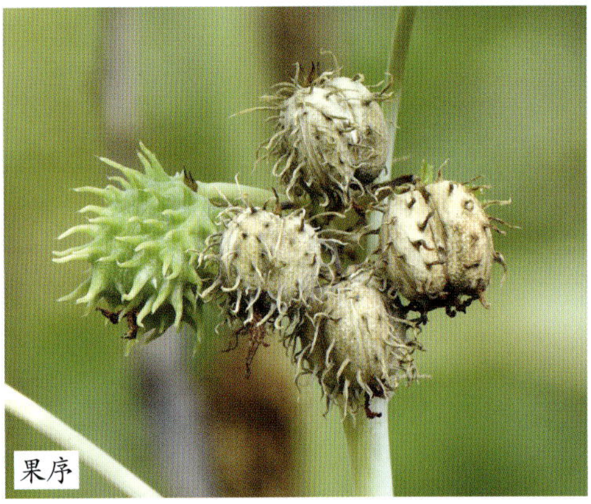
果序

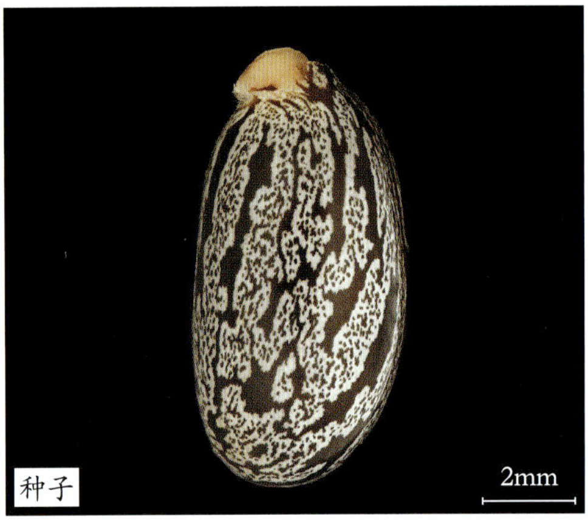

种子

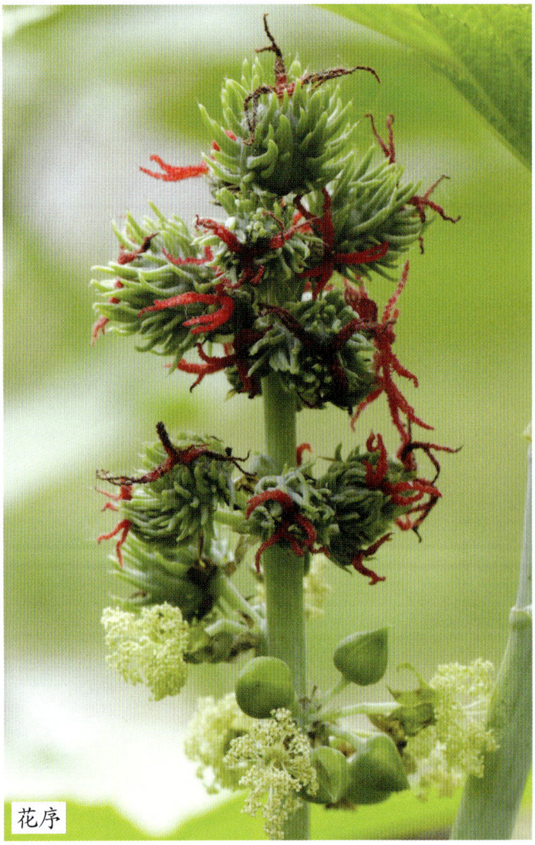
花序

【释　　名】本品种子形似蜱（寄生在牲畜身上的虱子），上面有麻点，从“艹”，故名“蓖麻”。

【特性分布】喜高温，不耐霜，对酸性、碱性土壤的适应性强。全省各地均有栽培。

【识别要点】茎直立，多液汁；小枝、叶和花序通常被白霜。叶片盾状着生，轮廓近圆形，掌状 7~11 裂，裂缺达中部；叶柄粗壮，中空，顶端和基部具盘状腺体。总状花序或圆锥花序；雌雄同株；雄花萼裂片卵状三角形，镊合状排列，雄蕊束众多；雌花萼片卵状披针形，凋落，花柱 3，红色，顶部各 2 裂，密生乳头状突起。蒴果果皮具软刺或平滑。种子具淡褐色或灰白色斑纹。

【药 材 名】蓖麻子（种子）。

【性味功用】甘、辛，平；有小毒。消肿拔毒，泻下导滞，通络利窍。主治痈疽肿毒，瘰疬，乳痈，喉痹，疥癞癣疮，烫伤，水肿胀满，大便燥结，口眼歪斜，跌打损伤。

【使用注意】胃弱、体弱、便滑者，以及孕妇、月经期女性忌服。

【附　　方】**（1）治痈疽、发背、附骨痈等疮：**蓖麻子去皮，研为泥，旋摊膏药贴之，可消肿散毒。（《普济方》）

（2）**治汤火伤**：蓖麻子、蛤粉等量，为末，研膏，汤损用油调涂，火疮用水调涂。（《养生必用方》）

【拓展阅读】种子所榨取的脂肪油、根、叶亦可入药。蓖麻油在工业上用途广泛。

乌　柏

Sapium sebiferum (L.) Roxb.

·科　名　大戟科 Euphorbiaceae	·属　名　乌桕属 *Sapium*
·生活型　乔木	·花果期　花期 6~8 月，果期 9~11 月

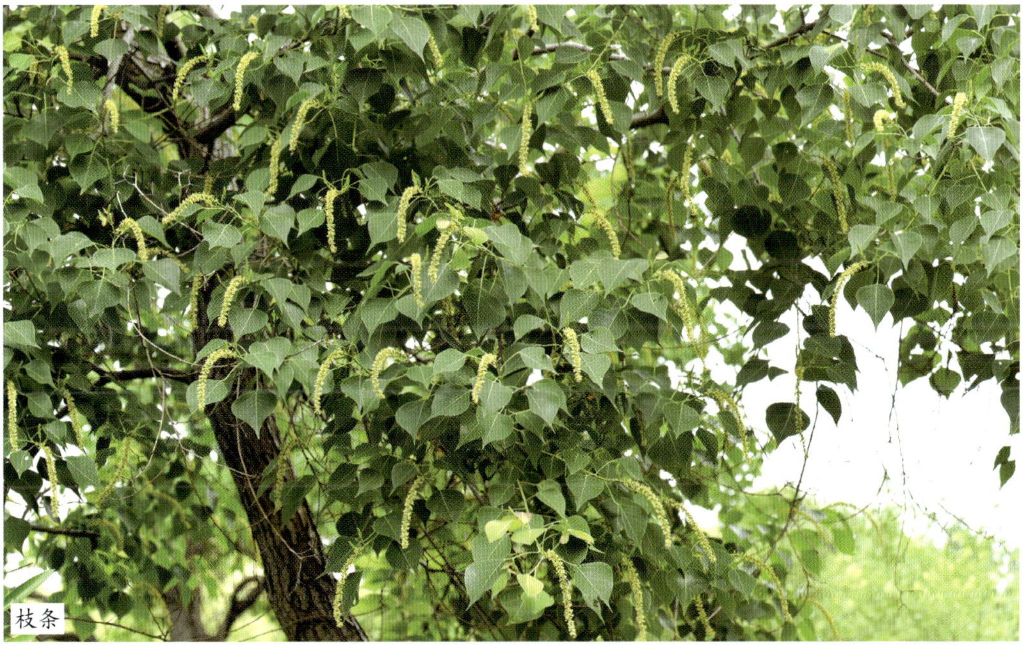
枝条

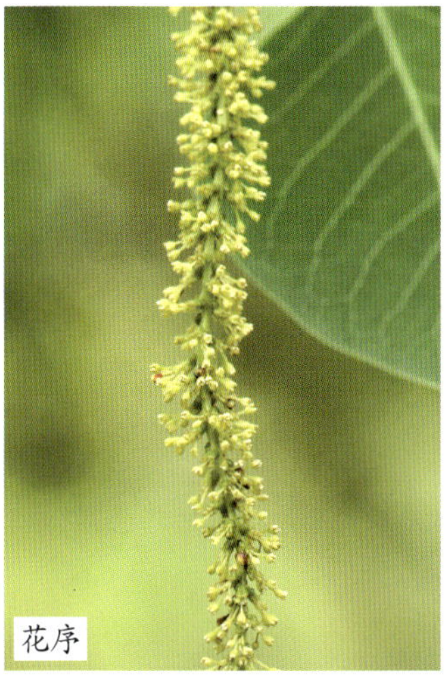
花序

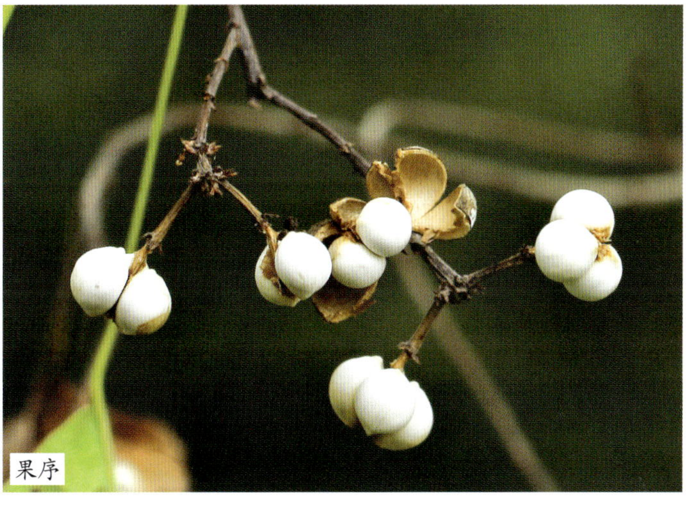
果序

【释　　名】因乌鸦喜食乌桕子，叶片可作黑色染料，所以名字带“乌”，且树老后，根部会烂成臼状（中部凹下之状），故名“乌桕”。

【生境分布】生于旷野、村旁、路边、堤岸和疏林。全省各地均有分布。

【识别要点】植株具白色乳状汁液。单叶互生；叶片纸质，菱形、菱状卵圆形或稀有菱状倒卵圆形，全缘；叶柄顶端具2腺体。花单性，雌雄同株，聚集成顶生总状花序，雌花通常生于花序轴下部，雄花生于上部或有时花序全为雄花；雄花苞片基部两侧各具1近肾形的腺体，雄蕊2枚；雌花苞片3深裂，基部两侧的腺体与雄花的相同，每苞片内仅1朵雌花，或1雌花和数朵雄花同聚生于苞腋内，子房3室。蒴果梨状，成熟时黑色。种子扁球状，黑色，外被白色蜡质假种皮。

【药 材 名】乌桕木根皮（根皮或树皮）。

【性味功用】苦，微温；有毒。泻下逐水，消肿散结，解蛇虫毒。主治水肿，癥瘕积聚，臌胀，大小便不通，疔疮痈肿，疥癣，毒蛇咬伤等。

【使用注意】有毒，内服必须控制剂量及疗程。体虚者、溃疡病患者及孕妇禁服。

【附　　方】**治臌胀：**乌桕树根二层皮（切碎）30~90g，白米1撮，炒至微黄色，加北芪9g，煎水服，或连米擂糊加糖煮服，每日1次，连服3~6日。（《岭南草药志》）

【拓展阅读】叶、果实、种子榨取的油亦可入药。种子含油量高，蜡质层可制肥皂、蜡烛；叶可作黑色染料；乌桕为优良的庭院风景树。

枸　骨

Ilex cornuta Lindl. et Paxt.

·科　名　冬青科 Aquifoliaceae	·属　名　冬青属 *Ilex*
·生活型　常绿灌木或小乔木	·花果期　花期 4~5 月，果熟期 9~10 月

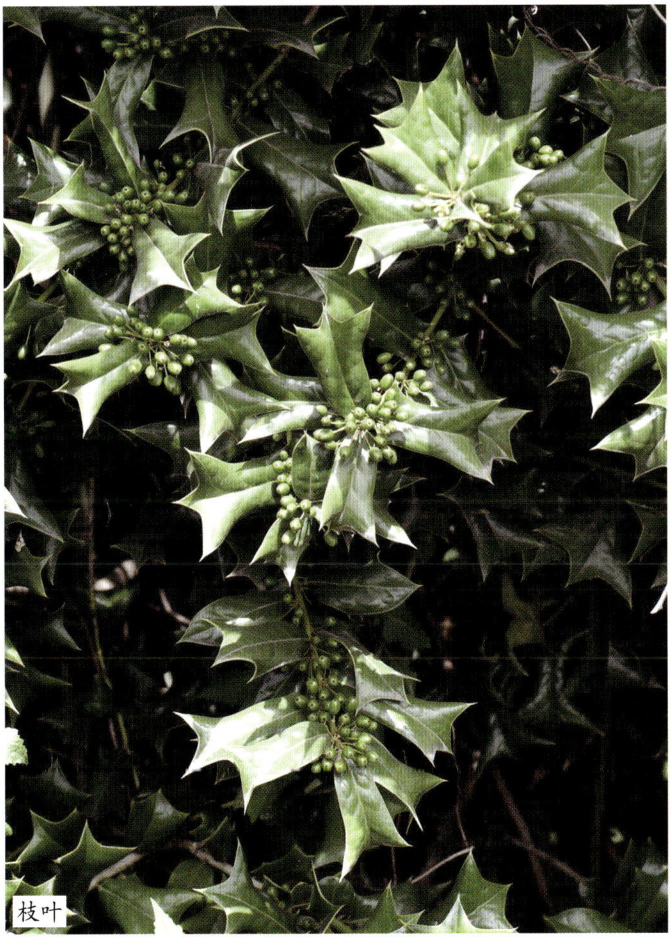
枝叶

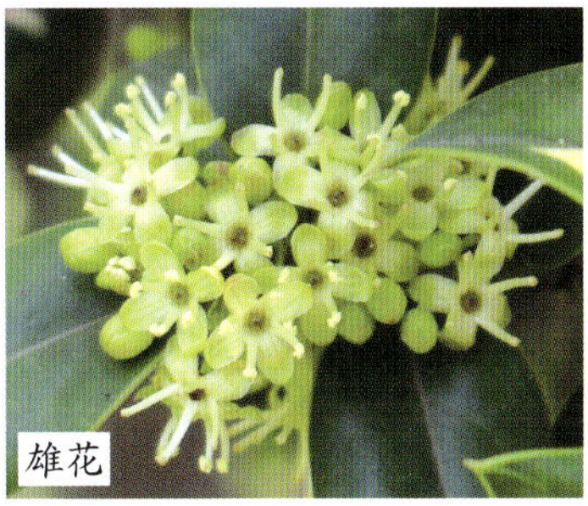
雄花

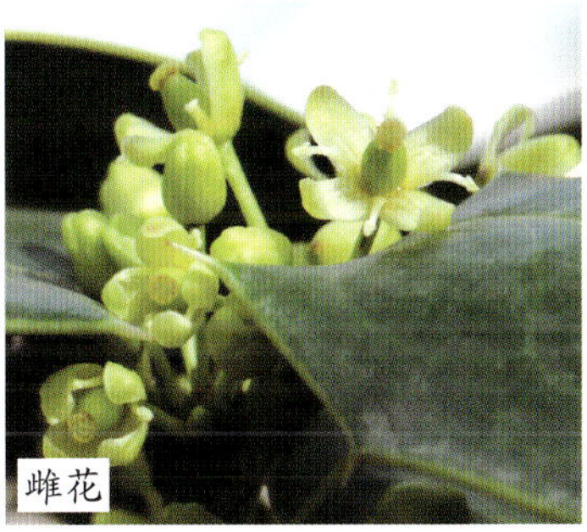
雌花

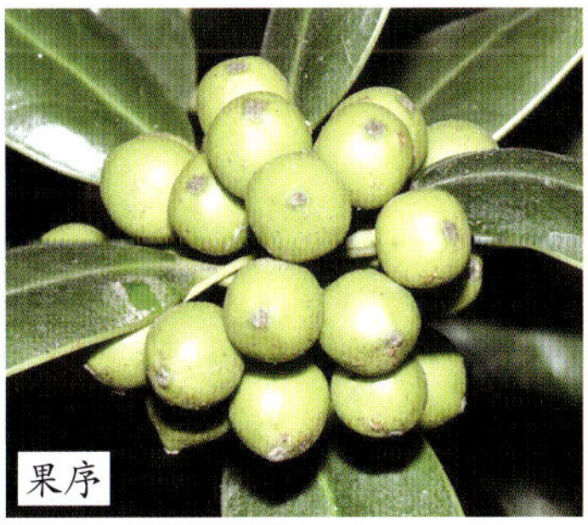
果序

【释　　名】本品树木茎干白色，似狗的骨头，故名“枸骨”；叶硬革质，有刺，鸟无法停留于叶面上，故又名“鸟不宿”；叶尖角有刺，形如猫爪，故又名“猫儿刺”。

【生境分布】生于山坡谷地灌木丛中。分布于南京（江宁）、无锡（宜兴）、苏州（昆山）、扬州（仪征）、镇江（句容）等地，全省各地均有栽培。

【识别要点】单叶互生，叶片厚革质，二型，常为长圆状四边形，长 4~9cm，顶端有 3 枚尖硬刺齿，中央的刺齿反曲，基部两侧各有 1 或 2 刺齿，有时全缘，边缘硬骨质。花簇生于二年生枝条上的叶腋，花 4 基数；花瓣黄绿色；雌雄异株；雄花花萼盘状，裂片膜质，宽三角形，具缘毛，花瓣长圆状卵形，反折，基部合生，退化子房近球形；雌花花萼、花瓣与雄花相同，子房长圆状卵球形，柱头盘状，4 浅裂。果实圆球状，成熟时鲜红色；分核 4，背部遍布皱纹及纹孔，中央有 1 纵沟。

【药 材 名】枸骨叶（叶）、枸骨子（成熟果实）。

【性味功用】**（1）枸骨叶：**苦，凉。清虚热，益肝肾，祛风湿。主治阴虚劳热，咳嗽咯血，头晕目眩，腰膝酸软，风湿痹痛，白癜风。

（2）枸骨子：苦、涩，微温。补肝肾，强筋活络，固涩下焦。主治体虚低热，筋骨疼痛，崩漏，带下，泄泻等。

【使用注意】孕妇、儿童及脾胃虚寒或肾阳不足者慎用枸骨叶。

【附　　方】**（1）治白癜风：**鲜枸骨叶绞汁或浓煎收膏，涂搽患处。（《湖北中草药志》）

（2）治泄泻：枸骨子、白扁豆各 9g，煎服。（《安徽中草药》）

【拓展阅读】树形美丽，供庭园观赏；种子含油，可作肥皂原料；树皮可作染料和提取栲胶；木材软韧，可用作牛鼻栓。

凤仙花

Impatiens balsamina L.

·科　名　凤仙花科 Balsaminaceae　　·属　名　凤仙花属 *Impatiens*

·生活型　一年生肉质草本　　·花果期　花期 7~9 月，果期 8~11 月

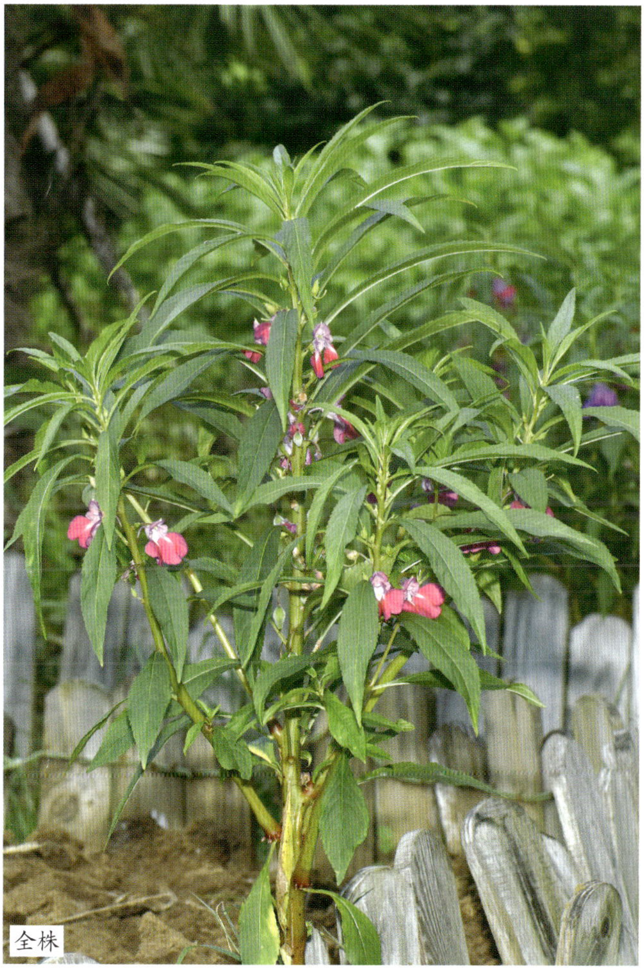

全株

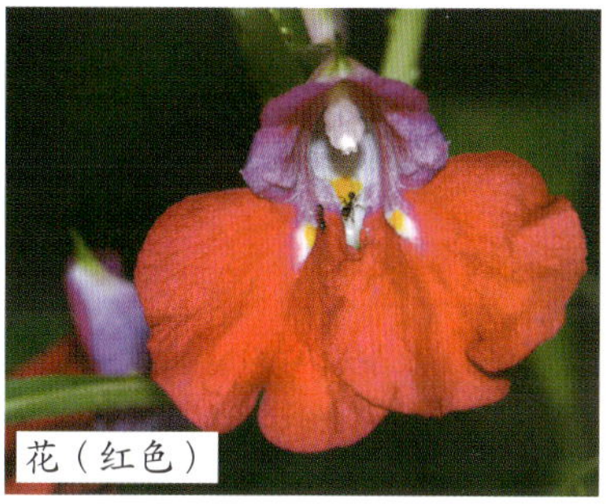

花（红色）

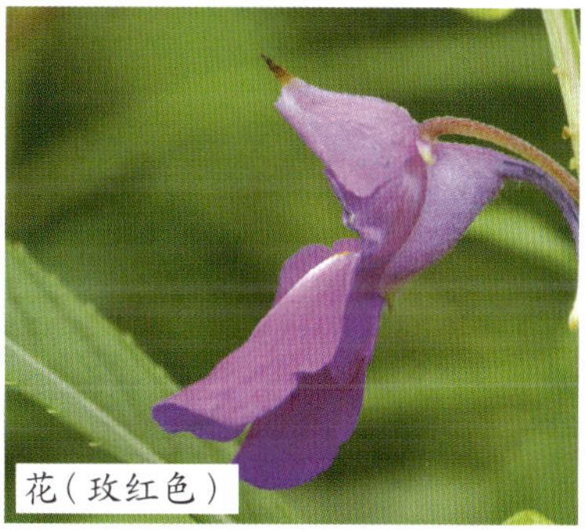

花（玫红色）

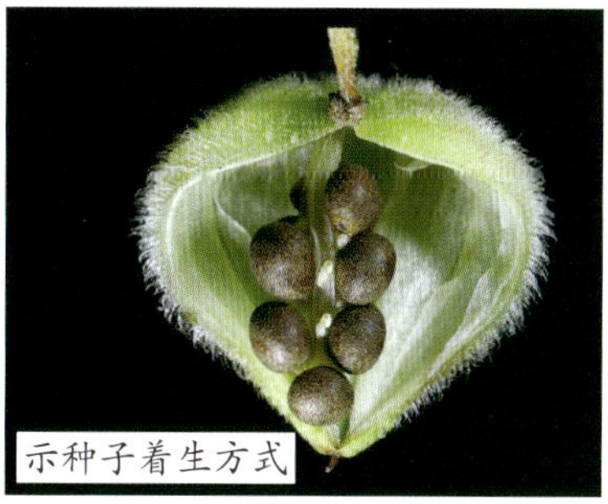

示种子着生方式

【释　　名】本品花头、翅、尾、足俱具，翘然如凤状，故名“凤仙花”；鲜花汁液可染甲透甲，故又名“指甲花”“凤仙透骨草”；果实成熟后，倒挂如吊铃，轻轻一碰，5 片果瓣开裂，种子快速弹出，故又名“急性子”。

【特性分布】喜阳光，怕湿，适宜向阳的地势和疏松肥沃的土壤。全省各地均有栽培，有时逸为野生。

【识别要点】茎下部节常膨大，基部具多数纤维状根。单叶互生，叶片披针形、狭椭圆形或倒披针形，基部楔形，向基部常有数对无柄的黑色腺体；叶柄两侧具数对具柄的腺体。花 1~3 朵簇生于叶腋；花单瓣或重瓣，白色、粉红色或紫色；花萼的唇瓣深舟状，被柔毛，基部急尖成内弯的距；花瓣的旗瓣圆状、兜状，背面中肋具狭龙骨状突起，顶端具小尖，翼瓣具短柄，上部裂片先端 2 浅裂，外缘近基部具小耳。蒴果宽纺锤状，两端尖，密被柔毛。种子多数，圆球状。

【药 材 名】凤仙透骨草（茎）、急性子（种子）、凤仙花（花）。

【性味功用】**（1）凤仙透骨草：**苦、辛，温；有小毒。祛风湿，活血止痛，解毒。主治风湿痹痛，跌打肿痛，血瘀经闭，痛经，痈肿，丹毒，鹅掌风，虫蛇咬伤。

（2）急性子：辛、微苦，温；有小毒。行瘀降气，软坚散结。主治血瘀经闭，痛经，难产，产后胞衣不下，噎膈，痞块，骨鲠，龋齿，疮疡肿毒。

（3）凤仙花：甘、苦，微温。祛风除湿，活血止痛，解毒杀虫。主治风湿肢体痿废，腰胁疼痛，妇女经闭腹痛，产后瘀血未尽，跌打损伤，痈疽疮毒，毒蛇咬伤，带下，鹅掌风。

【使用注意】体虚者及孕妇禁服凤仙透骨草。内无瘀积者及孕妇禁用急性子。体虚者及孕妇慎服凤仙花。

【附　　方】**（1）治风湿关节痛：**透骨草、木瓜各 15g，威灵仙 12g，桑枝 30g，水煎服。（《湖北中草药志》）

（2）治经闭腹痛，产后瘀血未尽：急性子 9g，捣碎，煎水，加红糖适量服。（《安徽中草药》）

（3）治跌打损伤肿痛：鲜凤仙花，捣如泥涂肿处，干后再上，血散肿愈。（《吉林中草药》）

【拓展阅读】叶、根亦可入药。凤仙花为常见观赏花卉；民间常用其花及叶染指甲；嫩叶焯水后可凉拌食用。

枳 椇

Hovenia acerba Lindl.

·科　名　鼠李科 Rhamnaceae	·属　名　枳椇属 *Hovenia*
·生活型　乔木	·花果期　花期 5~7 月，果期 8~10 月

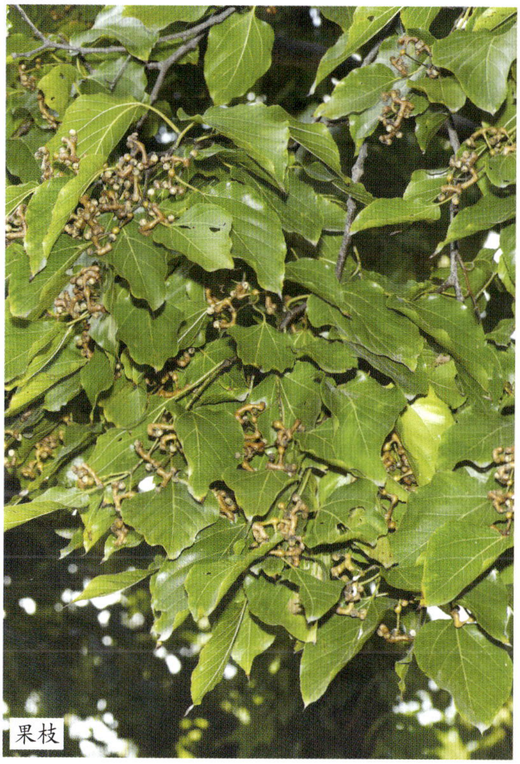
果枝

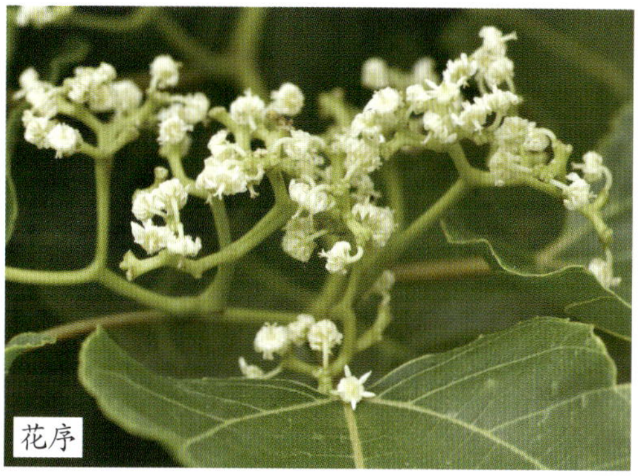
花序

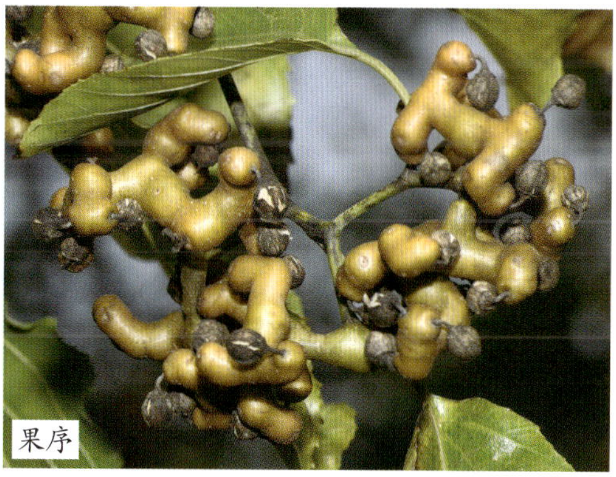
果序

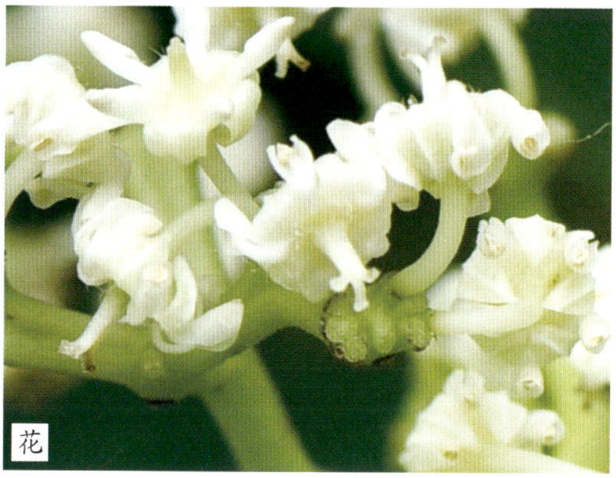
花

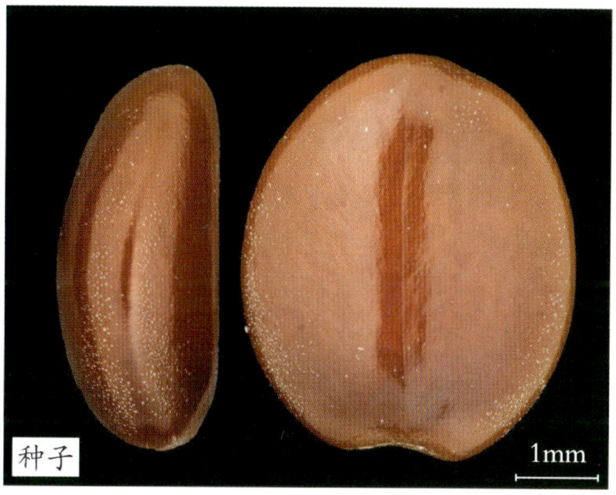

种子

【释　　名】“枳椇”为屈曲不伸之意，其树多枝而曲，其果梗亦卷曲，故名“枳椇”；因其果梗膨大扭曲，肉质肥厚形似鸡爪、拐杖，味甘甜如枣，故又名“鸡爪树”“拐枣”。

【生境分布】生于山坡林缘或疏林中。分布于南京、无锡（宜兴）、苏州（常熟）、淮安（盱眙）、扬州、镇江等地。

【识别要点】嫩枝、幼叶两面及叶柄初时被棕褐色柔毛。叶片椭圆状卵圆形、宽卵圆形或心形，边缘具整齐、浅而钝的细锯齿，具基生三出脉；叶柄长2~5cm。花排成对称的二歧式聚伞圆锥花序；花瓣黄绿色，椭圆状匙形，基部具短爪；花盘被柔毛；花柱分裂至中部。浆果状核果近圆球状，成熟时黄褐色或棕褐色；果序轴明显膨大，扭曲，肉质。种子褐色或紫黑色，有光泽。

【药 材 名】枳椇子（种子）。

【性味功用】甘，平。解酒毒，除烦止渴，止呕，通利二便。主治醉酒，烦渴，呕吐，二便不利。

【使用注意】脾胃虚寒者禁服。

【附　　方】**（1）治醉酒：**鲜拐枣30g，煎水冷服；或枳椇子12g（杵碎），葛花9g，煎水冷服。（《安徽中草药》）

（2）治伤暑烦渴，头晕，尿少：枳椇子、竹叶各30g，水煎服。（《华山药物志》）

【拓展阅读】叶、根、树皮亦可入药。木材细致坚硬，为建筑和制细木工用具的良好用材；果序轴肥厚，含丰富的糖，可生食、酿酒、熬糖，民间常用以浸制“拐枣酒”。

枣

Ziziphus jujuba Mill.

·科　名　鼠李科 Rhamnaceae	·属　名　枣属 *Ziziphus*
·生活型　落叶小乔木或乔木，稀灌木	·花果期　花期5~7月，果期8~9月

【释　　名】本品枝条上具粗直的托叶刺，“朿”为“刺”之古字，又因本品高大，故2个“朿”字重叠，写作“棗”，后简化为两点代替，故名“枣”；果实肥大，故又名“大枣”；果实成熟时红色，故又名“红枣”；果实生树上，味甜如蜜，故又名“木蜜”。

【特性分布】喜光，耐旱，耐盐碱，对土壤适应性强。全省各地均有栽培。

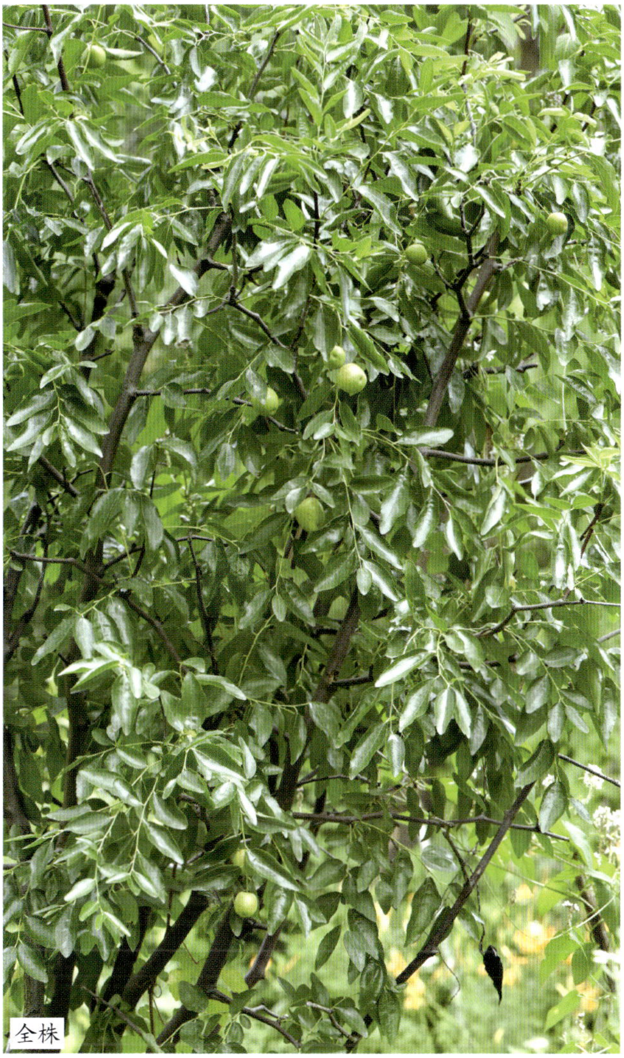

全株

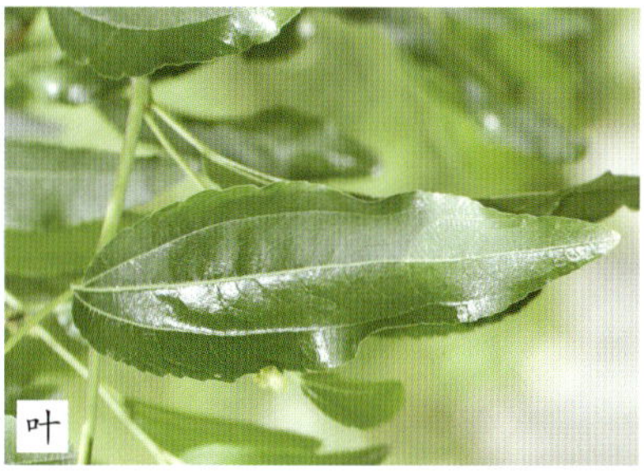

叶

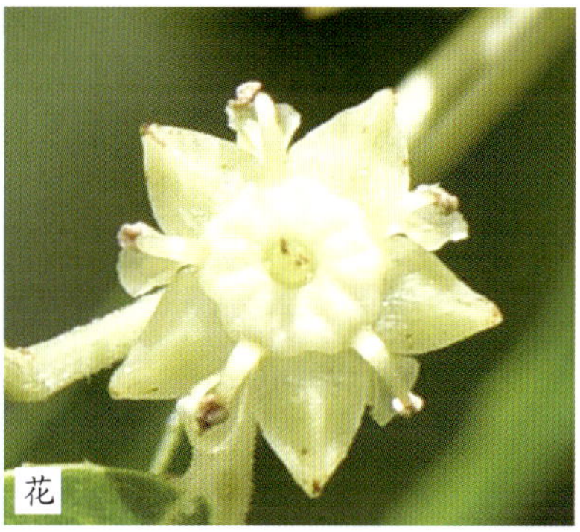

花

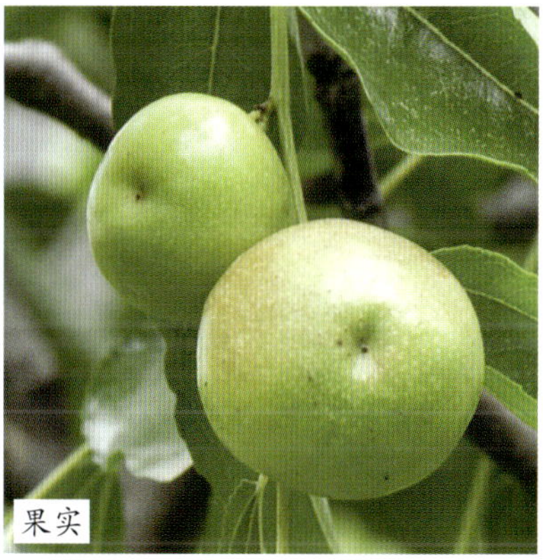

果实

【识别要点】枝分长枝、短枝和无芽小枝，具 2 个托叶刺，长刺直伸，短刺下弯。叶片纸质，边缘具钝齿，具基出脉。花单生或 2 至数朵密集成聚伞花序，腋生；萼片卵状三角形；花瓣淡黄绿色，倒卵圆形，基部有爪。核果长圆球状或长卵圆球状，成熟时红色，后变为红紫色，中果皮肉质，味甜，核两端尖。种子扁椭圆球状。

【药 材 名】大枣（果实）。

【性味功用】甘，温。补中益气，养血安神。主治脾虚食少，乏力便溏，妇人脏躁等。

【使用注意】湿热内盛者、小儿疳积者和寄生虫病儿、牙病患者、痰湿偏盛之人、腹部胀满者、舌苔厚腻者不宜服用。

【附　　方】**（1）治久患脾泻，脏腑虚滑，不进饮食：**青州枣子去核，以木香掰破如枣核大，置枣中，十数枚，以水一盏，煮软熟，温嚼吃，以所煮汁送下。（《普济方》）

（2）治中风惊恐虚悸，四肢沉重：大枣（去核）七枚，青粱粟米二合，上二味以水三升半，先煮枣取一升半，去滓，投米煮粥食之。（《圣济总录》）

【拓展阅读】果核、叶、根皮、根亦可入药。果实味甜，可供鲜食，还可以制成蜜枣、红枣、熏枣、黑枣、酒枣及牙枣等蜜饯或果脯，或作枣泥、枣面、枣酒、枣醋等，为食品工业原料；花期较长，芳香多蜜，为良好的蜜源植物。

乌蔹莓

Cayratia japonica (Thunb.) Gagnep.

·科　名　葡萄科 Vitaceae　　·属　名　乌蔹莓属 *Cayratia*

·生活型　草质藤本　　·花果期　花期 6~7 月，果熟期 8~9 月

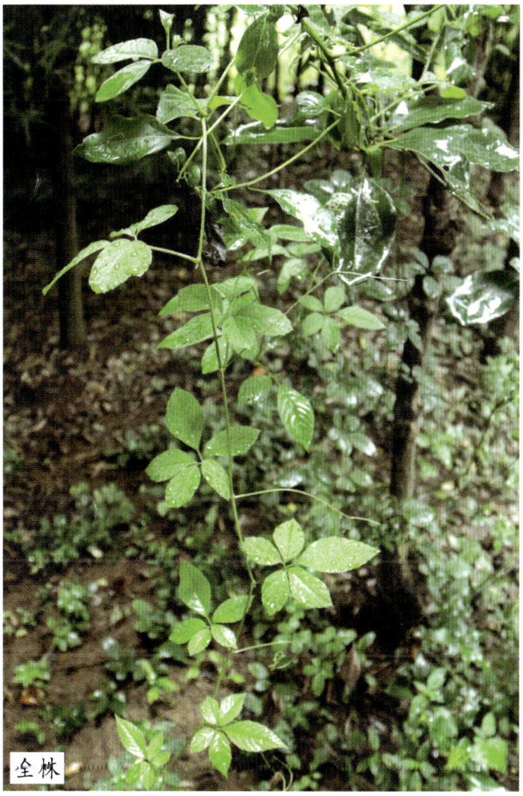
全株

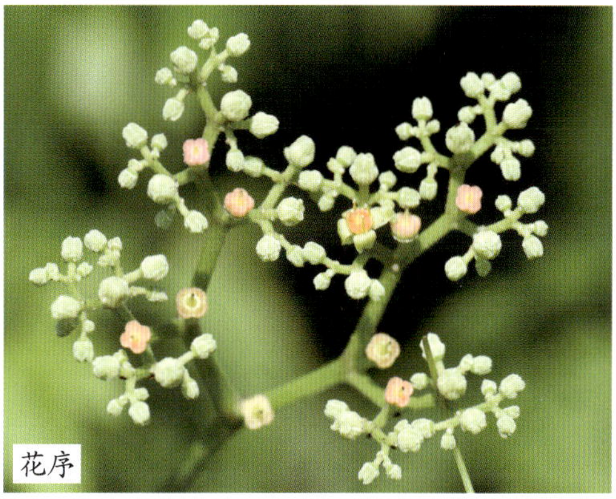
花序

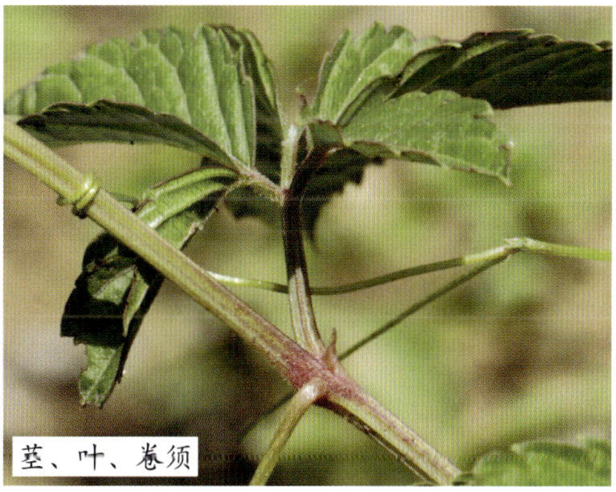
茎、叶、卷须

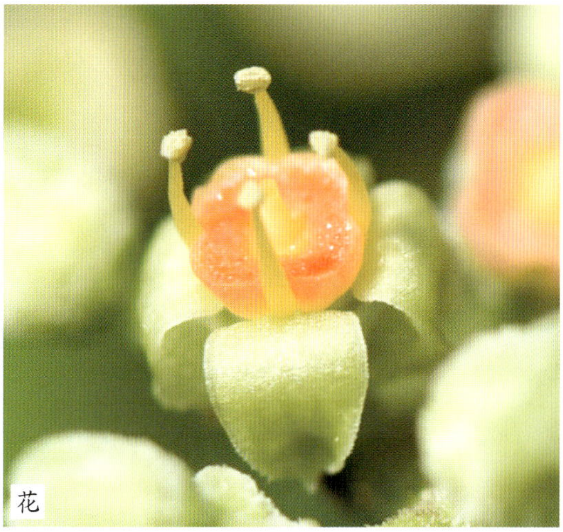
花

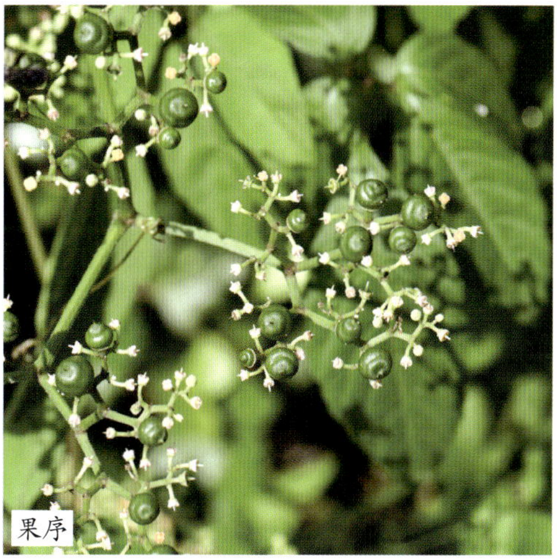
果序

【释　　名】本品叶型与白蔹相近，但果实色黑且味酸似莓，故名“乌蔹莓”；本品为草质藤本，叶通常 5 枚，分歧成鸟足形，又似龙爪，故又名“五叶藤”“五爪龙”。

【生境分布】生于山坡、路边、沟谷、草丛或灌丛中。全省各地均有分布。

【识别要点】幼枝疏被柔毛，后脱落；卷须 2 或 3 叉分枝。叶为鸟足状 5 小叶，稀 3 小叶，中央小叶片椭圆状披针形，边缘有疏锯齿，侧生小叶小，成对着生于同一小叶柄上，顶生小叶叶柄长，叶两面无毛或背面微被短毛。复二歧聚伞花序腋生或假顶生；花序梗长；花柄短；花萼碟形，与花瓣外侧均被乳突状毛；雄蕊 4；花盘发达，橙红色，4 浅裂。浆果近圆球状，成熟时黑色，有光泽。

【药 材 名】乌蔹莓（全草或根）。

【性味功用】苦、酸，寒。清热利湿，解毒消肿。主治热毒痈肿，疔疮，丹毒，咽喉肿痛，虫蛇咬伤，水火烫伤，风湿痹痛，黄疸，泻痢，白浊，尿血。

【使用注意】脾胃虚寒者及孕妇忌用。

【附　　方】**（1）治一切肿毒、发背、乳痈、便毒、恶疮初起者：**五叶藤或根一握，生姜一块，捣烂，入好酒一盏，绞汁热服，取汗，以渣敷之，用大蒜代姜亦可。（《寿域神方》）

（2）治项下热肿，俗名虾蟆瘟：五叶藤捣敷之。（《丹溪纂要》）

【拓展阅读】根含树胶；茎纤维发达，可作造纸原料。

咖啡黄葵

Abelmoschus esculentus (L.) Moench

·科　名　锦葵科 Malvaceae	·属　名　秋葵属 *Abelmoschus*
·生活型　一年生草本	·花果期　花期 6~8 月，果期 9~10 月

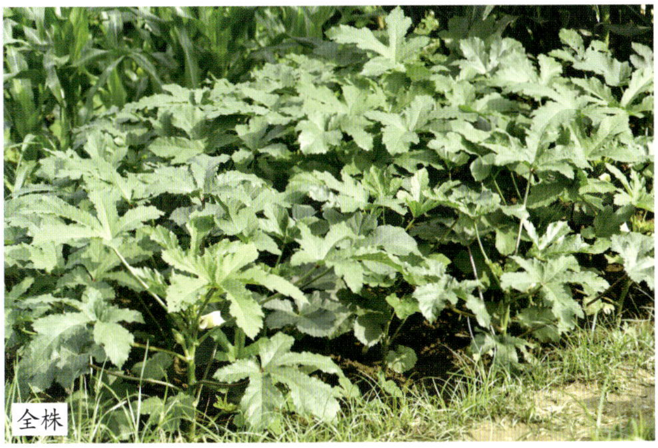

全株

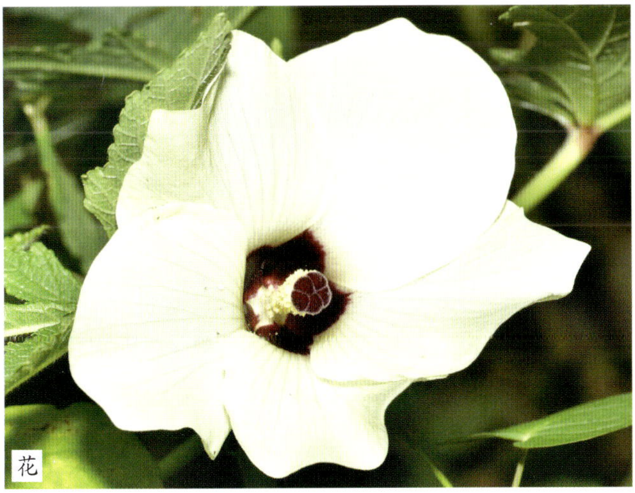

花

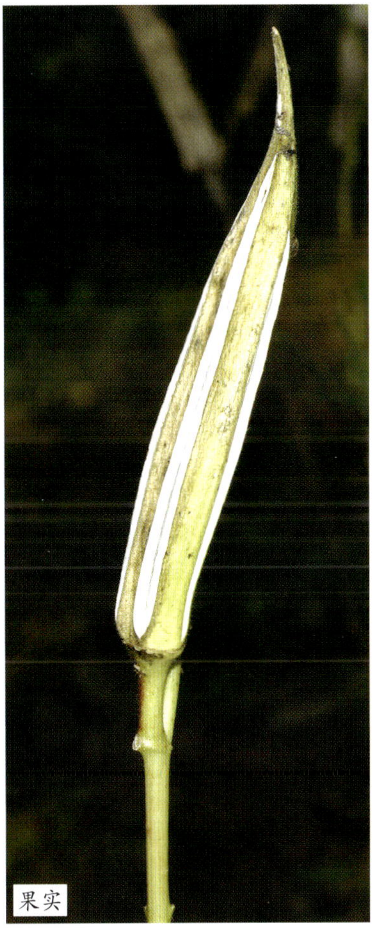

果实

【释　　名】本品花黄色，形态与葵相似，开于秋天，故名“黄秋葵”；种子曾在咖啡豆短缺时作为替代品，故又名“咖啡黄葵”。

【特性分布】喜温暖气候，不耐寒，适宜深厚肥沃的土壤。全省各地均有栽培。

【识别要点】全株疏被硬毛。茎幼时疏生刺毛。叶片近圆形或圆肾形，掌状 3~7 浅裂，裂片宽卵形，边缘有粗齿。花单生叶腋；小苞片 8~10，线形；花萼佛焰苞状，顶端 5 齿裂，早落；花冠黄色，内面基部紫色；花柱分枝。蒴果柱状尖塔形，长 10~20cm，顶端具长喙。种子多数，有短毛及条纹。

【药 材 名】秋葵（根、叶、花或种子）。

【性味功用】淡，寒。利咽，通淋，下乳，调经。主治咽喉肿痛，小便淋涩，产后乳汁不行，月经不调。

【使用注意】脾胃虚寒者慎服。

【附　　方】**（1）治咽喉热痛：**秋葵花、辛夷花（包煎）各 6~9g，薄荷 3g，水煎服。（《新编中草药图谱及经典配方》）

（2）治热淋涩痛：秋葵根、白茅根、车前草各 10~15g，水煎服。（《新编中草药图谱及经典配方》）

【拓展阅读】具有一定的观赏价值；嫩果可作蔬食。

黄蜀葵

Abelmoschus manihot (L.) Medic.

·科　名　锦葵科 Malvaceae	·属　名　秋葵属 *Abelmoschus*
·生活型　一年生或多年生草本	·花果期　花期 7~8 月，果期 9~10 月

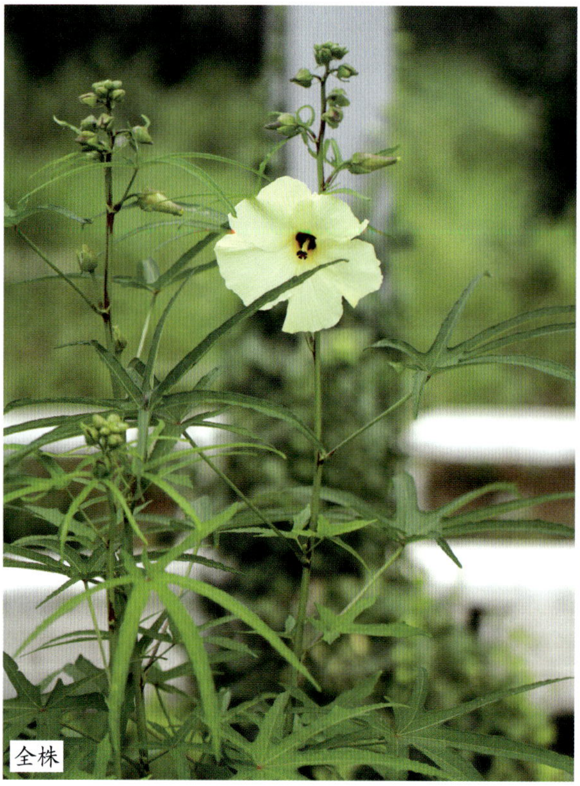
全株

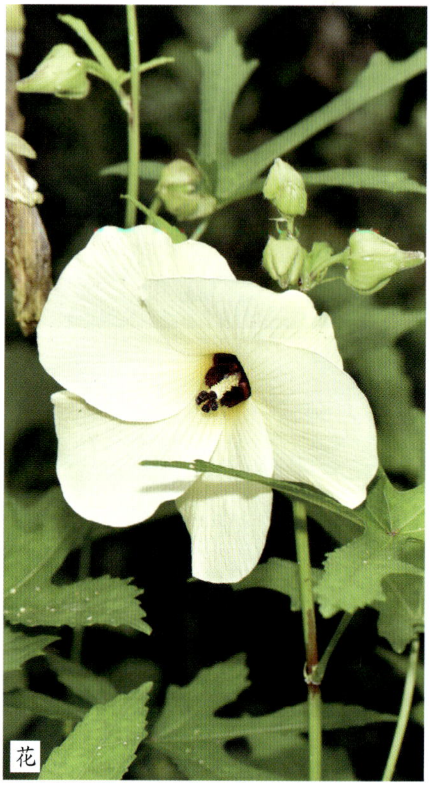
花

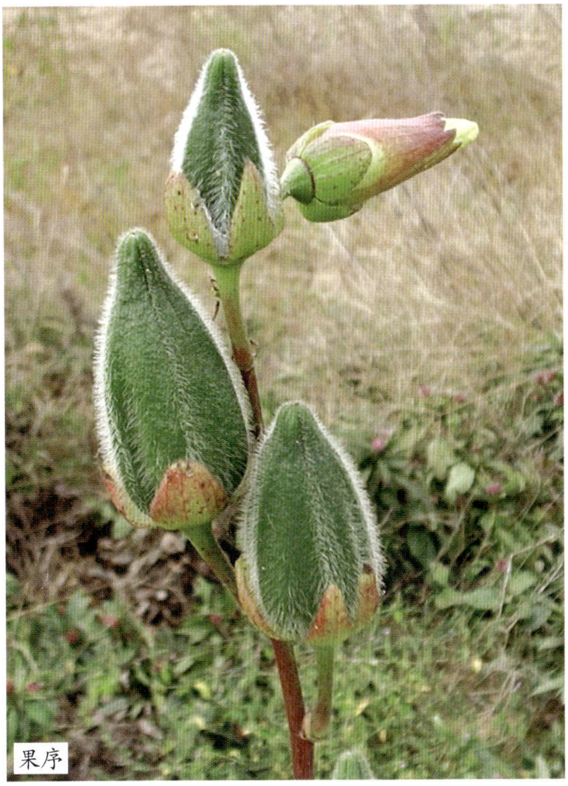
果序

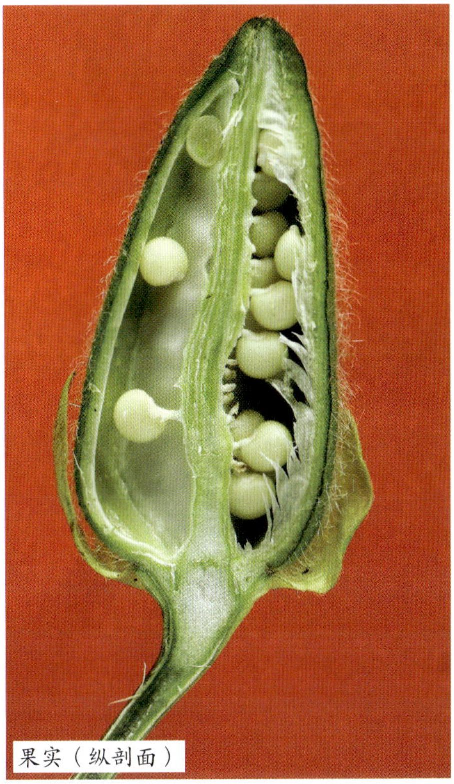
果实（纵剖面）

【释　　名】本品苗叶与蜀葵相似而花色黄，故名“黄蜀葵”。

【特性分布】喜温暖气候，适应性强，但不耐寒，以排水良好、疏松肥沃的夹砂土为宜。全省各地均有栽培。

【识别要点】全株疏被长硬毛。叶片掌状 5~9 深裂，裂片长圆状披针形或狭披针形，长 8~18cm，边缘具粗钝锯齿。花单生枝端叶腋；小苞片 4~6，卵状披针形；花萼佛焰苞状，先端具齿 5，果时脱落；花冠淡黄色，内面基部紫色；柱头紫黑色，匙状盘形，花柱顶端 5 裂。蒴果卵状椭圆形，不分裂成分果。种子肾形。

【药 材 名】黄蜀葵花（花冠）。

【性味功用】甘、辛，凉。清利湿热，消肿解毒。主治湿热壅遏，淋浊水肿；外治痈肿疮毒，水火烫伤。

【使用注意】孕妇禁服。

【附　　方】**治烫伤：**黄蜀葵花放麻油内浸泡，待溶成糊状，涂患处，每日 2~3 次。（《安徽中草药》）

【拓展阅读】种子、叶、茎或茎皮、根亦可入药。种子可用于榨油，还可作润滑油；茎皮纤维可代麻。

苘　麻

Abutilon theophrasti Medic.

·科　名　锦葵科 Malvaceae　　·属　名　苘麻属 *Abutilon*

·生活型　一年生亚灌木状草本　　·花果期　花期 7~8 月，果期 9~10 月

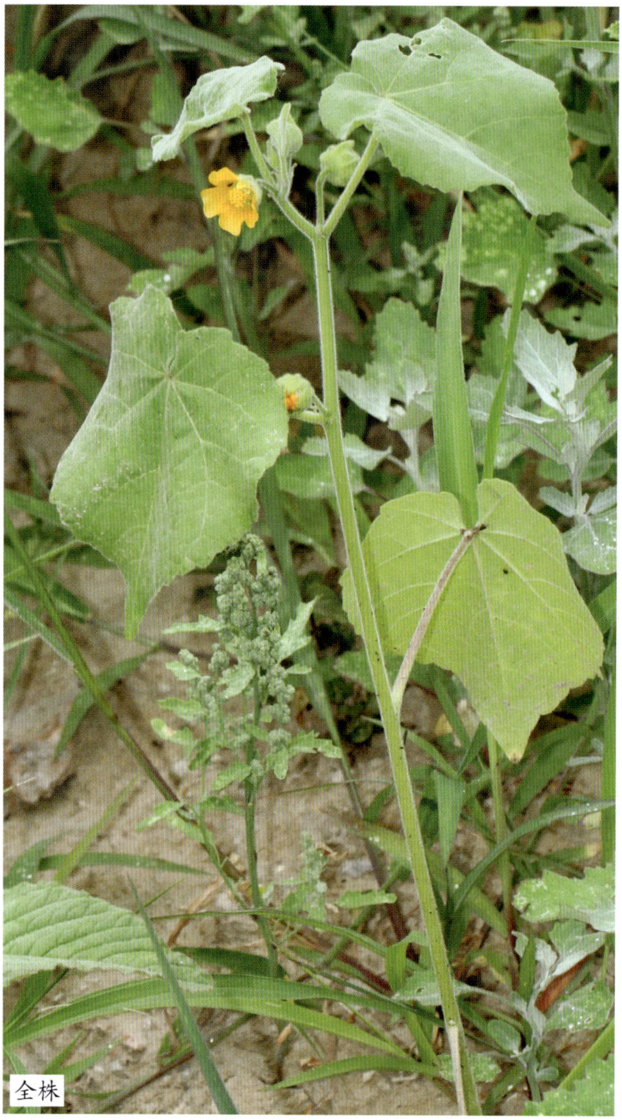

全株

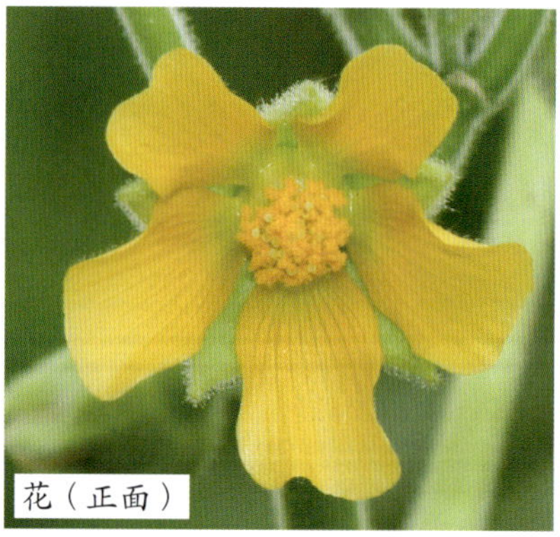

花（正面）

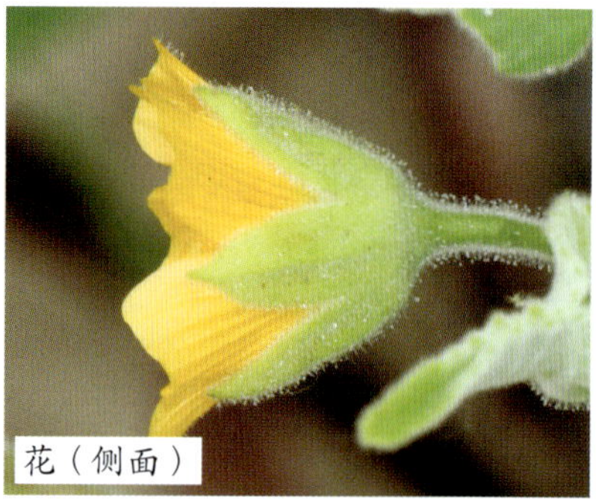

花（侧面）

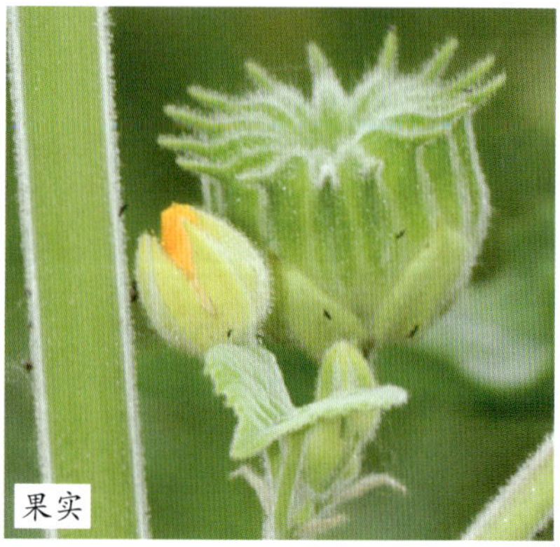

果实

【释　　名】“苘”者，“冋”也，意为都邑的远郊，古时在远离都邑的荒郊野地多有此草野生，故名“冋”，从“艹”，且茎皮含麻纤维（韧皮纤维），故名“苘麻”；叶大似桐叶，故又名“桐麻子”；结实如半磨形，故又名“磨盘草”。

【生境分布】生于路边草丛。分布于南京、无锡（宜兴）、镇江（句容）等地。

【识别要点】全株被柔毛或星状柔毛。叶片圆心形，不分裂；托叶披针形，早落。花单生叶腋，无小苞片；花萼杯状，萼片 5，卵形或卵状披针形；花冠黄色，花瓣倒卵形；心皮 15~20，顶端平截，轮状排列，密被柔毛；花柱分枝与心皮同数，子房每室有胚珠 2~9。蒴果半球形，分果爿 15~20，被粗长毛，顶端有 2 长芒。种子肾形，成熟时黑褐色。

【药 材 名】苘麻子（种子）。

【性味功用】苦，平。清热利湿，解毒消痈，退翳明目。主治小便淋沥，赤白痢疾，脓耳，囊痈，目翳等。

【使用注意】尚未明确。

【附　　方】**（1）治腹泻：**苘麻子焙干，研细末，每次 3g，每日服 2 次。（《吉林中草药》）

（2）治尿道炎，小便涩痛：苘麻子 15g，水煎服。（《长白山植物药志》）

【拓展阅读】全草或叶、根亦可入药。茎皮纤维供编织用；种子可榨油，可制肥皂与油漆。

蜀　葵

Althaea rosea (L.) Cavan.

·科　名　锦葵科 Malvaceae　　·属　名　蜀葵属 *Althaea*

·生活型　二年生直立草本　　·花果期　花期 4~7 月，果期 8~9 月

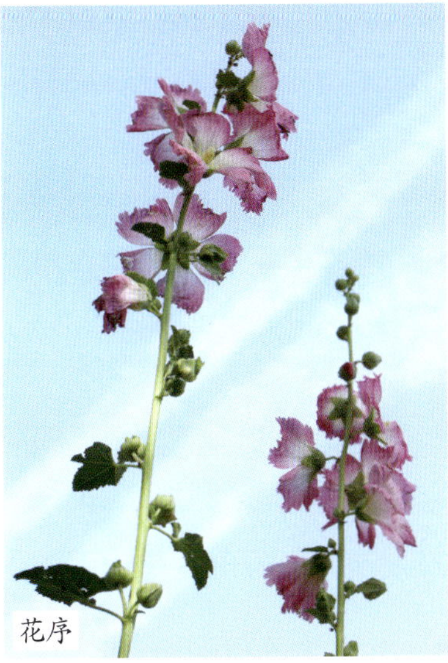

花序

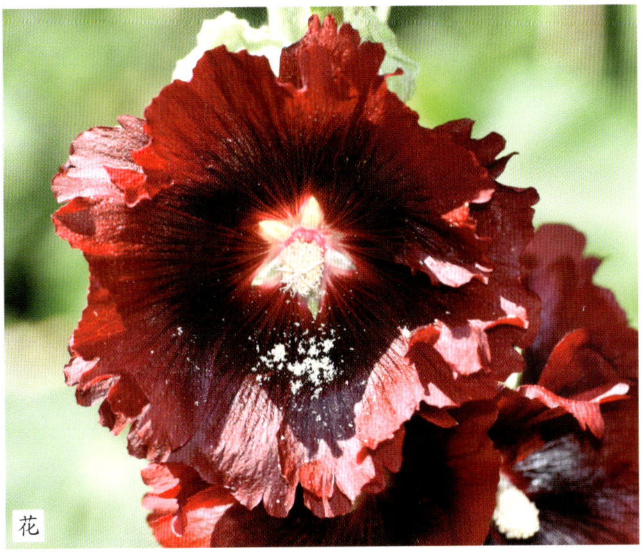

花

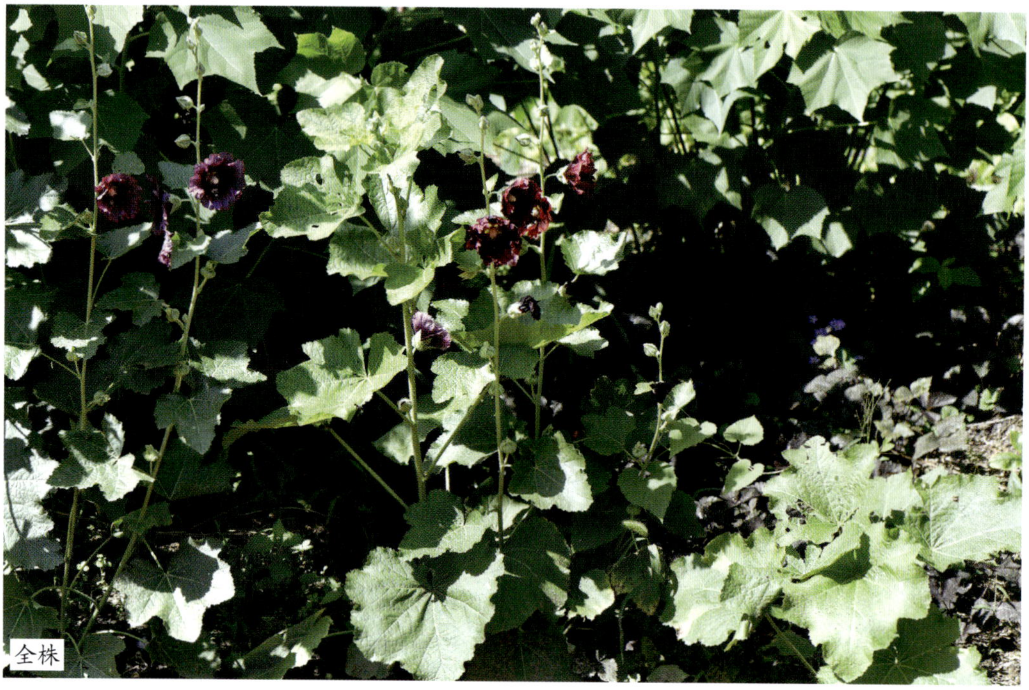
全株

【释　　名】"蜀"有"大"之义，叶似葵菜而大，故名"蜀葵"。

【特性分布】喜阳，耐半阴，适宜在疏松肥沃、排水良好、富含有机质的沙质土壤中生长。全省各地均有栽培。

【识别要点】全株密被星状柔毛和刚毛。茎不分枝。叶片近圆形，裂片边缘有锯齿；托叶卵形，顶端3裂，具长缘毛。花单生或数朵近簇生于叶腋，或成顶生的总状花序；总苞片叶状；花萼钟形，5裂，密被星状硬毛；花冠红色、黄色、紫色、粉红色、黑紫色等，花瓣先端微凹，有裂齿，瓣爪有髯毛；花柱分枝多数。分果盘状，被柔毛；分果爿多数，近圆形，背部具纵槽。种子肾形。

【药 材 名】蜀葵子（种子）、蜀葵花（花）。

【性味功用】**（1）蜀葵子：**甘，寒。利水通淋，解毒排脓，润肠。主治水肿，淋证，带下，乳汁不通，疥疮，无名肿毒。

（2）蜀葵花：甘、咸，凉。和血止血，解毒散结。主治吐血，衄血，月经不调，赤白带下，二便不通，小儿风疹，疟疾，痈疽疖肿，蜂蝎蜇伤，烫火伤。

【使用注意】脾胃虚寒者及孕妇慎服蜀葵子。孕妇禁服蜀葵花。

【附　　方】**（1）治水肿，大小便不畅，尿路结石：**蜀葵子研粉，每服6g，开水送服，每日2次。（《陕西中草药》）

（2）治月经不调：蜀葵花3~9g，水煎服。（《浙江药用植物志》）

【拓展阅读】茎叶、根亦可入药。

陆地棉

Gossypium hirsutum L.

·科　名　锦葵科 Malvaceae　　·属　名　棉属 *Gossypium*

·生活型　一年生草本　　·花果期　花期 7~8 月，果期 10 月

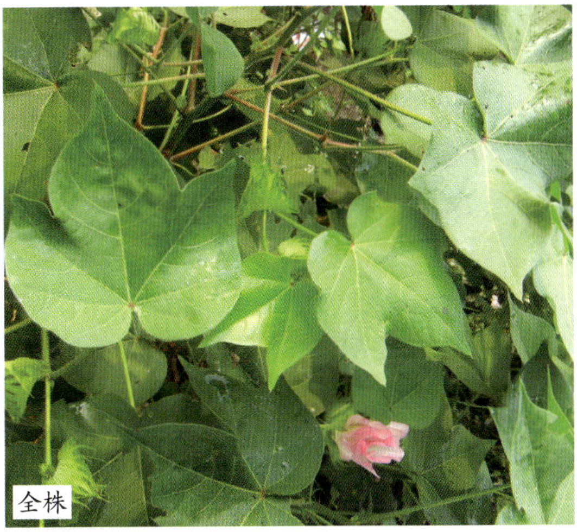
全株

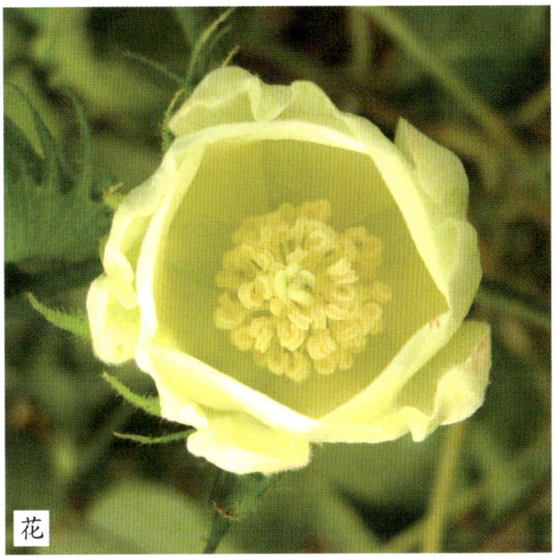
花

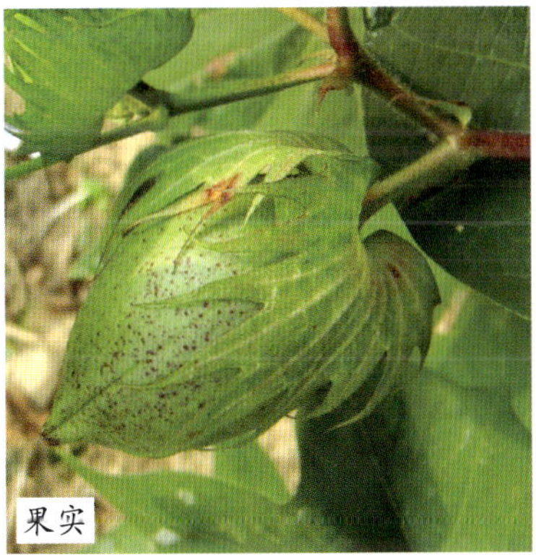
果实

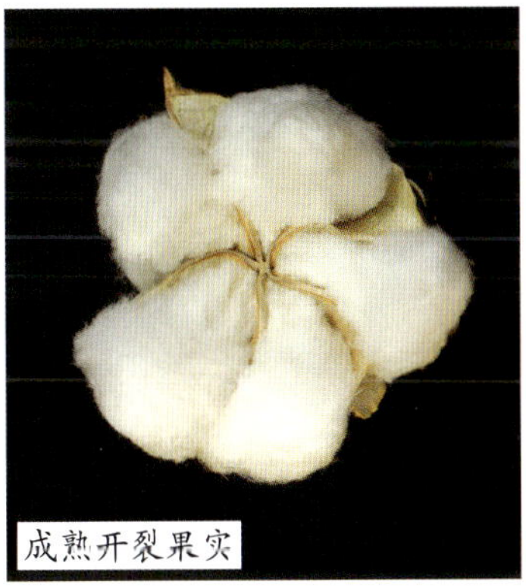
成熟开裂果实

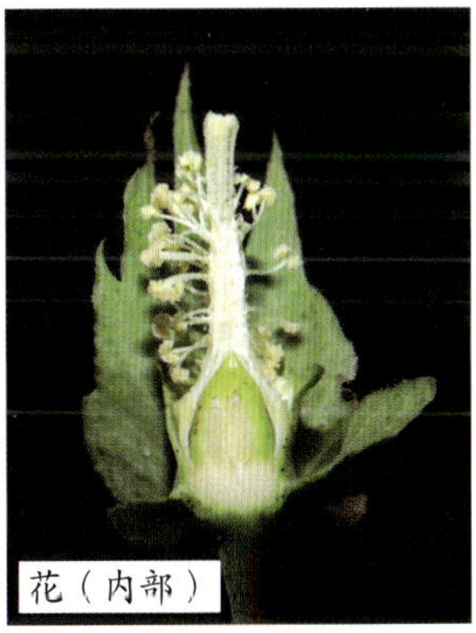
花（内部）

【释　　名】“棉”为会意字，其字形左边为木，意思是棉是制絮织布的草本或灌木，右边为“帛”，“帛”指丝织物，成熟开裂果实内充满白色棉毛似白花，可用于制絮织布，故名“棉花”；最早在美洲大陆种植，故又名“美洲棉”“陆地棉”。

【特性分布】喜热，耐旱，以土层深厚、通气性好的土壤为宜。全省各地均有栽培。

【识别要点】叶片宽卵形，长宽近相等，通常 3 浅裂，稀 5 裂，裂片宽三角状卵形，顶端渐尖；托叶卵状镰形，早落。花直径 4~5cm；小苞片 3，分离，基部心形，有 1 腺体，边缘有 7~13 细长齿裂；花萼 5 齿裂；花冠白色或淡黄色，后变淡红色或紫色；雄蕊柱长 1~2cm。蒴果卵圆形，顶端有喙，

3~5 室。种子有长棉毛和不易剥离的短棉毛。

【药 材 名】棉花根（根或根皮）、棉花子（种子）。

【性味功用】**（1）棉花根：**甘，温。止咳平喘，通经止痛。主治咳嗽，气喘，月经不调，崩漏。

（2）棉花子：辛，热；有毒。温肾，通乳，活血止血。主治阳痿，腰膝冷痛，带下，遗尿，胃痛，乳汁不行，崩漏，痔血。

【使用注意】孕妇慎服棉花根。阴虚火旺者禁服棉花子。棉花子有毒，内服应控制剂量。中毒症状：初见头昏痛，胃中灼热感，恶心呕吐，腹胀腹痛，继而出现精神萎靡，下肢麻痹，腰酸背痛等，严重者可神志昏迷，抽搐，瞳孔散大，对光反射迟钝或消失，血压下降，个别患者可因呼吸、循环衰竭而死亡。

【附　　方】**（1）治体虚咳嗽气喘：**棉花根、葵花头、蔊菜各 30g，煎服。（《上海常用中草药》）

（2）治风湿性腰痛：棉籽 1000g，炒热，加少量食盐水，用布包裹，敷腰部疼痛处。（《湖北中草药志》）

【拓展阅读】种子上的棉毛、外果皮亦可入药。此外，棉纤维较优良，供纺织用；种子可榨油。

木芙蓉

Hibiscus mutabilis L.

·科　名　锦葵科 Malvaceae	·属　名　木槿属 *Hibiscus*
·生活型　落叶灌木或小乔木	·花果期　花期 8~10 月，果期 9~11 月

【释　　名】此花艳如荷花，故有芙蓉之名，本品为木本，故名“木莲”“木芙蓉”。

【特性分布】喜温暖湿润气候，不耐旱，以排水良好的沙壤土为宜。全省各地均有栽培。

【识别要点】茎、叶、花柄、苞片及花萼均密被星状毛与直毛相混的细茸毛。叶片宽卵形、卵状心形或卵圆形，常 5~7 掌状分裂，边缘有钝齿。花单生于枝端叶腋；小苞片 8~10；花萼钟形，裂片卵形，宿存；花初开时白色或粉红色，开后花色逐渐变深，花瓣 5，基部具髯毛。蒴果扁球形，密被淡黄色刚毛和绵毛。

【药 材 名】木芙蓉叶（叶）。

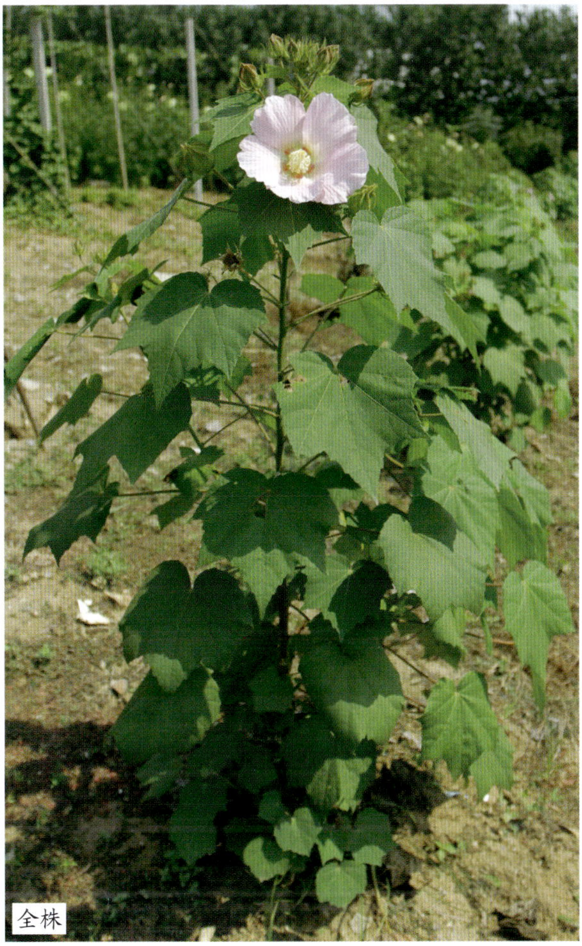
全株

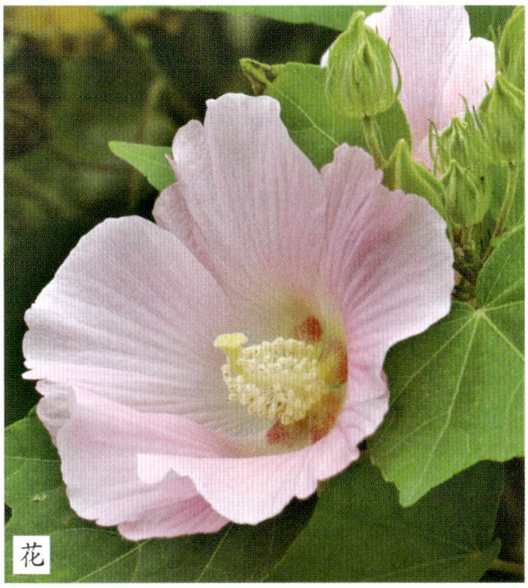
花

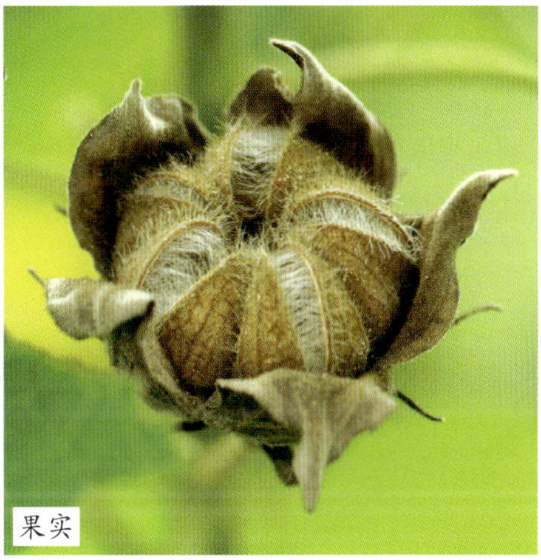
果实

【性味功用】微辛，凉。清热解毒，消肿排脓，凉血止血。用于肺热咳嗽，月经过多，带下；外治痈肿疮疖，乳痈，流行性腮腺炎，烧烫伤，毒蛇咬伤，跌打损伤。

【使用注意】脾胃虚寒者慎服。

【附　　方】**（1）治痈疖脓肿：**木芙蓉叶粉末加凡士林调成 25% 软膏，外敷患处。（《全国中草药汇编》）

（2）治外伤出血：鲜木芙蓉叶适量，捣烂敷患处。（《全国中草药汇编》）

【拓展阅读】花、根亦可入药。本品具有观赏价值；茎皮可作纺织品原材料，也可造纸。

木　槿

Hibiscus syriacus L.

·科　名　锦葵科 Malvaceae　　·属　名　木槿属 *Hibiscus*

·生活型　落叶灌木　　·花果期　花期 7~10 月，果期 11 月

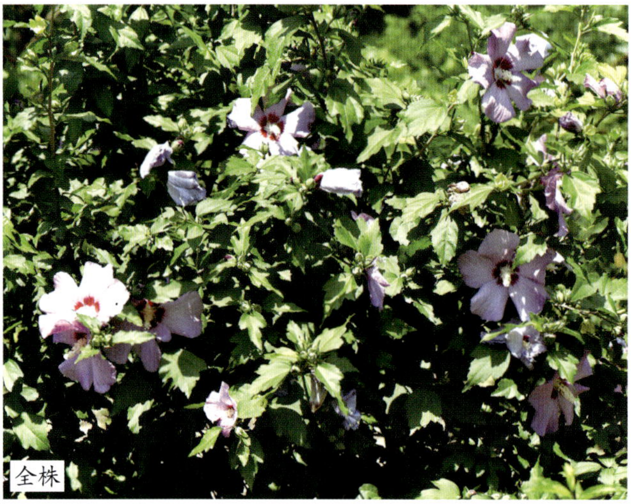
全株

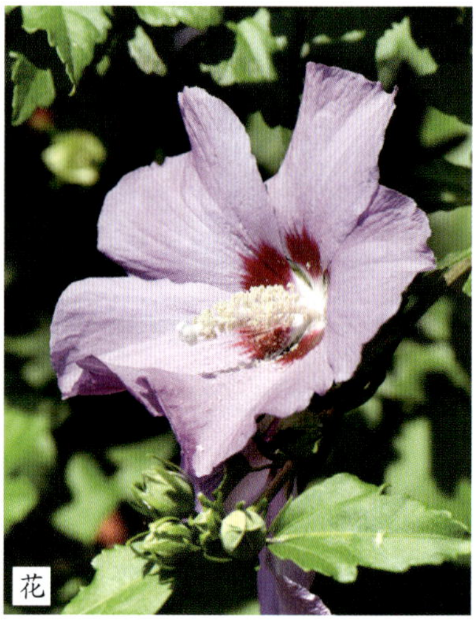
花

【释　　名】《本草纲目》云："此花朝开暮落，故名日及。曰槿曰蕣，犹仅荣一瞬之义也。"又因本品为灌木，故名"木槿"。

【特性分布】喜温暖，喜光，对气候、土壤适应性较强，宜选向阳地块，以肥沃、排水良好的沙质壤土栽培。全省各地均有栽培。

【识别要点】嫩枝、苞片、花柄、花萼和果实均被星状茸毛。叶片菱形或三角状卵形，3 裂或不裂，边缘有不整齐缺齿，先端钝，基部楔形。花单生枝端叶腋；小苞片 6~8，线形，基部合生；花萼钟形，宿存；花冠钟形，淡紫色；花瓣 5；雄蕊柱和柱头不伸出或稍伸出花冠外。蒴果卵圆形，顶端有短喙。

【药 材 名】木槿花（花）、木槿皮（茎皮或根皮）。

【性味功用】**（1）木槿花：** 甘、苦，凉。清热利湿，凉血解毒。主治肠风泻血，赤白下痢，痔血，肺热咳嗽，咯血，带下，疮疖痈肿，烫伤。

（2）木槿皮： 甘、苦，微寒。清热利湿，杀虫止痒。主治湿热泻痢，脱肛，痔疮，赤白带下等。

【使用注意】体弱无湿热、虫疾者忌用木槿皮。

【附　　方】**（1）治痔疮出血：** 木槿花、槐花炭各 15g，地榆炭 9g，煎服。（《安徽中草药》）

（2）**治脚癣：**木槿皮 60g，浸酒外搽。（《重庆中药志》）

【拓展阅读】根、叶、果实亦可入药。此外，本种是优良的园林观赏树种，可密植作绿篱和花墙；茎皮纤维供造纸和编织。

野西瓜苗

Hibiscus trionum L.

·科　名　锦葵科 Malvaceae	·属　名　木槿属 *Hibiscus*
·生活型　一年生草本	·花果期　花期 7~8 月，果期 9~10 月

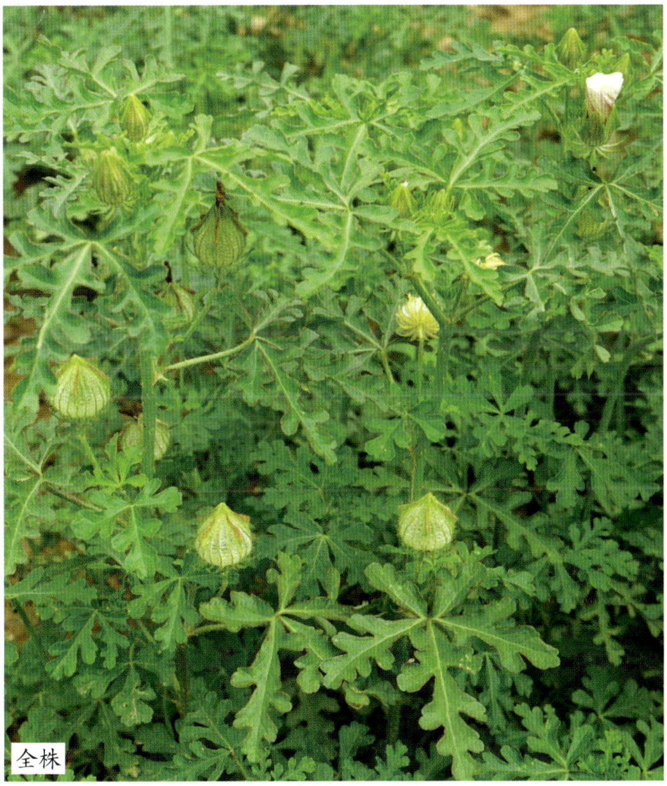

全株

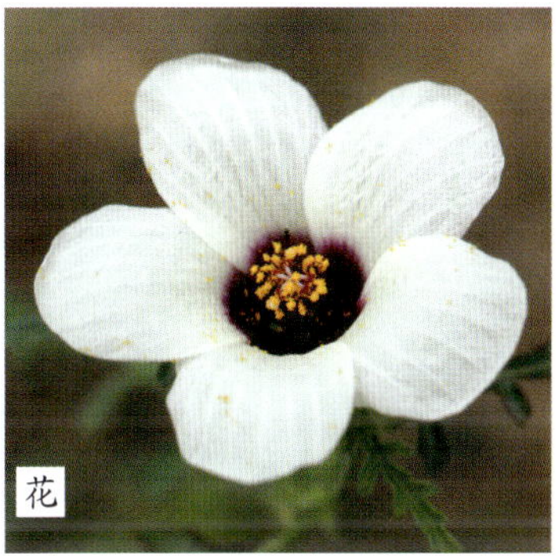

花

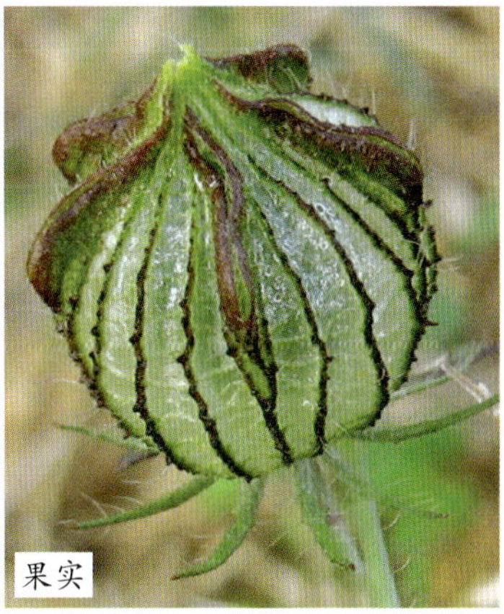

果实

【释　　名】叶形与西瓜叶形相似，故名“野西瓜苗”；果期时，钟形的花萼会膨大，宿存，包裹着里面的蒴果，形似灯笼，故又名“灯笼花”。

【生境分布】生于路旁或荒坡草丛。全省各地均有分布。

【识别要点】植株常平卧。茎柔弱，被白色星状粗硬毛。茎下部的叶片圆形，不分裂，上部的叶片掌状 3~5 深裂至全裂，裂片倒卵形，常羽状深裂，叶背疏被星状粗刺毛。花单生于叶腋；花萼钟形，5裂，裂片三角形，有紫色条纹，宿存；花冠淡黄色，内面基部紫色；花瓣5，倒卵形。蒴果长圆状球形，被粗硬毛。

【药 材 名】野西瓜苗（全草或根）。

【性味功用】甘，寒。清热解毒，利咽止咳。主治咽喉肿痛，咳嗽，泻痢，疮毒，烫伤。

【使用注意】脾胃虚寒者慎服。

【附　　方】**（1）治风热咳嗽：**小秋葵根（野西瓜苗根）15g，白糖9g，水煎服。（《贵州草药》）

（2）治烫火伤：野西瓜苗研末，调香油，外敷烫伤处。（《青岛中草药手册》）

【拓展阅读】种子亦可入药。此外，嫩叶可作猪饲料。

梧 桐

Firmiana platanifolia (L. f.) Marsili

·科 名 梧桐科 Sterculiaceae	·属 名 梧桐属 *Firmiana*
·生活型 乔木	·花果期 花期 7 月，果熟期 10~11 月

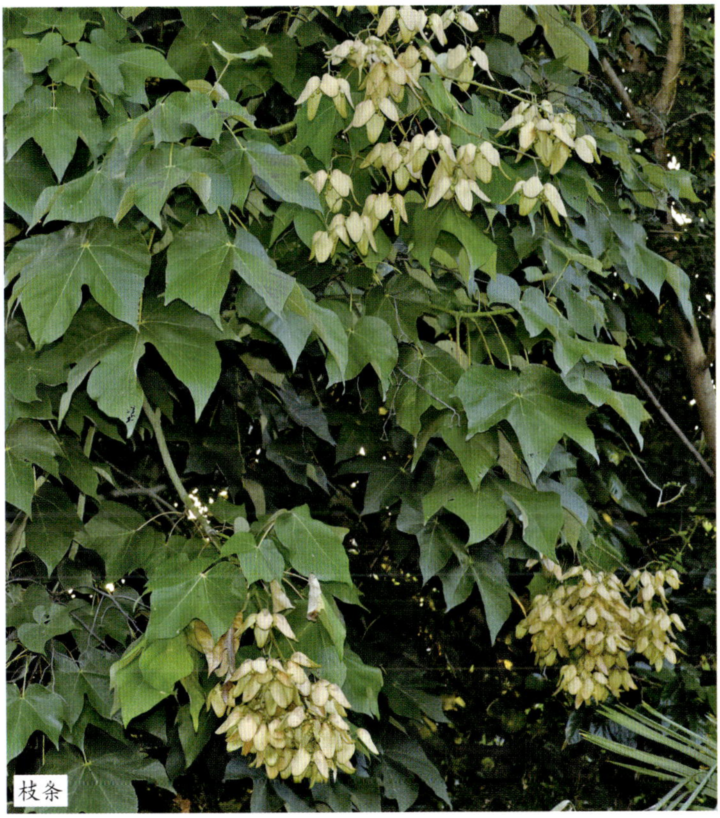
枝条

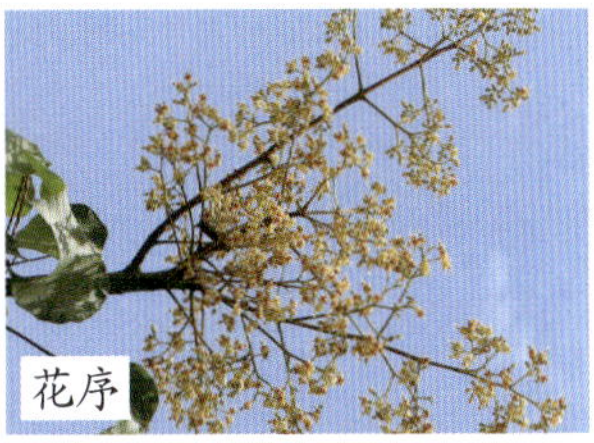
花序

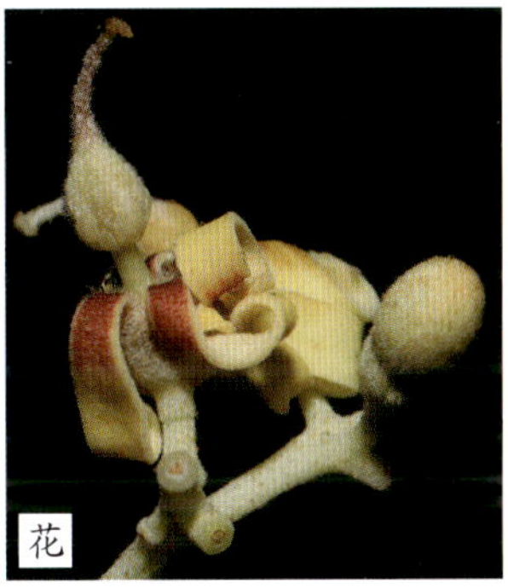
花

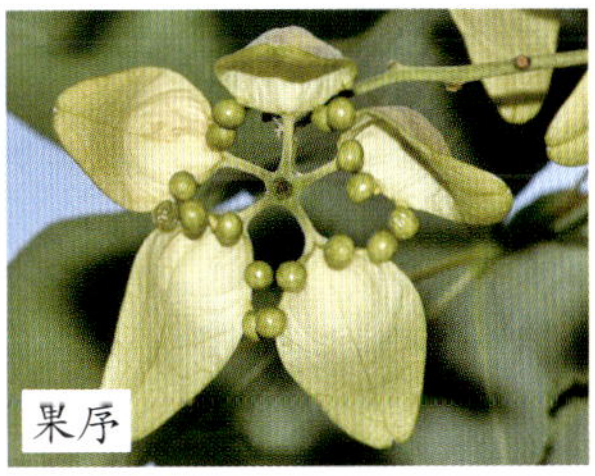
果序

【释 名】梧是形声字，从木，吾声，吾兼表义，指“中立的”，引申为“正直的”，“木”与“吾”联合表示“树干高而直的树木”，而“桐”是因为此树开花成筒状，故名“梧桐”；其树干自幼株到成年，都呈现光洁的青绿色，故又名“青桐”。

【特性分布】喜光，不耐寒，适宜深厚肥沃、湿润而排水性良好的沙质土壤。全省各地均有栽培。

【识别要点】树干挺直；树皮绿色，平滑。叶片心形，掌状 3~5 裂，裂片三角形，基部深心形，全缘，基生脉 5~7。圆锥花序顶生；花小，淡黄绿色；萼片 5 深裂，几达基部，裂片披针形，向外卷曲，外面被淡黄色柔毛，内面仅基部被柔毛；子房球形，5 室，基部有退化雄蕊。蓇葖果 4~5，纸质，叶状，有毛。种子 2~4，圆球形，着生于叶状果爿内缘，有皱纹。

【药 材 名】梧桐子（种子）、梧桐根（根）。

【性味功用】**（1）梧桐子：** 甘，平。健脾消食，益肺固肾，止血。主治伤食腹痛泄泻，气喘，疝气，须发早白，鼻衄。

（2）梧桐根： 甘，平。祛风除湿，活血通经，杀虫。主治风湿痹痛，淋证，带下，月经不调，跌打损伤，血丝虫病，蛔虫病。

【使用注意】梧桐子不宜生用、多食，耳病患者及咳嗽痰多者禁食。

【附　　方】**（1）治伤食腹痛腹泻：** 梧桐子（炒焦）15g，青藤香 12g，共为细末，每服 3g，开水送服。（《四川中药志》）

（2）治风湿疼痛： 梧桐鲜根 30~45g（干品 24~36g），酒水各半，同煎 1 小时，内服，加 1 个猪脚同煎更好。（《福建民间草药》）

【拓展阅读】叶、花、树皮亦可入药。此外，各地庭园广泛栽培，常作庭荫树及行道树；抗性较强，是工厂及四周绿化的优良树种；木材为制木匣和乐器的良材；木材刨片可浸出黏液，用于润发；树皮纤维可作造纸原料；种子可炒食，亦可榨油；叶做土农药，可杀灭蚜虫。

金丝桃

Hypericum monogynum L.

·科　名　藤黄科 Guttiferae　　·属　名　金丝桃属 *Hypericum*

·生活型　半常绿小灌木　　·花果期　花期 5~8 月，果期 6~9 月

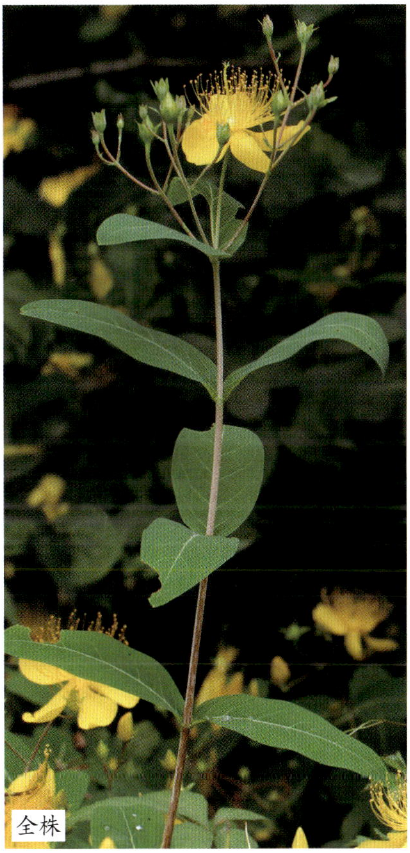

全株

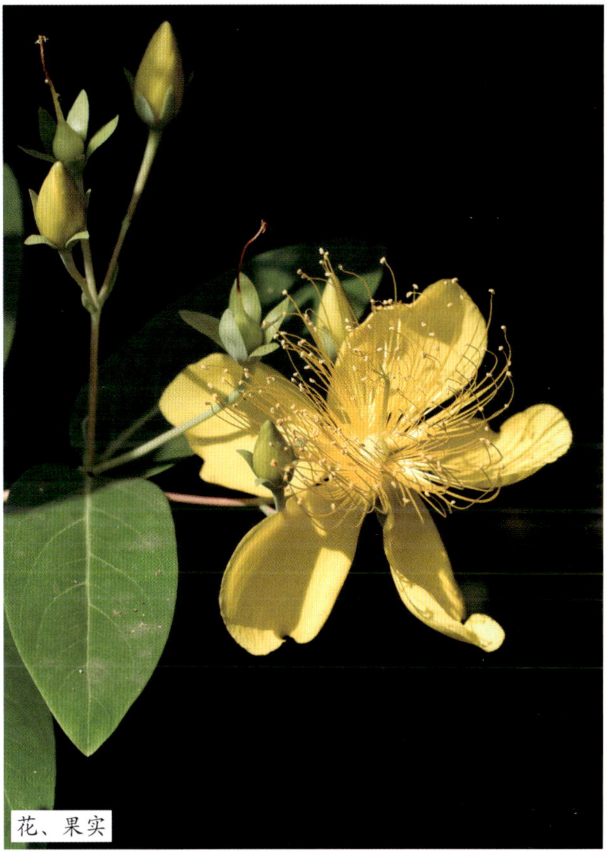

花、果实

【释　　名】本品花丝纤细，金色，花瓣像桃花，故名“金丝桃”。

【特性分布】喜湿润，对土壤的适应性较强。全省各地均有栽培。

【识别要点】全株光滑无毛。茎红褐色。叶片有透明腺点，倒披针形或椭圆形，长 4~9cm，侧脉 4~6 对，网脉密而明显。花单生或组成伞房花序，顶生；萼片 5，果期宿存；花瓣 5，金黄色或橙黄色；雄蕊花丝基部合生成 5 束，长约 2cm；花柱细长，合生，顶端 5 裂，宿存。蒴果卵圆形，5 分果。种子红褐色。

【药 材 名】金丝桃（全株）。

【性味功用】苦，凉。清热解毒，散瘀止痛，祛风湿。主治黄疸，肝脾肿大，目赤，咽喉肿痛，疮疖肿毒，跌打损伤等。

【使用注意】勿过量服用。

【附　　方】**（1）治肝炎：**鲜金丝桃根30~60g，煎水煮鸡蛋服；另与大枣煮饭吃2~3次。（江西《草药手册》）

（2）治风湿性腰痛：金丝桃根30g，鸡蛋2只，水煎2小时，吃蛋喝汤。（《浙江民间常用草药》）

【拓展阅读】果实亦可入药。此外，本品可作蜜源植物，地上部分可提取挥发油；花美丽，可作绿篱、花境等，供园林观赏用。

长萼堇菜

Viola inconspicua Bl.

·科　名　堇菜科 Violaceae	·属　名　堇菜属 *Viola*
·生活型　多年生草本	·花果期　花期 3~10 月，果期 4~11 月

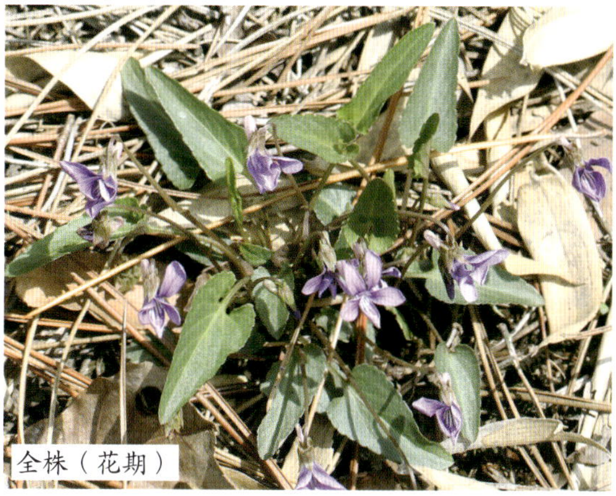
全株（花期）

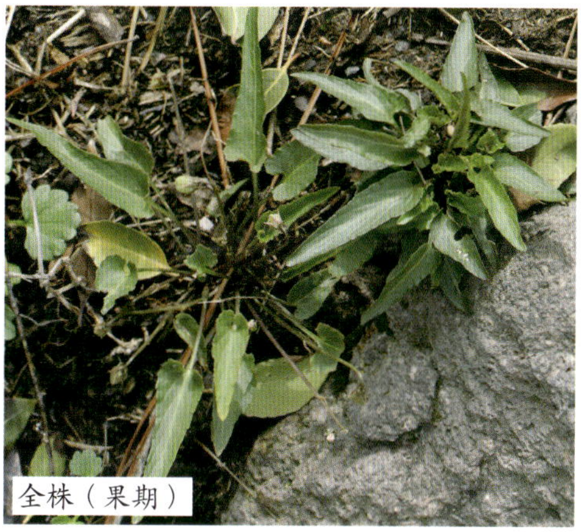
全株（果期）

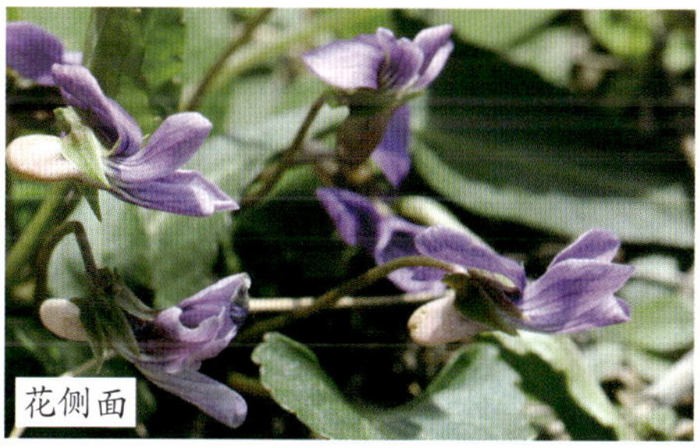
花侧面

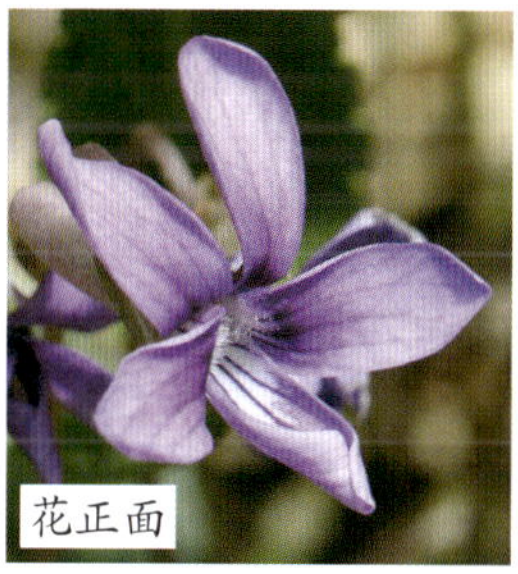
花正面

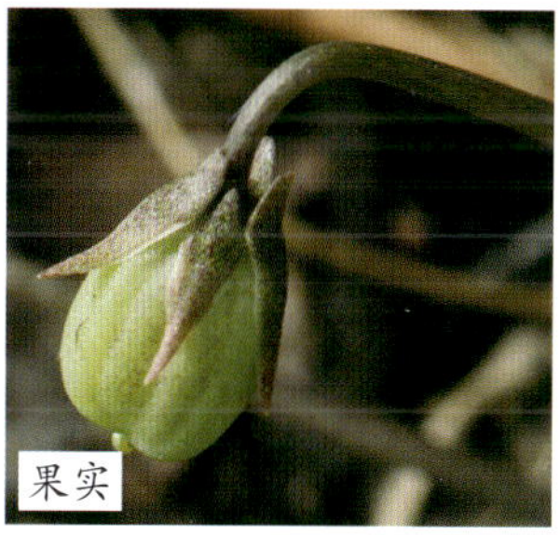
果实

【释　　名】《说文解字》载："堇，草也。根如荠，叶如细柳，蒸食之，甘。"本品为堇菜属植物，萼片伸长，故名"长萼堇菜"；叶形似犁头，故又名"犁头草"。

【生境分布】生于田边、溪边或杂草丛中。分布于苏南及连云港等地。

【识别要点】无地上茎，根茎较粗壮。叶呈莲座状，三角状卵形或舌状三角形，基部宽心形，稍下延于叶柄，有 2 垂片；托叶 3/4 与叶柄合生，分离部分披针形，边缘疏生流苏状短齿，常有褐色腺点。花淡紫色有深条纹；萼片基部附属物狭长；花瓣 5，侧瓣内有须毛，距管状，下方雄蕊背部的距角状；花柱基部稍膝屈，顶端平，具短喙。蒴果椭圆形，常无毛，成熟时 3 裂，夏季闭合花的果实较大。

【药 材 名】犁头草（全草）。

【性味功用】苦、微辛，寒。清热解毒，凉血消肿。主治目赤，咽喉肿痛，黄疸，乳痈，痈疖肿毒，毒蛇咬伤。

【使用注意】阴疽漫肿无头及脾胃虚寒者慎服。

【附　　方】**（1）治痈、疖、疔疮：**炎症初起有红肿热痛者，以新鲜全草捣烂，湿敷于患部，干后就换，亦可制成粉剂或软膏使用；有全身症状者，可取干草 30g 煎服，或用鲜草洗净，捣汁约 1 酒杯服，效果更佳。（《全国中草药汇编》）

（2）治毒蛇咬伤：鲜犁头草叶、鲜连钱草叶、鲜野菊花叶各 60g，洗净捣烂，绞汁内服；同时局部先经外科常规处理，隔 10 分钟，用渣汁外敷伤口周围；患者饮药汁后忌饮温开水和吃热的食物。一般疗程 4~6 日。（《全国中草药汇编》）

紫花地丁

Viola yedoensis Makino

·科　名　堇菜科 Violaceae	·属　名　堇菜属 *Viola*
·生活型　多年生草本	·花果期　花期 3~4 月，果期 4~9 月

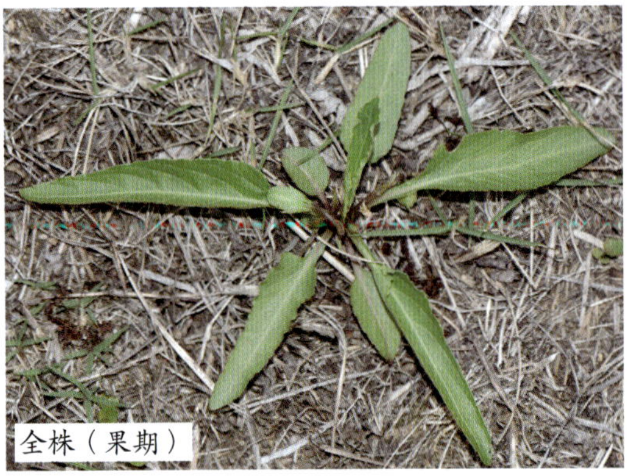
全株（果期）

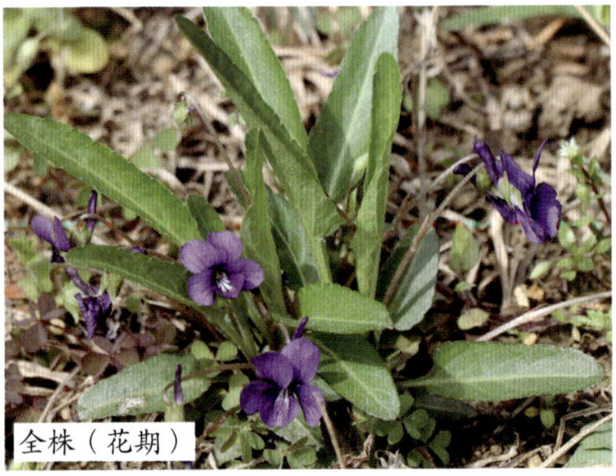
全株（花期）

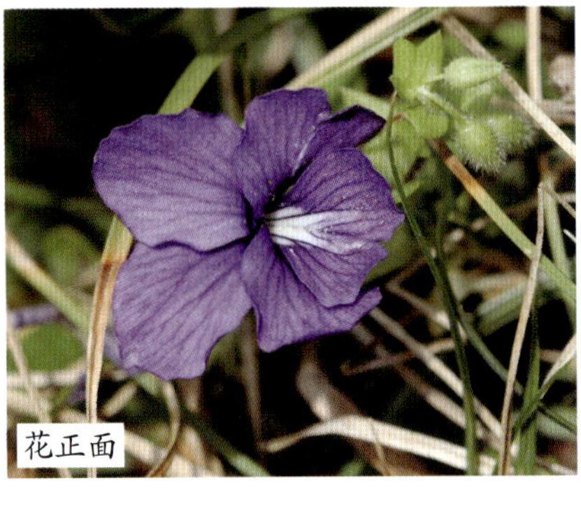
花正面

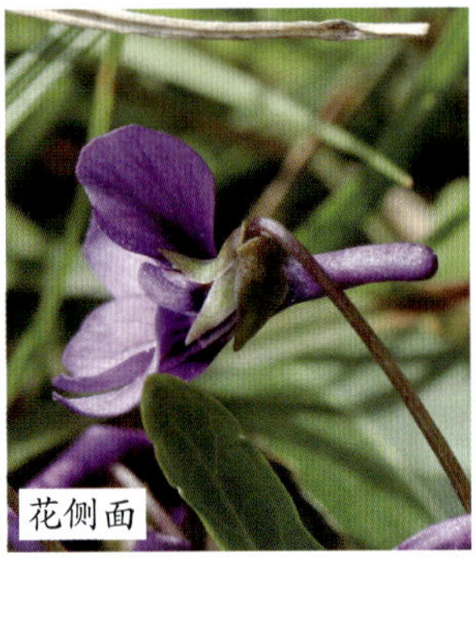
花侧面

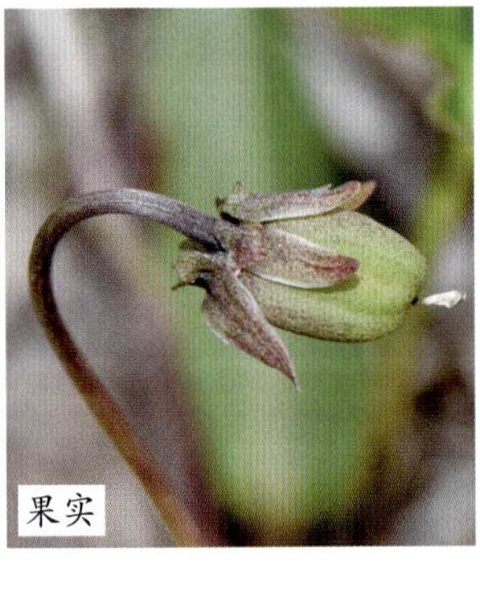
果实

【释　　名】本品根似钉插入地下，花紫色，故名“紫花地丁”“地丁草”；本品为堇菜属植物，侧花瓣常无毛，故又名“光瓣堇菜”。

【生境分布】生于路旁、田埂和圃地中。全省各地均有分布。

【识别要点】无地上茎。叶莲座状，叶形多变，长椭圆形至广披针形或三角状卵形，顶端钝，基部截形、楔形或微心形，下延于叶柄，边缘有浅圆齿；果期叶增大，叶柄增长；托叶苍白色或淡绿色，2/3~4/5 与叶柄合生，离生部分线状披针形，有睫毛。萼片 5，附属物半圆形；花瓣 5，长圆状倒卵形，紫堇色，距细管状，长约 7mm；药隔顶部具附属物，下方 2 雄蕊距长 4~6mm；花柱棍棒状，柱头前方具短喙。蒴果无毛。

【药 材 名】紫花地丁（全草）。

【性味功用】苦、辛，寒。清热解毒，凉血消肿。主治疔疮痈疽，丹毒，痄腮，乳痈，肠痈，瘰疬，湿热泻痢，黄疸，目赤肿痛，毒蛇咬伤。

【使用注意】阴疽漫肿无头及脾胃虚寒者慎服。

【附　　方】**（1）治腮腺炎：**鲜紫花地丁 9g，白矾 6g，共捣烂外敷患处，每日换药 1 次。（《青岛中草药手册》）

（2）治毒蛇咬伤：鲜犁头草（紫花地丁）、鲜瓜子金、鲜半边莲适量，共捣如泥，敷患处。（《河南中草药手册》）

【拓展阅读】本品可作观赏花卉；嫩叶作蔬菜食用。

仙人掌 *Opuntia stricta* (Haw.) Haw. var. *dillenii* (Ker-Gawl.) Benson

·科　名　仙人掌科 Cactaceae	·属　名　仙人掌属 *Opuntia*
·生活型　丛生肉质灌木	·花果期　花期 7 月，果熟期 10~12 月

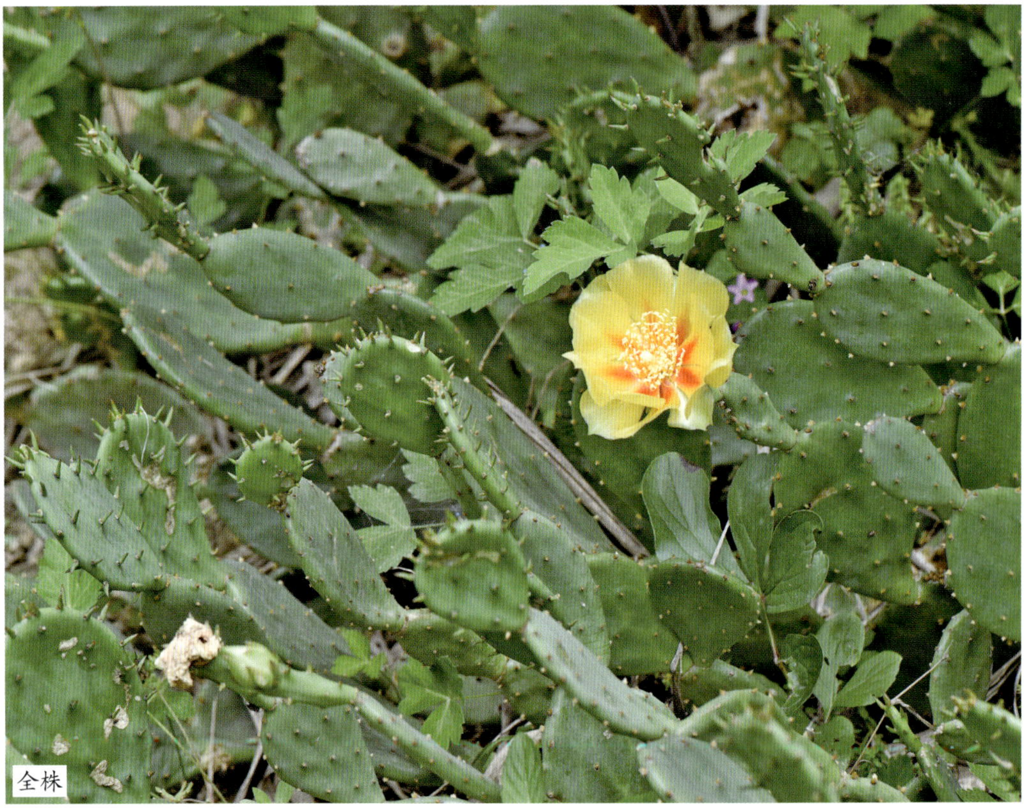

全株

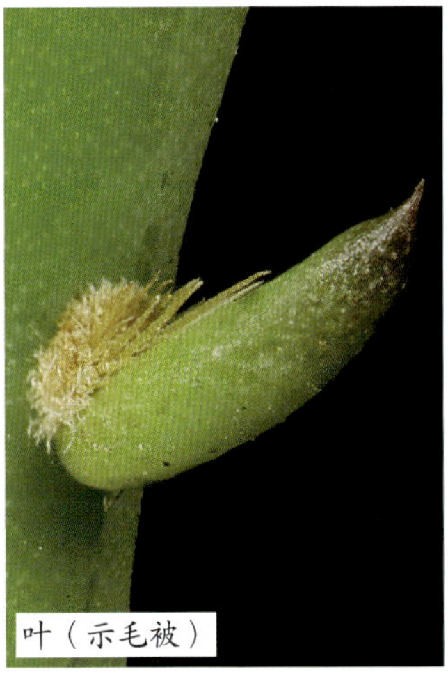

叶（示毛被）

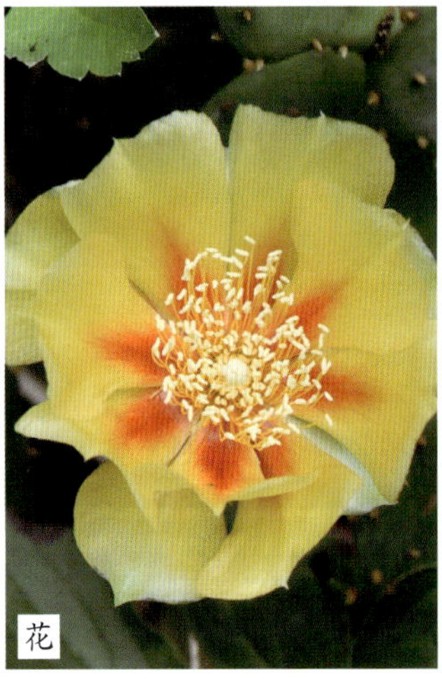

花

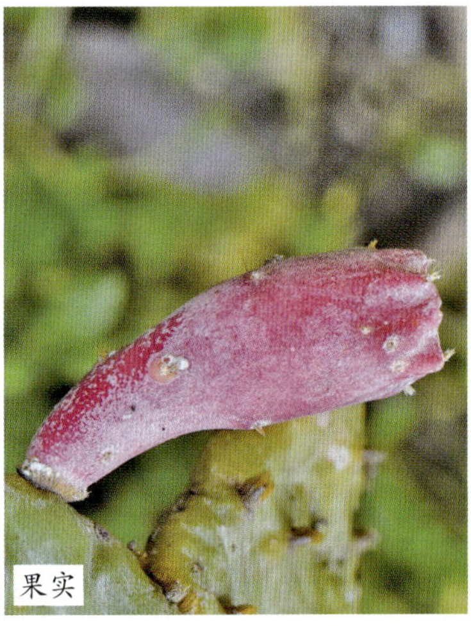

果实

【释　　名】本品形状奇异，茎扁平，形如人掌，故名“仙人掌”；植株上密生黄色刺，故又名“黄毛掌”。

【特性分布】喜温暖干燥的环境，喜光，不耐寒湿，适宜中性或弱碱性沙壤土。全省各地均有栽培。

【识别要点】茎段扁平、肉质，倒卵形至椭圆形，幼时鲜绿色，渐老呈灰绿色，外被蓝粉并散生小窠；小窠幼时被黄褐色或白色绵毛，后脱落，有刺1~10。叶钻形，生于小窠之下，早落。花辐状，单生于茎顶端的小窠上；花被片离生，多数，外部绿色，向内渐变为黄色花瓣状；雄蕊多数，数轮；花柱直立，白色。浆果卵形或梨形，紫红色。

【药 材 名】仙人掌（根及茎）。

【性味功用】苦，寒。行气活血，凉血止血，解毒消肿。主治胃痛，痞块，痢疾，喉痛，肺热咳嗽，肺痨咯血，吐血，痔血，疮疡疔疖，乳痈，痄腮，癣疾，虫蛇咬伤，烫伤，冻疮等。

【使用注意】体质虚寒者及孕妇慎用。忌铁器。

【附　　方】**（1）治肺热咳嗽：**鲜仙人掌 60g，捣烂绞汁，加蜂蜜 1 汤匙，早晚各 1 次，开水冲服。（《安徽中草药》）

（2）治痔疮出血：仙人掌 30g，牛肉 250g，炖服。（《草木便方今释》）

【拓展阅读】花、果实亦可入药。植株姿态各异，可供观赏；茎去皮可作蔬菜食用；果实营养丰富，可作水果食用。

紫　薇

Lagerstroemia indica L.

·科　名　千屈菜科 Lythraceae	·属　名　紫薇属 *Lagerstroemia*
·生活型　落叶灌木或小乔木	·花果期　花期 6~10 月，果期 8~11 月

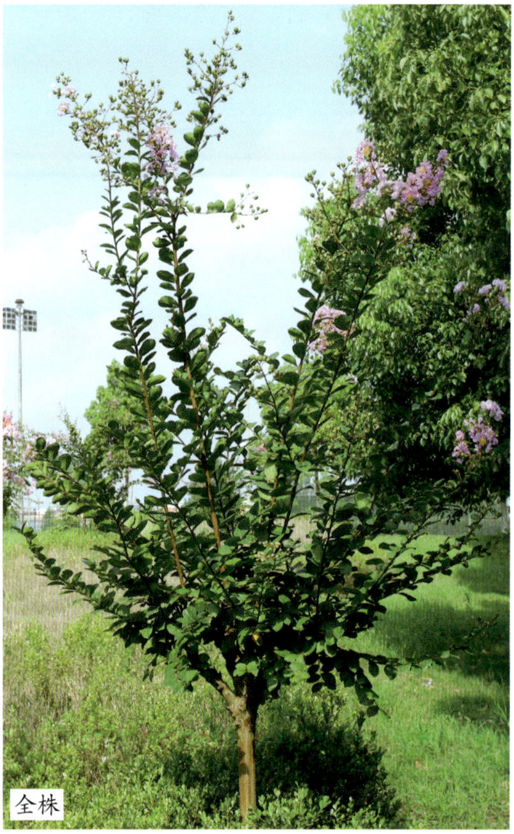
全株

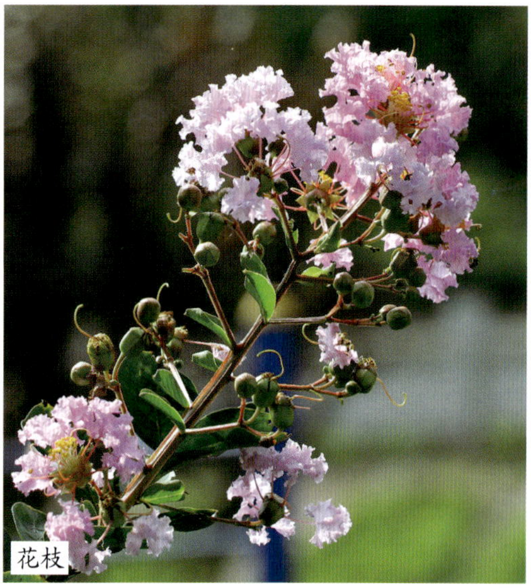
花枝

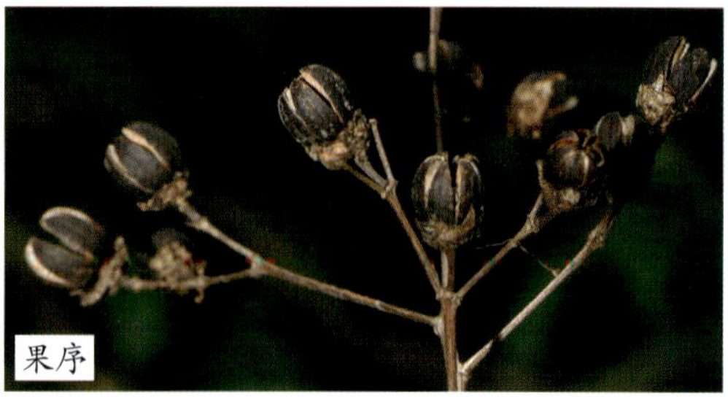
果序

【释　　名】“薇”同“微”，意为细小，花小而色红紫，故名“紫薇”；人用指甲搔弄树身，叶会轻轻颤动，似怕痒一般，故又名“痒痒树”；因其花期可长达百日，故又名“百日红”。

【特性分布】喜温暖湿润气候，对土壤要求不严。全省各地均有栽培。

【识别要点】树皮光滑，灰色或灰褐色；幼枝具 4 棱，稍成翅状。叶片椭圆形或倒卵形，先端短尖或钝，有时微凹，基部阔楔形或近圆形，光滑；近无柄。圆锥花序顶生，花柄及花序轴被毛；花萼 6 裂，裂片卵形，外面平滑，无棱；花瓣 6，花色丰富，白色、红色、粉红色、紫红色、蓝紫色及复色，边缘皱缩，基部有爪；雄蕊多数，外侧 6 枚较长，着生于花萼上。蒴果椭圆状球形，3~6 裂。种子有翅。

【药 材 名】紫薇根（根）。

【性味功用】微苦，微寒。清热利湿，活血止血，止痛。主治痢疾，水肿，烧烫伤，痈肿疮毒，跌打损伤，血崩，牙痛，痛经，产后腹痛。

【使用注意】孕妇禁服。

【附　　方】**（1）治痢疾：**紫薇根、白头翁各 15g，煎服。（《安徽中草药》）

（2）治烧烫伤，湿疹：紫薇根适量，水煎外洗。（《广西本草选编》）

【拓展阅读】花、叶、树皮亦可入药。本品为庭园观赏树种，可制成各种造型；木材坚硬、耐腐，可作农具、家具、建筑等。

千屈菜

Lythrum salicaria L.

·科　名　千屈菜科 Lythraceae	·属　名　千屈菜属 *Lythrum*
·生活型　多年生草本或亚灌木	·花果期　花期 7~9 月，果期 10 月

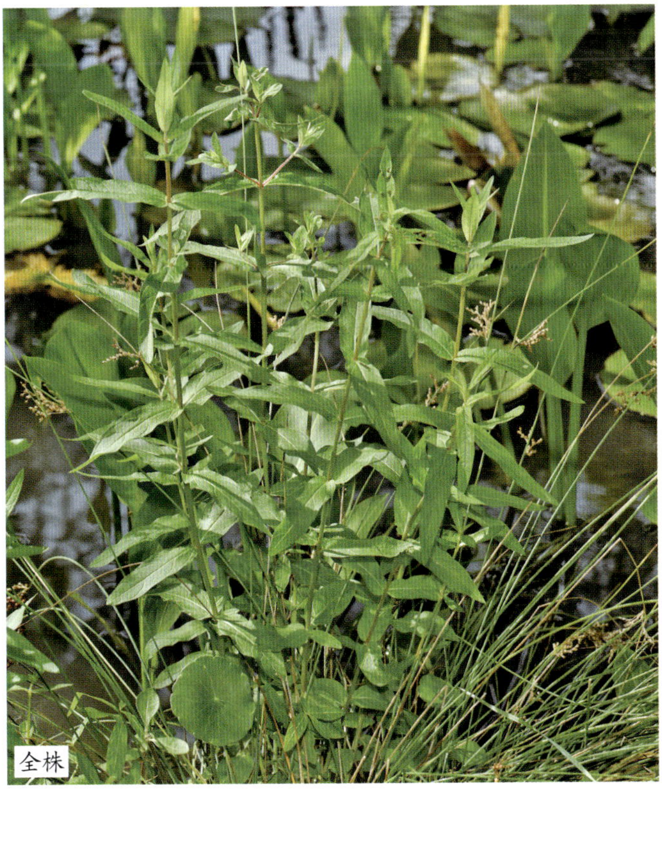

全株

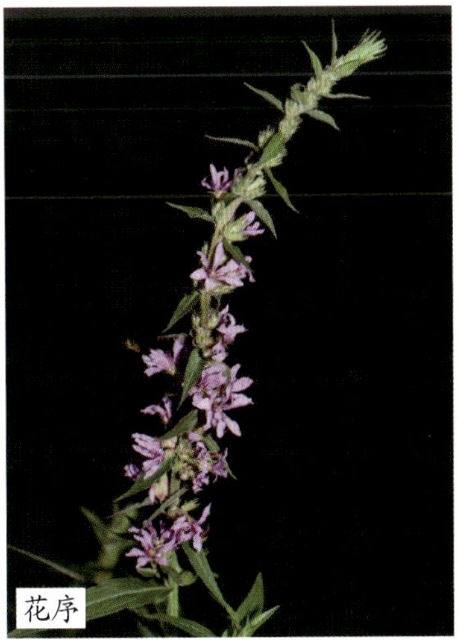

花序

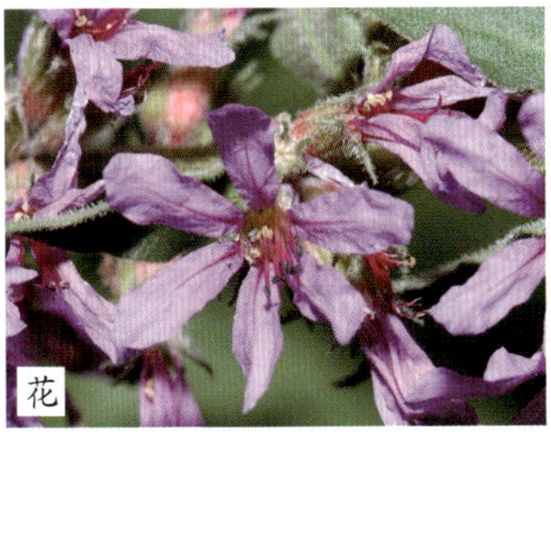

花

【释　　名】本品如苦苣菜一样可食用，但花色为粉红色，似茜草染出来的颜色，故被称为“茜苣菜”，取其谐音，故名“千屈菜”；叶形似柳叶狭长，喜生于水边，故又名“水柳”。

【生境分布】生于水旁湿地。全省各地均有分布。

【识别要点】枝常具 4 棱，被灰白色柔毛或绒毛，或脱落。叶常对生或 3 枚轮生，狭卵状披针形，基部圆形或心形，有时稍抱茎，无柄。小聚伞花序组成顶生大型穗状花序状；苞片阔披针形；萼筒长为宽的 2 倍以上，6 齿裂，有细纵棱 12 条，齿间有尾状附属物，长于萼齿 2 倍；花瓣 6，紫红色，稍皱缩；雄蕊 6 长 6 短，交互排列。蒴果椭圆球状，全包于宿存萼内，2 瓣裂，裂后上部再 2 裂。

【药 材 名】千屈菜（全草）。

【性味功用】苦，寒。清热解毒，收敛止血。主治痢疾，泄泻，便血，血崩，疮疡溃烂，吐血，衄血，外伤出血。

【使用注意】孕妇禁服，脾胃虚寒者慎服。

【附　　方】**（1）治吐血，衄血，便血：**千屈菜 15g，墨菜 15g，大枣 5 枚，水煎服，孕妇忌服。（《食物中药与便方》）

（2）治溃疡：千屈菜叶、向日葵盘适量，晒干，研末，先用蜂蜜搽患处，再用药末敷患处。（《湖南药物志》）

【拓展阅读】栽植于湿地或湖边营造水生景观，还可净化水体，也可盆栽或栽植于庭院供观赏；是铅污染环境的指示植物。

石　榴

Punica granatum L.

·科　名　石榴科 Punicaceae	·属　名　石榴属 *Punica*
·生活型　落叶灌木或小乔木	·花果期　花期 6~7 月，果期 9~10 月

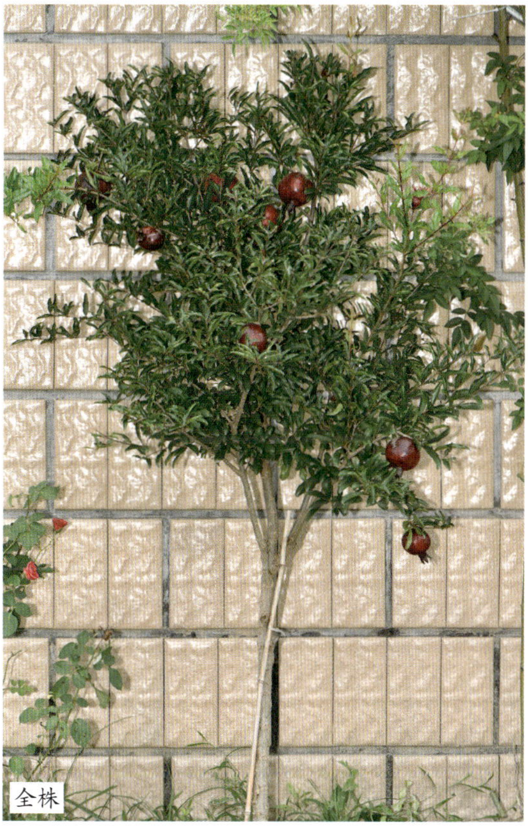
全株

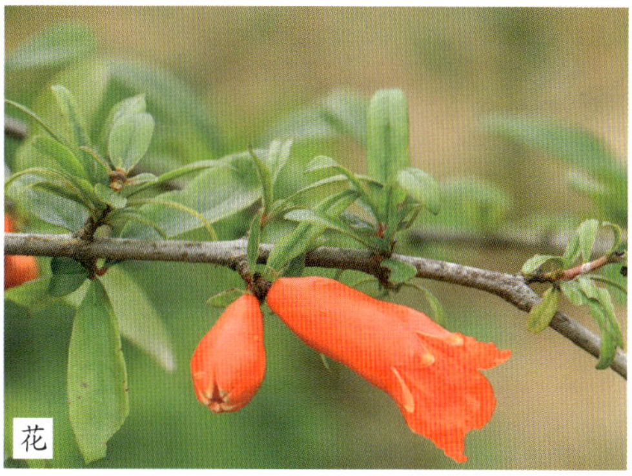
花

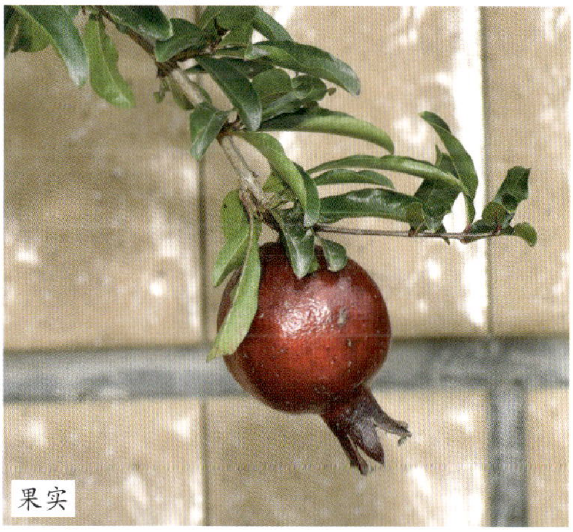
果实

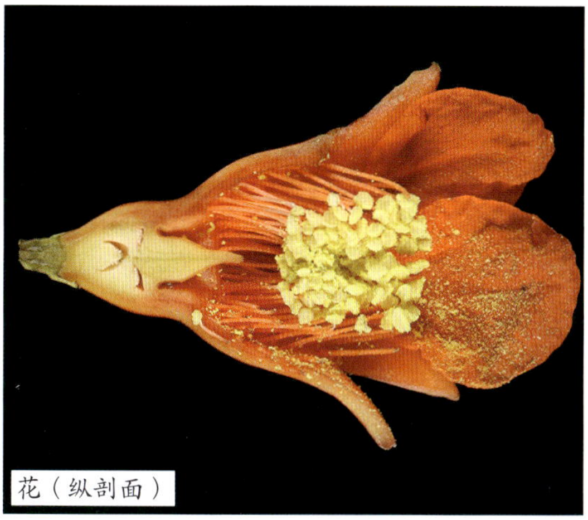
花（纵剖面）

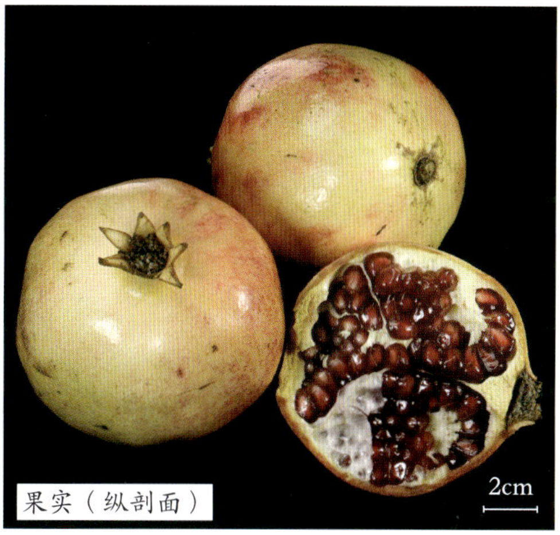

果实（纵剖面）

【释　　名】因本品原产地为“安石国”，且红色子实如“瘤”，故名“安石榴”，简称“石榴”；罂在古代为瓶一类的容器，腹大口小，本品果实的外形与之相似，成熟时果皮淡黄褐色或淡黄绿色，稍具光泽，故又名“金罂”；本品以果皮入药，味酸者为佳，故又名“酸石榴皮”“酸榴皮”。

【特性分布】喜温暖向阳的环境，耐旱，耐寒，适宜排水良好的夹砂土。全省各地均有栽培。

【识别要点】小枝圆形，顶端刺状，光滑。单叶对生或簇生，表面具光泽；叶柄短。花 1 至数朵生于枝顶或叶腋；花萼钟状，橙红色，肉质而厚，顶端 5~7 裂，萼筒与子房贴生；花瓣与萼片同数互生，稍高出花萼裂片，倒卵形，皱缩，多红色，也有白色、黄色或深红色，有时重瓣；雄蕊多数。浆果圆球状，果皮肥厚革质，内有薄隔膜，花萼宿存。种子多数，外种皮肉质。

【药 材 名】石榴皮（果皮）。

【性味功用】酸、涩，温。涩肠止泻，止血，驱虫。主治久泻，久痢，便血，脱肛，崩漏，带下，虫积腹痛等。

【使用注意】泄泻、痢疾属实证者，以及阴虚阳亢、内热、内风者忌用；心脏功能不好者慎用。长期大量服用可损害肝功能，甚至导致肝硬化。与肾上腺皮质激素、异烟肼、抗菌药物、氯贝丁酯、巯嘌呤合用，可加重对肝脏的损害；与氨基糖苷类药物、多黏菌素类药物及海洛因等合用，可加重呼吸衰竭；与硫酸亚铁、磺胺类、氨茶碱、制酸药、洋地黄类及左旋多巴合用，可致恶心呕吐和腹泻。

【附　　方】**（1）治产后泻：**酸石榴皮（米醋炒）、香附子适量，为末，每次 6g，米饮下。（《重庆中药志》）

（2）治冻疮久烂不愈：石榴皮、冬瓜皮、甘蔗皮三味，烧灰存性，研末敷。（《重庆中药志》）

【拓展阅读】果实、花、叶、根亦可入药。本品是一种常见果树；树皮、根皮和果皮均含大量鞣质，可提制栲胶；也常种植以美化环境。

黄花月见草

Oenothera glazioviana Mich.

·科　名　柳叶菜科 Onagraceae	·属　名　月见草属 *Oenothera*
·生活型　二年生至多年生草本	·花果期　花期 5~10 月，果期 8~12 月

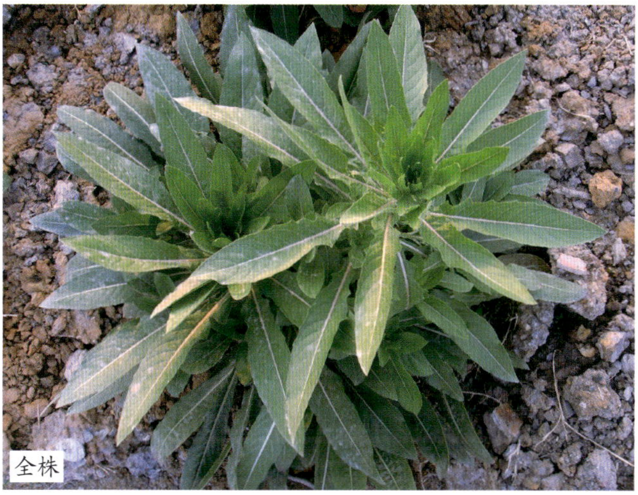
全株

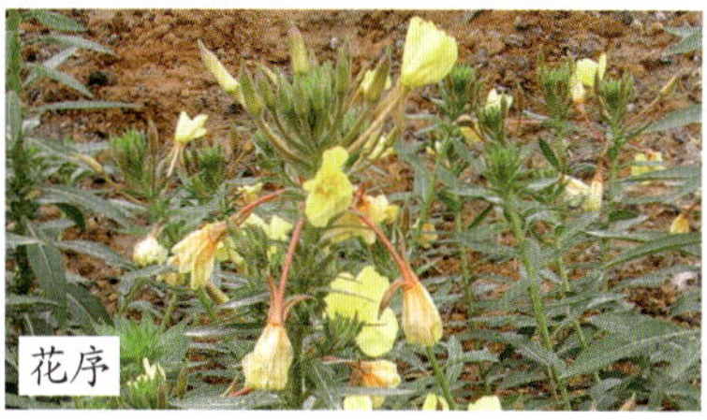
花序

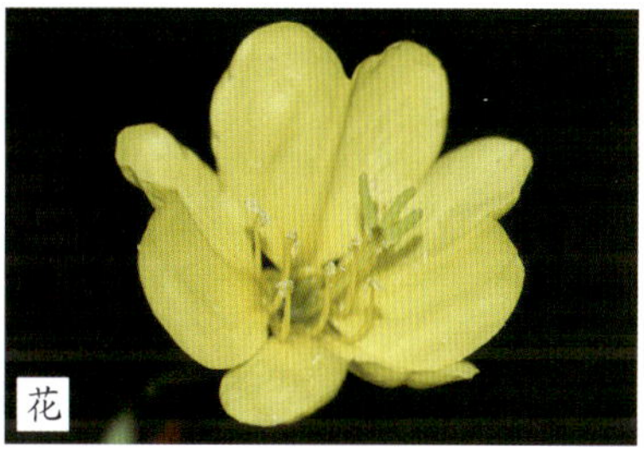
花

【释　　名】本种原产于南美，原变种为黄色花，夜间对月开放，故名“黄花月见草”；因其夜间开放，且有芳香，故又名“夜来香”。

【特性分布】耐寒，耐旱，耐瘠薄，喜光，忌积水，对土壤要求不严。全省各地均有分布和栽培。

【识别要点】茎直立，有白色长毛。单叶互生；基生叶莲座状；茎上部的叶渐小，几无柄，叶片边缘微波状而有细齿。花两性，单生于枝端叶腋，花冠辐射对称，花下叶呈苞片状；萼片狭披针形，反折，脱落；花瓣金黄色，后变成橙红色；柱头 4 裂，柱头高过花药。蒴果短圆柱状，上部尖锐，疏生长毛，具纵棱与红色的槽，室背开裂。种子棱状，具棱角，表面具不整齐洼点。

【药 材 名】月见草油（种子的脂肪油）。

【性味功用】苦、微辛、微甘，平。活血通络，息风平肝，消肿敛疮。主治胸痹心痛，中风偏瘫，虚风内动，风湿痹痛，腹痛泄泻，痛经，狐惑，疮疡等。

【使用注意】经期女性及子宫肌瘤者慎用。

【附　　方】**治心悸失眠，多梦：**黄花月见草、合欢花各 5g，同置杯中，冲入沸水适量，浸泡 3~5 分钟后频饮，每日 1 剂。（笔者经验方）

【拓展阅读】花大美丽，花期长，可栽培供观赏；种子可榨油，可食用与药用。

蛇　床

Cnidium monnieri (L.) Cuss.

·科　名　伞形科 Umbelliferae　　·属　名　蛇床属 *Cnidium*

·生活型　一年生草本　　·花果期　花期 4~7 月，果期 6~10 月

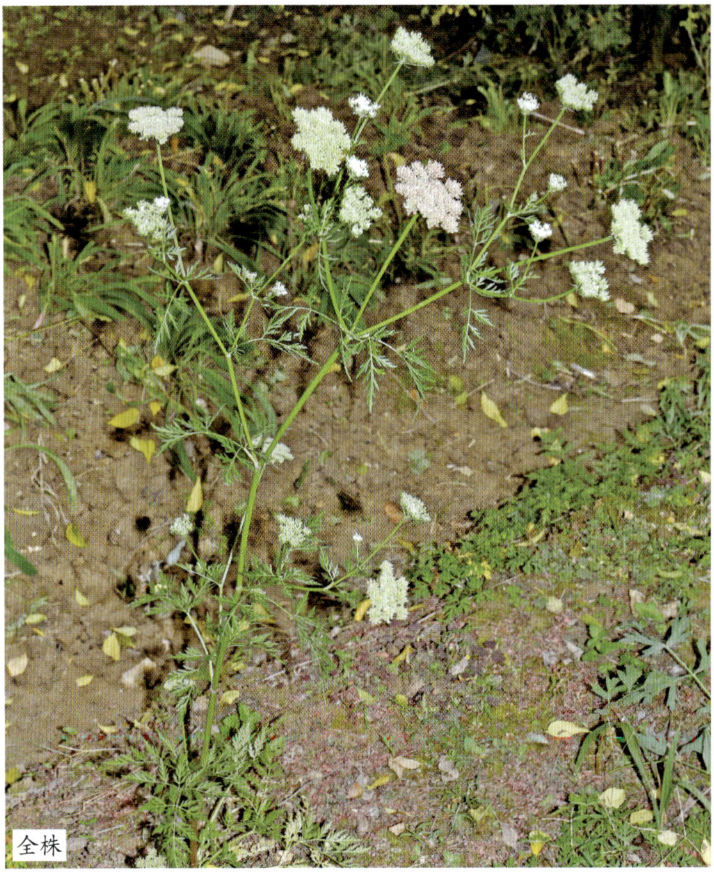
全株

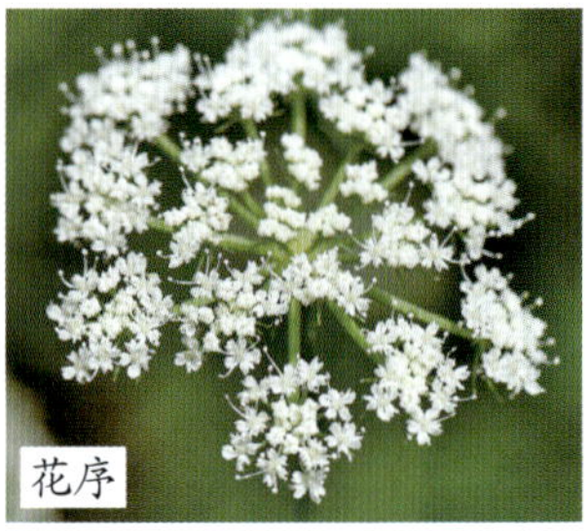
花序

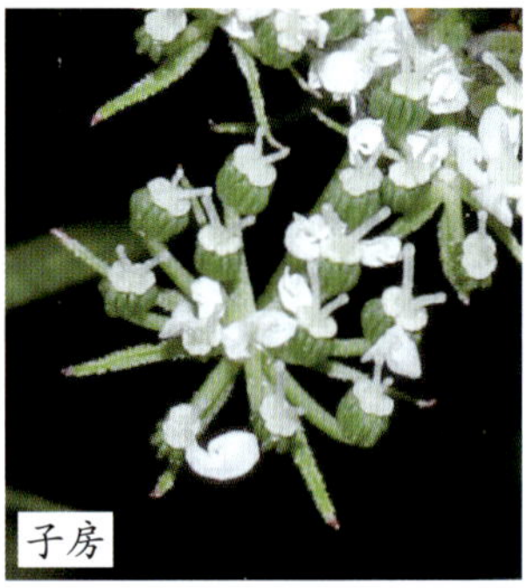
子房

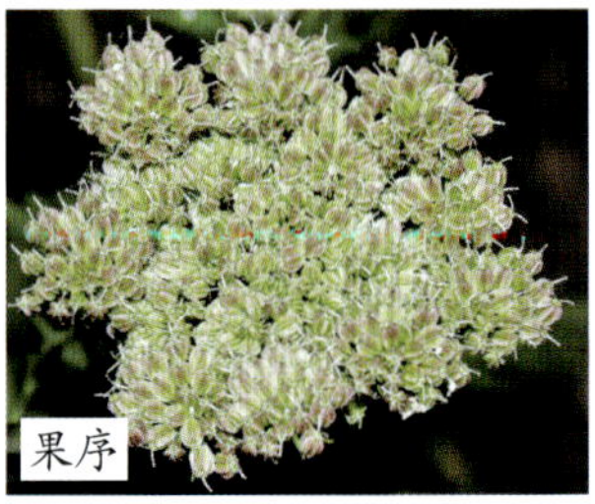
果序

【释　　名】《本草纲目》记载“蛇虺喜卧于下食其子”，故名“蛇床”；果实形似粟米，故又名“蛇粟”“蛇米”。

【生境分布】生于田边、路旁、草地及河边湿地。全省各地均有分布。

【识别要点】茎多分枝，中空。叶片二回羽状或三出式羽状多回全裂，小羽片先端略呈尾状，末回裂片条状披针形，具小尖头，茎生叶与基生叶相似。复伞形花序；总苞片 8~10，线状披针形，小总苞片少数；萼齿无；花瓣白色；花柱细长，反折。果实长卵球状，光滑，背部略压扁，棱全扩大成翅，木栓质。

【药 材 名】蛇床子（果实）。

【性味功用】辛、苦，温；有小毒。温肾壮阳，燥湿杀虫，祛风止痒。主治男子阳痿、阴囊湿痒，女子宫寒不孕、寒湿带下、阴痒肿痛，风湿痹痛，湿疮疥癣。

【使用注意】下焦湿热或相火易动、精关不固者禁服。

【附　　方】**（1）治阳痿不起：** 菟丝子、蛇床子、五味子等量，上三味末之，蜜丸如梧子，饮服三十丸，每日三次。（《备急千金要方》）

（2）治耳内湿疮： 蛇床子、黄连各一钱，轻粉一分，为末，吹之即愈。（《仙拈集》）

【拓展阅读】叶及果实可提制香精油，供调制香水及香精；果实提取物可作为杀灭作物病虫的植物性农药。

芫　荽

Coriandrum sativum L.

·科　名　伞形科 Umbelliferae	·属　名　芫荽属 *Coriandrum*
·生活型　一年生或二年生草本	·花果期　花期 4~11 月，果期 11~12 月

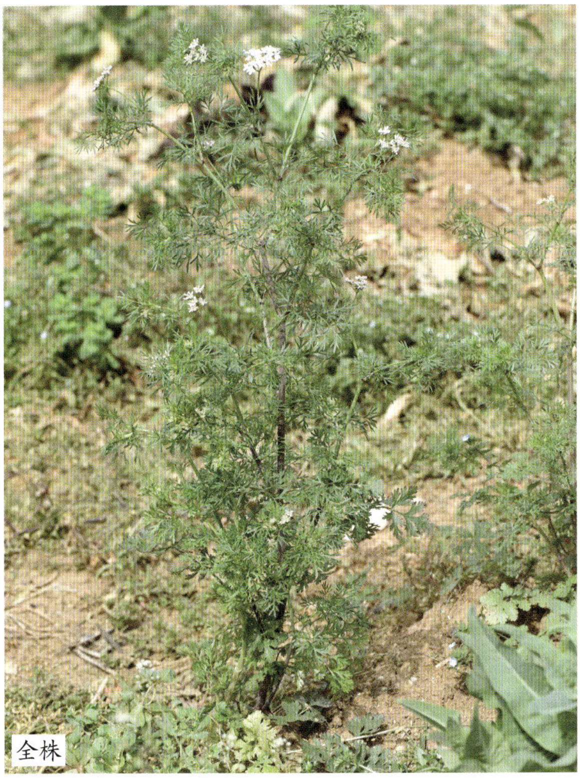

全株

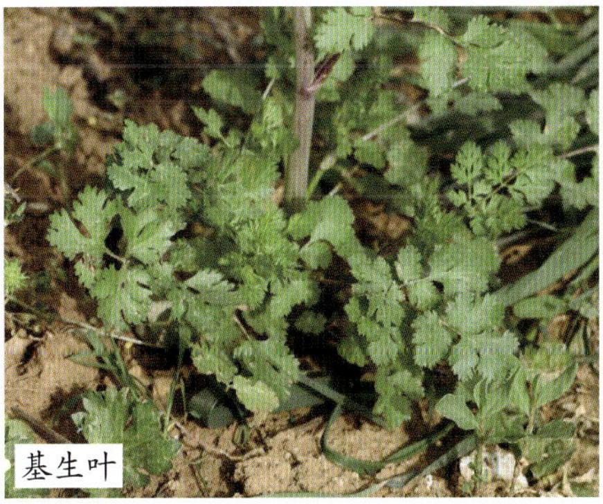

基生叶

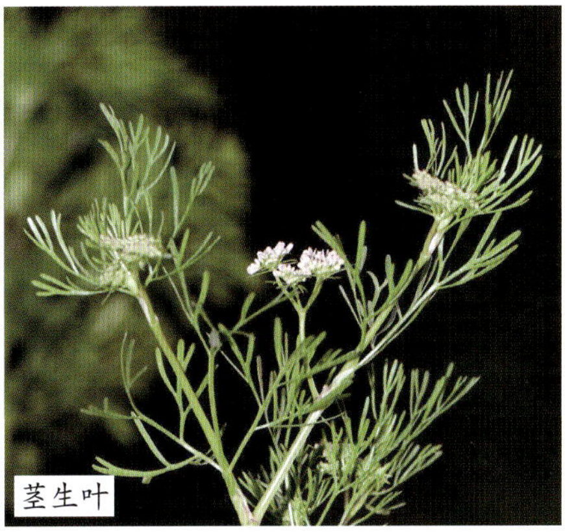

茎生叶

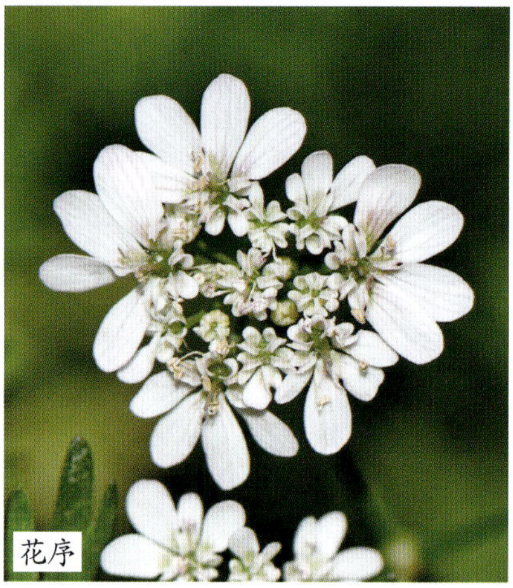

花序

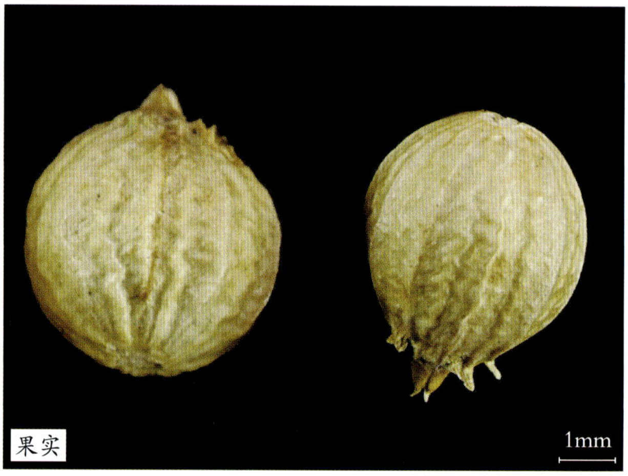

果实

【释　　名】本品传自西域，“胡荽”一名源于伊朗语“koswi”的音译，后赵君王石勒避讳“胡”字，改为“蒝荽”，“蒝”表示茎叶布散之貌，“蒝”音同“芫”，故名“芫荽”；因其全株有浓郁香气，可作菜食用，故又名“香菜”。

【特性分布】喜冷凉气候，适宜肥沃且保肥力强的沙质壤土。全省各地均有栽培。

【识别要点】全体无毛，具强烈香气。基生叶有柄，一至二回羽状分裂，小叶片广卵圆形或扇状楔形，边缘深裂或具缺刻；茎生叶二至三回羽状细裂，末回裂片狭条形。复伞形花序顶生，伞幅3~8；总苞片无，小总苞片2~5；萼齿大小不等，卵状三角形或长卵圆形；花瓣白色或淡紫色，反卷；花序外缘具辐射瓣，较大。双悬果近球状，光滑，果棱稍凸起；分生果不易分开，油管不明显。

【药 材 名】胡荽（带根全草）。

【性味功用】辛，温。发表透疹，消食开胃，止痛解毒。主治风寒感冒，麻疹、痘疹透发不畅，食积，脘腹胀痛，呕恶，头痛，牙痛，脱肛，丹毒，疮肿初起，蛇咬伤。

【使用注意】因热毒壅盛而非外感风寒所致之疹出不透者忌服；小儿麻疹已透不能服用；癌症、慢性皮肤病、眼疾、胃及十二指肠溃疡患者，以及气虚体弱者不宜服用；疹出已透或未透出而热毒滞，非风寒外束者禁服。

【附　　方】（1）**治风寒感冒，头痛鼻塞：**紫苏叶6g，生姜6g，芫荽9g，水煎服。（《甘肃中草药手册》）

（2）**治消化不良，腹胀：**鲜芫荽全草30g，水煎服。（《福建中草药》）

【拓展阅读】果实、茎梗亦可入药。茎叶作蔬菜和香料；果实可提取芳香油。

野胡萝卜

Daucus carota L.

·科　名　伞形科 Umbelliferae	·属　名　胡萝卜属 *Daucus*
·生活型　二年生草本	·花果期　花期 5~7 月，果期 6~8 月

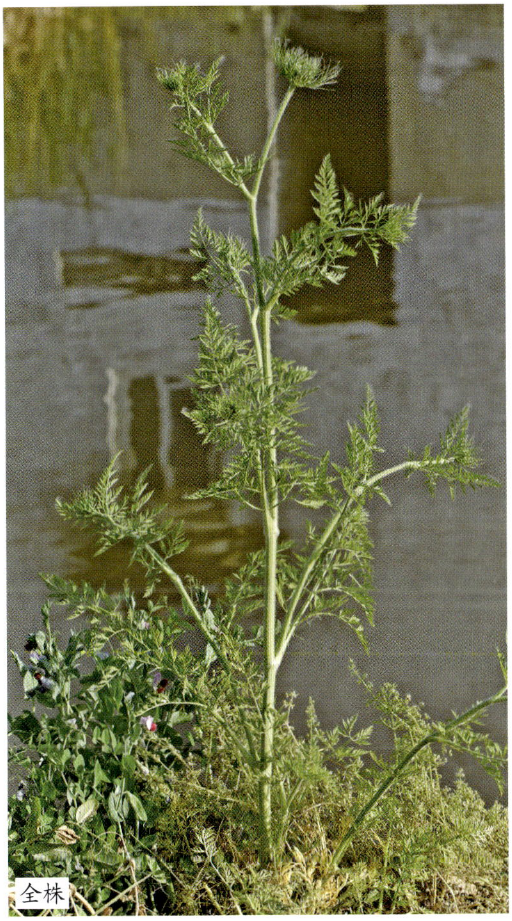

全株

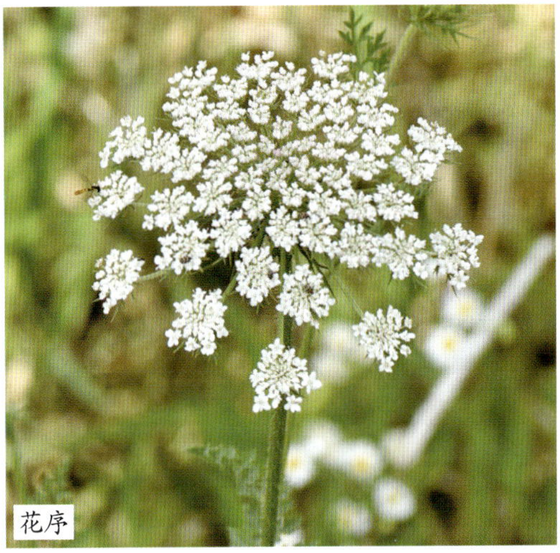

花序

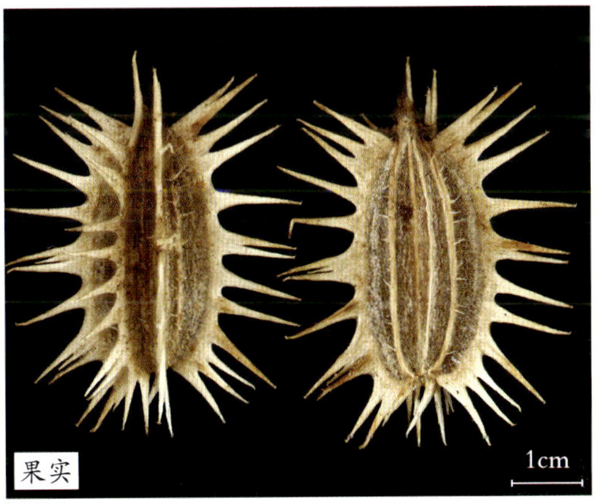

果实

【释　　名】《救荒本草》载“生荒野中。苗叶似家胡萝卜，俱细小”，故名“野胡萝卜”；多分布于长江以南各省区，与菊科植物天名精的果实（药材名“鹤虱”）功效相似，为区别二者，故又名“南鹤虱”。

【生境分布】生于田边、路旁、旷野草丛中。全省各地均有分布。

【识别要点】主根细，有分枝，稍肉质化，常白色或棕色。茎单生，有倒生糙硬毛。基生叶二至三回羽状多裂，末回裂片条形至披针形；茎生叶近无柄，有叶鞘，末回裂片常细长。总苞片多数，叶状，多羽状分裂，裂片细长，细长条形或长条形；伞幅多数，结果时伞外缘的伞幅向内弯曲；伞形花序；花瓣白色、黄色或淡红色。果实长圆球状，主棱不显著，有刚毛，次棱成窄翅，有刺。

【药 材 名】南鹤虱（果实）。

【性味功用】苦、辛，平；有小毒。杀虫，消积，止痒。主治蛔虫病，蛲虫病，伏虫病，寸白虫病，虫积腹痛，小儿疳积，阴痒。

【使用注意】本品有抗生育作用，孕妇忌用。服药后数小时或第二天部分人可有轻微头晕、恶心、耳鸣、腹痛等，症状可自行消失。

【附　　方】**治虫积腹痛：** 南鹤虱 9g，南瓜子、槟榔各 15g，水煎服。（《湖北中草药志》）

【拓展阅读】果实可提制香精油和脂肪油；嫩茎叶、根、果实均可作饲料。

茴　香

Foeniculum vulgare Mill.

·科　名　伞形科 Umbelliferae	·属　名　茴香属 *Foeniculum*
·生活型　一年生或二年生草本	·花果期　花期 5~6 月，果期 7~9 月

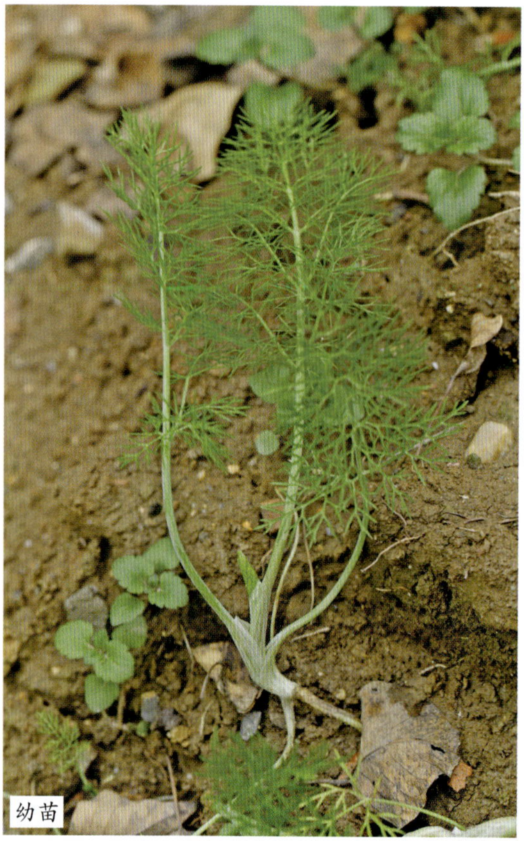

幼苗

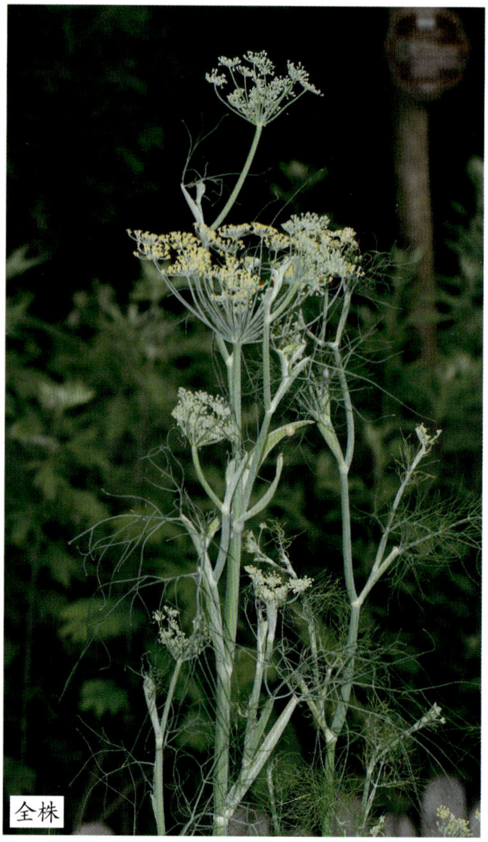

全株

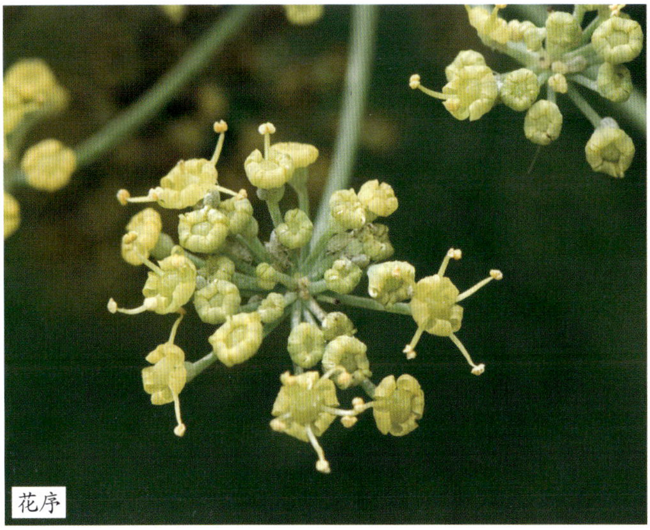

花序

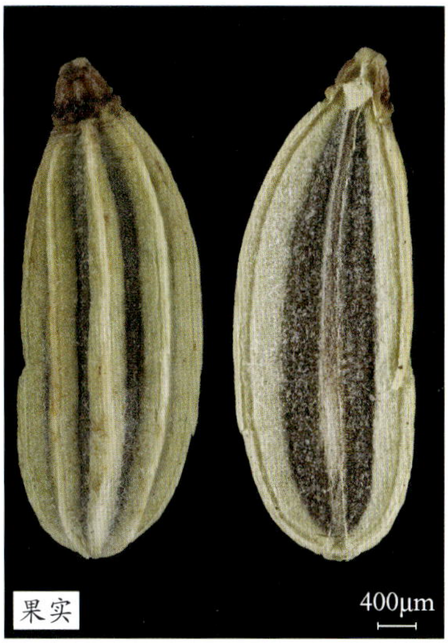

果实

【释　　名】《备急千金要方》曰："除口气，臭肉和水煮，下少许，即无臭气，故曰茴香。酱臭末中亦香。""茴"字声符"回"，兼表意，本品有去臭气、回复香气之功，故名"茴香"；八角茴香又名大茴香，本品植株与大茴香相比甚小，故又名"小茴香"；八角茴香古时多从舶来，小茴香则为本土自产，故又名"土茴香"。

【特性分布】喜湿润，怕积水，适宜疏松肥沃、富含腐殖质、排水良好的沙质壤土。全省各地均有栽培。

【识别要点】全株有强烈茴香气味。茎直立，淡绿色或灰绿色，有分枝。复叶，叶片卵圆形至广三角形，羽状多裂，深绿色，末回裂片细线形，下部的叶柄有鞘，上部的叶柄部分或全部成鞘。复伞形花序顶生与侧生，顶生的伞形花序大，伞幅 8~30，开展伸长，不相等；花黄色。果实长圆球状，横切面压扁，果棱尖锐，5 条，果皮柔软，油管显著且常为 1。

【药 材 名】小茴香（果实）。

【性味功用】辛，温。散寒止痛，理气和胃。主治寒疝腹痛，睾丸偏坠，脘腹冷痛，食少吐泻，胁痛，痛经等。

【使用注意】阴虚火旺者禁服。

【附　　方】**（1）治小肠气疼闷，不省人事：**小茴香（盐炒）、枳壳（麸炒）各一两，没药半两，诸药为末，每服一钱，热酒调下。（《太平圣惠方》）

（2）治胃痛，腹痛：小茴香子、高良姜、乌药根各 6g，炒香附 9g，水煎服。（《江西草药》）

【拓展阅读】茎叶、根亦可入药；茴香油有不同程度的抗菌作用，能刺激胃肠神经血管，促进唾液和胃液分泌，起到增进食欲、助消化的作用。嫩茎、叶可作蔬菜食用或作调味料；果实可作调料或香料，还可提制脂肪油。

天胡荽

Hydrocotyle sibthorpioides Lam.

·科　名　伞形科 Umbelliferae	·属　名　天胡荽属 *Hydrocotyle*
·生活型　多年生草本	·花果期　花期5月，果期6月

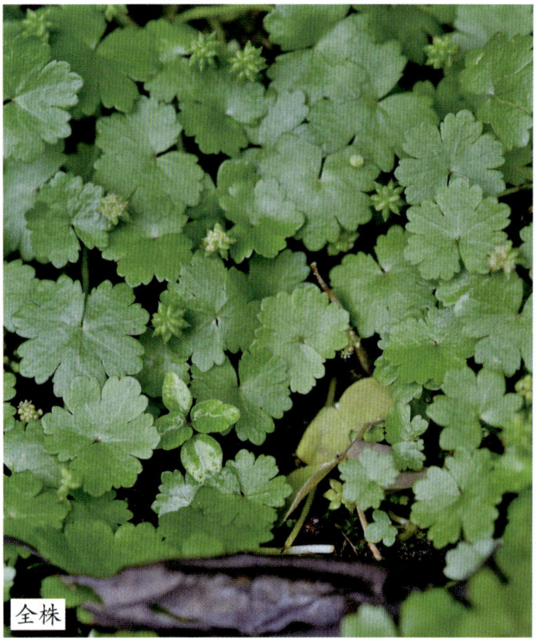
全株

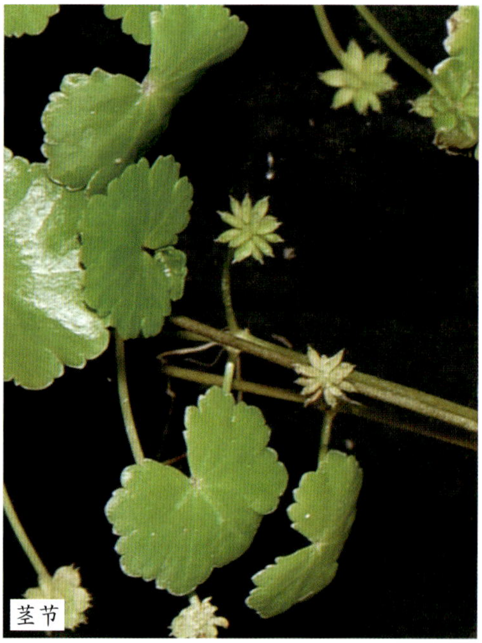
茎节

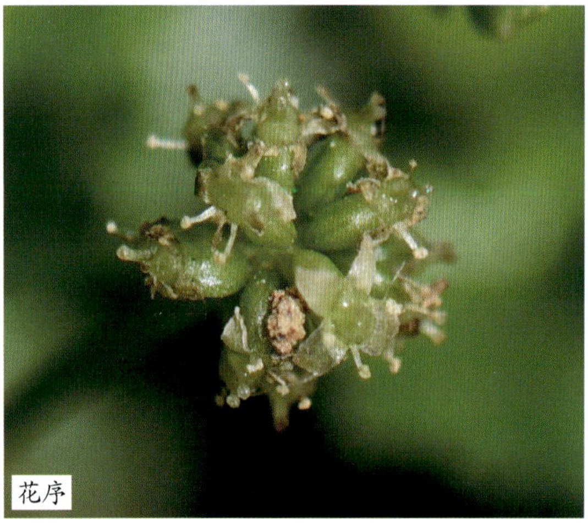
花序

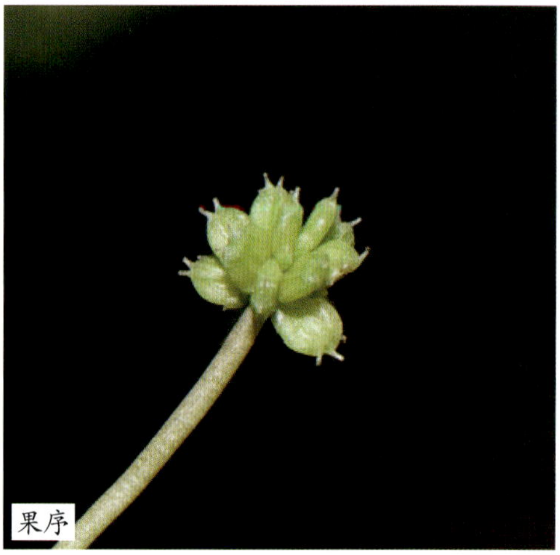
果序

【释　　名】《备急千金要方》记载“其状类胡荽”，果实扁圆球状似天瓜（栝楼），故名“天胡荽”；其叶片近圆形似铜钱，且边缘有浅裂如缺刻，故又名“破铜钱”；多匍匐于地成片生长，故又名“遍地金”；擅治目翳，故又名“翳草”。

【生境分布】生于湿润的草地。分布于南京、无锡（宜兴）、苏州（吴江、常熟、昆山）、南通、扬州等地。

【识别要点】茎细长匍匐，平铺，具根茎，节上生根。叶片圆形或肾形，不分裂或有5~7浅裂，边缘近全缘或有浅钝齿，叶面光滑，叶背有柔毛；叶柄长，无叶鞘。伞形花序多花，与叶对生，单生于节上，花序梗长于叶柄；总苞片4~10，倒披针形；小花近无柄；萼齿缺；花瓣卵形，绿白色，蕾时镊合状排列。果实略扁圆球状，侧面压扁，主棱突出，内果皮木质化；油管不显著。

【药 材 名】天胡荽（全草）。

【性味功用】辛、微苦，凉。清热利湿，解毒消肿。主治黄疸，痢疾，水肿，淋证，目翳，喉肿，痈肿疮毒，带状疱疹，跌打损伤。

【使用注意】体虚、胃寒者慎用鲜品。

【附　　方】**（1）治石淋：**鲜天胡荽60g，海金沙茎叶30g，水煎服，每日1剂。（《湖北中草药志》）

（2）治喉蛾：天胡荽9~15g，水煎服；或鲜草洗净，加食盐少许，捣烂取汁，滴于喉痛处。（《江西民间草药验方》）

【拓展阅读】植株耐阴，易管理，可作草坪，地被或盆栽；可吸镉，修复生态；嫩茎叶富含硒、铜，食用价值高。

窃　衣

Torilis scabra (Thunb.) DC.

·科　名　伞形科 Umbelliferae　　·属　名　窃衣属 *Torilis*

·生活型　二年生草本　　·花果期　花期4~6月，果期5~7月

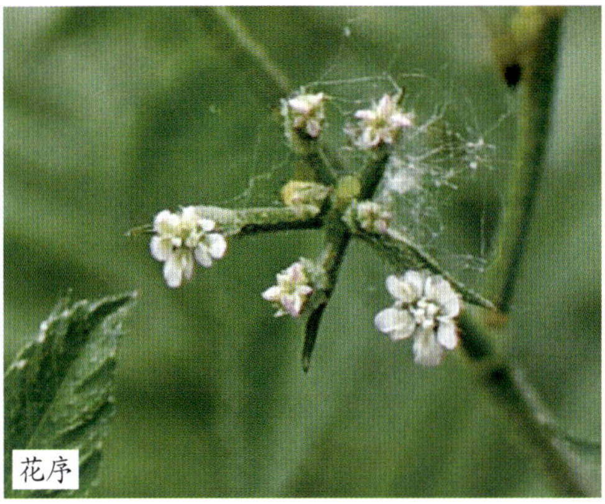

花序

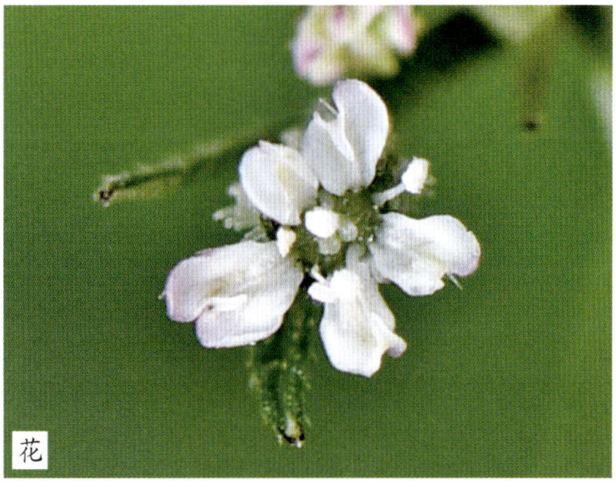

花

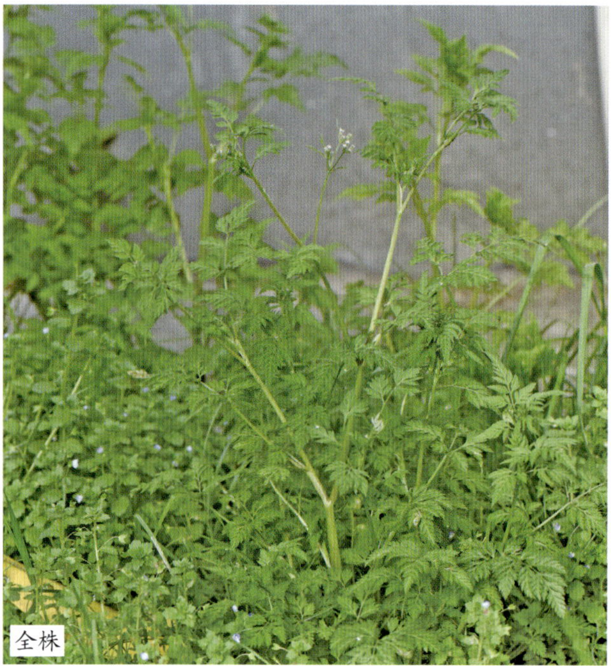
全株

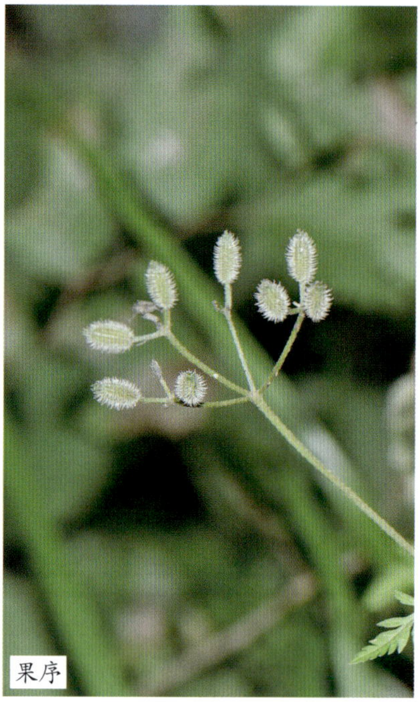
果序

【释　　名】果实背面密被斜向内弯的皮刺，常不经意黏附在行人衣裳上，故名“窃衣”；与野胡萝卜果实相似，在华南地区代替鹤虱使用，故又名“华南鹤虱”。

【生境分布】生于山坡、林下、路旁、河边及空旷草地上。全省各地均有分布。

【识别要点】全株有短硬毛，茎多分枝。茎生叶二（三）回羽状全裂，末回裂片狭窄，边缘有条状裂片或粗齿，上部叶渐小。复伞形花序伞幅2~4，小伞形花序具花4~7；总苞片常无，小总苞片5，近钻形；萼齿明显；花瓣白色，略带淡紫色，倒心形，先端内折。果实长卵球状，长4~8mm，背面次棱上密被皮刺、钩刺。

【药 材 名】窃衣（果实或全草）。

【性味功用】苦、辛，平。杀虫止泻，收湿止痒。主治虫积腹痛，泻痢，疮疡溃烂，阴痒带下，湿疹。

【使用注意】孕妇慎用。

【附　　方】**（1）治痈疮溃烂久不收口，滴虫阴道炎：**窃衣果实适量，水煎冲洗或坐浴。（《广西本草选编》）

（2）治皮肤瘙痒：破子草（窃衣）鲜叶，捣烂绞汁涂患处。（《福建药物志》）

点地梅

Androsace umbellata (Lour.) Merr.

·科　名　报春花科 Primulaceae　　·属　名　点地梅属 *Androsace*
·生活型　一年生或二年生草本　　·花果期　花期 4~5 月，果期 5~6 月

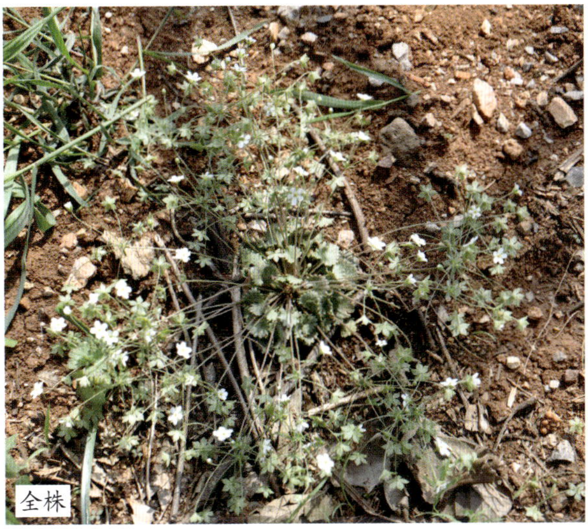
全株

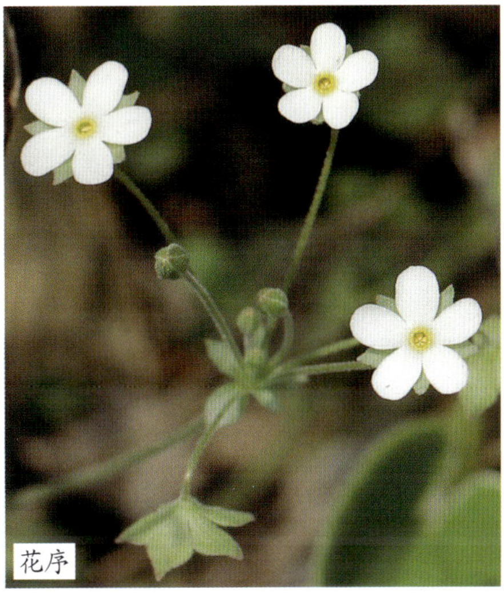
花序

【释　　名】本品植株矮小，花冠白色，5 裂，像点缀在地上的梅花，故名“点地梅”；蒴果球形，且生于花梗顶部，故又名“佛顶珠”；花于清明前后开放，故又名“清明花”；可治疗咽喉肿痛，故又名“喉咙草”。

【生境分布】生于山野草地、林下、路边潮湿处。全省各地均有分布。

【识别要点】植株具细柔毛。叶基生，叶片近圆形或卵圆形，边缘具三角状钝牙齿；叶柄被开展的柔毛；花葶 5~17 枝。伞形花序有花 3~15；苞片 5~10，卵形至披针形；花萼杯状，分裂近达基部，裂片卵形，密被短柔毛，果期增大并开展；花冠白色，喉部黄色，收缩，裂片宽卵形，与花萼近等长。蒴果近球状；果皮白色，近膜质。

【药 材 名】喉咙草（全草或果实）。

【性味功用】苦、辛，微寒。清热解毒，消肿止痛。主治咽喉肿痛，口疮，牙痛，头痛，赤眼，哮喘，淋浊，风湿痹痛，疔疮肿痛，水烫伤，蛇咬伤，跌打损伤等。

【使用注意】风寒头痛、脾胃虚寒者慎用。

【附　　方】**（1）治咽喉肿痛，鹅口疮：**佛顶珠研为极细末，吹在患处。（《贵阳民

间药草》）

（2）治牙痛：点地梅15g，水、醋煎，含漱。（《青岛中草药手册》）

【拓展阅读】点地梅花是制作压花作品的良好原料，可用于制作书签、卡片、装饰画等。

泽珍珠菜

Lysimachia candida Lindl.

·科　名　报春花科 Primulaceae	·属　名　珍珠菜属 *Lysimachia*
·生活型　一年生或二年生草本	·花果期　花期3~6月，果期4~7月

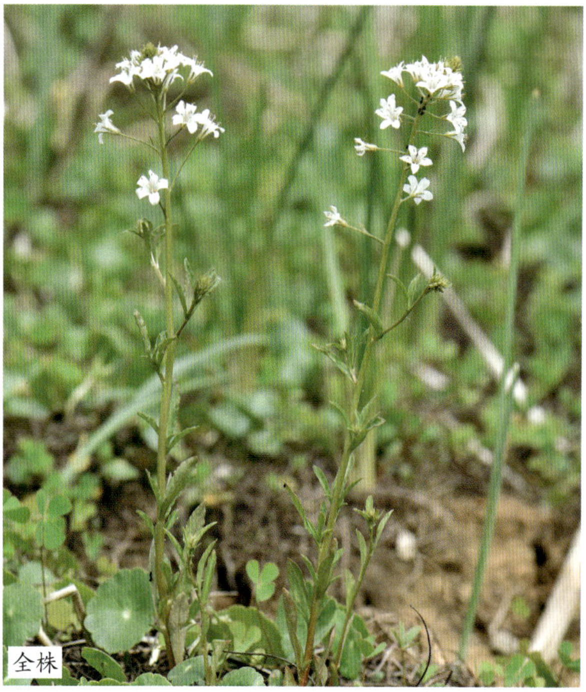

全株

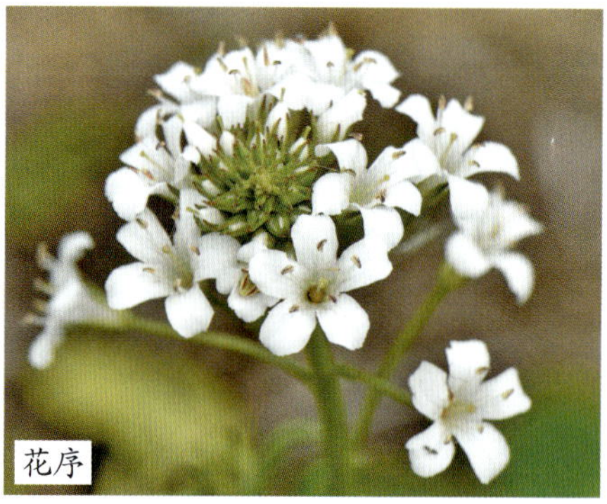

花序

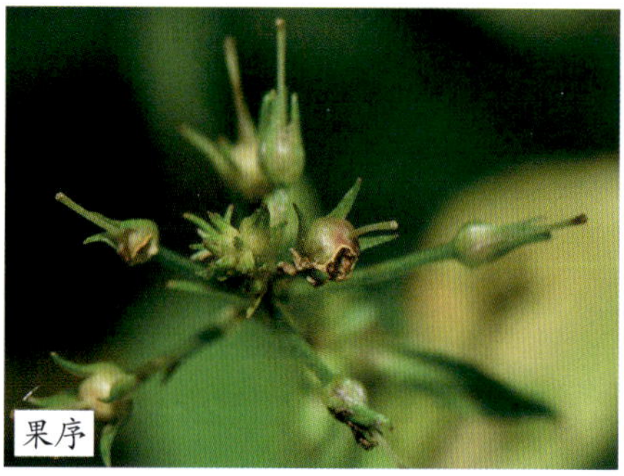

果序

【释　　名】常生于水泽，花色白似珍珠，其幼苗和嫩茎叶可当菜食用，故名“泽珍珠菜”；朵朵白花顶生枝头，有序密集，如星宿闪烁，故又名“星宿菜”。

【生境分布】生于水边或湿地草丛。全省各地均有分布。

【识别要点】全体无毛。叶、苞片、花萼顶端均带红色，两面均有紫色腺点。茎圆柱状，基部紫红色。茎生叶互生，叶片倒卵形至线形，全缘或皱波状，近无柄。总状花序顶生，幼时短，宽圆锥状或伞房状，果时延长；苞片线形；花萼分裂至基部，裂片披针形，背面有黑色短腺条；花冠白色，钟状，下部联合，裂片 5；雄蕊不伸出，花丝分离，贴生花冠内部；花柱与花冠近等长。蒴果球状，瓣裂。

【药 材 名】单条草（全草或根）。

【性味功用】苦，凉。清热解毒，消肿散结，活血止痛，利水消肿。主治无名肿痛，痈疮疔肿，虫蛇咬伤等。

【使用注意】本品不宜长期大量服用，脾胃虚弱者及孕妇慎用。

【附　　方】**（1）治无名肿毒：**鲜泽珍珠菜全草捣烂，或用全草研粉，加酒糟炒热外敷。（《广西本草选编》）

（2）治稻田性皮炎：鲜泽珍珠菜全草加酸醋外洗。（《广西本草选编》）

【拓展阅读】植株可凉拌、清炒或煮汤；亦可作土农药，水浸液可杀灭害虫；其花序醒目，适合林缘、溪边栽植；种子含油量高，可用于制作肥皂。

金钟花

Forsythia viridissima Lindl.

·科　名　木犀科 Oleaceae　　·属　名　连翘属 *Forsythia*

·生活型　落叶灌木　　·花果期　花期 3~4 月，果熟期 8~11 月

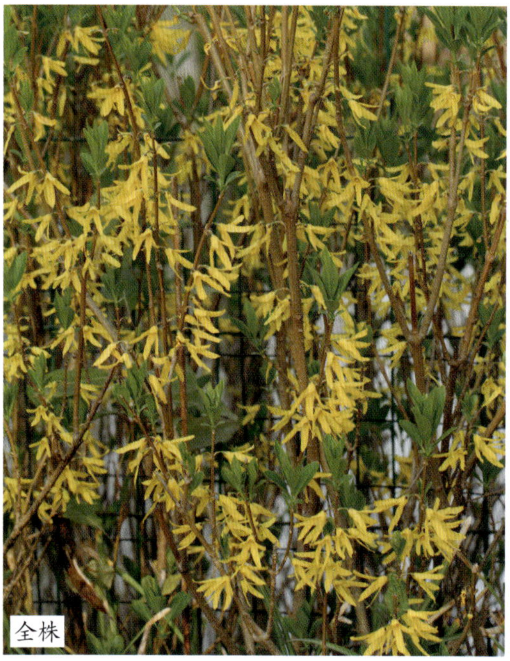
全株

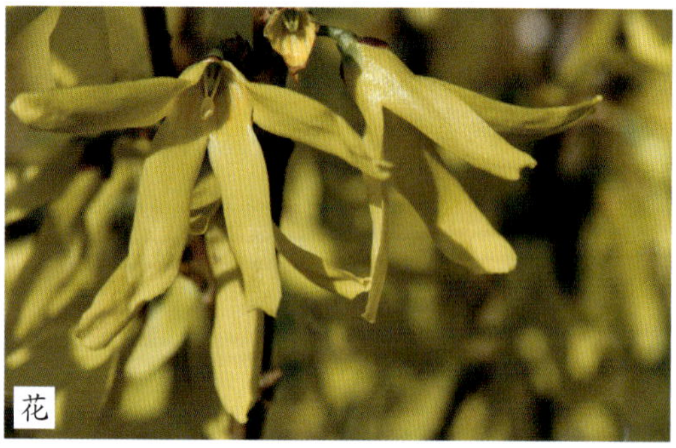
花

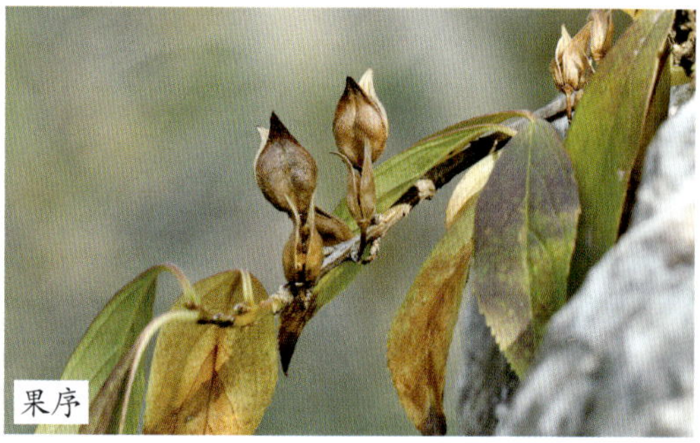
果序

【释　　名】本品花形似钟，颜色金黄，故名“金钟花”；早春先于叶开花，金黄色的花瓣细长条状，着生在枝条上，枝条柔软似柳条，故又名“黄金条”“迎春柳”。

【特性分布】喜光，耐半阴，耐旱，耐寒，忌湿涝，对土壤要求不严。全省各地均有分布和栽培。

【识别要点】小枝绿色或黄绿色，呈四棱状，皮孔明显，具片状髓。叶片长椭圆形至披针形，通常上半部具不规则锐锯齿或粗锯齿。花 1~3（4）朵着生于叶腋，先于叶开放；花冠深黄色，裂片狭长圆形至长圆形，内面基部具橙黄色条纹，反卷；全株除花萼裂片边缘具睫毛外，其余无毛。蒴果卵球状或宽卵球状；果梗长 3~7mm。

【药 材 名】金钟花（果壳、根或叶）。

【性味功用】苦，凉。清热，解毒，散结，祛湿泻火。主治感冒发热，痈疮，瘰疬，目赤肿痛，筋骨酸痛，肠痈，丹毒，疥疮等。

【使用注意】孕妇忌服，脾胃虚寒者慎服。

【附　　方】**（1）治流行性感冒，颈淋巴结结核：**金钟花叶或果实 9~15g，水煎服。（《浙江药用植物志》）

（2）治目赤肿痛，筋骨酸痛：鲜金钟花根 60~90g，大枣 7 枚，水煎服。（《浙江药用植物志》）

【拓展阅读】本种为常用的园林观赏灌木；种子油供制皂和化妆品。

茉莉花

Jasminum sambac (L.) Aiton

·科　名　木犀科 Oleaceae	·属　名　素馨属 *Jasminum*
·生活型　直立或攀缘灌木	·花果期　花期 5~8 月，果期 7~9 月

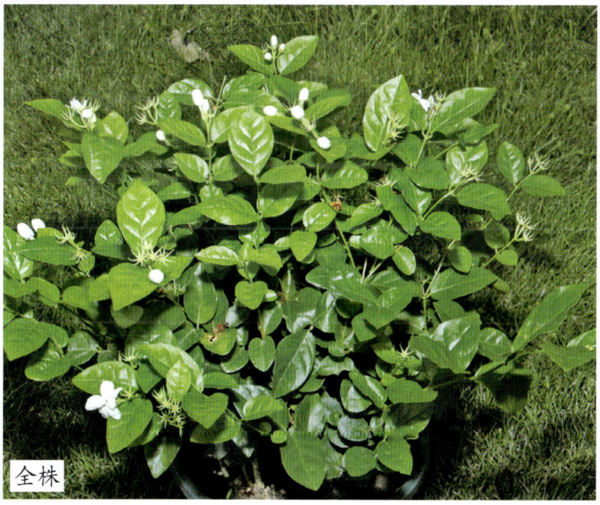

全株

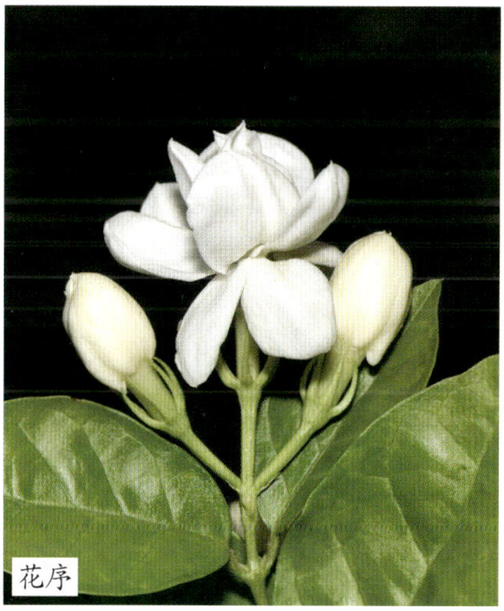

花序

【释　　名】本品原产于印度，梵语“mallika”的音译为“末利”，从“艹”，故名“茉莉”“茉莉花”；旧时女子常以其花为头饰，“鬘”意为头发美，故又名“鬘华”。

【特性分布】喜温暖湿润、阳光充足的环境，适宜肥沃疏松、排水良好的酸性沙壤土。全省各地均有栽培。

【识别要点】小枝疏被柔毛。单叶对生，叶片纸质，圆形、椭圆形、卵状椭圆形或倒卵形，两端圆或钝，侧脉 4~6 对；叶柄被短柔毛，具关节。花极芳香；聚伞花序顶生，通常有花 3 朵，有时单花或多达 5 朵；花序梗被短柔毛；苞片微小，锥形；花萼无毛或疏被短柔毛，裂片线形；花冠白色，花冠管裂片长圆形至近圆形，先端圆或钝。果实球状，紫黑色。

【药 材 名】茉莉花（花）。

【性味功用】辛、微甘，温。理气止痛，辟秽开郁。主治湿浊中阻，胸膈不舒，泻痢腹痛，头晕头痛，目赤，疮毒等。

【使用注意】老人、小孩、胃肠不适者及月经期女性、孕妇、哺乳期妇女、更年期女性等体质羸弱者慎用。

【附　　方】**（1）治湿浊中阻，脘腹闷胀，泄泻腹痛：**茉莉花 6g（后下），青茶 10g，石菖蒲 6g，水煎温服。（《四川中药志》）

（2）治目赤肿痛：茉莉花 6g，千里光、野菊花各 10g，水煎熏洗并内服。（《四川中药志》）

【拓展阅读】叶、根亦可入药。植株常栽培供观赏；花极香，为著名的花茶原料及重要的香精原料。

女　贞

Ligustrum lucidum Ait. f.

·科　名　木犀科 Oleaceae　　·属　名　女贞属 *Ligustrum*

·生活型　灌木或乔木　　·花果期　花期 5~7 月，果期 7 月至翌年 5 月

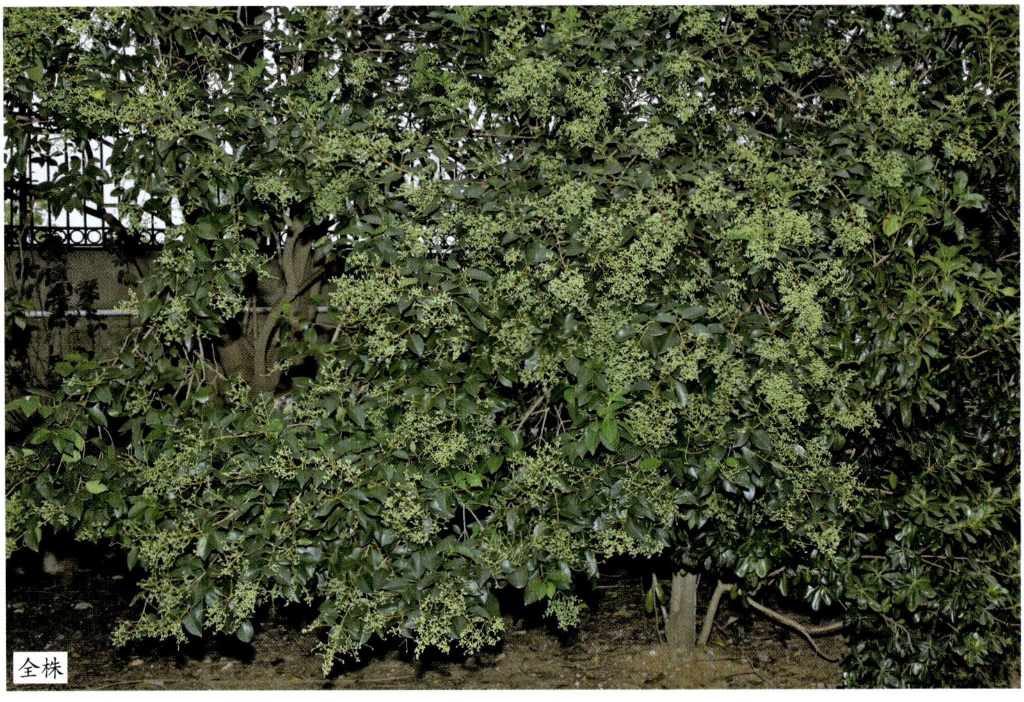

全株

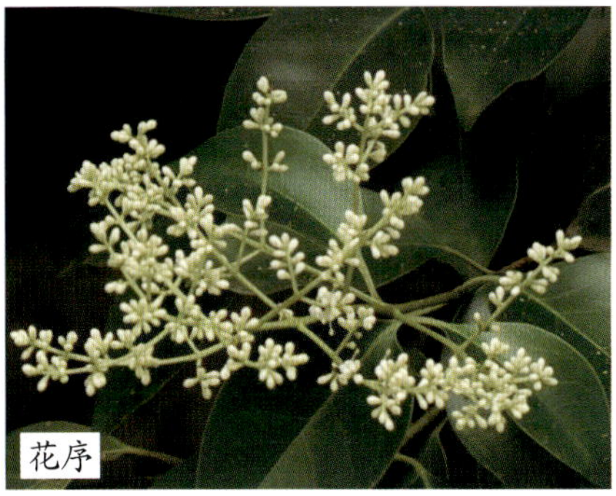
花序

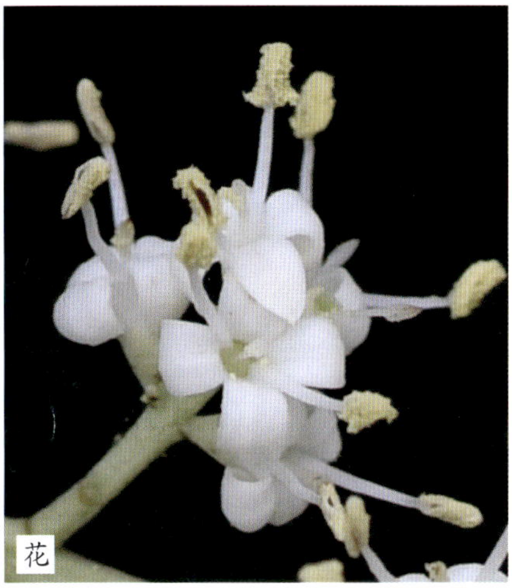
花

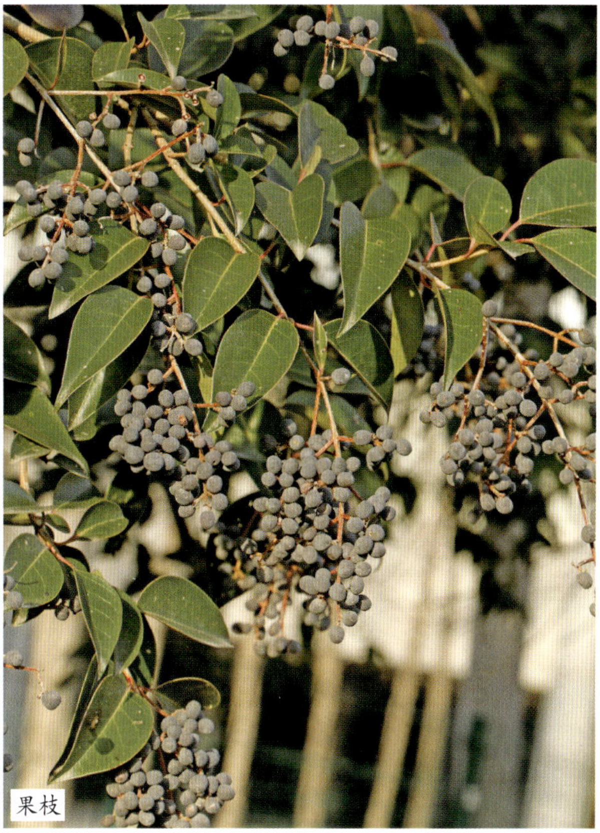
果枝

【释　　名】《本草纲目》云“此木凌冬青翠，有贞守之操，故以贞女状之”，故名“女贞”；近代用来放养蜡虫，生产白蜡，为与同属植物白蜡树区分，故又名“青蜡树”。

【特性分布】喜光，耐阴，不甚耐寒，以沙壤土或黏壤土栽培为宜。全省各地均有栽培。

【识别要点】全株近无毛。树皮灰褐色。单叶对生，常绿，革质，长卵形至宽椭圆形。圆锥花序顶生，长 8~20cm，宽 8~25cm；花序轴及分枝轴紫色或黄棕色，果时具棱；苞片常与叶同型，小苞片早落；花萼钟状；花冠白色，花冠管长于裂片或近等长，裂片 4，长 2~2.5mm，反折；雄蕊 2，花药长圆形；柱头棒状。浆果状核果近肾状，深蓝黑色，成熟时呈红黑色，被白粉。

【药 材 名】女贞子（果实）。

【性味功用】甘、苦，凉。补益肝肾，清虚热，明目。主治头昏目眩，腰膝酸软，遗精，耳鸣，须发早白，骨蒸潮热，目暗不明。

【使用注意】脾胃虚寒泄泻及阳虚者慎服。

【附　　方】**治脂溢性脱发：**女贞子 10g，何首乌 10g，菟丝子 10g，当归 10g，水煎服，每日 1 剂，连服 2 个月。（《四川中药志》）

【拓展阅读】植株木材优良，四季常绿，花香果多，是绿化好树种；种子油可制肥皂；花可提取芳香油；果实可酿酒或制酱油；枝叶能养白蜡虫。

木犀

Osmanthus fragrans (Thunb.) Lour.

·科　名　木犀科 Oleaceae	·属　名　木犀属 *Osmanthus*
·生活型　常绿乔木或灌木	·花果期　花期 9~10 月，果期翌年 3~6 月

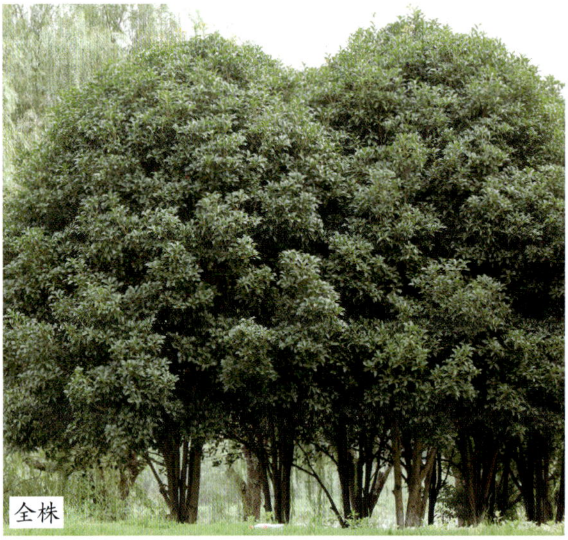
全株

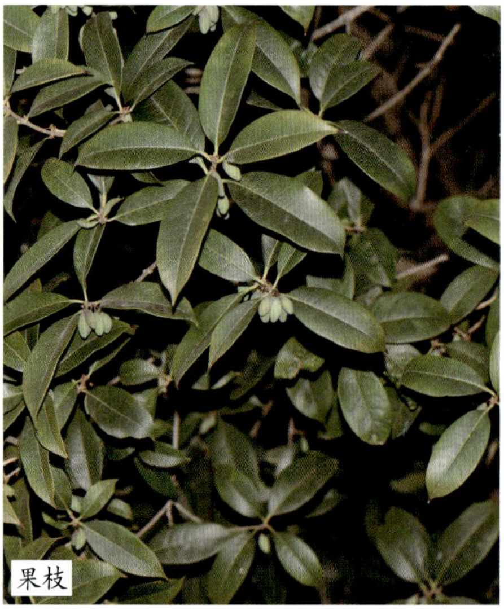
果枝

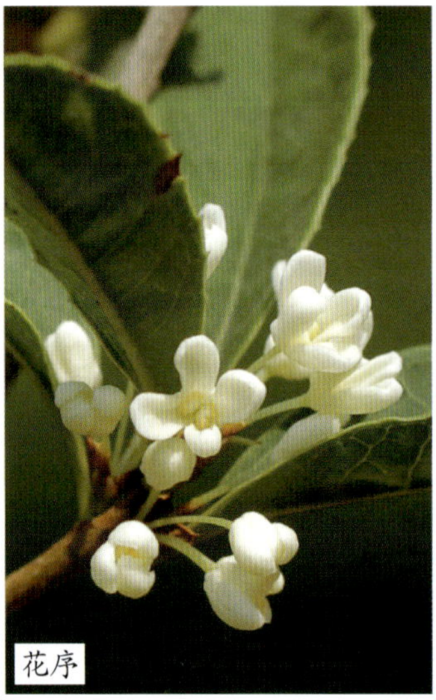
花序

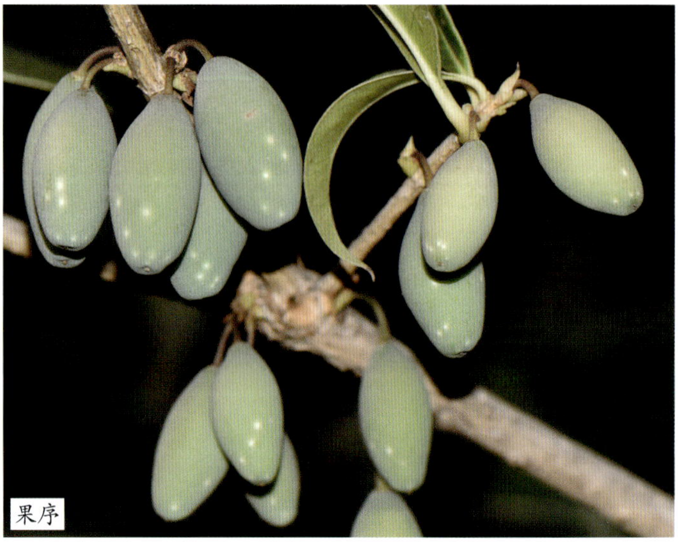
果序

【释　　名】本品木质致密，清代顾张思《土风录》谓其木“纹理如犀”，故名“木犀”“木樨”；古人一度以为其“亦是菌桂（肉桂）之类而稍异”，故以“桂”相称，故又名“桂花”；其花有白、金、红几种颜色，故又名“银桂”“金桂”“丹桂”。

【特性分布】喜光，不耐寒，适宜湿润肥沃、排水良好的沙质壤土。全省各地均有栽培。

【识别要点】全株近无毛。小枝黄褐色。单叶对生，叶片革质，椭圆形至披针形，长7~14.5cm，基部渐狭，全缘或上半部具细锯齿。聚伞花序簇生于叶腋，或近帚状，每腋内有花多朵；苞片2，基部合生；花极芳香；花萼4裂，长约1mm；花冠黄白色、淡黄色、黄色或橘红色，花冠管与裂片近等长或较短；雄蕊2，着生于花冠管中部，花丝极短。核果歪斜，椭圆球状，紫黑色，常具种子1。

【药 材 名】桂花（花）。

【性味功用】辛，温。温肺化饮，散寒止痛。主治痰饮咳喘，脘腹冷痛，肠风血痢，血枯经闭，痛经，寒疝腹痛，牙痛，口臭等。

【使用注意】脾胃湿热者慎服，孕妇禁用。

【附　　方】**（1）治胃寒腹痛：**桂花、高良姜各4.5g，小茴香3g，煎服。（《安徽中草药》）

（2）治口臭：桂花6g，蒸馏水500ml，浸泡一昼夜，漱口用。（《青岛中草药手册》）

【拓展阅读】果实、枝叶、根或根皮亦可入药。本品为中国十大观赏名花之一；花为名贵香料，并作食品香料，可浸制桂花酒或用于熏茶，也可直接腌制供食用；花的浸膏可配制高级香精；种子可榨食用油。

络　石

Trachelospermum jasminoides (Lindl.) Lem.

·科　名　夹竹桃科 Apocynaceae　　·属　名　络石属 *Trachelospermum*

·生活型　常绿木质藤本　　·花果期　花期 4~7 月，果期 7~10 月

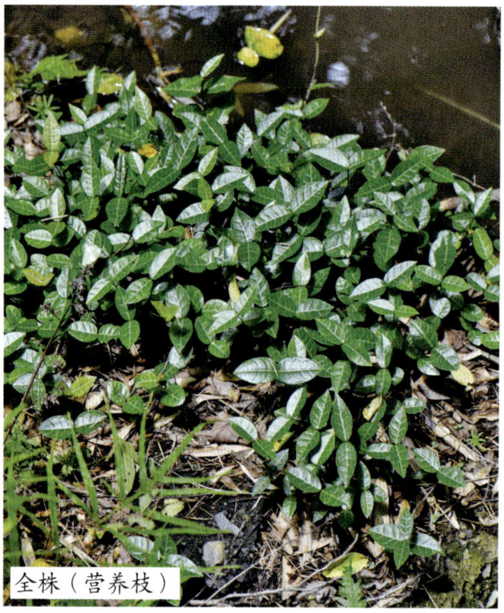
全株（营养枝）

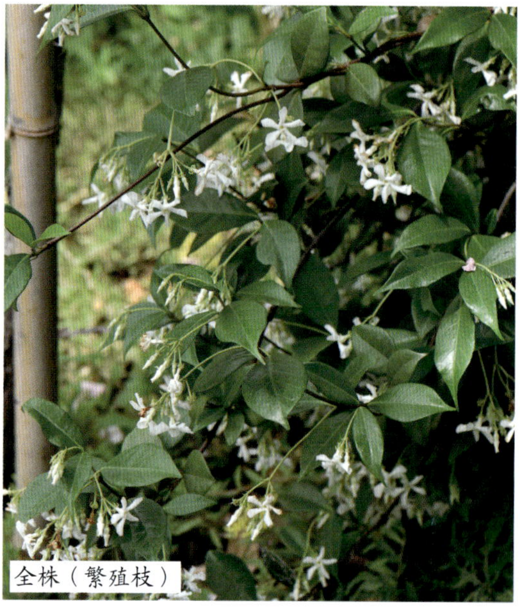
全株（繁殖枝）

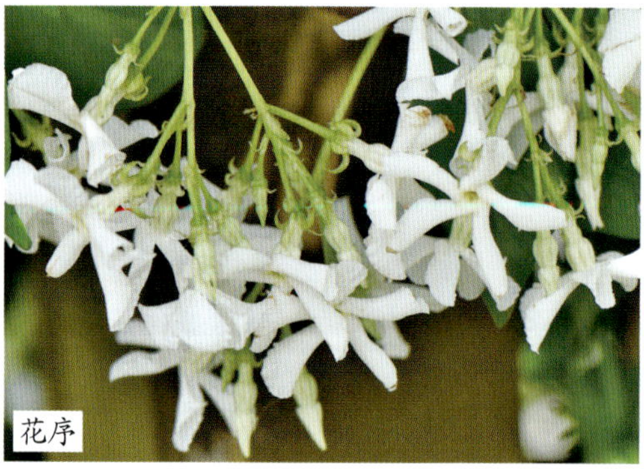
花序

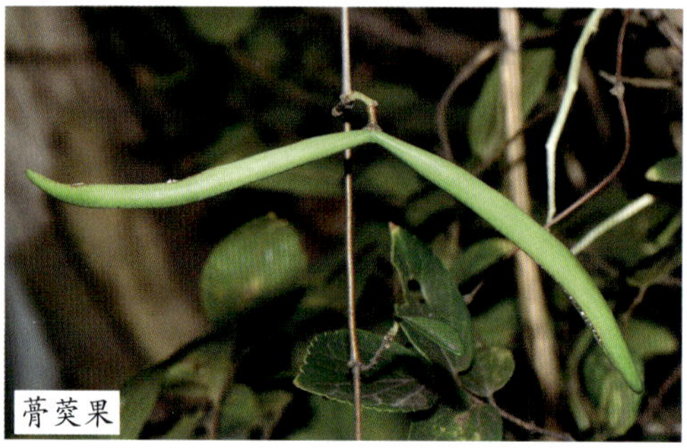
蓇葖果

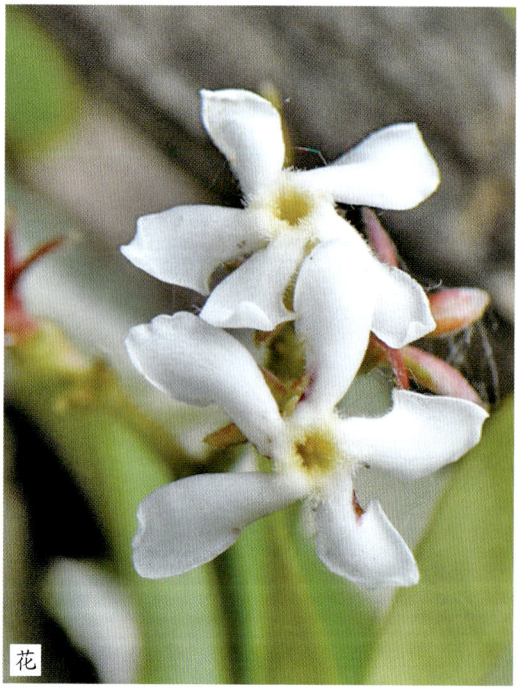
花

【释　　名】本品为攀缘藤本，因其包络石木而生，故名“络石”“络石藤”；治疗产后血结效果好，故又名“石血”。

【生境分布】生于山野林中，常攀缘于树干、墙壁或岩石上。全省各地均有分布。

【识别要点】茎具乳汁；幼枝被黄色柔毛，常有气生根。叶对生，近革质；叶2型，生殖枝上叶大而肥厚。二歧聚伞花序；花萼裂片花后外卷，基部具10枚鳞片状腺体；花冠白色，高脚碟状，筒具5棱，喉部缢缩，内面被短柔毛，裂片5，向右覆盖；花药腹部黏生在柱头上。蓇葖果2，叉开，线状披针形。种子顶端有白色种毛。

【药 材 名】络石藤（带叶藤茎）。

【性味功用】苦、辛，微寒。通络止痛，凉血清热，解毒消肿。主治风湿痹痛，腰膝酸痛，筋脉拘挛，咽喉肿痛，咳嗽喘息，疔疮肿毒，跌打损伤，外伤出血，蛇犬咬伤。

【使用注意】阳虚畏寒、大便溏薄者禁服。

【附　　方】**（1）治关节炎：**络石藤、五加皮各30g，牛膝根15g，水煎服，白酒引。（《江西草药》）

（2）治蛇、犬咬伤：络石藤适量，煎水洗患处；另以鲜络石藤、鲜独活等量，捣烂敷患处。（《湖北中草药志》）

【拓展阅读】络石可栽培用于地被和立体绿化；茎皮纤维可制绳索、造纸及人造棉。

牛皮消

Cynanchum auriculatum Royle ex Wight

·科　名　萝藦科 Asclepiadaceae	·属　名　鹅绒藤属 *Cynanchum*
·生活型　蔓生草本	·花果期　花期 8~9 月，果期 10~11 月

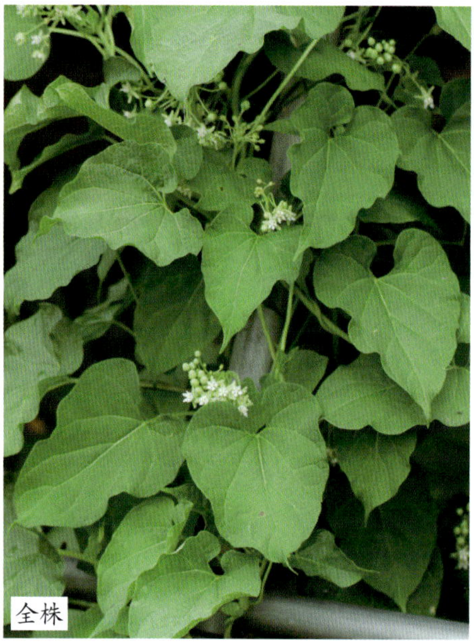
全株

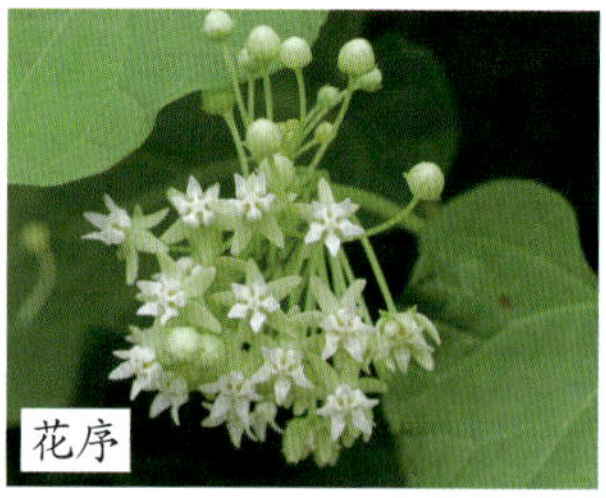
花序

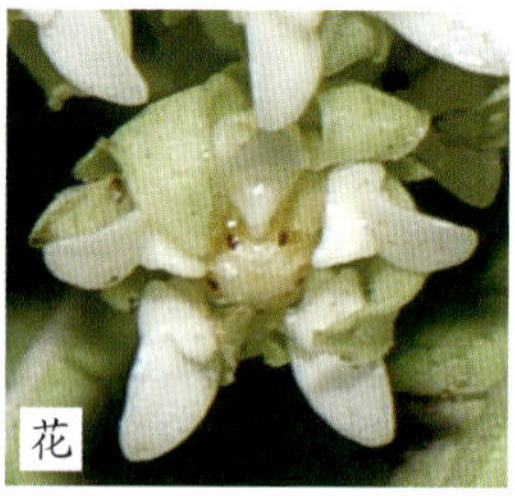
花

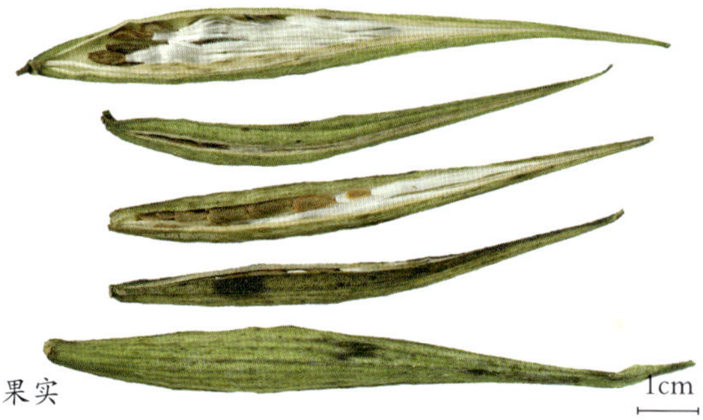

果实

【释　　名】本种同属植物鹅绒藤的藤茎浆能治疗寻常疣，可使厚硬如牛皮的疣赘肿块消退，本品虽无此功效，但两者植物形态相似，易混淆，故名“牛皮消”；本品叶基部心形，两边垂片形状似耳，故又名“耳叶牛皮消”；植物块根外观形、色均似何首乌，但本品横切面为白色，故又名“白首乌”。

【生境分布】生于沟边湿地、路旁灌丛。分布于南京、无锡、常州（溧阳）、连云港、盐城（射阳）、镇江等地。

【识别要点】植株有乳汁。根肥大，呈块状。茎缠绕。叶对生，叶片心形或卵状心形。伞房状聚伞花序腋生；花萼 5 裂，裂片狭长圆形；花冠辐状，5 裂，白色，裂片反折，内面有疏柔毛；副花冠浅杯状，外轮顶端有披针形裂片，每裂片内侧中部（内轮）有三角形的舌状鳞片。蓇葖果双生或仅 1 个发育，长角状。种子顶端有白色绢质种毛。

【药 材 名】白首乌（块根）。

【性味功用】甘、微苦，平。补肝肾，强筋骨，益精血，健脾消食，解毒疗疮。主治腰膝酸痛，阳痿遗精，头晕耳鸣，须发早白，心悸失眠，食欲不振，小儿疳积，产后乳汁稀少，疮痈肿痛，毒蛇咬伤。

【使用注意】内服不宜过量，肝功能不全者不宜服用。

【附　　方】**（1）治小儿脾胃虚弱，消化不良，食积，腹泻：**隔山撬（牛皮消）、糯米草、鸡屎藤等量，研末备用，每次 9g，加米粉 18g，蒸熟食。（《四川中药志》）

（2）治腰腿疼痛，关节不利：白首乌 15g，牛膝 6g，菟丝子 9g，补骨脂 6g，枸杞子 9g，水煎服。（《山西中草药》）

【拓展阅读】牛皮消药食两用，块根去皮焯水煮熟后可食用，还可加工制成保健品。

萝　藦

Metaplexis japonica (Thunb.) Makino

·科　名　萝藦科 Asclepiadaceae	·属　名　萝藦属 *Metaplexis*
·生活型　多年生草质藤本	·花果期　花期 7~8 月，果期 9~10 月

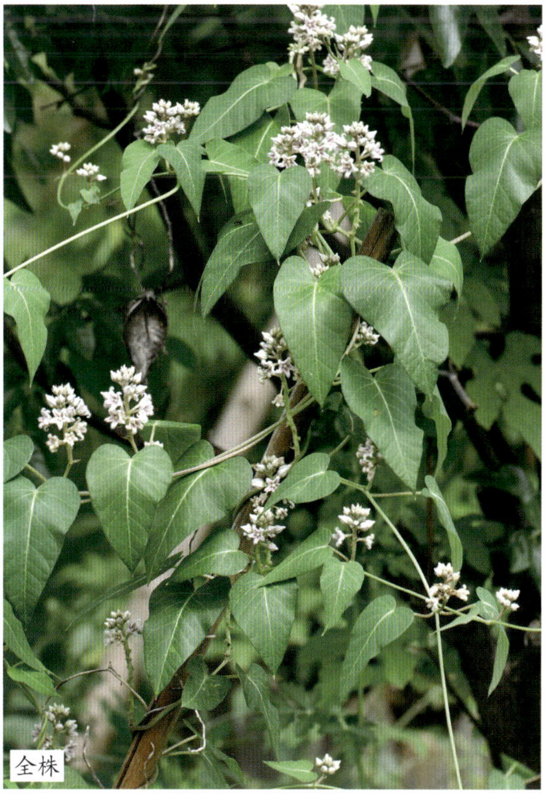
全株

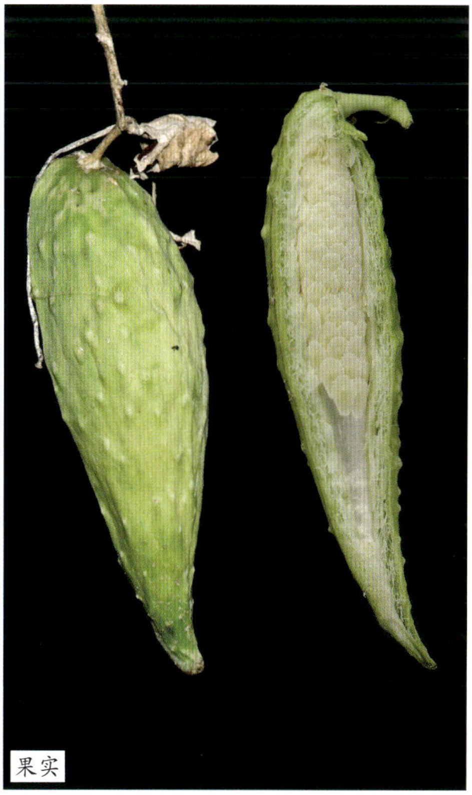
果实

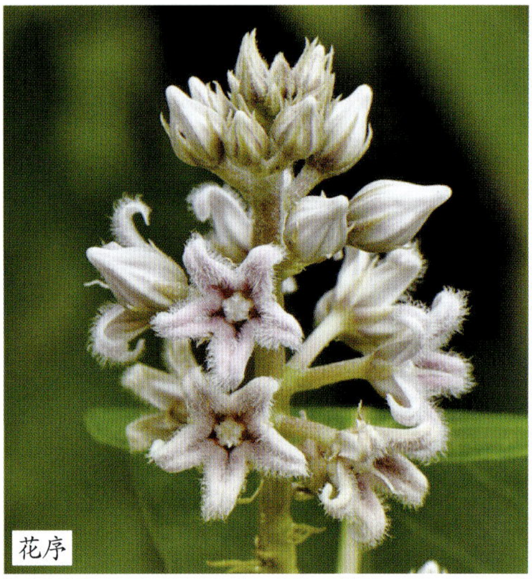
花序

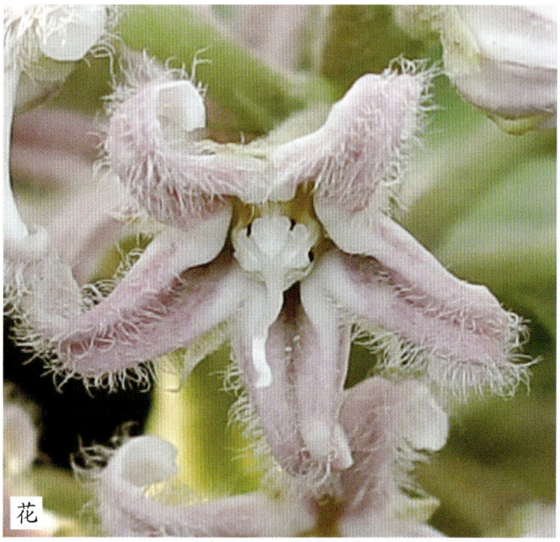
花

【释　　名】“萝藦”名称来源于《毛诗草木鸟兽虫鱼疏》，“芄兰，一名萝摩”；果实成熟之后沿边缝裂开似“瓢”，《证类本草》载“雀瓢是女青别名，叶盖相似”，故又名“雀瓢”；果实似羊角，植株具乳汁，故又名“羊婆奶”“奶浆藤”。

【生境分布】生于林边荒地、山脚、河边、路旁灌木丛中。全省各地均有分布。

【识别要点】植株具乳汁。叶对生，卵状心形，顶端渐尖，基部心形，无毛；叶柄顶端有丛生腺体。总状聚伞花序腋生；花蕾圆锥状；萼裂片披针形；花冠白色，有淡紫红色斑纹，近辐状，向左覆盖，裂片顶端反折，内有柔毛，副花冠杯状5浅裂，着生于合蕊冠上，裂片兜状；雄蕊连生成圆锥状，包围雌蕊，花药顶端具白色膜片；花柱线状延伸。蓇葖果长角状纺锤形。种子顶端有白色绢毛。

【药 材 名】萝藦（全草或根）、天浆壳（果壳）。

【性味功用】**（1）萝藦：**甘、辛，平。补益精气，通乳，解毒。主治劳损虚伤，阳痿，遗精，带下，乳汁不足，丹毒，瘰疬，疔疮，虫蛇咬伤。

（2）天浆壳：甘、辛，平。清肺化痰，散瘀止血。主治咳嗽痰多，气喘，顿咳，惊痫，麻疹不透，跌打损伤，外伤出血。

【使用注意】气阴不足者慎服天浆壳。

【附　　方】**（1）治阳痿：**萝藦根、淫羊藿根、仙茅根各9g，水煎服，每日1剂。（《江西草药》）

（2）治百日咳：萝藦壳9g，冰糖适量，煎服。（《安徽中草药》）

【拓展阅读】果实亦可入药。此外，茎皮可作人造棉原料。

南方菟丝子

Cuscuta australis R. Br.

·科　名　旋花科 Convolvulaceae	·属　名　菟丝子属 *Cuscuta*
·生活型　一年生寄生草本	·花果期　花期8月，果期9月

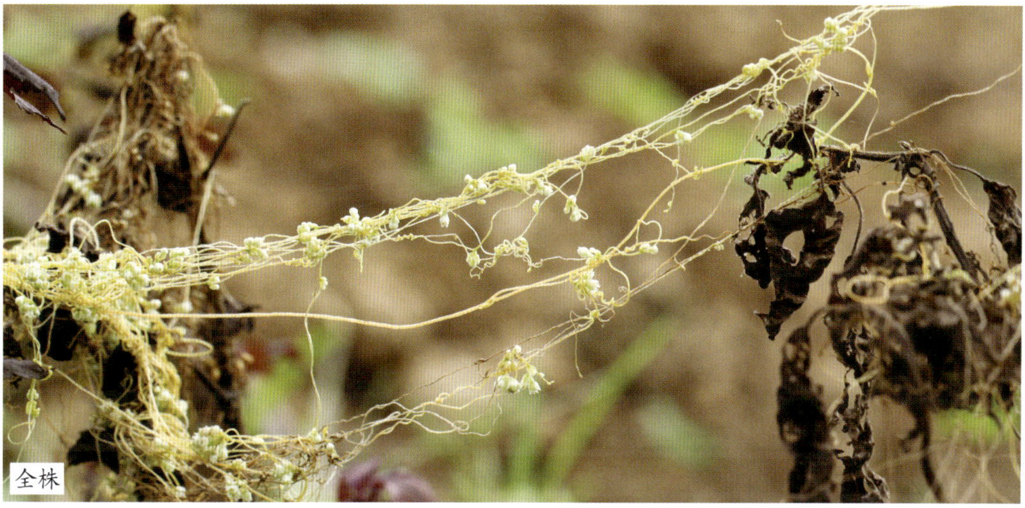

全株

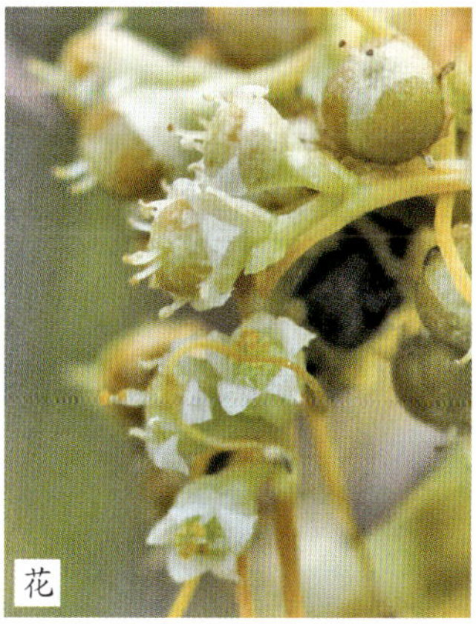

花

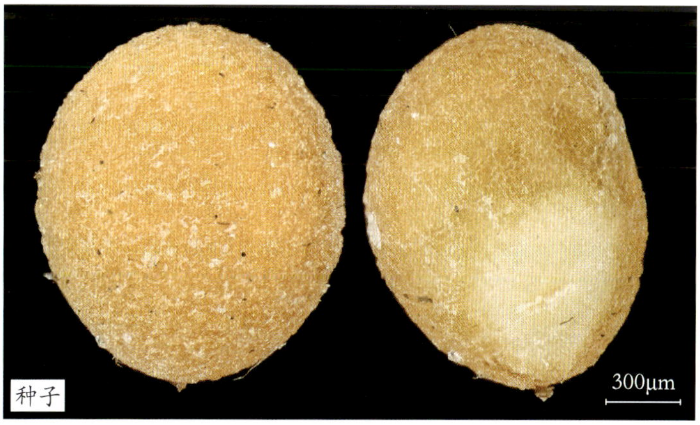

种子

【释　　名】本品与菟丝子外形相似，原产于南美洲，现分布于欧洲等地，故名“南方菟丝子”“欧洲菟丝子”。

【生境分布】生于水沟边、田边、路旁。分布于南京、无锡、苏州、扬州（宝应）、镇江等地。

【识别要点】根退化。茎缠绕，纤细，金黄色。无叶。花序侧生，少花或多花，簇生成小伞形或小团伞花序；苞片小；花萼杯状；花冠乳白色或淡黄色；花瓣4或5，基部合生，内面具流苏状鳞片；雄蕊着生于花冠裂片弯曲处；

子房上位，花柱 2。蒴果扁球状，下半部为宿存花冠所包，成熟时不规则开裂。种子卵状，粗糙。

【药 材 名】菟丝子（成熟种子）。

【性味功用】辛、甘，平。补肾益精，养肝明目，固胎止泻。主治腰膝酸痛，遗精，阳痿，早泄，消渴，淋浊，遗尿，目昏耳鸣，胎动不安，坠胎，泄泻。

【使用注意】阴虚火旺、阳强不痿及大便燥结者禁服。长期超出安全剂量使用，会出现胃肠道系统不适，如出现恶心、呕吐、腹胀等症状。临床研究发现，一些人使用菟丝子后会出现过敏反应，表现为头痛、发热、咳嗽，还会有心慌、烦躁等不适，严重时会出现血压下降、呼吸急促等症状，有些人还会出现水肿或荨麻疹、疱疹等。

【附　　方】**（1）治精气不足，耳鸣头晕，腰膝疼痛：**菟丝子 100g，五味子 50g，上为末，炼蜜丸如桐子大，每次 30 丸，空腹盐汤或酒送下。（《重庆中药志》）

（2）治脾肾两虚，大便溏泄：菟丝子、石莲子各 9g，茯苓 13g，山药 15g，每日 1 剂，煎服。（《安徽中草药》）

【拓展阅读】研究表明，南方菟丝子可显著抑制苍耳属 3 种杂草的生长发育，有防治杂草的潜力。

马蹄金

Dichondra repens Forst.

·科　名　旋花科 Convolvulaceae　　·属　名　马蹄金属 *Dichondra*

·生活型　多年生匍匐草本　　·花果期　花期 6 月，果期 7 月

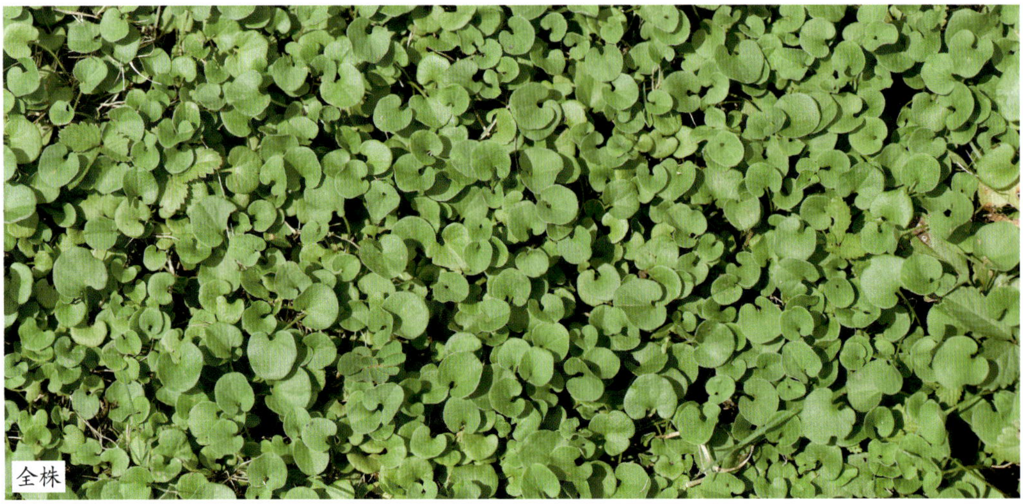

全株

【释　　名】叶片圆形或肾形，基部深心形，形似马蹄，又似金钱，故名“马蹄金”；《本草纲目拾遗》记载“生古寺园砌石间，似地连钱而叶有皱纹，形如腰包，青翠可爱”，故又名“荷包草”。

【生境分布】生于路边、草地。全省各地均有分布和栽培。

【识别要点】植株矮小。茎匍匐，被灰色短柔毛，节上生根。叶小，圆肾形，全缘，顶端圆或微凹，基部阔心形，叶背、叶柄有毛。花单生叶腋；花柄短；萼片5，倒卵状长椭圆形，有毛；花冠钟状，黄色，5深裂；雄蕊生于花冠裂片间；花柱2，生于离生心皮间。蒴果近球状，具毛，果瓣2，各具种子1。

【药 材 名】马蹄金（全草）。

【性味功用】辛，平。清热利湿，解毒消肿，利尿，祛风止痛，消炎，杀虫。主治黄疸，痢疾，石淋，白浊，水肿，疔疮肿毒，跌扑损伤，毒蛇咬伤。

【使用注意】忌盐及辛辣食物，胃寒者少用。

【附　　方】**（1）治急性黄疸性肝炎：**马蹄金、田基黄各50g，车前草25g，白茅根20g，水煎服。（《中国苗族药物彩色图集》）

（2）治慢性肾炎：马蹄金20g，车前草15g，大蓟50g，石韦15g，炖瘦肉200g，早晚分服。（《中国苗族药物彩色图集》）

【拓展阅读】植株低矮，根、茎发达，抗性强，可作草坪、地被、花坛装饰、室内盆栽等；其根系发达，能固土护坡。

三裂叶薯

Ipomoea triloba L.

·科　名　旋花科 Convolvulaceae　　·属　名　番薯属 *Ipomoea*

·生活型　缠绕或平卧草本　　·花果期　花期7~9月，果期10~11月

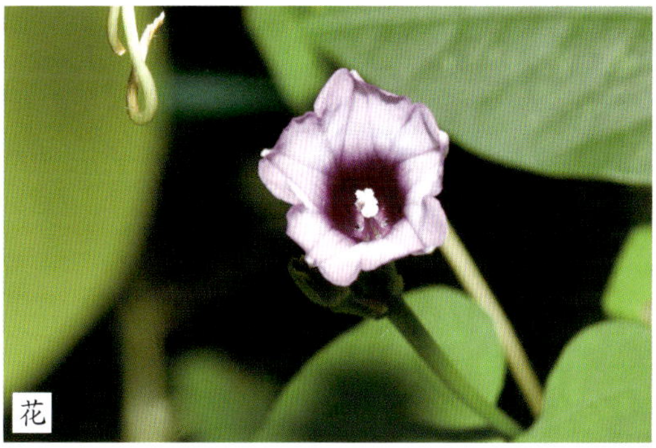
花

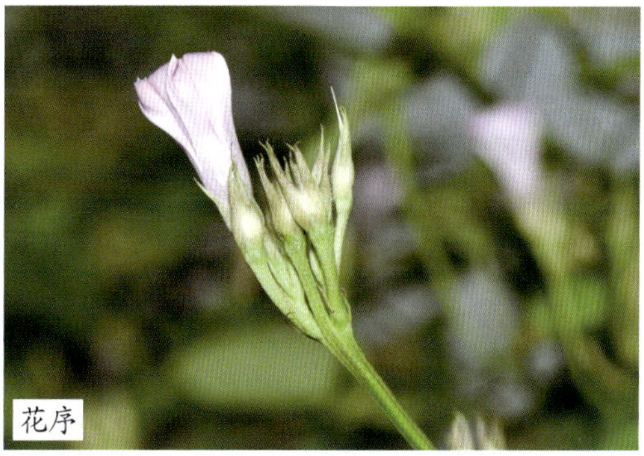
花序

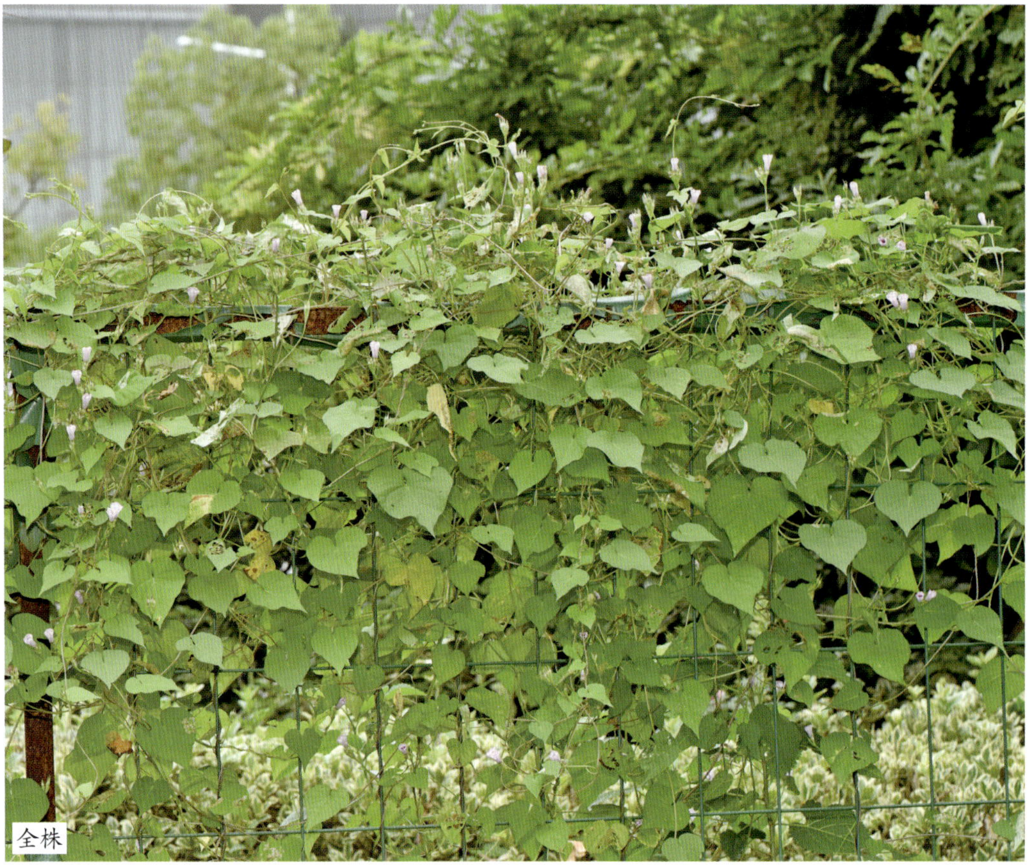
全株

【释　　名】本品为番薯属植物，叶片有时3浅裂，故名“三裂叶薯”；植株形态与番薯相近而花较小，故又名“小花假番薯”。

【生境分布】生于丘陵路旁、荒草地、路边和田野。全省各地均有分布。

【识别要点】茎缠绕，近无毛。叶片宽卵形至圆形，全缘或3裂，基部心形。花序腋生；花序梗较叶柄粗壮，有棱角，顶端有小疣；花柄有瘤突；外萼片长圆形，背面散生疏柔毛，有缘毛，内萼片近无毛；花冠漏斗状，长约1.5cm，淡紫红色，裂片顶端钝，内面常2脉；雄蕊内藏；柱头头状。蒴果球状，4瓣裂。

【药 材 名】三裂叶薯（叶）。

【性味功用】祛风止痛。用于头痛，胃痛。

【使用注意】叶含鞣酸类、皂苷类、强心苷类和蒽醌类物质，故孕妇或哺乳期女性禁服，患有肝病、心脏病及胃肠道疾病者慎用。

【拓展阅读】可栽培供观赏。

牵　牛

Pharbitis nil (L.) Choisy

·科　名　旋花科 Convolvulaceae　　·属　名　牵牛属 *Pharbitis*

·生活型　一年生缠绕草本　　·花果期　花期 7~9 月，果期 10~11 月

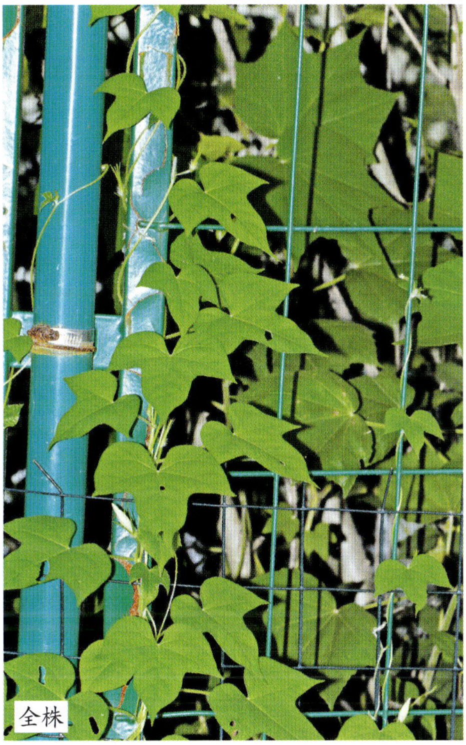
全株

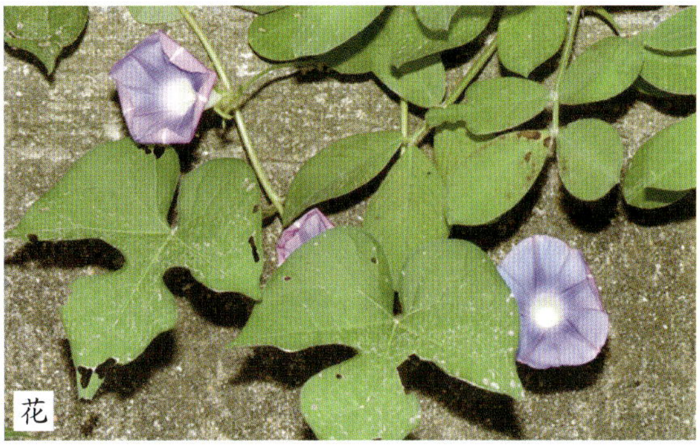
花

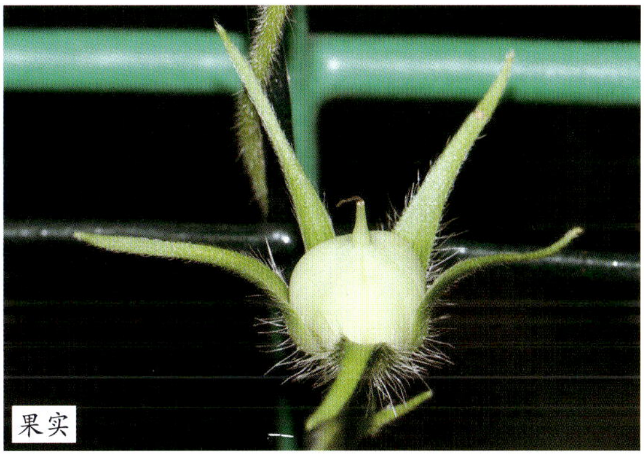
果实

【释　　名】《神农本草经集注》记载“此药始出田野，人牵牛谢药”，故名“牵牛”；种子有黑白二色，《本草纲目》云“近人隐其名为黑丑，白者为白丑，盖以丑属牛也”，故又名“黑丑”“白丑”；花形喇叭状，故又名“喇叭花”。

【生境分布】生于山坡灌丛、干燥河谷路边、园边宅旁、山地路边。全省各地均有分布和栽培。

【识别要点】茎、叶柄、花序梗、花萼均被倒向的短柔毛及开展的长硬毛。叶片心形，常 3 中裂，裂片顶端渐尖，叶面被微硬的柔毛。花序有花 1~3；苞片 2，细长，小苞片线形；萼片 5，狭披针形，顶端线形；花冠漏斗状，檐部蓝色或淡紫色；雄蕊内藏；柱头头状。蒴果近球状，3 瓣裂。种子橘瓣状，黑褐色或米黄色。

【药 材 名】牵牛子（成熟种子）。

【性味功用】苦、辛，寒；有毒。利水通便，祛痰逐饮，消积杀虫。主治水肿，膨胀，足癣，痰壅喘咳，大便秘结，食滞虫积，腰痛，阴囊肿胀，痈疽肿毒，痔漏便毒等。

【使用注意】孕妇禁服，体质虚弱者慎服。不宜多服、久服，以免引起头晕头痛、呕吐、剧烈腹痛腹泻、心率加快、心音低钝、语言障碍、突然发热、尿血、腰部不适，甚至高热昏迷、四肢冰冷、口唇发绀、全身皮肤青紫、呼吸急促短浅等中毒反应。不宜与巴豆同用。

【附　　方】**（1）治水肿：**黑牵牛 20g，茴香 5g（炒），或加木香 5g，上为细末，以生姜自然汁调 3~6g，临卧服。（《重庆中药志》）

（2）治一切虫积：牵牛子 100g（炒），槟榔 50g，使君子 50 个（微炒），俱为末，每服 6g，砂糖调下，小儿减半。（《重庆中药志》）

【拓展阅读】可栽培供观赏；茎叶浸液可杀虫；种子油可作润滑油或制皂。

圆叶牵牛

Pharbitis purpurea (L.) Voigt.

·科　名　旋花科 Convolvulaceae	·属　名　牵牛属 *Pharbitis*
·生活型　一年生缠绕草本	·花果期　花期 7~8 月，果期 8~9 月

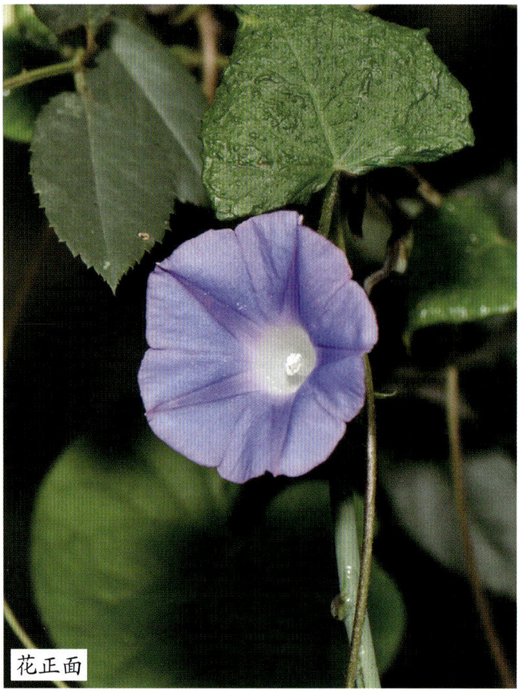

花正面

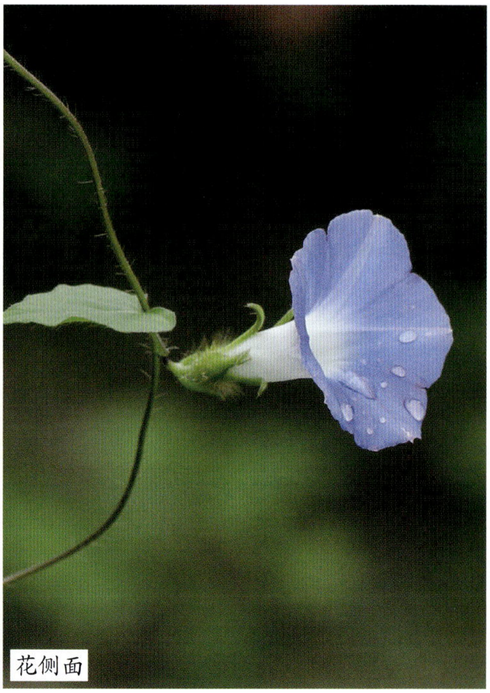

花侧面

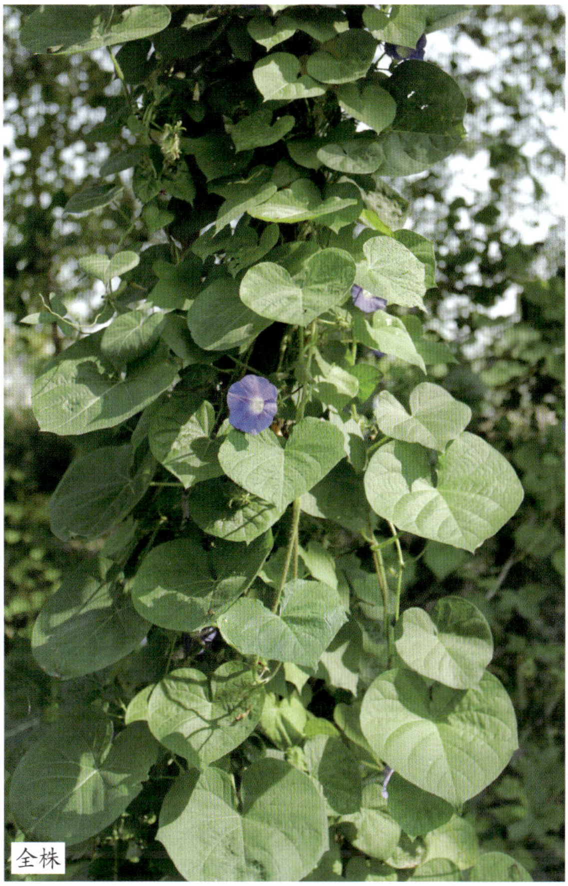
全株

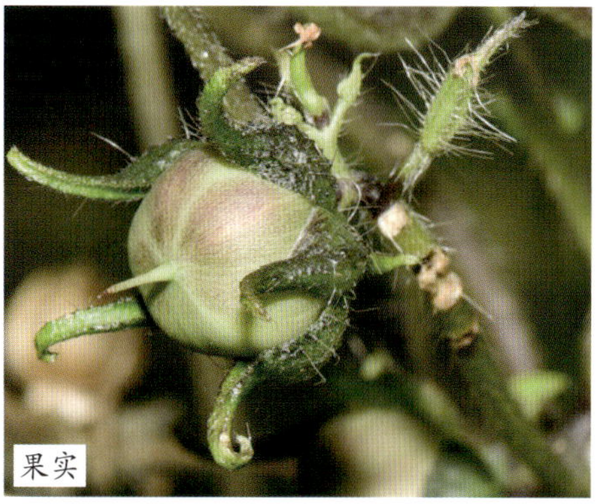
果实

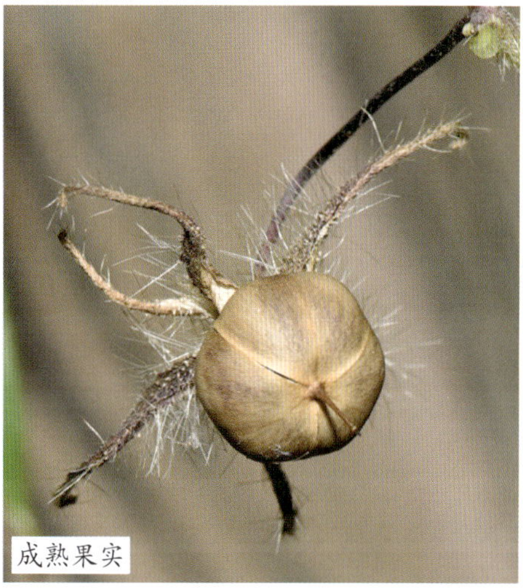
成熟果实

【释　　名】植物形态与牵牛相似，但本种叶片圆心形，不分裂，故名“圆叶牵牛”；花形喇叭状，故又名“喇叭花”。

【生境分布】生于田边、路边、宅旁或山谷林内。全省各地均有分布和栽培。

【识别要点】全株被粗硬毛。叶互生，圆心形或宽卵状心形，常全缘，两面疏被或密被刚伏毛。聚伞花序有花1~5；苞片线形，被开展的长硬毛；萼片5，卵状披针形，长1.2~1.5cm；花冠漏斗状，紫色、淡红色或白色，顶端5浅裂；雄蕊5，不等长，花丝基部有毛；子房每室胚珠2，柱头头状；花盘环状。蒴果近球状，无毛，3瓣裂。种子卵状三棱形，黑褐色或米黄色。

【药 材 名】参见“牵牛”。

【性味功用】参见“牵牛”。

【使用注意】参见“牵牛”。

【附　　方】参见“牵牛”。

【拓展阅读】可栽培供观赏。

柔弱斑种草 *Bothriospermum tenellum* (Hornem.) Fisch. et Mey.

·科　名　紫草科 Boraginaceae	·属　名　斑种草属 *Bothriospermum*
·生活型　一年生草本	·花果期　花期 4~5 月，果期 6~7 月

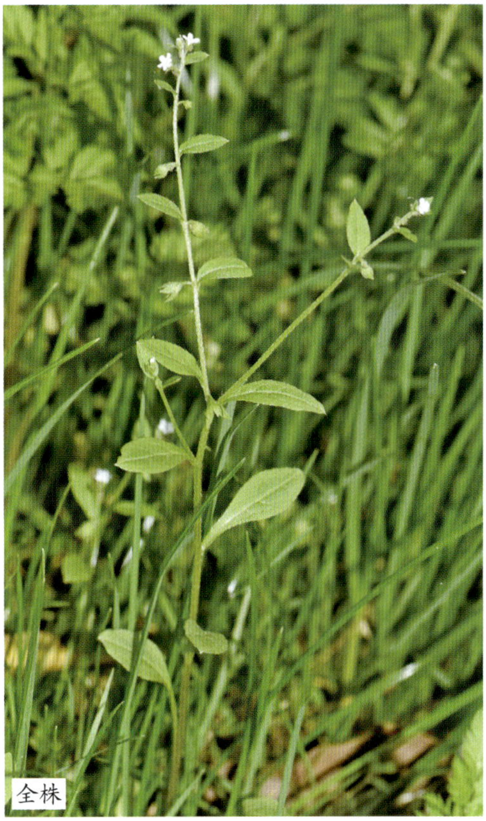
全株

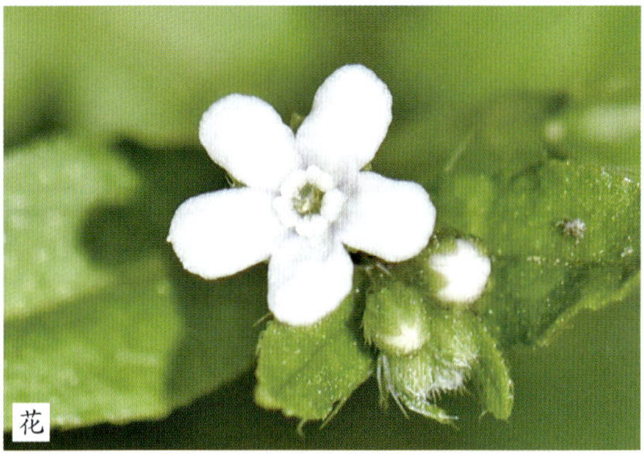
花

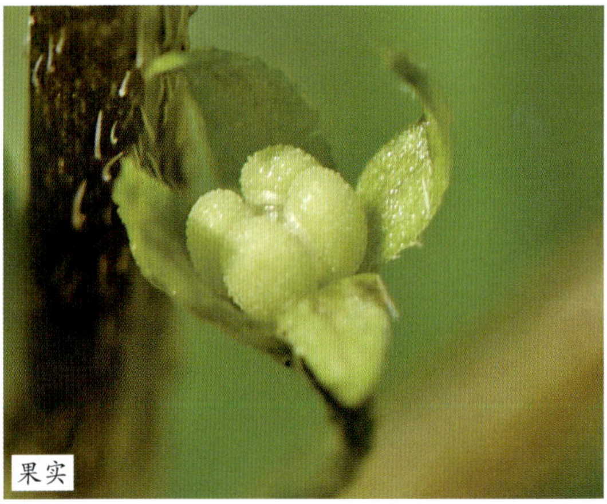
果实

【释　　名】植株形态与斑种草相近而较柔弱，茎细，故名“柔弱斑种草”“细茎斑种草”。

【生境分布】生于荒地或山坡草地。全省各地均有分布。

【识别要点】茎细弱，有紧贴的粗毛。叶片椭圆形，基部下延，两面有糙伏毛，上部叶无柄。花序细长柔弱；苞片叶状；花萼 5 深裂，果期增大，外面密生伏毛；花小，近腋生；花冠白色或浅蓝色，喉部梯形附属物 5；雄蕊不伸出；花柱极短。小坚果 4，近椭圆状，腹面纵椭圆状凹陷，背面有瘤状突起。

【药 材 名】鬼点灯（全草）。
【性味功用】微苦、涩，平；有小毒。止咳，止血。主治咳嗽，吐血。
【使用注意】有小毒，内服宜慎。
【附　　方】**治咳嗽，痰中带血：**柔弱斑种草 10g，白及 10g，炙款冬花 10g，炙紫菀 10g，鹿衔草 10g，水煎服。（笔者经验方）
【拓展阅读】可栽培供观赏。

弯齿盾果草

Thyrocarpus glochidiatus Maxim.

·科　名　紫草科 Boraginaceae　　·属　名　盾果草属 *Thyrocarpus*
·生活型　一年生草本　　·花果期　花期 4~5 月，果期 6~7 月

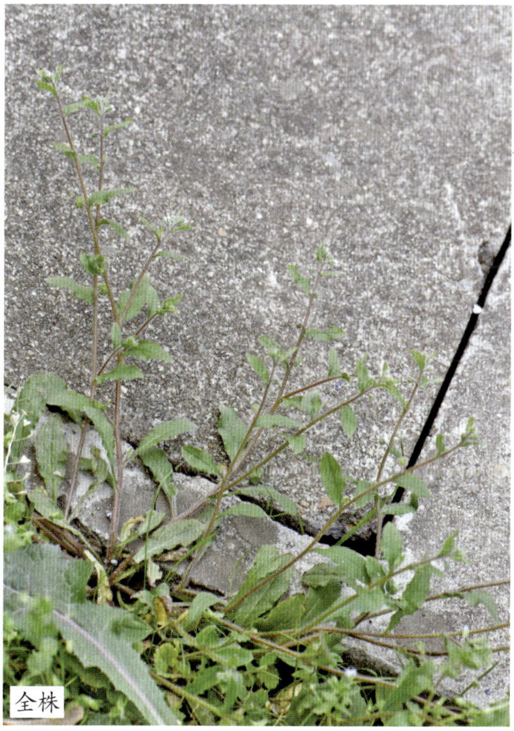
全株

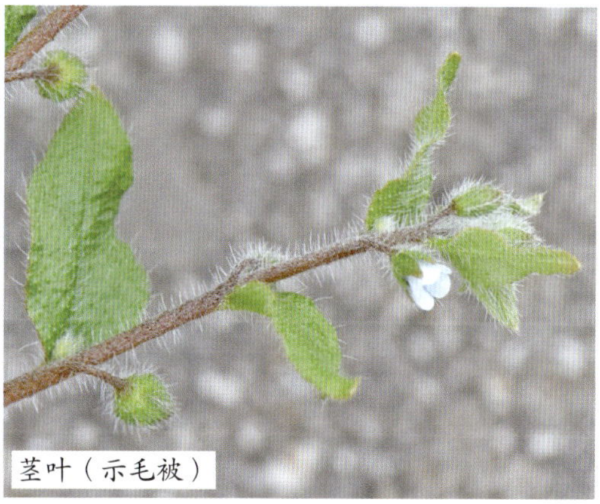
茎叶（示毛被）

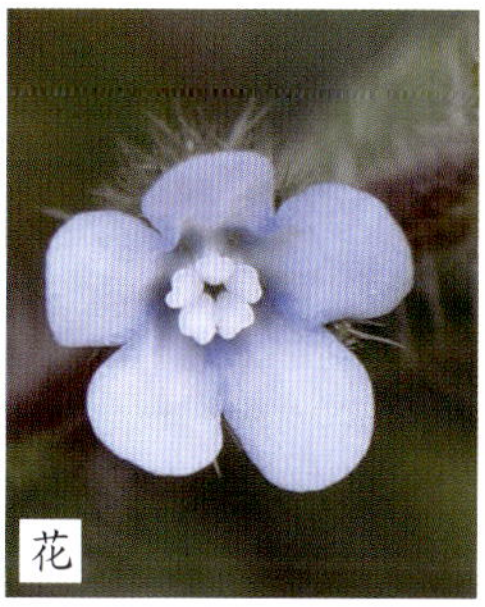
花

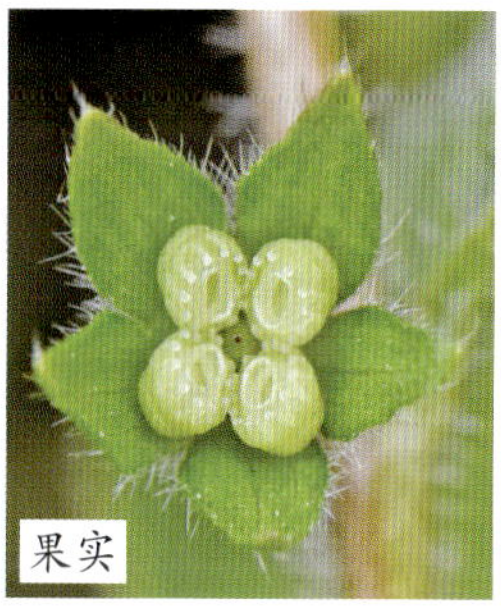
果实

【释　　名】坚果扁圆形，外缘碗状突起，整体似盾形，碗状突起上的齿内弯，故名“弯齿盾果草”。
【生境分布】生于山坡草地或路旁。分布于南京（栖霞、江宁）、扬州（高邮）、镇江（句容）等地。

【识别要点】全体被伸展的长硬毛和短糙毛。茎 1 至数条，直立或斜生。叶片匙形或披针状长圆形，近无柄。花单生于叶状苞腋，再排成总状；花柄短；花萼裂片 5；花冠蓝色，裂片稍开展，喉部附属物线形，顶端截形或微凹；雄蕊内藏。小坚果 4，扁圆状，顶部的外层齿轮稍向内弯，不与内层边缘紧贴。

【药 材 名】弯齿盾果草（全草）。

【性味功用】苦，凉。清热解毒，消肿。主治疮痈肿毒，咽喉肿痛，痢疾。

【使用注意】脾胃虚寒及感寒痛经者慎服。

【附　　方】**治皮肤痈肿疮毒及烧烫伤：**鲜弯齿盾果草 60g，洗净后捣烂外敷患处，每日换药 1~2 次，1 周为 1 个疗程，一般外敷 1~2 个疗程。（笔者经验方）

【拓展阅读】可栽培供观赏。

附地菜

Trigonotis peduncularis (Trev.) Benth. ex Baker

·科　名　紫草科 Boraginaceae	·属　名　附地菜属 *Trigonotis*
·生活型　一年生或二年生草本	·花果期　花期 4~5 月，果期 6 月

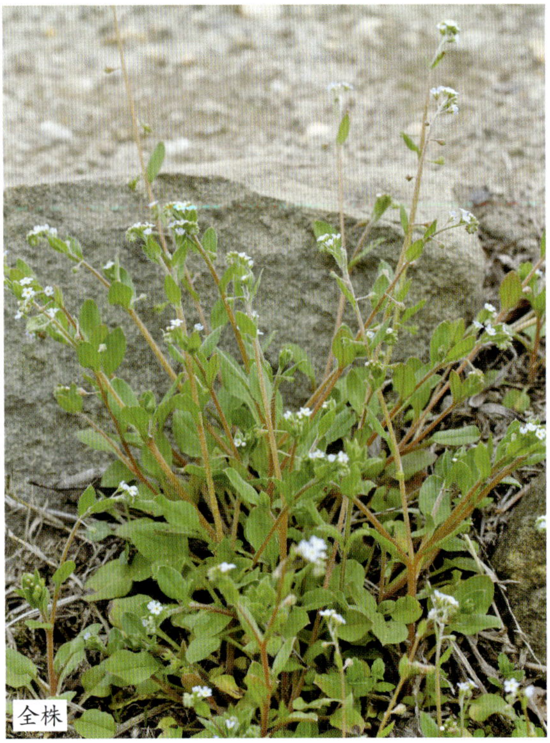

全株

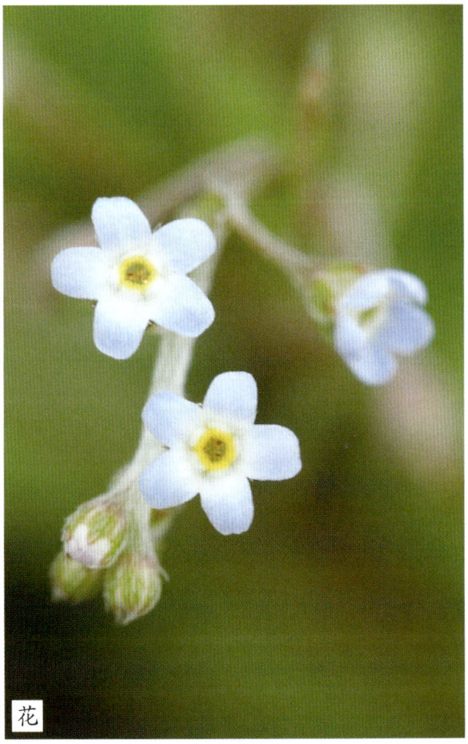

花

【释　　名】本品茎铺散于地，其嫩叶可供食用，故名“附地菜”“伏地菜”；全草味苦、辛，故又名“山苦菜”“地胡椒”；揉搓其叶或花，会有地瓜或黄瓜的清香，故又名“地瓜香”“黄瓜香”。

【生境分布】生于林下、田边、荒地和杂草丛中。分布于南京、苏州、南通、淮安（淮阴）、盐城（阜宁、东台）、扬州（宝应、高邮）等地。

【识别要点】茎基部略呈淡紫色，常分枝，细弱，直立，有平伏毛。叶片匙形、卵圆形或披针形，两面有毛。总状花序顶生，幼时卷曲，呈蝎尾状；花序只有下部花具苞片；花萼裂片长圆形或卵形；花冠淡蓝色，裂片倒卵形，喉部附属物5，白色或带黄色；子房4裂。小坚果三角状四面体形，具短柄。

【药 材 名】附地菜（全草）。

【性味功用】苦、辛，平。行气止痛，解毒消肿。主治胃痛吐酸，痢疾，热毒痈肿，手脚麻木。

【使用注意】孕妇慎用。

【附　　方】**（1）治手中麻木：**附地菜60g，泡酒服。（《贵州草药》）

（2）治胸胁骨痛：附地菜30g，水煎服。（《贵州草药》）

【拓展阅读】嫩叶可供食用；可栽培供观赏。

马鞭草

Verbena officinalis L.

·科　名　马鞭草科 Verbenaceae	·属　名　马鞭草属 *Verbena*
·生活型　多年生草本	·花果期　花期 5~8 月，果期 8~10 月

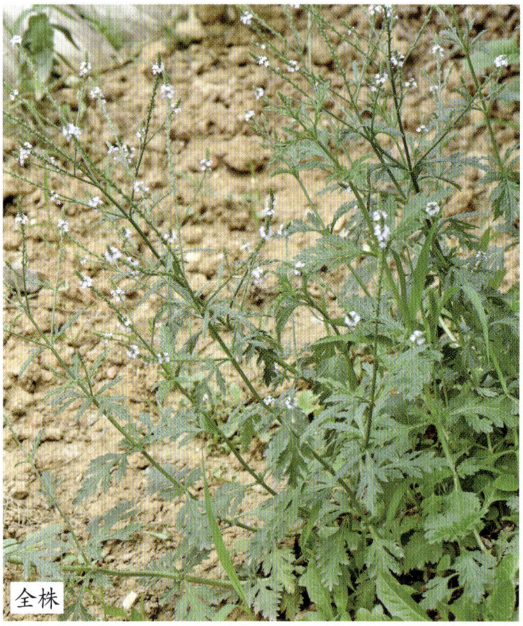
全株

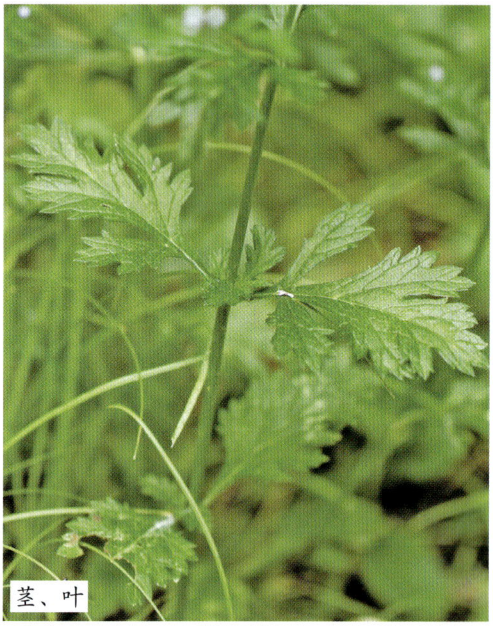
茎、叶

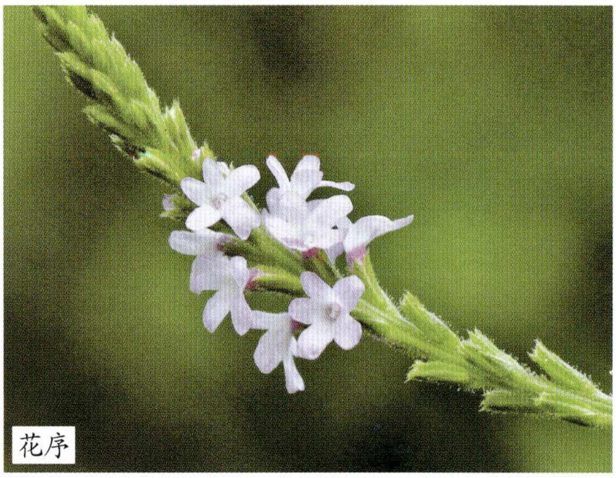
花序

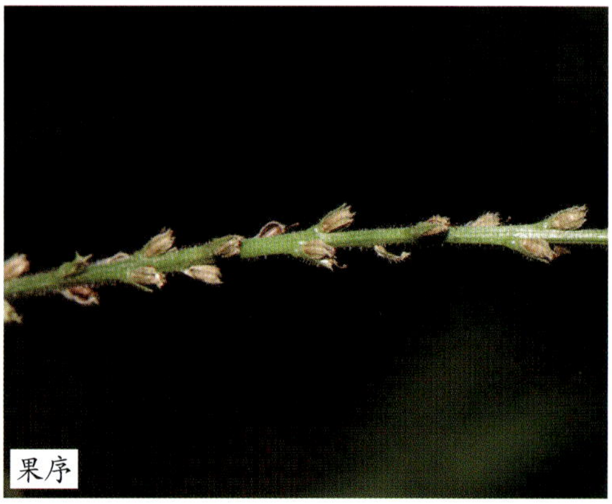
果序

【释　　名】《证类本草》记载“若云似马鞭鞘，亦未近之。其节生紫花，如马鞭节”，故名“马鞭草”；《本草纲目》云“龙牙、凤颈，皆因穗取名”，因其开紫色小花，故又名“紫顶龙芽”。

【生境分布】生于山脚路旁或村边荒地。全省各地均有分布。

【识别要点】茎上部四方状。叶对生，两面有粗毛，边缘有粗锯齿或缺刻；茎生叶3深裂或羽裂。穗状花序细长似马鞭，顶生或生于上部叶腋；每花有苞片1；花萼管状，具5短齿，有硬毛；花冠淡紫色或蓝色，长4~5mm，顶端5裂片；雄蕊4，2长2短，着生于花冠管中部，花丝短。蒴果长圆形，成熟时4裂。

【药 材 名】马鞭草（地上部分）。

【性味功用】苦、辛，微寒。清热解毒，截疟杀虫，利尿消肿，活血通经。主治感冒发热，咽喉肿痛，牙龈肿痛，黄疸，痢疾，血瘀经闭，痛经，癥瘕，水肿，小便不利，疟疾，疮痈肿毒，跌打损伤。

【使用注意】孕妇慎服，脾阴虚、胃气弱者勿服，血虚者忌用。

【附　　方】**（1）治伤风感冒，流行性感冒：**鲜马鞭草45g，羌活15g，青蒿30g，上药煎汤2小碗，每日2次分服，连服2~3日。咽痛加鲜桔梗15g。（《江苏验方草药选编》）

（2）治病毒性肝炎，肝硬化腹水：马鞭草、车前草、鸡内金各15g，水煎服。（《陕甘宁青中草药选》）

【拓展阅读】全株可作植物性农药。

藿　香

Agastache rugosa (Fisch. et Mev.) O. Kuntze

·科　名　唇形科 Labiatae　　·属　名　藿香属 *Agastache*

·生活型　多年生草本　　·花果期　花期 6~9 月，果期 9~11 月

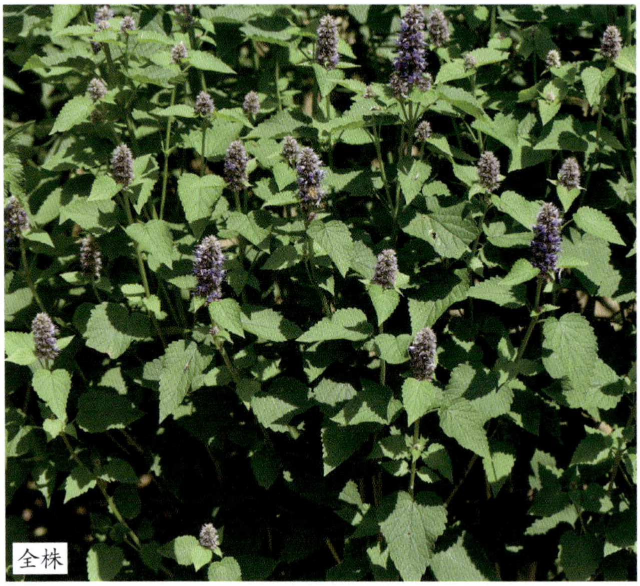

全株

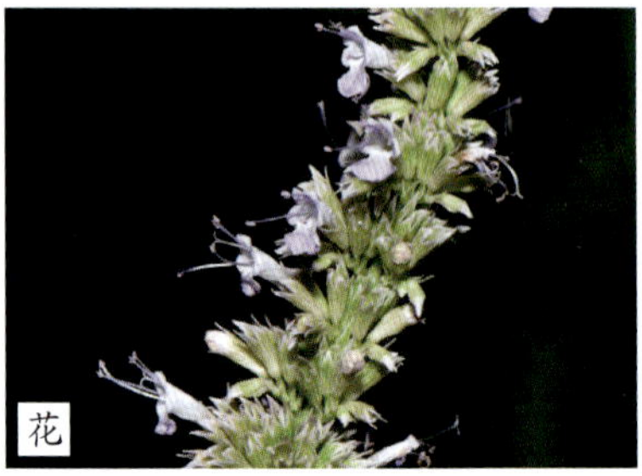

花

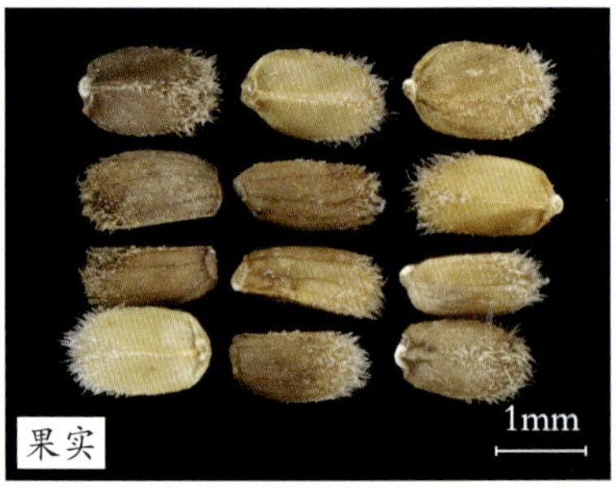

果实

【释　　名】全株有浓郁香气，叶似豆叶，《广雅·释草》云“豆角谓之荚，其叶谓之藿”，故名“藿香”；本品以苏州所产者品质为佳，故又名“苏藿香”；因其多野生于山坡、路旁，故又名“野藿香”。

【生境分布】生于路边、田野。分布于南京、无锡（宜兴）、苏州、连云港等地。

【识别要点】全株有强烈香味。茎 4 棱。叶对生；叶片心状卵形或长圆状披针形，顶端尾状长渐尖，边缘有锯齿。轮伞花序多花，在主茎或侧枝上组成顶生密集的圆筒形穗状花序；花冠淡紫色或红色，明显二唇形，下唇中间裂片有波状细齿；雄蕊伸出花冠外，2 对雄蕊不平行，后对长于前对。小坚果彼此分离，卵状长圆形，腹面具棱，顶端具短硬毛，褐色。种子直生。

【药 材 名】藿香（地上部分）。

【性味功用】辛，微温。祛暑解表，化湿和胃。主治中暑发热，夏令感冒，寒热头痛，胸脘痞闷，呕吐泄泻，妊娠恶阻，鼻渊，手、足癣。

【使用注意】不宜久煎，阴虚火旺者禁服。

【附　　方】**（1）预防伤暑：**藿香、佩兰等量，煎水饮用。（《吉林中草药》）

（2）**治急性肠炎：**藿香 9~30g，水煎（不可久煎），另用大蒜头 4~6 瓣，捣烂，和红糖 15g 拌匀，冲服，每日 1~3 次。（《浙江药用植物志》）

（3）**治湿疹，皮肤瘙痒：**藿香茎、叶适量，水煎外洗。（《广西本草选编》）

【拓展阅读】果实可作香料；叶及茎均富含挥发性芳香油，有浓郁的香气，为芳香油原料。

活血丹

Glechoma longituba (Nakai) Kupr.

·科　名　唇形科 Labiatae	·属　名　活血丹属 *Glechoma*
·生活型　多年生匍匐状草本	·花果期　花期 4~5 月，果期 5~6 月

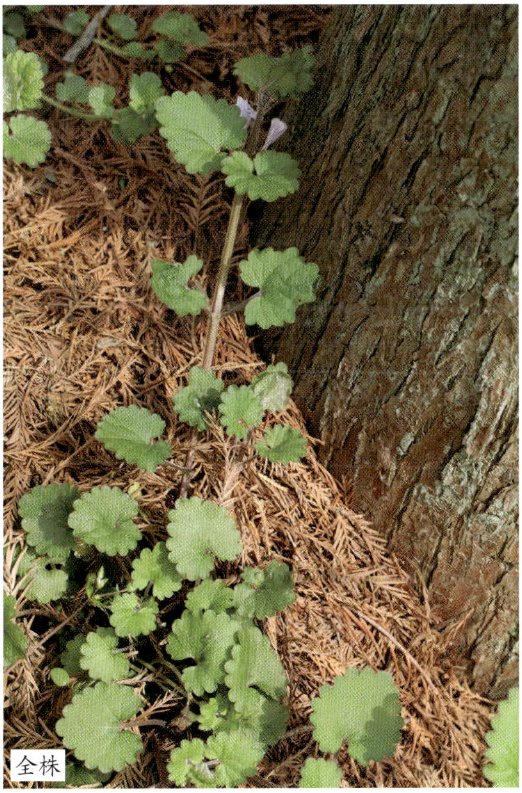

全株

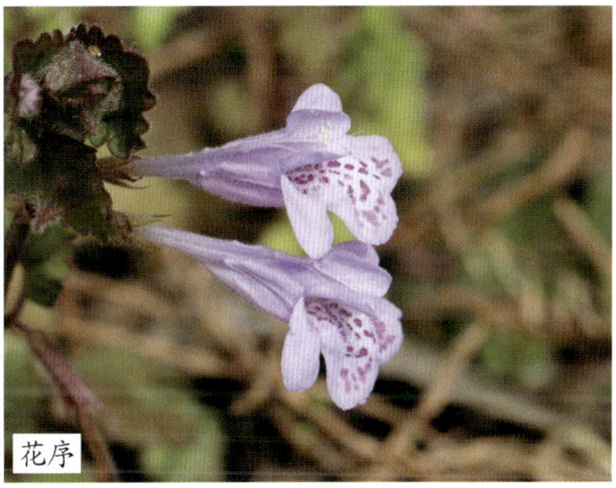

花序

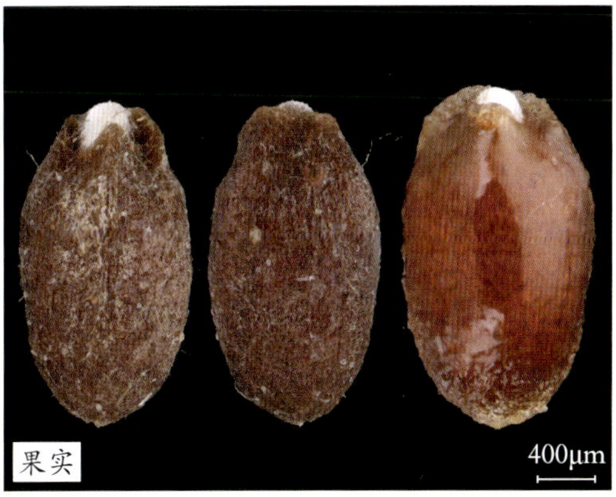

果实

【释　　名】本品入药有活血散瘀、消肿的功效，故名“活血丹”；因其匍匐于地，叶圆似钱，边有缺刻，故又名“连钱草”“金钱草”“铜钱草”；其香味浓郁，故又名“遍地香”。

【生境分布】生于荒地、山坡林下及路旁。分布于南京、无锡（宜兴）、苏州（吴江）、连云港、淮安（盱眙）、镇江（句容）等地。

【识别要点】茎4棱，基部通常呈淡紫红色，几乎无毛。单叶对生，叶片肾形至圆心形，叶背有腺点。轮伞花序通常有花2，稀4~6花；苞片近等长或长于花柄，刺芒状；萼筒状或钟状，有15条脉，萼齿狭三角状披针形，顶端芒状；花冠淡紫色，二唇形，下唇具深色斑点。小坚果长圆状，棕褐色。

【药 材 名】连钱草（地上部分）。

【性味功用】苦、辛，凉。利湿通淋，清热解毒，散瘀消肿。主治热淋，石淋，湿热黄疸，疮痈肿痛，跌打损伤。

【使用注意】阴疸、血虚者及孕妇慎服。

【附　　方】**（1）治膀胱结石：**连钱草、龙须草、车前草各15g，煎服。（《浙江民间草药》）

（2）治肾炎水肿：连钱草、萹蓄草各30g，荠菜花15g，煎服。（《上海常用中草药》）

【拓展阅读】幼苗或嫩茎叶经沸水焯，换清水浸泡后，可凉拌、炒食、做汤或制干菜食用。

宝盖草

Lamium amplexicaule L.

·科　名	唇形科 Labiatae	·属　名	野芝麻属 *Lamium*
·生活型	一年生或二年生矮小草本	·花果期	花期3~5月，果熟期7~8月

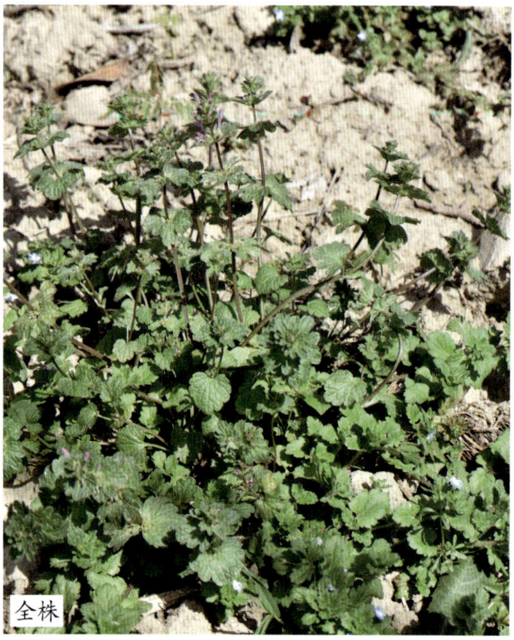

全株

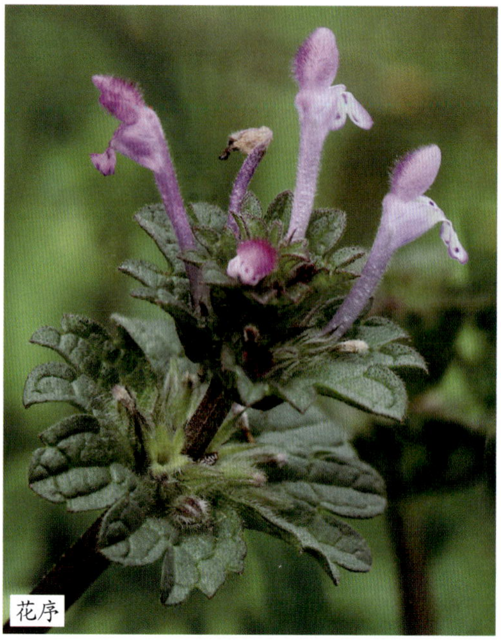

花序

【释　　名】本品因其叶的形状似古代帝王乘车时随从撑起的华盖，故名“宝盖草”；又因叶似佛像身下的莲花宝座，故又名“佛座草”。

【生境分布】生于路边、林缘、沼泽草地、宅旁及荒地上。全省各地均有分布。

【识别要点】茎常带紫色。叶片圆形或肾形，基部叶有柄，上部叶无柄。轮伞花序有花 2 至数朵；无苞片；花萼管状钟形，外面密被白色直伸的长柔毛，内面除萼上被白色直伸长柔毛外，余部无毛；花冠粉红色或紫红色；上唇直立，长圆形，下唇 3 裂，中裂片中部缢缩，顶端深凹；雄蕊略短于上唇，花药有白毛。小坚果倒卵圆状，具 3 棱，表面有白色大疣状突起。

【药 材 名】宝盖草（全草）。

【性味功用】辛、苦，微温。活血通络，解毒消肿。主治跌打损伤，筋骨疼痛，四肢麻木，半身不遂，面瘫，黄疸，鼻渊，瘰疬，肿毒，黄水疮等。

【使用注意】孕妇慎用。

【附　　方】**治口歪，半身不遂：**宝盖草、防风、钩藤、胆南星适量，水煎，点水酒、烧酒各半服。（《滇南本草》）

【拓展阅读】可栽培供观赏；亦可作染料。

益母草

Leonurus japonicus Houtt.

·科　名	唇形科 Labiatae	·属　名	益母草属 *Leonurus*
·生活型	一年生或二年生草本	·花果期	花期 6~9 月，果期 9~10 月

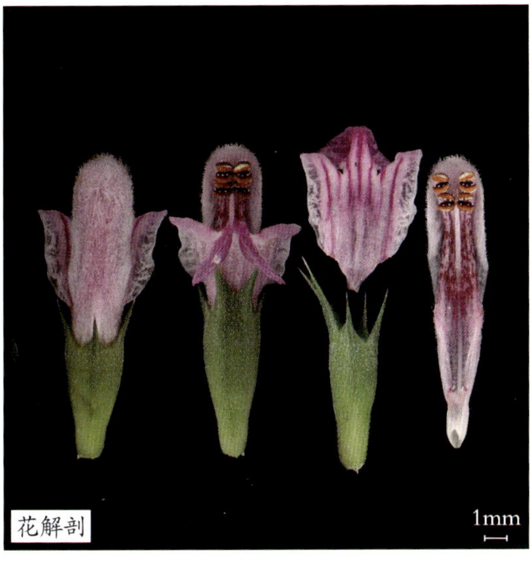

花解剖

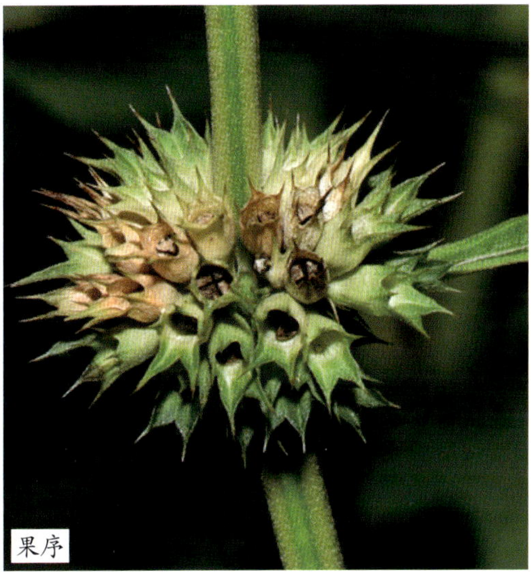
果序

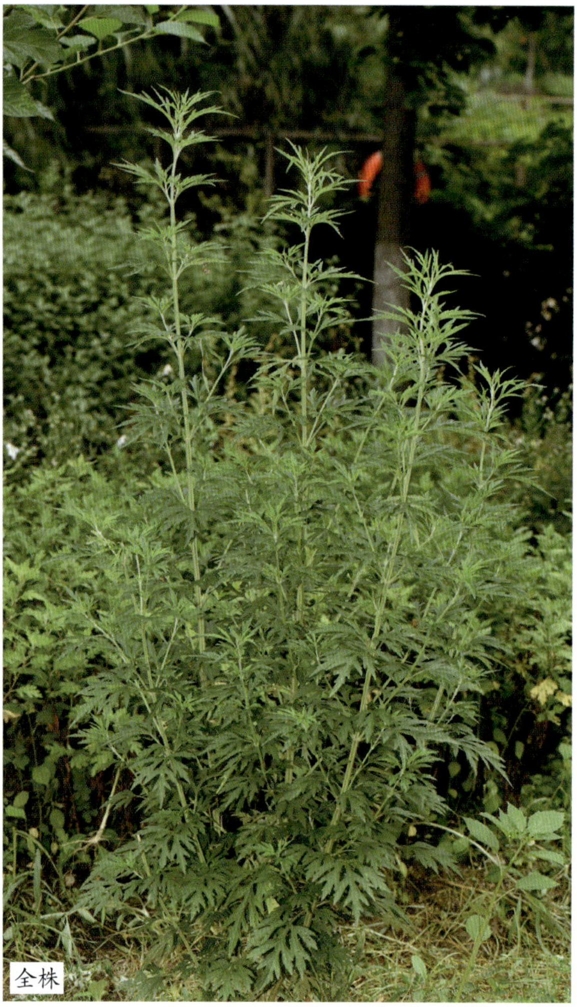
全株

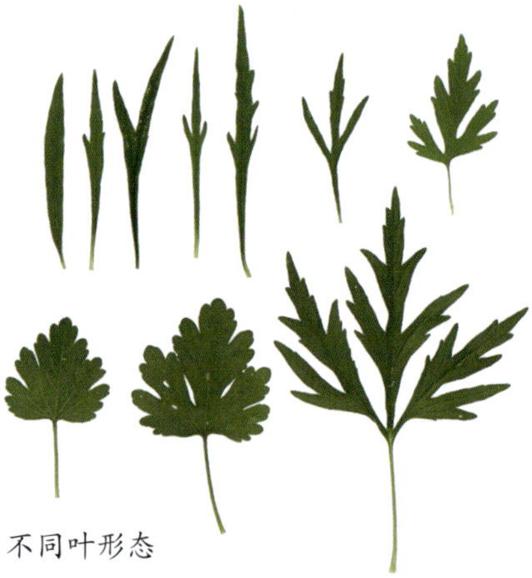
不同叶形态

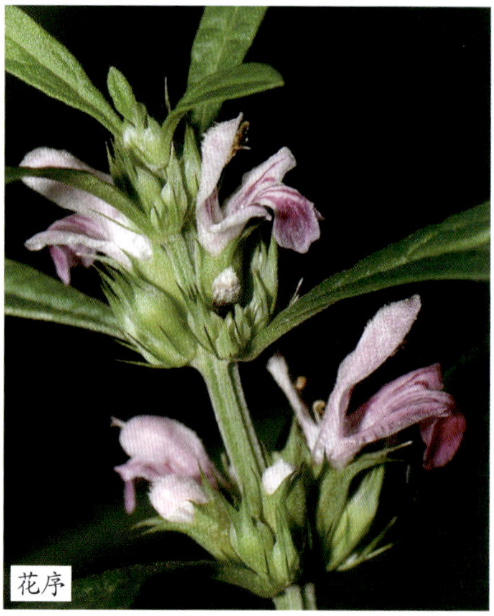
花序

【释　　名】因本品善治妇科诸疾，故名“益母草”；女为坤，故又名“坤草”；《本草纲目》记载“此草及子皆充盛密蔚”，故又名“茺蔚”；其叶似艾，花淡红色或紫红色，故又名“红花艾”“红花益母草”。

【生境分布】生于路边荒地上。全省各地均有分布。

【识别要点】茎有倒生的糙伏毛。茎下部的叶片纸质，掌状 3 全裂，中裂片有 3 小裂，两侧裂片有 1 或 2 小裂；花序上的叶片线形或线状披针形。轮伞花序腋生；花萼钟状，齿 5；花冠淡红色或紫红色，筒内有毛环，上唇外面有毛、全缘，下唇 3 裂，中裂片倒心形；花药无毛。小坚果长圆状三棱形，光滑。

【药 材 名】益母草（地上部分）。

【性味功用】苦、辛，微寒。活血调经，利尿消肿，清热解毒。主治月经不调，血瘀经闭，胎漏难产，胞衣不下，产后血晕，瘀滞腹痛，跌打损伤，小便不利，水肿；外治疮疡肿毒。

【使用注意】阴虚血少、月经过多、瞳孔散大者禁服，孕妇慎服。

【附　　方】（1）**治痛经：**益母草 30g，香附 9g，水煎，冲酒服。（《福建药物志》）

（2）**治产后瘀血痛：**益母草、泽兰各 30g，红番苋 120g，酒 120ml，水煎服。（《福建药物志》）

【拓展阅读】果实、花亦可入药。果实榨油，可作润滑油或其他工业用油。

硬毛地笋

Lycopus lucidus Turcz. ex Benth. var. *hirtus* Regel

·科　名　唇形科 Labiatae	·属　名　地笋属 *Lycopus*
·生活型　多年生草本	·花果期　花期 8~9 月，果期 9~10 月

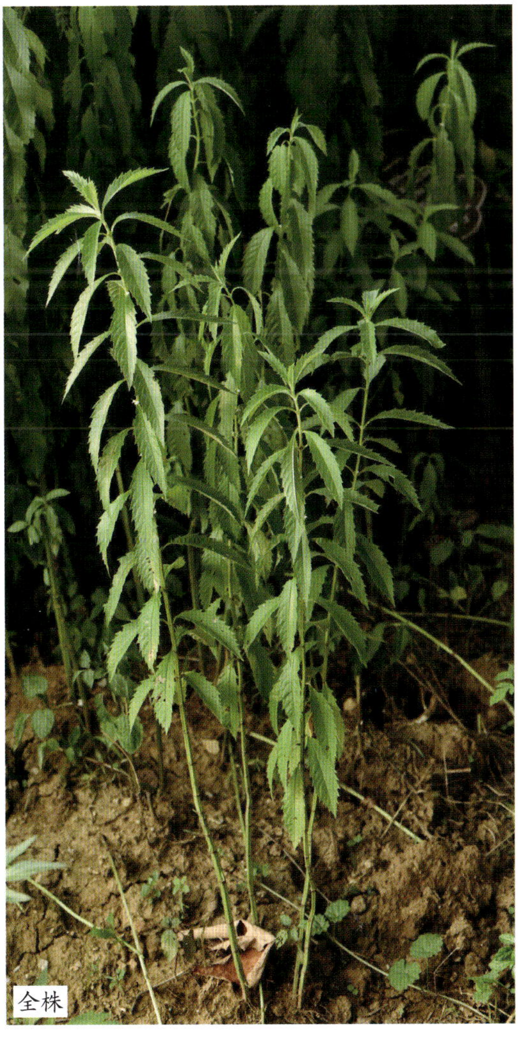
全株

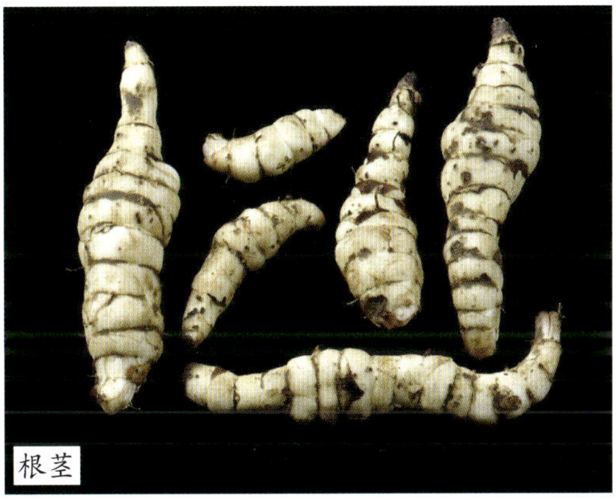
根茎

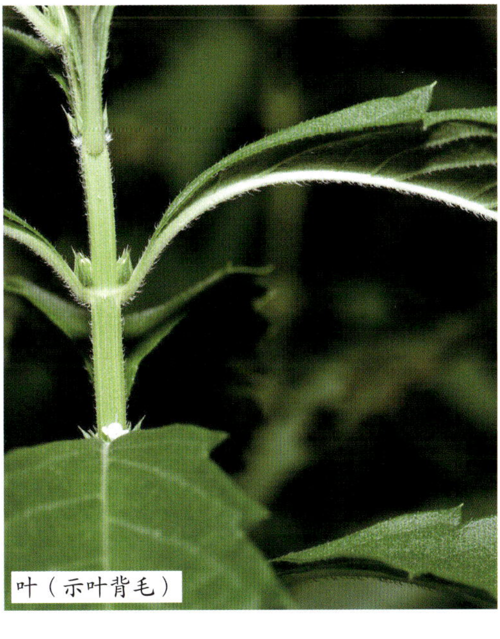
叶（示叶背毛）

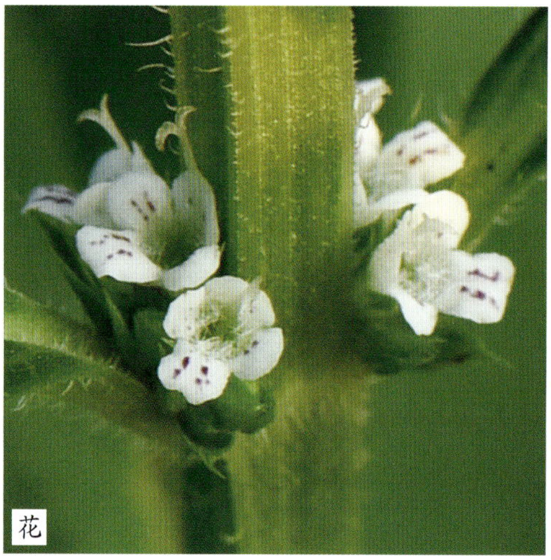
花

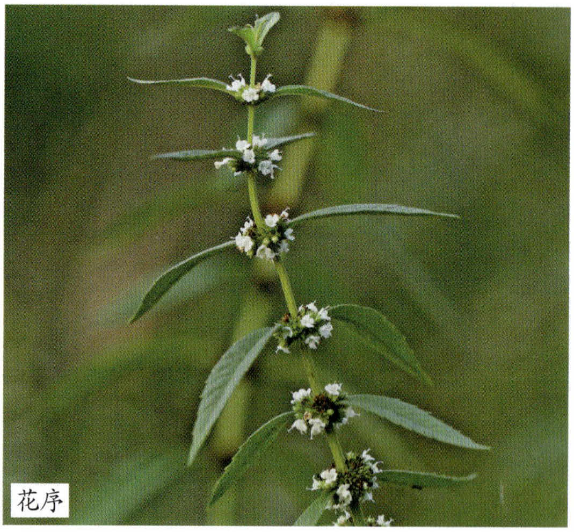
花序

【释　　名】地下根茎形态如笋、地瓜等，可作菜肴食用，叶脉和叶面均密被硬毛，故名“硬毛地笋”“毛叶地瓜儿苗”；植物形态与佩兰相近，生于水泽旁，故又名“泽兰”。

【生境分布】生于河边、池塘边及潮湿区域。分布于南京、无锡（宜兴）、苏州（太仓）、南通、连云港、镇江等地。

【识别要点】根茎肥大；茎直立，常呈紫红色，通常不分枝，截面四棱形，节上密集硬毛。叶片披针形或长圆状披针形，叶面、叶背脉上有毛，边缘有锐齿。轮伞花序无梗，多花密集；花小，无梗；花萼有5齿，齿端针状，喉部无毛；花冠白色，外面在冠檐上具腺点，内面在喉部具白色短柔毛，冠檐不明显二唇形，上唇近圆形，下唇3裂，中裂片较大。小坚果彼此分离，顶端平截，合生面有金黄色腺点。

【药 材 名】泽兰（地上部分）、地笋（根茎）。

【性味功用】**（1）泽兰：** 苦、辛，微温。活血调经，祛瘀消痈，利水消肿。主治月经不调，闭经，痛经，产后瘀滞腹痛，疮痈肿毒，水肿腹水。

（2）地笋： 甘、辛，平。化瘀止血，益气利水。主治衄血，吐血，产后腹痛，黄疸，水肿，带下，气虚乏力。

【使用注意】血虚或无血瘀者及孕妇慎服泽兰。

【附　　方】**（1）治经闭腹痛：** 泽兰、铁刺菱各9g，马鞭草、益母草各15g，土牛膝3g，同煎服。（《浙江民间草药》）

（2）治水肿： 地瓜儿苗、积雪草各30g，一点红25g，水煎服。（《福建药物志》）

（3）治黄疸： 泽兰根、赤小豆各60g，水煎当茶饮。（《中国沙漠地区药用植物》）

【拓展阅读】根茎亦可供食用。

皱叶留兰香

Mentha crispata Schrad. ex Willd.

·科　名　唇形科 Labiatae　　·属　名　薄荷属 *Mentha*

·生活型　多年生草本　　·花果期　花期 7~9 月，果期 9~10 月

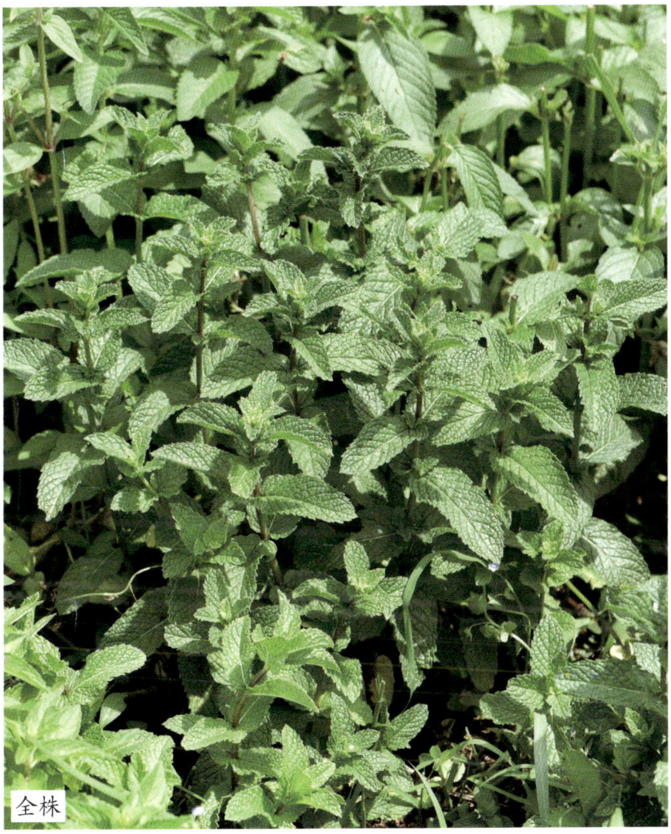

全株

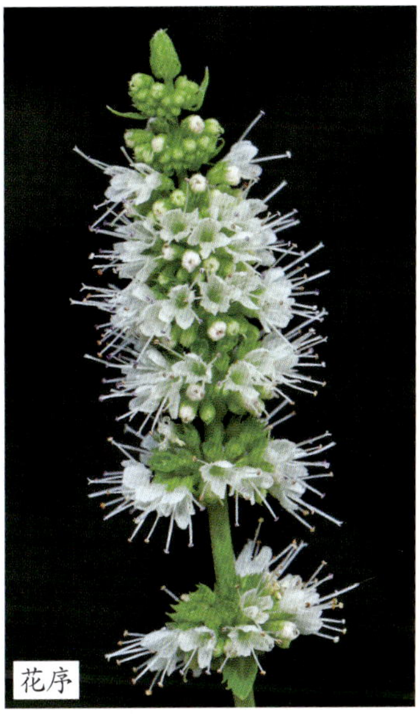

花序

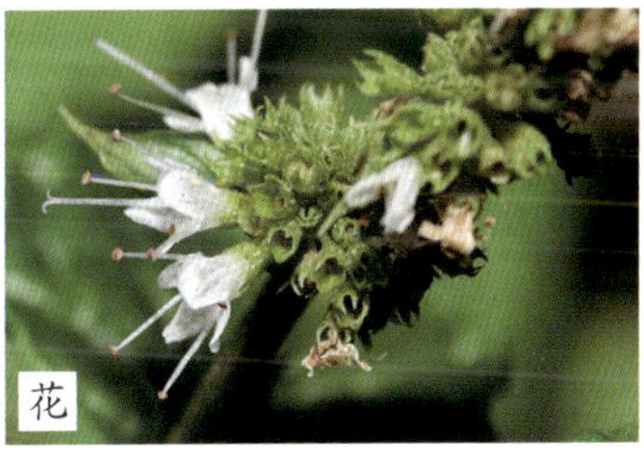

花

【释　　名】本品生长之处留下气味芳香如兰，又因叶表面皱缩，故名“皱叶留兰香”。

【特性分布】喜温暖湿润、光线充足的环境，以疏松肥沃、排水良好的土壤为宜。南京等地有栽培。

【识别要点】茎钝四棱形，常带紫色，不育枝仅贴地生。叶片坚纸质，卵形或卵状披针形，顶端尖，边缘有锐裂的锯齿，叶面皱波状，脉纹明显凹陷，叶背脉纹明显隆起且带白色。轮伞花序在茎及分枝顶端密集成穗状花序，不间断或下部 1~2 轮稍间断；苞片线状披针形；花萼钟状，直伸，具腺点，萼齿近相等，边缘有毛，果时稍靠合；花冠淡紫色，近 4 等裂；能育雄蕊 4。小坚果茶褐色。

【药 材 名】皱叶留兰香（全草）。

【性味功用】全草代替留兰香药用。辛，微温。解表，和中，理气。主治感冒，咳嗽，头痛，咽痛，目赤，鼻衄，胃痛，腹胀，霍乱吐泻，痛经，肢体麻木，跌打肿痛，疮疖，皲裂。

【使用注意】气虚者慎用。

【附　　方】**（1）治风寒咳嗽：**鲜留兰香全草 15~30g，水煎服。（《浙江药用植物志》）

（2）治胃痛：留兰香全草、茴香根、橘皮、佛手柑、生姜适量，水煎服。（《浙江药用植物志》）

【拓展阅读】嫩枝、叶常作香料或供食用。

薄　荷

Mentha haplocalyx Briq.

·科　名　唇形科 Labiatae	·属　名　薄荷属 *Mentha*
·生活型　多年生草本	·花果期　花期 7~9 月，果期 10 月

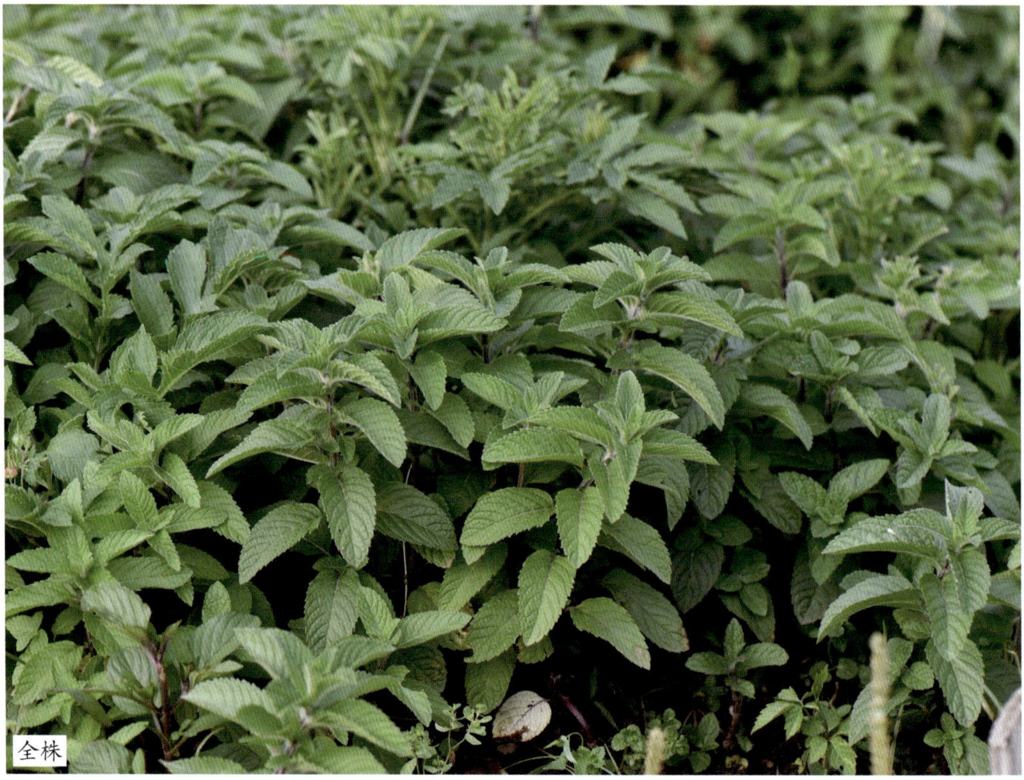
全株

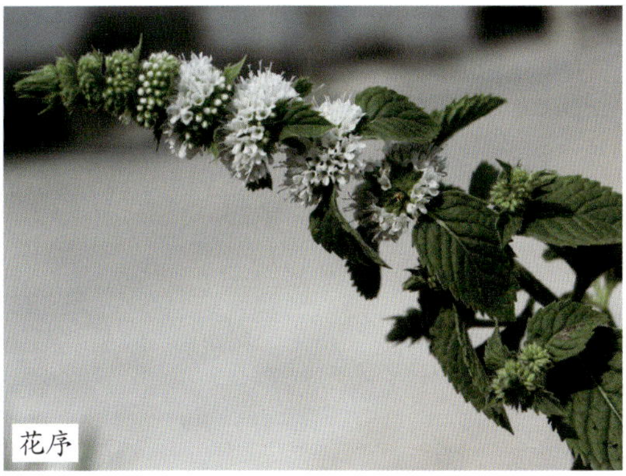
花序

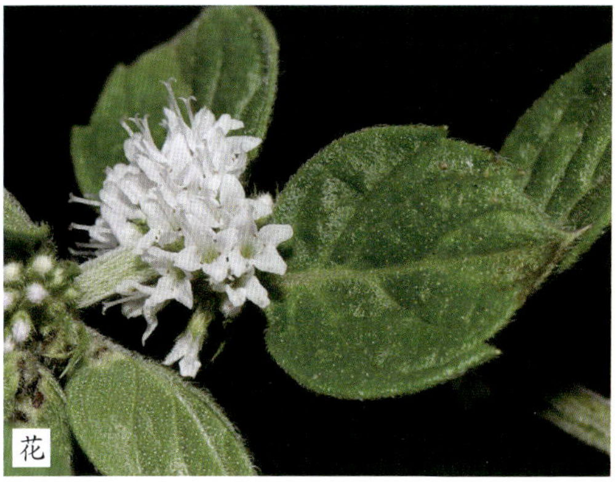
花

【释　　名】《广雅疏证》云："菝葀，叠韵字也。""菝葀"为联绵词，音转而用字多变，古代有"菝蔺""茇葀""茇苦"等，"薄荷"为其音转而来，故名"薄荷"；本品有特殊香气，味辛而性凉，气味似人丹，故又名"人丹草""仁丹草"；旧时有产太仓、苏州者，品质优良，故又名"太仓薄荷""苏薄荷"。

【生境分布】生于水旁潮湿地。分布于连云港（云台山）、南京、南通、镇江（句容）、苏州（常熟、昆山）、无锡（宜兴）等地，全省各地均有栽培。

【识别要点】植株有香气。茎四棱状，多分枝，有倒生的细毛或近无毛。叶卵形或长圆形，边缘有牙齿状锯齿。轮伞花序腋生，彼此远隔，每节多花；苞片披针形至线状披针形，边缘有毛；花萼钟状，齿 5，相等或近相等；花冠伸出萼外，青紫色、淡红色或白色，4 裂，上裂片较大，顶端 2 浅裂；雄蕊 4。

【药 材 名】薄荷（地上部分）。

【性味功用】辛，凉。疏散风热，清利头目，利咽透疹，疏肝解郁。主治风热表证，头痛目赤，咽喉肿痛，麻疹不透，风疹瘙痒，肝郁胁痛。

【使用注意】阴虚血燥、脾胃虚寒、腹泻便溏、表虚汗多者慎服，尤其不可多服、久服。

【附　　方】**（1）治温病初起，头疼，周身骨节酸疼，肌肤壮热，背微感寒无汗，脉浮滑：**薄荷叶四钱，蝉蜕（去足土）三钱，生石膏（捣细）六钱，甘草一钱五分，水煎服。（《医学衷中参西录》）

（2）治皮肤瘾疹不透，瘙痒：薄荷叶 10g，荆芥 10g，防风 10g，蝉蜕 6g，水煎服。（《四川中药志》）

【拓展阅读】幼嫩茎尖可作菜食；新鲜茎叶含油，称薄荷油或薄荷原油，原油主要用于提取薄荷脑，薄荷脑用于制作糖果饮料、牙膏、牙粉以及皮肤黏膜局部镇痛剂，提取薄荷脑后的油叫薄荷素油，亦广泛用于牙膏、牙粉、漱口剂、喷雾香精及医药制品等；晒干的薄荷茎叶常用于制作食品的矫味剂和清凉食品饮料。

罗 勒

Ocimum basilicum L.

·科　名　唇形科 Labiatae	·属　名　罗勒属 *Ocimum*
·生活型　一年生草本	·花果期　花期 7~9 月，果期 9~11 月

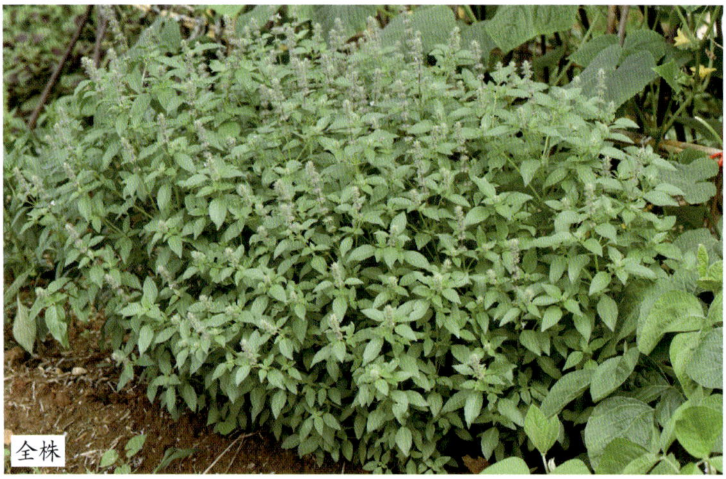
全株

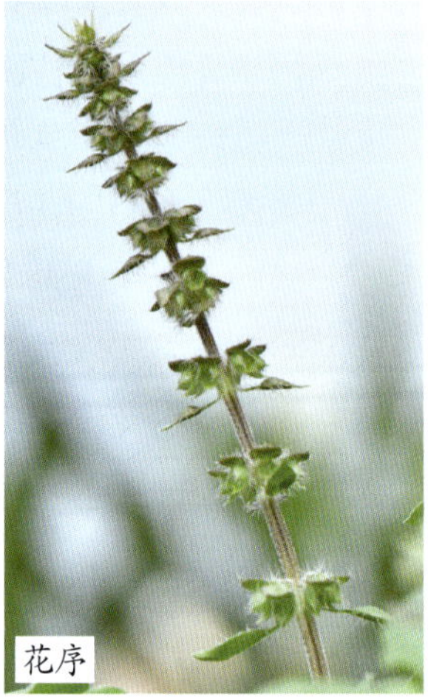
花序

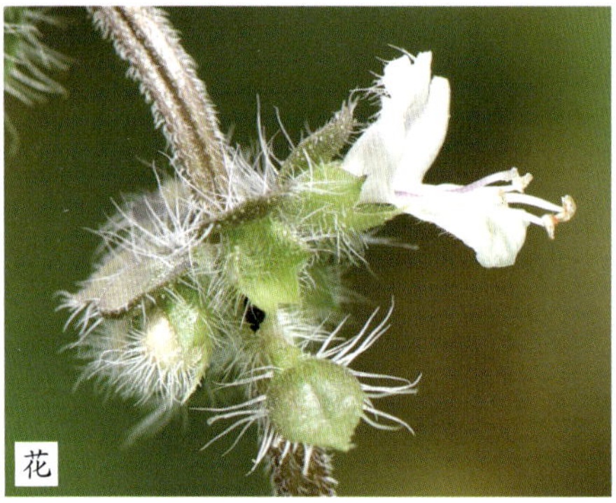
花

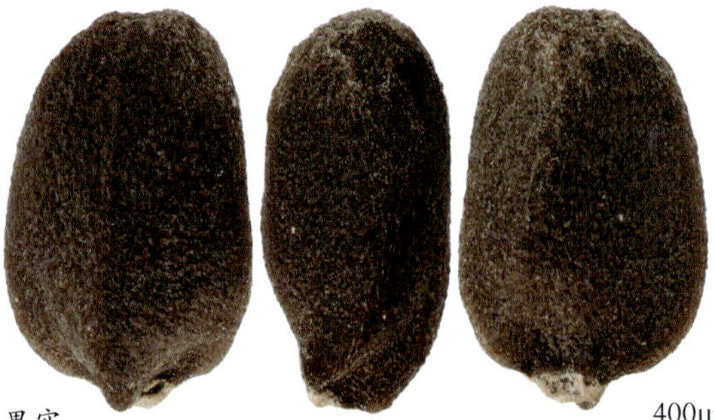
果实

400μm

【释　　名】《齐民要术》曰“罗勒者，生昆仑之丘，出西蛮之俗”，故用译音为名而称“罗勒”；轮伞花序，花果层层而上，故又名“九层塔”“千层塔”；果实可治翳症，故又名“翳子草”。

【特性分布】喜温暖湿润气候，以排水良好、肥沃的沙壤土或腐殖质壤土为宜。全省各地均有栽培。

【识别要点】植株有香气。茎直立，常带紫色。叶卵形或卵状披针形，叶背有腺点。花轮集成间断的总状花序，顶生于枝梢，每轮有花 6 朵；花序梗密生柔毛；花萼外面及边缘有毛，毛具节；萼齿 5，上面的齿最大，宽卵形，两侧的齿较小，正三角形，下面的 2 齿狭三角形；花冠淡紫色，花冠管短，上唇 4 裂，下唇稍长；雄蕊 4，伸出花冠外，花丝基部有毛。小坚果长圆状卵形，褐色或黑色。

【药 材 名】罗勒（全草）。

【性味功用】辛、甘，温。疏风行气，化湿健胃，活血解毒，散瘀止痛。主治感冒头痛，发热咳嗽，中暑，食积不化，不思饮食，脘腹胀满疼痛，呕吐泻痢，风湿痹痛，遗精，月经不调，牙痛口臭，胬肉攀睛，皮肤湿疮，瘾疹瘙痒，跌打损伤，虫蛇咬伤。

【使用注意】气虚血燥者慎服。

【附 方】**（1）治风寒感冒，头痛胸闷：**罗勒、生姜适量，煎水，红糖为引。（江西《中草药学》）

（2）治胃痛腹胀：佩兰 9g，延胡索 9g，生姜 6g，香附 9g，水煎服。（《山东中草药手册》）

【拓展阅读】果实、根亦可入药。植株可提取芳香油，作调香原料，配制化妆品、肥皂及食用香精等；果实脂肪油可作保护性涂料；嫩叶可食用，亦可泡茶饮；也可作植物性农药。

紫 苏

Perilla frutescens (L.) Britt.

·科 名 唇形科 Labiatae ·属 名 紫苏属 *Perilla*

·生活型 一年生草本 ·花果期 花期 6~8 月，果期 7~11 月

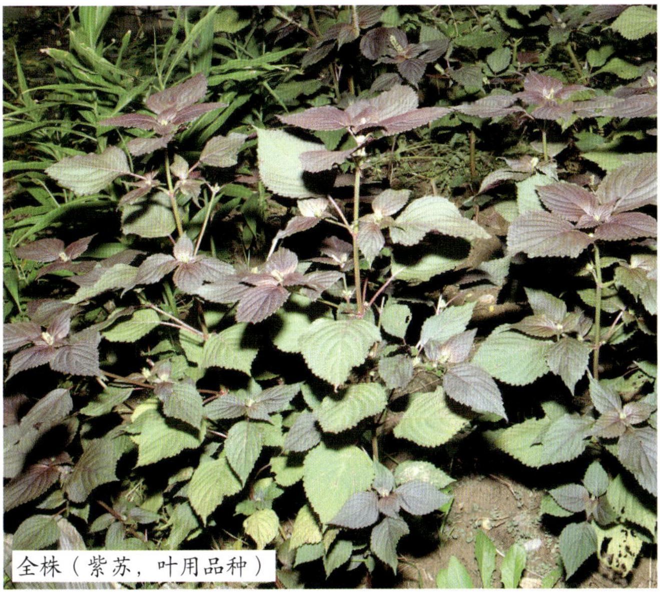

全株（紫苏，叶用品种）

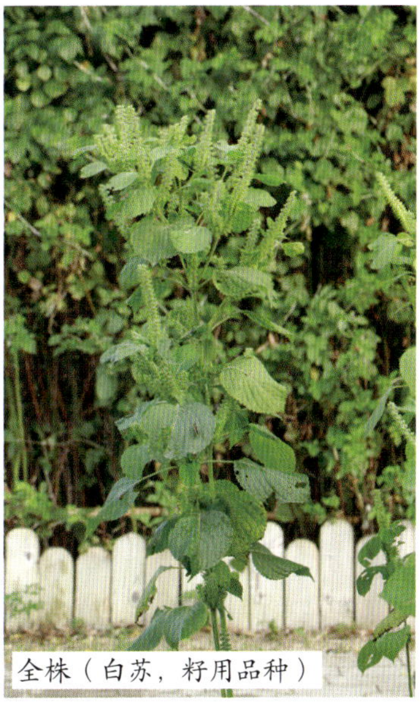

全株（白苏，籽用品种）

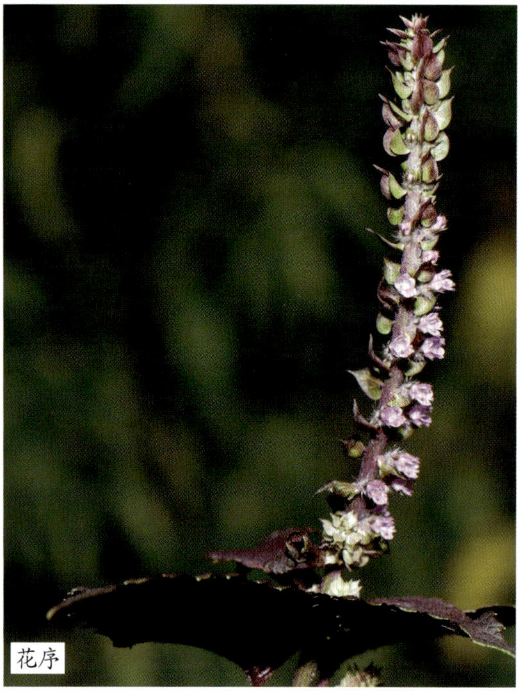
花序

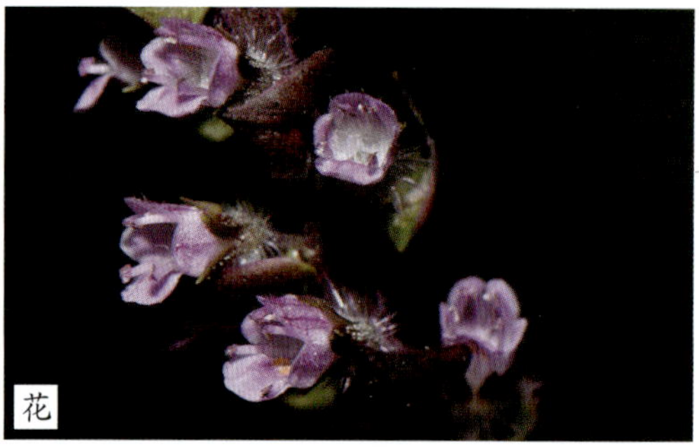
花

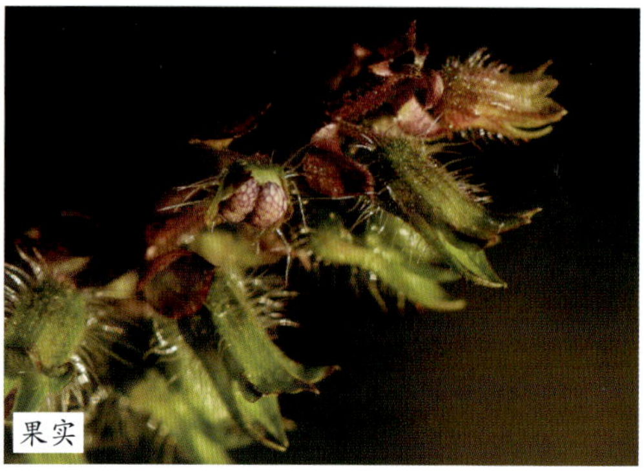
果实

【释　　名】本品气味芳香，闻之令人舒畅，“舒”通“苏”，茎叶紫色，故名“紫苏”；叶片嫩者偏红，老者偏黑，故又名“红苏”“黑苏”；本品变异极大，有叶全绿者称“白苏”。

【特性分布】喜温暖湿润气候，在阳光充足的环境下生长旺盛，以疏松、肥沃、排灌方便的壤土栽培为宜。全省各地均有分布和栽培。

【识别要点】茎 4 棱，上部有白色长柔毛。叶对生，宽卵圆形或圆形，顶端渐尖，边缘有粗锯齿，两面常绿色，有时叶背稍带紫色，有柔毛和腺点。轮伞花序 2 花，组成偏向一侧的假总状花序；花萼钟状，有 10 条脉纹，二唇形，上唇宽，有 3 齿，下唇有 2 齿，齿披针形，外有长柔毛和腺点；花冠白色至紫红色，花冠筒内有毛环，二唇形；雄蕊 4，稍伸出花冠外。小坚果近球状，黄褐色，有网纹。

【药 材 名】紫苏叶（叶或带叶嫩枝）、紫苏梗（茎）、紫苏子（果实）。

【性味功用】（1）**紫苏叶：**辛，温。发表散寒，宣肺化痰，行气和中，安胎，解鱼蟹毒。主治风寒感冒，鼻塞头痛，咳喘，食鱼蟹中毒，咳嗽痰多，胸脘胀满，恶心呕吐，腹痛吐泻，胎气不和，妊娠恶阻。

（2）**紫苏梗：**辛，温。理气宽中，解郁安胎，和血。主治胸闷不舒，气滞腹胀，妊娠呕吐，胎动不安，脘腹痞满，水肿脚气，咯血吐衄。

（3）**紫苏子：**辛，温。降气定喘，化痰止咳，利膈宽肠。主治咳嗽痰多，气喘，胸闷呃逆，肠燥便秘。

【使用注意】阴虚、气虚及温病者慎服紫苏叶。肺虚咳喘、脾虚便溏者禁服紫苏子。

【附　　方】**（1）治伤风发热：**紫苏叶、防风、川芎各一钱五分，陈皮一钱，甘草六分，加生姜 2 片煎服。（《不知医必要》）

（2）治孕妇胎气不和，胸闷恶心：紫苏梗、半夏各 9g，生姜 3 片，陈皮 5g，水煎服。（《中医中药与临床研究》）

（3）治气喘咳嗽，食痞兼痰：紫苏子、白芥子、莱菔子适量，微炒，击碎，水煎服。（《韩氏医通》）

【拓展阅读】宿萼、根及近根的老茎亦可入药。叶可供食用，和肉类同煮可增加肉类的香味；种子榨出的油，名苏子油，供食用，又有防腐作用，供工业用。

野生紫苏

Perilla frutescens (L.) Britt. var. *acuta* (Odash.) Kudo

·科　名　唇形科 Labiatae	·属　名　紫苏属 *Perilla*
·生活型　一年生草本	·花果期　花期 6~8 月，果期 7~11 月

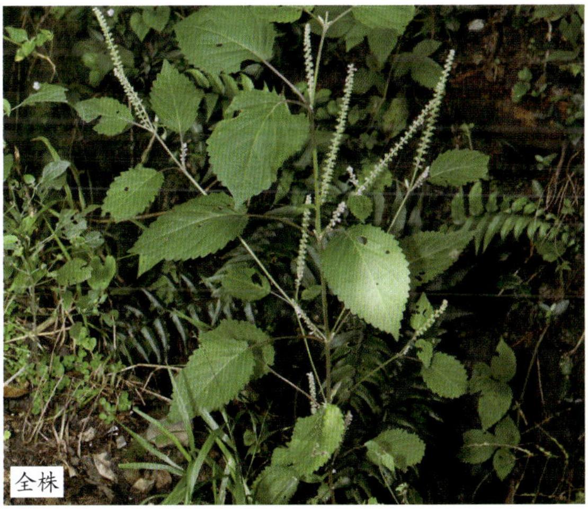
全株

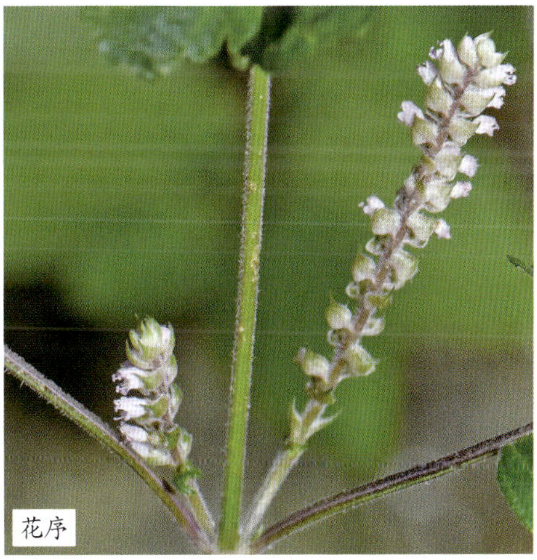
花序

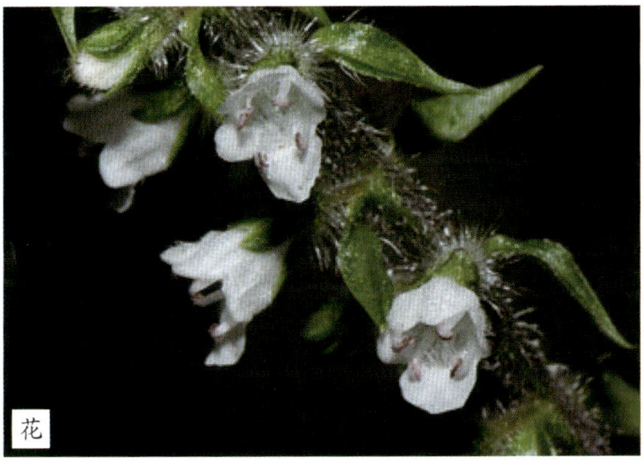
花

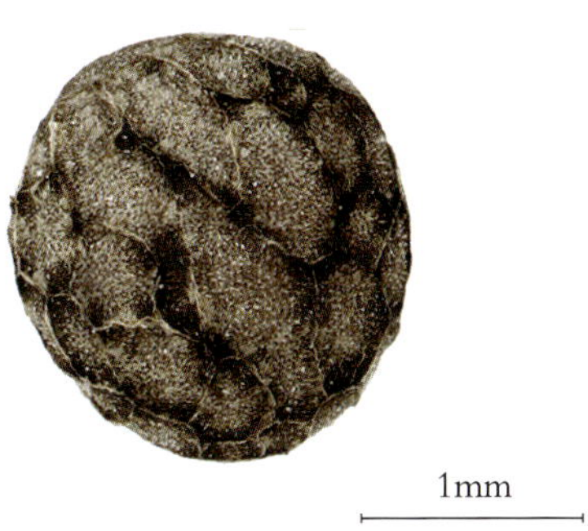

果实

【释　　名】叶及果实均较紫苏小，少有栽培，故名“野生紫苏”。
【生境分布】生于山坡、路旁、旷野等地。全省各地均有分布。
【识别要点】茎、叶柄、叶背被短柔毛。叶片卵形，较小，宽 2.5~5cm，顶端尖，边缘有粗锯齿，叶背通常紫红色。轮伞花序每节 2 花，组成偏向一侧的假总状花序；苞片卵圆形或近圆形，顶端急尖；花萼钟状，2/3 式二唇形，果萼小，长 4~5.5mm；花冠白色或淡紫色，冠筒伸出萼外，内有毛环，二唇形，上唇微凹，下唇 3 裂；雄蕊 4，稍伸出。小坚果彼此分离，近球状，土黄色，有网纹。
【药 材 名】参见“紫苏”。
【性味功用】参见“紫苏”。
【使用注意】参见“紫苏”。
【附　　方】参见“紫苏”。
【拓展阅读】参见“紫苏”。

夏枯草

Prunella vulgaris L.

·科　名　唇形科 Labiatae　　·属　名　夏枯草属 *Prunella*

·生活型　多年生草本　　·花果期　花期 5~6 月，果期 7~10 月

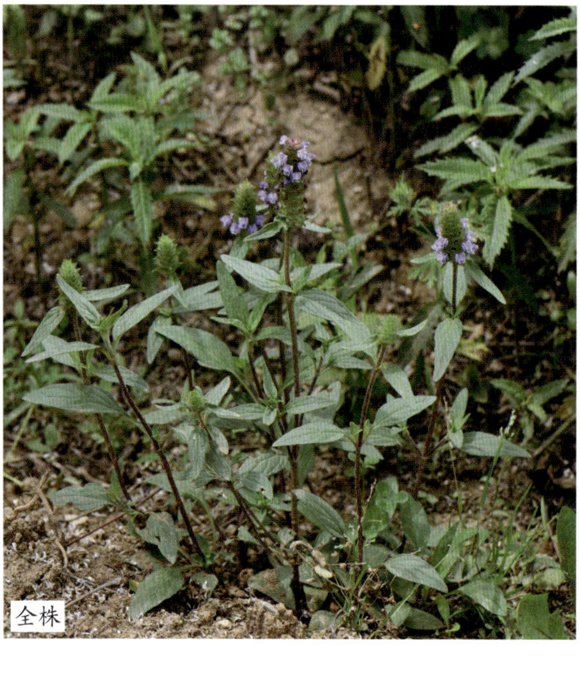
全株

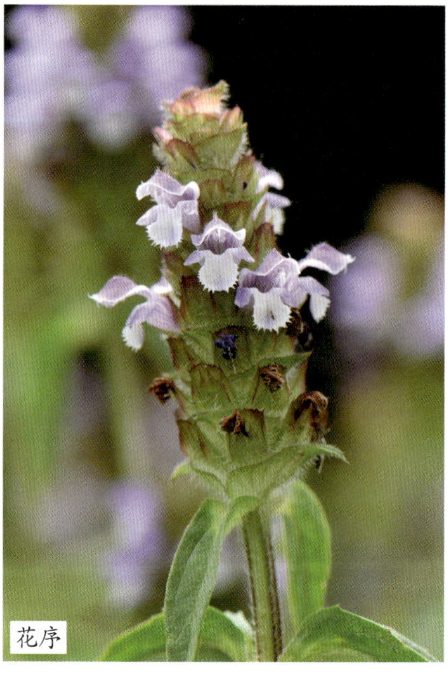
花序

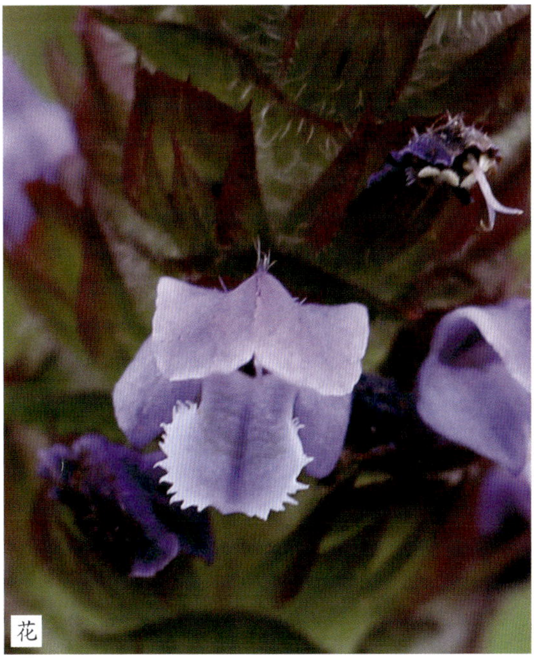

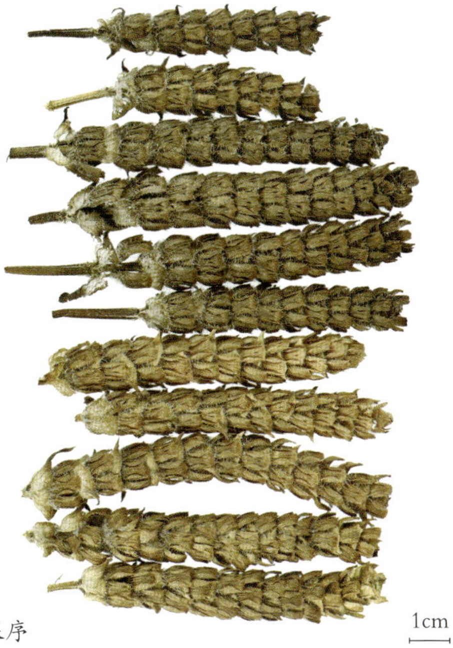

果序

【释　　名】多年生草本，植株入夏渐枯萎，故名“夏枯草”；果穗呈圆棒状，形似麦穗，故又名“麦穗夏枯草”，简称“麦夏枯”。

【生境分布】生于荒地、溪边或路旁草丛等湿润地上。全省各地均有分布。

【识别要点】植株细弱。茎常带紫色，有细毛。叶片椭圆状披针形。轮伞花序密集排列成顶生的假穗状花序，圆筒状；苞片肾形，覆瓦状排列，顶端尖，被毛；花萼 2/3 式二唇形，5~10 脉；花冠紫色或蓝紫色，超出花萼，上唇外凸，盔状，顶端微凹，下唇 3 裂，中裂片大，边缘有细条裂；雄蕊 4，上升或平展，花丝分叉，花药卵形。小坚果分离，微具沟纹，基部有 1 白色着生面。

【药 材 名】夏枯草（果穗）。

【性味功用】苦、辛，寒。清肝明目，散结解毒。主治目赤羞明，目珠疼痛，头痛眩晕，耳鸣，瘰疬，瘿瘤，乳痈，痄腮，痈疖肿毒，黄疸等。

【使用注意】脾胃虚弱者慎服。

【附　　方】**（1）治肺结核：**夏枯草 30g，煎液浓缩成膏，晒干，再加青蒿粉 3g，鳖甲粉 1.5g，拌匀，为 1 日量（亦可制成丸剂服用），分 3 次服。（《全国中草药汇编》）

（2）治乳痈初起：夏枯草、蒲公英等量，酒煎服，或作丸。（《本草汇言》）

【拓展阅读】叶可煎水代茶饮。

荔枝草

Salvia plebeia R. Br.

·科　名　唇形科 Labiatae　　·属　名　鼠尾草属 *Salvia*

·生活型　一年生或二年生直立草本　　·花果期　花期 4~5 月，果期 6~7 月

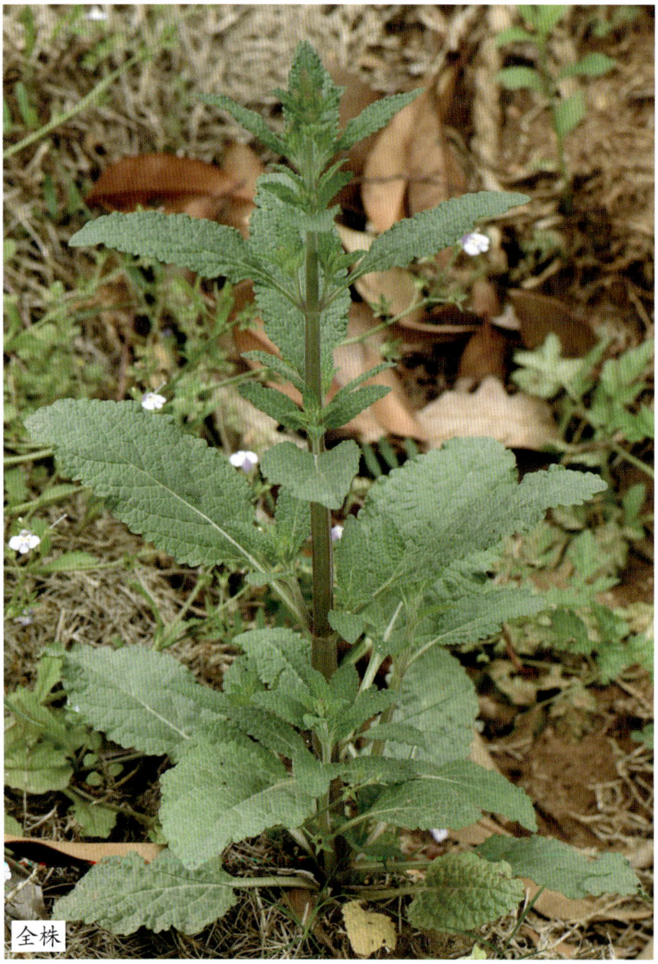

全株

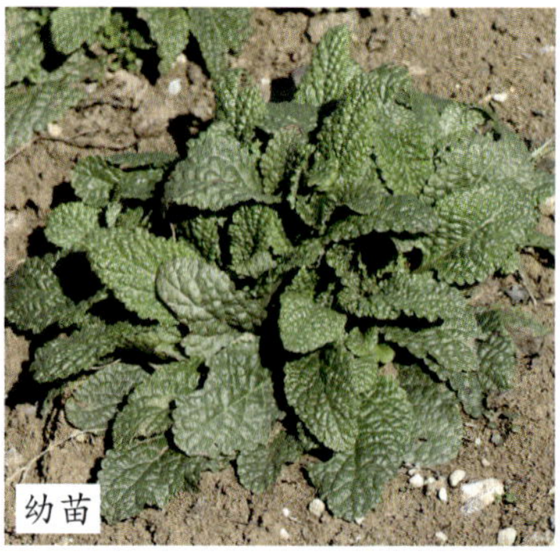

幼苗

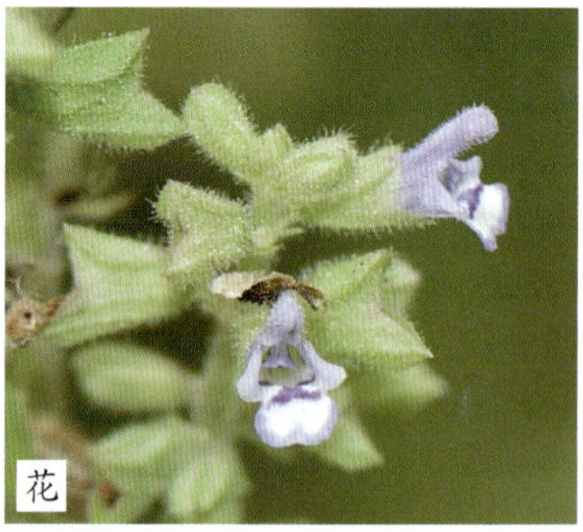

花

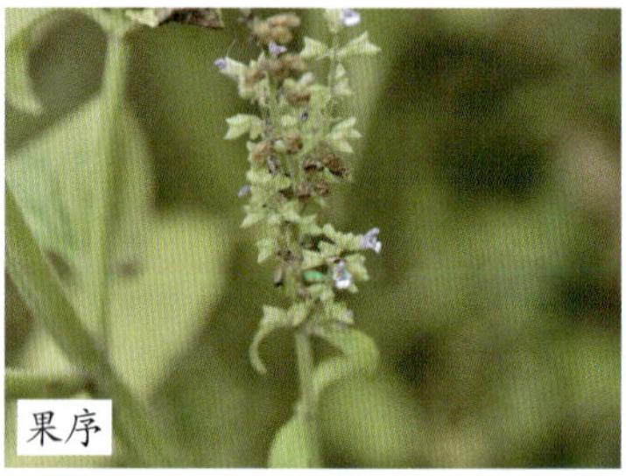

果序

【释　　名】本品为草本，叶面皱褶似荔枝外果皮上的疣状突起，故名“荔枝草”；叶面凹凸不平，似蛤蟆外皮，故又名“蛤蟆草”“蛤蟆棵”；《百草镜》记载“荔枝草冬尽发苗，经霜雪不枯”，故又名“过冬青”“雪见草”；因其有利水消肿的功效，故又名“见肿消”。

【生境分布】生于路边草地、荒地或河边。分布于南京（浦口）、苏州、盐城、扬州（宝应）、镇江（丹阳）等地。

【识别要点】茎、叶、花序轴、花萼、花冠均被短柔毛。叶片长圆形或披针形，在花

序上呈苞片状，叶面皱，叶背有腺点。轮伞花序组成顶生的假总状或圆锥花序；花萼钟状，有金黄色腺点，上唇有 3 脉，顶端 3 齿不明显，下唇 2 齿；花冠紫色或蓝紫色，长约 4.5mm，上唇顶端微凹，下唇 3 裂；雄蕊 2，药隔细长伸直，与花丝间有关节，下臂联合。小坚果彼此分离。

【药 材 名】荔枝草（全草）。

【性味功用】苦、辛，凉。清热解毒，利尿消肿，凉血止血。主治痈肿疮毒，咽喉肿痛，湿疹湿疮，咯血、吐血、尿血等出血证，水肿，淋证，泻痢。

【使用注意】脾胃虚寒及低血压者慎服。

【附　　方】**（1）治喉痛，乳蛾：** 荔枝草捣烂，加米醋，绢包裹，缚箸头上，点入喉中数次。（《救生苦海》）

（2）治咯血，吐血，尿血： 鲜荔枝草根 15~30g，猪瘦肉 60g，炖汤服。（江西《中草药学》）

【拓展阅读】种子可榨油，用于制肥皂和油漆；花期为辅助蜜源。

半枝莲

Scutellaria barbata D. Don

·科　名　唇形科 Labiatae	·属　名　黄芩属 *Scutellaria*
·生活型　多年生直立草本	·花果期　花期 4~5 月，果期 5~6 月

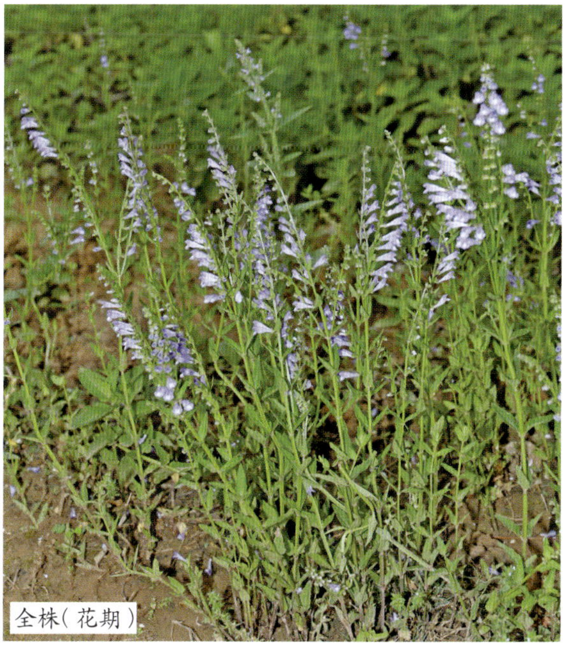

全株（花期）

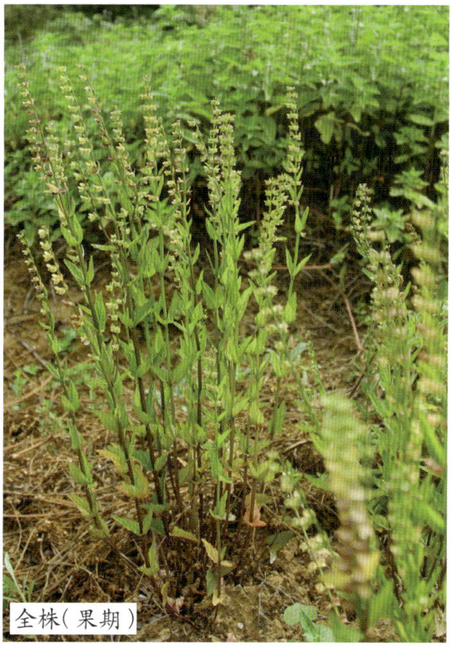

全株（果期）

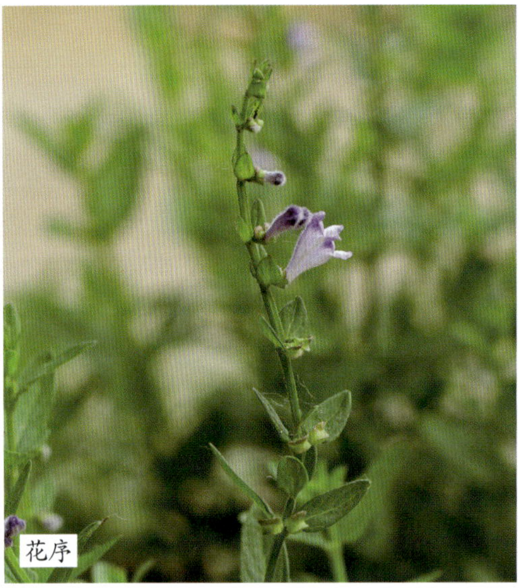

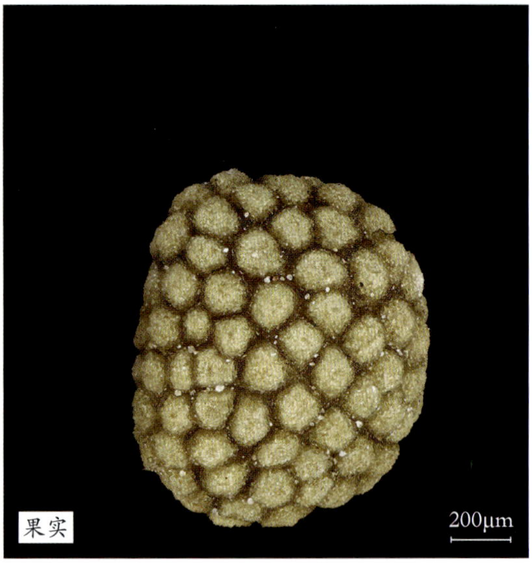

【释　　名】本品的花顶生于茎及分枝的上部，每轮有 2 朵花并生，集成偏向一侧的总状花序，观之若半枝有花半枝无花状，“莲”可泛指花，故名“半枝莲”；植株形似黄芩，喜生于溪边、滩边，故又名“水黄芩”“溪边黄芩”。

【生境分布】生于水田边、溪边和湿草地。全省各地均有分布。

【识别要点】茎不分枝或少分枝，截面方形，无毛。叶片三角状卵形或卵状披针形，两面无毛或叶背脉上有短毛。每节 2 朵花排列成偏侧的总状花序；花萼外面有毛，盾片高约 1mm，果实时萼与盾片略增大；花冠青紫色，外面密生柔毛；雄蕊 2 对，微露。小坚果褐色，具小瘤状突起。

【药 材 名】半枝莲（全草）。

【性味功用】辛、苦，寒。清热解毒，化瘀利尿。主治疔疮肿毒，咽喉肿痛，跌扑伤痛，水肿，黄疸，虫蛇咬伤等。

【使用注意】体虚者及孕妇慎服。

【附　　方】**（1）治痈疽疔毒：**半枝莲、蒲公英各 30g，煎服；另用鲜半枝莲捣烂敷患处，干则更换。（《安徽中草药》）

（2）治癌性腹水：半枝莲 60g，泽兰 30g，薏苡仁 30g，黄芪 30g，每剂药煎 3 次，每次煎至 200ml 左右，3 次药液混匀，1 日内频服，每日 1 剂，30 日为 1 个疗程。（《实用中医内科杂志》）

【拓展阅读】可用于盆栽和园林植物配置。

毛曼陀罗

Datura innoxia Mill.

·科　名　茄科 Solanaceae	·属　名　曼陀罗属 *Datura*
·生活型　一年生草本或半灌木状	·花果期　花期 9~10 月，果期 10~11 月

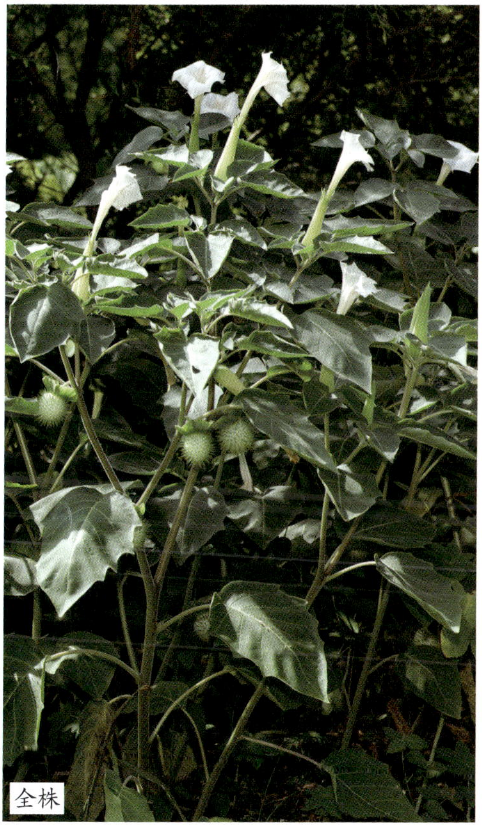
全株

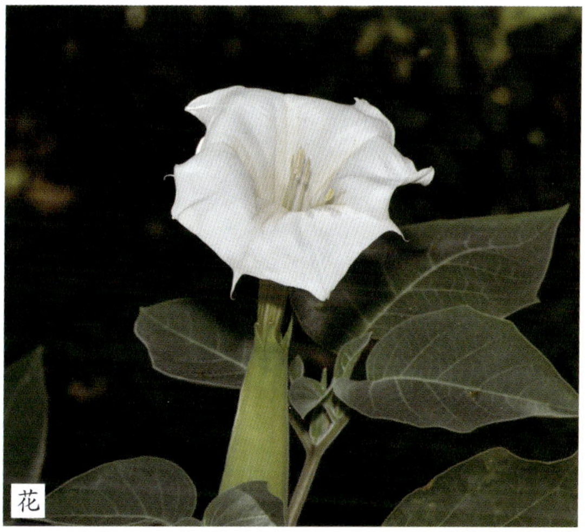
花

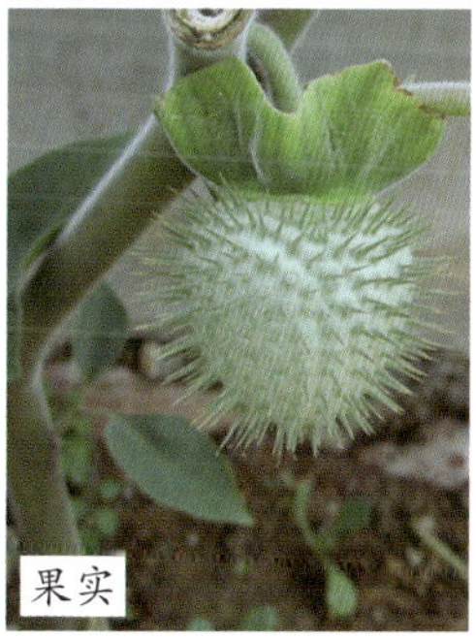
果实

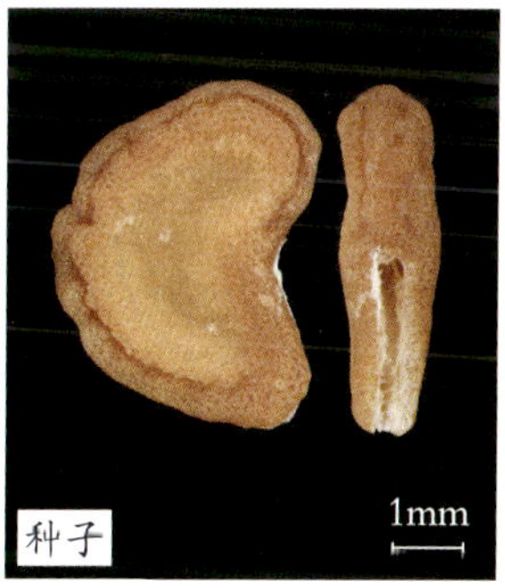

种子

【释　　名】本品植株与曼陀罗相近，但全株密被短绒毛或腺毛，故名“毛曼陀罗”；其花在我国北方地区作“洋金花”应用，故又名“北洋金花”。

【生境分布】生于村边、路边。全省各地均有分布。

【识别要点】全体密生白色细腺毛和短柔毛。茎灰白色。叶宽卵形，顶端急尖，基部偏斜，全缘或有不规则波状疏齿。花直立或斜升；花萼圆筒状，顶端 5 齿裂，花后自近基部环状断裂，宿存部分扩大反折；花冠上部白色，下部带绿色，漏斗状，长 15~17cm，开后喇叭状，边缘有 10 短尖头；雄蕊 5，乳白色。蒴果斜下，近圆形，表面密生等长针刺，果熟时不规则开裂。种子多数，黄褐色。

【药 材 名】曼陀罗子（成熟种子）。

【性味功用】辛、苦，温；有毒。平喘，祛风，止痛。主治喘咳，惊痫，风寒湿痹，脱肛，跌打损伤，疮疖。

【使用注意】曼陀罗子毒性强，含莨菪碱，中毒症状为口干、口渴、皮肤发红、皮肤干燥、头晕、瞳孔散大、心率加快、躁动、抽搐、痉挛，进食大量曼陀罗子则血压下降、昏睡、呼吸衰竭而死亡。外感、痰热咳喘者及青光眼、高血压、心动过速患者，以及孕妇禁用；肾功能异常、体弱者慎用。

【附　　方】**治跌打损伤：**曼陀罗子 3g，泡酒 180ml，每次服 10ml。（《民间常用草药汇编》）

【拓展阅读】叶、根亦可入药，花可作洋金花药用。

洋金花

Datura metel L.

·科　名　茄科 Solanaceae　　·属　名　曼陀罗属 *Datura*

·生活型　一年生草本或半灌木状　　·花果期　花期 4~8 月，果期 7~11 月

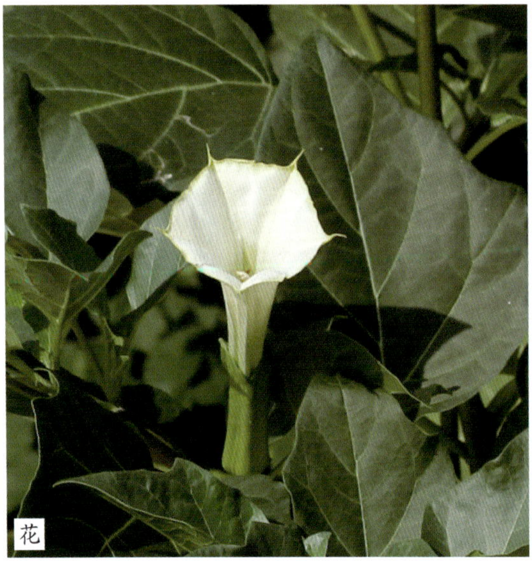

花

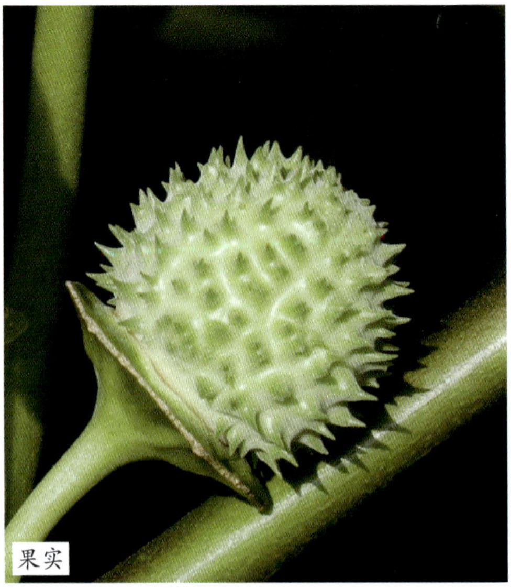

果实

【释　　名】羊食用本品后受惊骚乱，称为“羊惊花”，后因语声相转，故名“洋金花”；叶似茄叶，相传汉北回回地方亦有此花，故又名“胡茄花”；花酿酒饮使人癫狂，故又名“风茄花”。

【生境分布】生于向阳的山坡草地或住宅旁。分布于南京、苏州等地。

【识别要点】全体近无毛。叶互生或茎上部近对生，卵形或宽卵形。花单生于叶腋或枝杈间；花萼筒状；花冠漏斗状，中部之下较细，向上扩大呈喇叭状，5裂，裂片有尖头，白色、黄色或浅紫色。蒴果斜上，近球状或扁球状，表面疏生短硬刺，成熟后不规则开裂，宿存的萼筒部分浅盘状。

【药 材 名】洋金花（花）。

【性味功用】辛，温；有毒。平喘止咳，麻醉止痛，解痉止搐。主治哮喘咳嗽，脘腹冷痛，风湿痹痛，癫痫，惊风等。

【使用注意】洋金花内服宜慎，外感、痰热喘咳、青光眼、高血压、心脏病、肝肾功能不全者和孕妇禁用。本品有毒，用量过大易致中毒，出现口干、皮肤潮红、瞳孔散大、心动过速、眩晕头痛、烦躁、谵语、幻觉，甚至昏迷，最后因呼吸麻痹而死亡。

【附 方】（1）**治哮喘：**风茄花 0.4g，甘草 3g，远志 4g，研细粉和匀，分成 10 份，每次 1~3 份，睡前或发作前 1 小时顿服，每次不超过 3 份。（《浙江药用植物志》）

（2）**治慢性支气管炎：**曼陀罗花 0.09g，金银花、远志、甘草各 0.48g（每丸用量），共研细末，加适量蜂蜜制成蜜丸，每次服 1 丸，每日 2 次，连服 30 日。（《全国中草药汇编》）

【拓展阅读】果实或种子、叶、根亦可入药。

曼陀罗

Datura stramonium L.

·科 名 茄科 Solanaceae ·属 名 曼陀罗属 *Datura*

·生活型 一年生草本或半灌木状 ·花果期 花期 6~9 月，果期 8~11 月

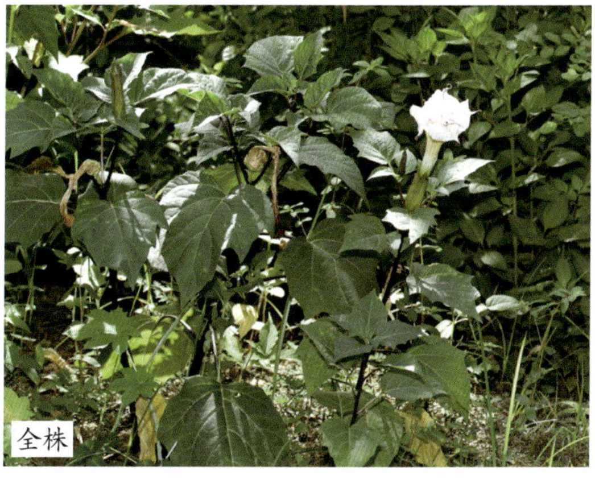
全株

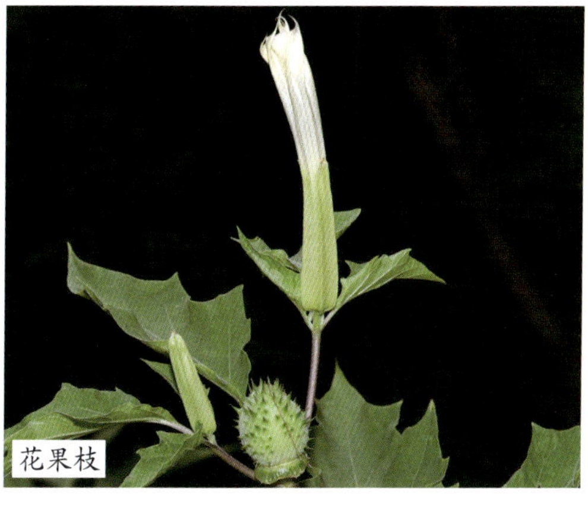
花果枝

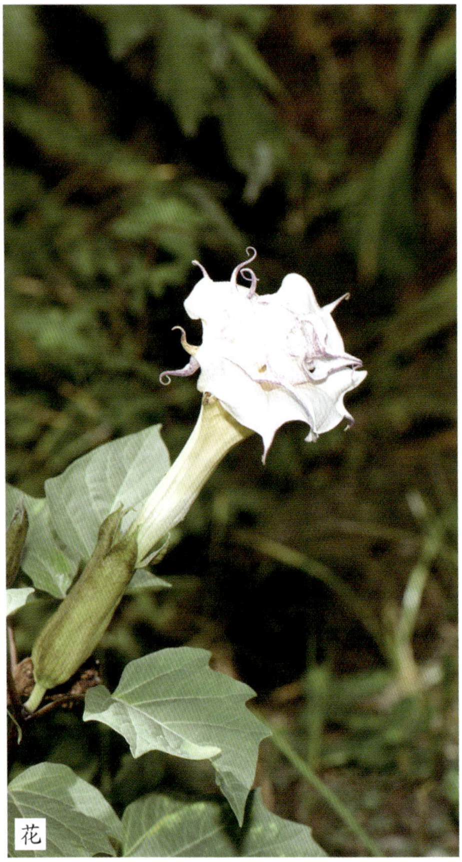

花

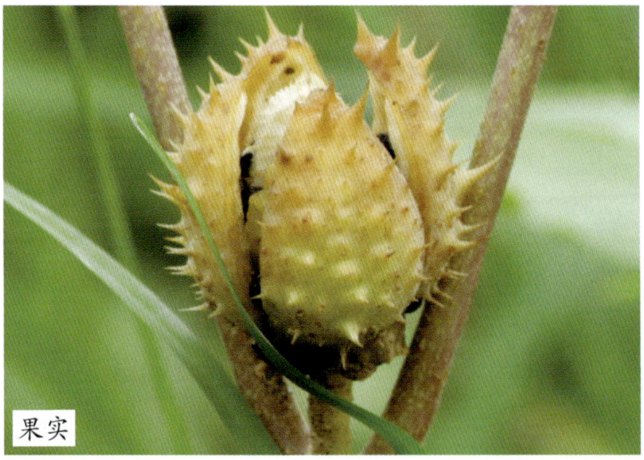

果实

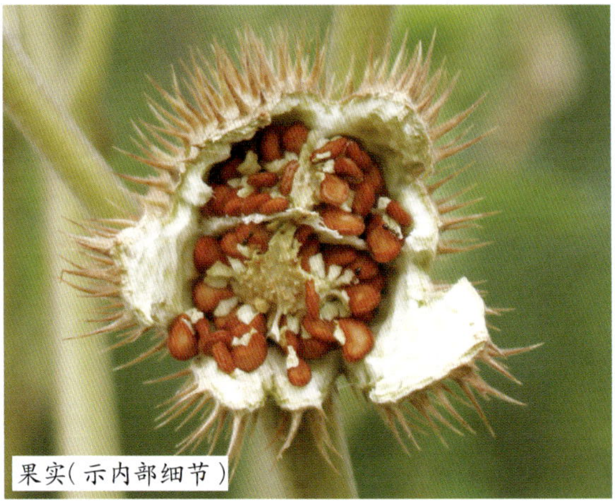

果实（示内部细节）

【释　　名】“曼陀罗”源于梵语“mandala”的音译，最初是古印度宗教的术语，意为坛场，因本品花呈喇叭状，花瓣5裂，在未完全展开前呈螺旋状向外伸展，中央包裹雌雄蕊，甚是美丽，被佛教徒用作坛场的象征，故名“曼陀罗”；花为淡紫色，故又名“紫花曼陀罗”；果实有时无刺，故又名“无刺曼陀罗”。

【生境分布】生于住宅旁、路边或草地上。全省各地均有分布。

【识别要点】全体近无毛。茎常带紫色。叶片宽卵形，顶端渐尖，基部偏斜，边缘有不规则波状浅裂。花单生于叶腋或枝杈间；花柄直立；萼筒有5棱角，顶端5浅裂，花后自近基部环状断裂，宿存部分增大反折；花冠漏斗状，下部带绿色，上部白色或淡紫色，檐部裂片有短尖头；雄蕊5。蒴果直立，卵球状，成熟后顶端4瓣裂，表面有坚硬不等长的针刺或无。

【药 材 名】参见“毛曼陀罗”。

【性味功用】参见“毛曼陀罗”。

【使用注意】参见“毛曼陀罗”。

【附　　方】参见“毛曼陀罗”。

【拓展阅读】全草可作农药，也可栽植供观赏。

枸　杞

Lycium chinense Mill.

·科　名　茄科 Solanaceae　　·属　名　枸杞属 *Lycium*

·生活型　多分枝灌木　　·花果期　花期 5~9 月，果期 8~11 月

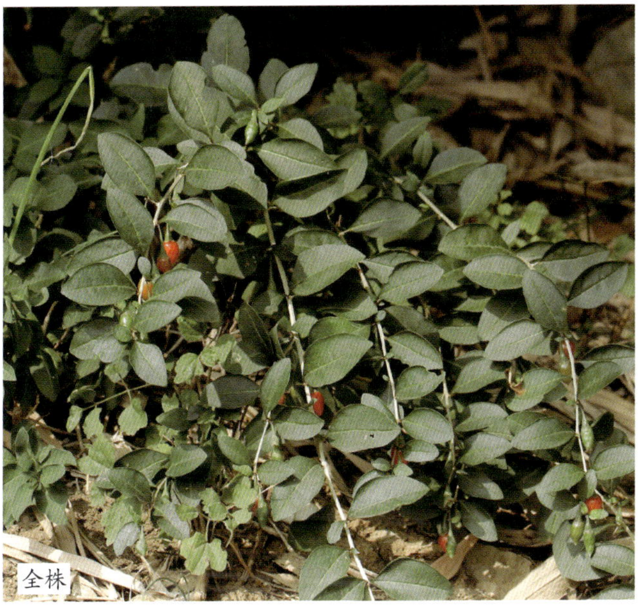
全株

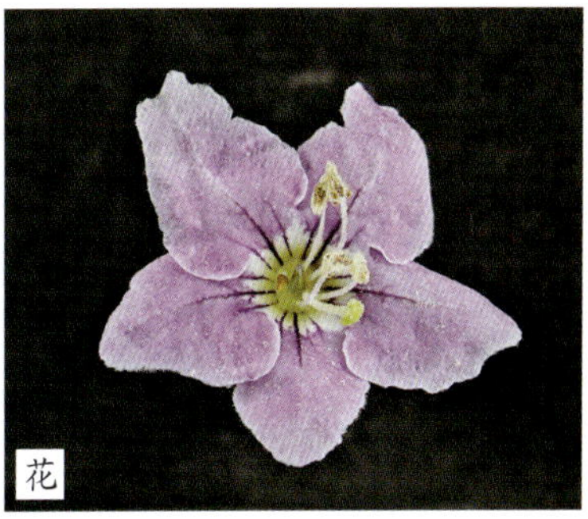
花

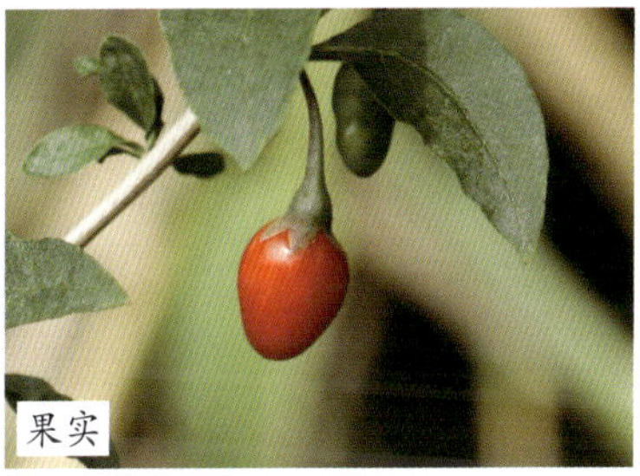
果实

【释　　名】古有枸、杞两种树，本品棘刺如枸橘，茎条如杞柳，故兼名为“枸杞”；果实如狗乳头，故又名“狗奶子”。

【生境分布】生于山坡、荒地、路旁及村边。全省各地均有分布。

【识别要点】茎多分枝，枝下垂铺散开，淡灰色。叶卵形或卵状披针形。花萼 3 裂或具 4~5 齿；花冠紫红色，檐部 5 深裂；花丝基部密生绒毛；柱头绿色。浆果卵形，成熟时红色。

【药 材 名】地骨皮（根皮）、枸杞叶（嫩茎叶）。

【性味功用】**（1）地骨皮：** 甘，寒。清虚热，泻肺火，凉血。主治阴虚劳热，骨蒸盗汗，小儿疳积发热，肺热喘咳，吐血，衄血，尿血，消渴。

（2）枸杞叶： 苦、甘，凉。补虚益精，清热明目。主治虚劳发热，烦渴，目赤昏痛，障翳夜盲，崩漏带下，热毒疮肿。

【使用注意】脾胃虚寒者慎服地骨皮。

【附　　方】**（1）治小儿肺热壅盛，气急喘咳：** 地骨皮、桑白皮（炒）各一两，甘草（炙）一钱，上锉散，入粳米一撮，水二小盏，煎七分，食前服。（《小儿药证直诀》）

（2）**治鸡眼**：地骨皮、红花同研细，于鸡眼痛处敷之，或成脓亦敷，次日结痂好。（《仁术便览》）

【拓展阅读】果实亦可入药，功效与宁夏枸杞相近。嫩叶可作蔬菜；种子油可制润滑油或食用油；枸杞耐干旱，可生于沙地，可作水土保持的灌木。

烟　草

Nicotiana tabacum L.

·科　名　茄科 Solanaceae	·属　名　烟草属 *Nicotiana*
·生活型　一年生草本	·花果期　花期 5~8 月，果期 9~10 月

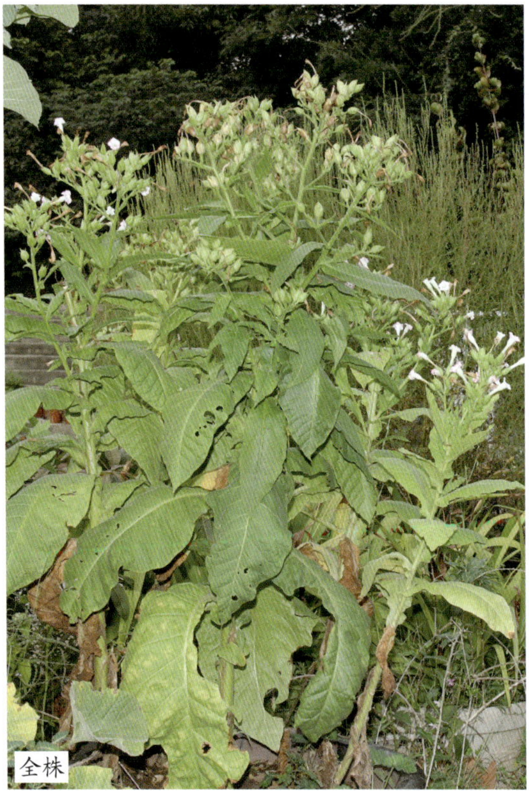

全株

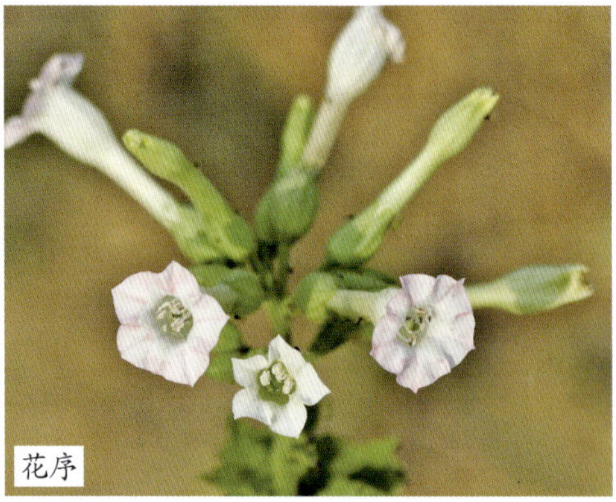

花序

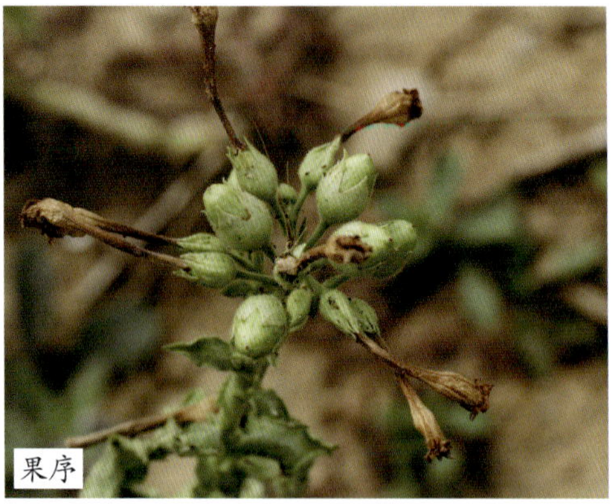

果序

【释　　名】本品为草本，燃烧时产生烟气，故名"烟草"。

【特性分布】喜高温多雨地区，适宜排水良好的沙质壤土。全省各地均有栽培。

【识别要点】全体被腺毛，有强烈气味。茎直立，粗壮，基部稍木质化。叶互生，长椭圆形至披针形，顶端渐尖，基部渐狭而半抱茎，稍呈耳状，全缘或微波状。圆锥花序顶生，多花；花冠长管形漏斗状，淡红色或白色，筒部色淡，稍弯曲，裂片短尖，外面有毛；雄蕊 5，1 枚显著较短，不伸出；花萼筒状，5 浅裂，裂片长短不等，果时稍增大，包围果实。蒴果卵球状，熟后 2 瓣裂。

【药 材 名】烟草（叶）。

【性味功用】辛，温；有毒。行气止痛，燥湿，消肿，解毒杀虫。主治食滞饱胀，气结疼痛，关节痹痛，痈疽，疔疮。

【使用注意】气虚、阴虚者不宜燃吸，肺病咳嗽、血证及一切喉证患者禁服，儿童、孕妇忌服。

【附　　方】**（1）治头癣，白癣，白秃疮：**烟叶或全草煎水涂拭患部，每日 2~3 次；或取旱烟筒中的烟油涂患部，每日 1 次。（《全国中草药汇编》）

（2）治四肢及胸部软组织扭伤：烟丝、酒糟等量，捣烂敷患处。（《浙江药用植物志》）

【拓展阅读】烟叶为卷烟原料；全株有毒，可作杀虫剂。

苦 蘵

Physalis angulata L.

·科　名　茄科 Solanaceae	·属　名　酸浆属 *Physalis*
·生活型　一年生草本	·花果期　花期 5~6 月，果期 7~12 月

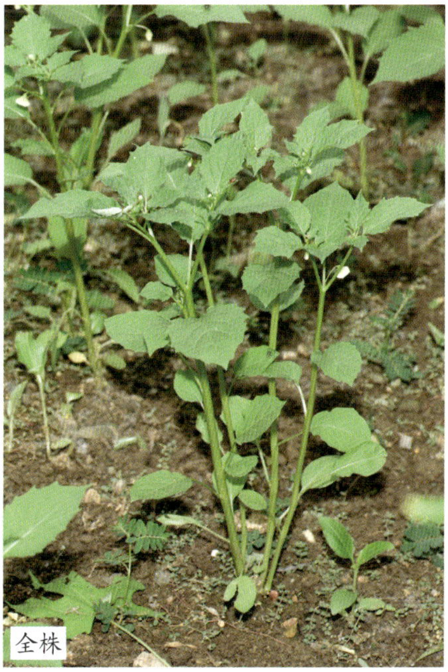

全株

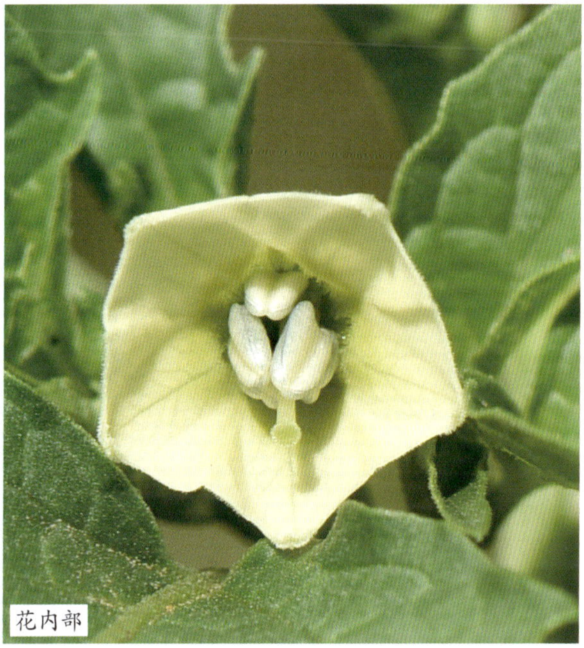

花内部

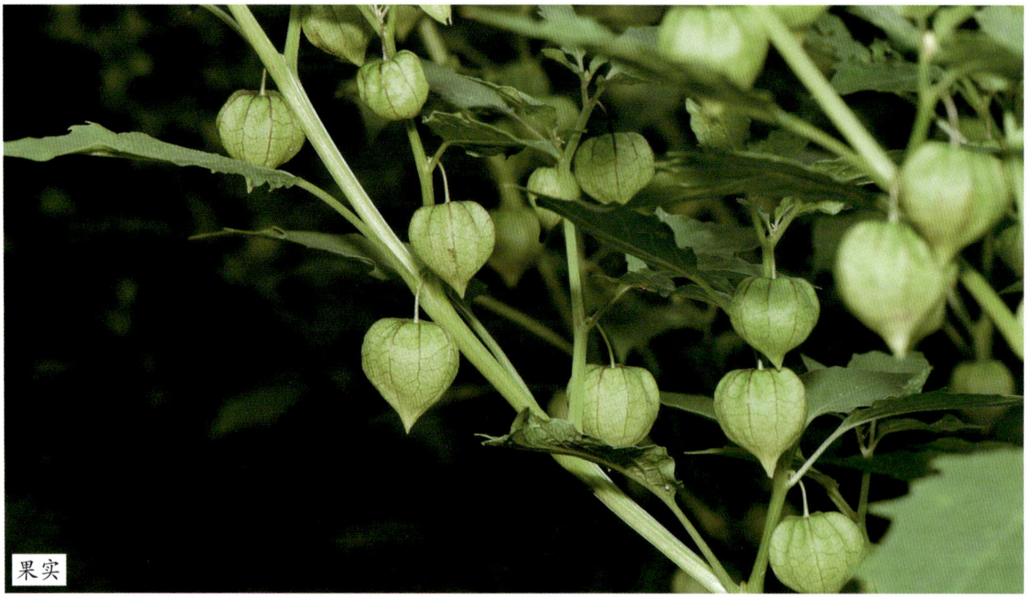
果实

【释　　名】《尔雅·释草》曰“叶似酸浆，花小而白，中心黄”，描述与本品植物形态相符，又因根和叶子味苦，故名“苦蘵”；因其包裹在果实外面的宿存萼似灯笼，故又名“灯笼草”；宿存萼拍破有响声，故又名“爆竹草”“劈拍草”。

【生境分布】生于山坡林下或田边、路旁。全省各地均有分布。

【识别要点】无根茎，全株近无毛。茎多分枝。叶片卵状椭圆形，顶端尖，基部楔形，全缘或有牙齿。花柄纤细；花萼5中裂，果期增大成膀胱状，包围浆果；花冠钟状，淡黄色，喉部常有紫色斑纹，直径6~8mm；雄蕊5，花药蓝紫色或黄色，彼此分离。果萼成熟时淡绿色，薄纸质，具10纵肋，有细毛。

【药 材 名】苦蘵（全草）。

【性味功用】苦、酸，寒。清热，利尿，解毒，消肿。主治感冒，肺热咳嗽，咽喉肿痛，牙龈肿痛，湿热黄疸，痢疾，水肿，热淋，天疱疮，疔疮。

【使用注意】本品有毒，不宜过量。孕妇禁服，体虚无热邪者慎用，脾虚泄泻及痰湿者忌用。凡未成熟之浆果勿食。

【附　　方】**（1）治百日咳：**苦蘵15g，水煎，加适量白糖调服。（《江西民间草药验方》）

（2）治牙龈肿痛：苦蘵24g，煎水含漱。（《江西民间草药》）

【拓展阅读】果实、根亦可入药。

白 英

Solanum lyratum Thunb.

·科 名 茄科 Solanaceae	·属 名 茄属 *Solanum*
·生活型 多年生草质藤本	·花果期 花期 7~8 月，果熟期 9~10 月

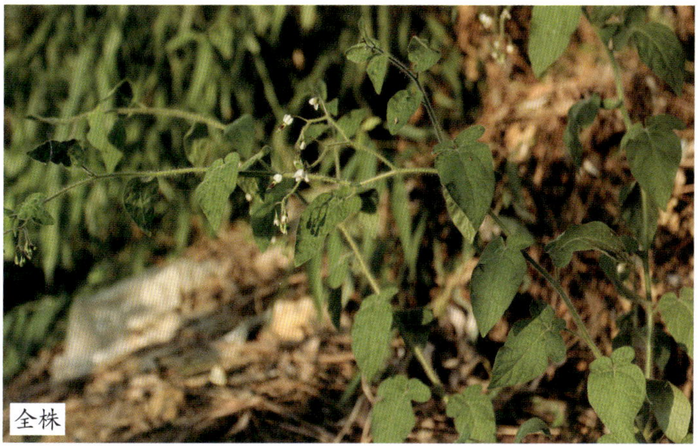
全株

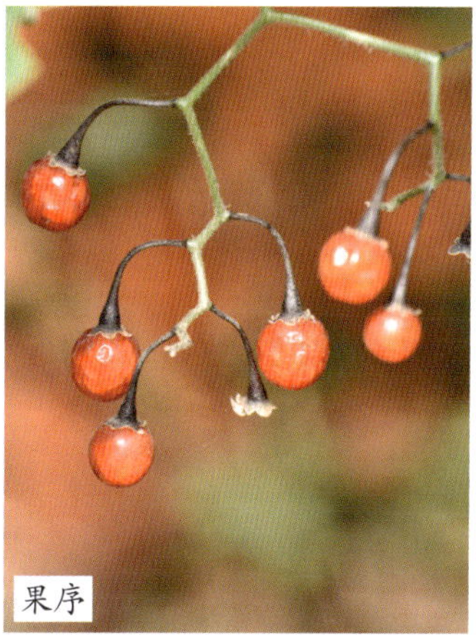
果序

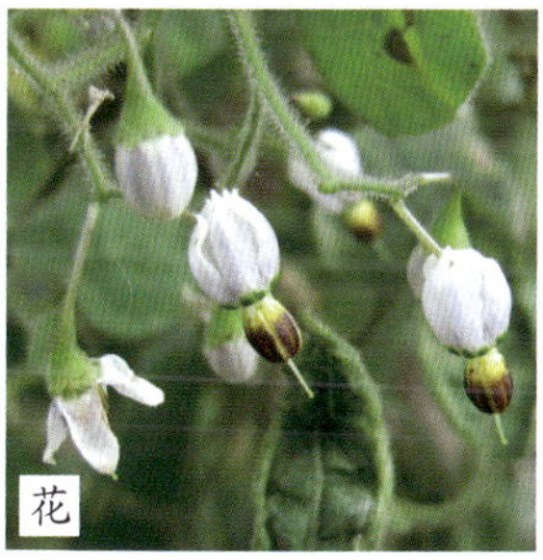
花

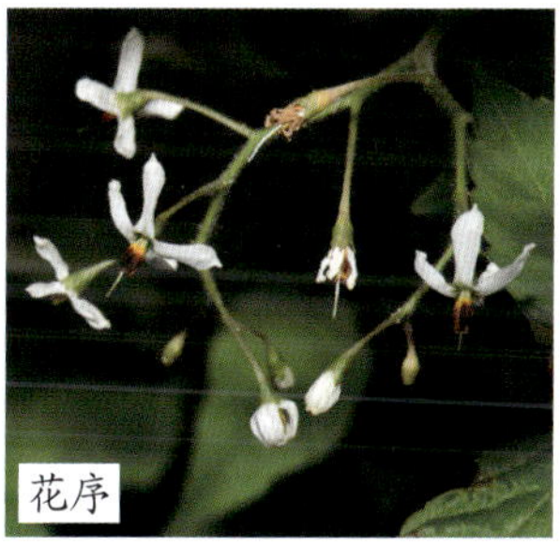
花序

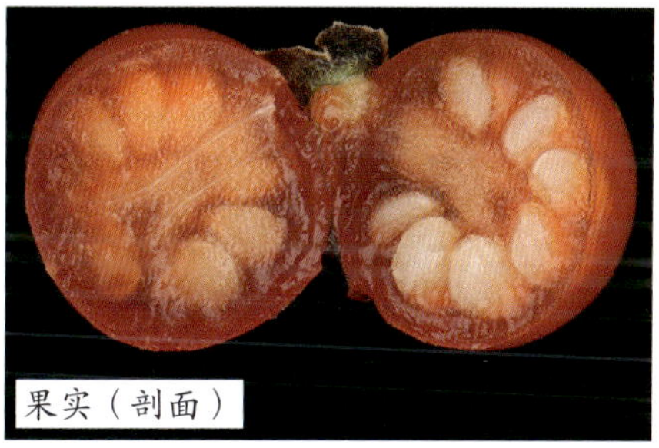
果实（剖面）

【释 名】本品花多为白色，“英”意为花，故名“白英”；本品为藤本，茎、叶及叶柄均密被白色柔毛，故又名“白毛藤”；叶片戟形或琴形，下部常有 1~2 对耳状裂片，故又名“羊仔耳”；果期近冬季，成熟时色红，经霜不落，故又名“望冬红”。

【生境分布】生于山坡或路旁。全省各地均有分布。

【识别要点】茎、叶密生有节的长柔毛。单叶互生，叶片多为琴形，顶端渐尖，基部常全缘或有时 3~5 深裂，裂片全缘，两面都有长柔毛。聚伞花序顶生或腋外生，花疏生，花序梗长约 2cm，被具节的长柔毛；花冠蓝色或白色，冠檐 5 深裂，裂片椭圆状披针形，反折有柔毛；花药贴合，围绕花柱，形成圆锥体，花药顶端或近顶端孔裂。浆果球状，成熟后红色。种子近盘状，扁平。

【药 材 名】白英（全草）。

【性味功用】甘、苦，寒；有小毒。清热利湿，解毒消肿。主治风热感冒，发热，咳嗽，胁肋胀痛；外治痈疖肿毒，风湿痹痛。

【使用注意】本品有小毒，不宜过量服用，否则会出现咽喉灼热感及恶心、呕吐、眩晕、瞳孔散大等中毒反应。体虚无湿热者忌用。

【附　　方】**（1）治黄疸：**取鲜白英全草 30~60g，茵陈 15g，酌加水煎成半碗，调红糖少许，内服，日服 2 次。（《泉州本草》）

（2）治蛇咬伤，蜂螫伤：鲜白英叶 30~60g，洗净绞汁，炖黄酒 60g，温服，渣敷患处。（《泉州本草》）

【拓展阅读】根、果实亦可入药。

龙　葵

Solanum nigrum L.

·科　名　茄科 Solanaceae	·属　名　茄属 *Solanum*
·生活型　一年生草本	·花果期　花期 9 月，果期 10 月

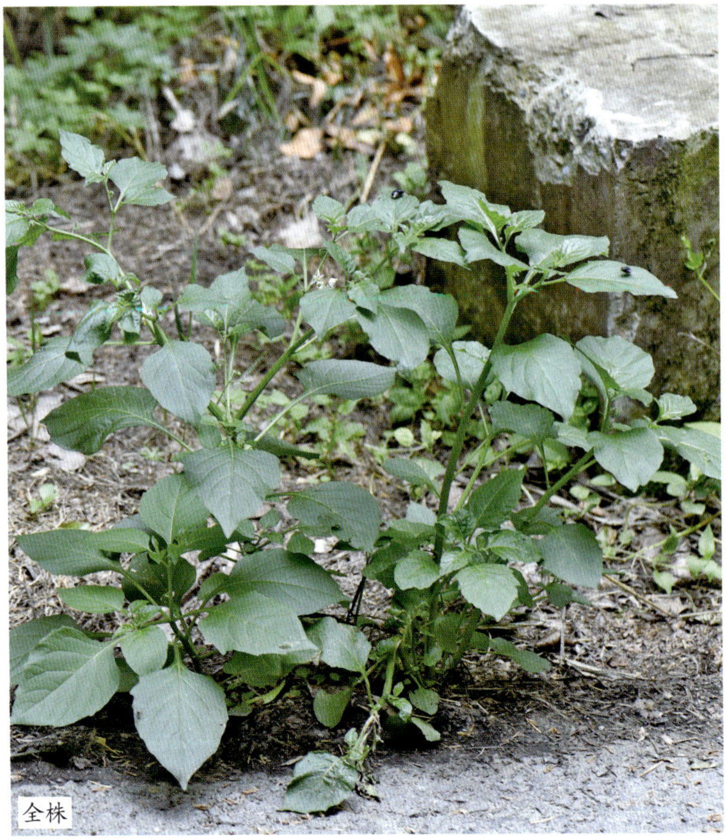

全株

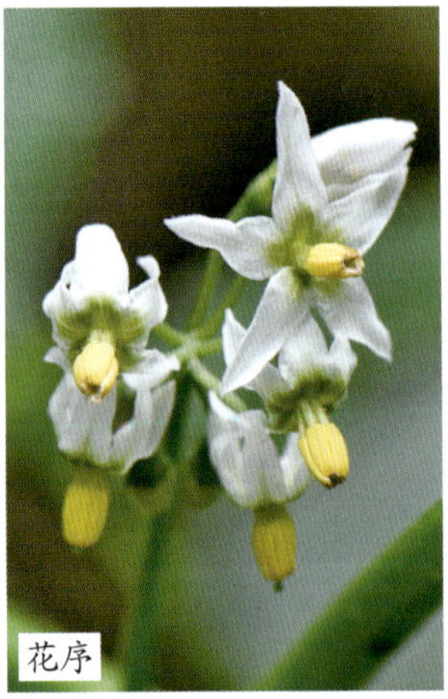

花序

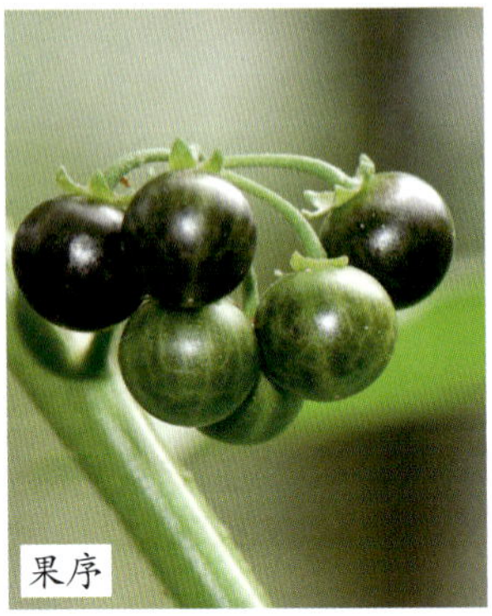

果序

【释　　名】果实成熟时色黑如龙之目，《本草纲目》云“其性滑如葵也”，故名“龙葵”；花期时，花或全株形态类似辣椒，故又名“野辣椒”；善治疔疮，故又名“乌疔草”。

【生境分布】生于路旁、田野、荒地及村庄附近。全省各地均有分布。

【识别要点】茎直立，多分枝。叶片卵形，顶端短尖，基部渐狭下延，全缘或具波状齿；叶柄长。短蝎尾状花序或近伞状；花萼杯状，绿色，5浅裂；花冠白色，辐状，冠檐5深裂，开放前常折叠；雄蕊5，花药长约为花丝的4倍，贴合成圆锥体，顶孔向内。浆果球状，直径约8mm，成熟时黑色。种子压扁状。

【药 材 名】龙葵（全草）。

【性味功用】苦，寒；有小毒。清热解毒，活血消肿。主治感冒发热，痰热咳嗽，咽喉肿痛，水肿，小便不利，热淋；外治丹毒，跌打扭伤，痈疖疔疮，天疱疮，蛇咬伤。

【使用注意】本品有小毒。用量过大，可引起头痛、瞳孔散大、精神错乱等症状，可刺激胃肠道黏膜，出现恶心、呕吐、腹痛、腹泻等，并有溶血作用，严重者可产生感觉过敏、嗜睡、呼吸困难、心悸、昏迷，煎煮可减轻其毒性。孕妇忌服。

【附　　方】**（1）治疔肿：**老鸦眼睛草（龙葵）擂碎，酒服。（《普济方》）

（2）治毒蛇咬伤：鲜龙葵、鲜六月雪叶各30g，捣烂取汁内服，药渣外敷，连用2日。（《全国中草药汇编》）

【拓展阅读】果实、根亦可入药。茎、叶煮剂可防治菜青虫与棉蚜虫。

母　草

Lindernia crustacea (L.) F. Muell.

·科　名　玄参科 Scrophulariaceae	·属　名　母草属 *Lindernia*
·生活型　一年生小草本	·花果期　花期 7~9 月，果期 9~10 月

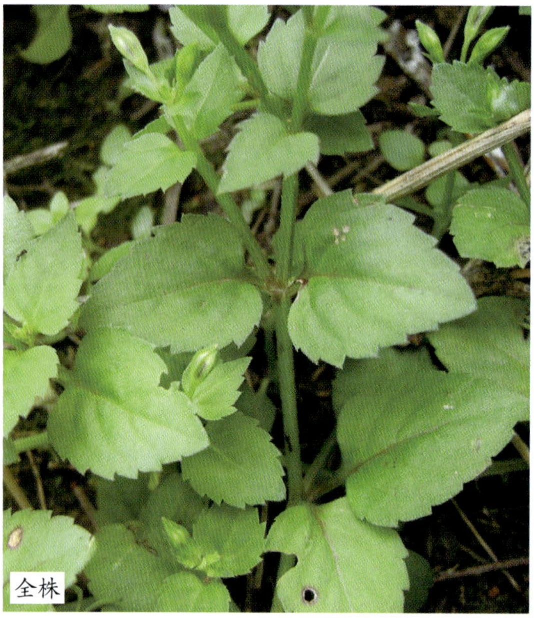
全株

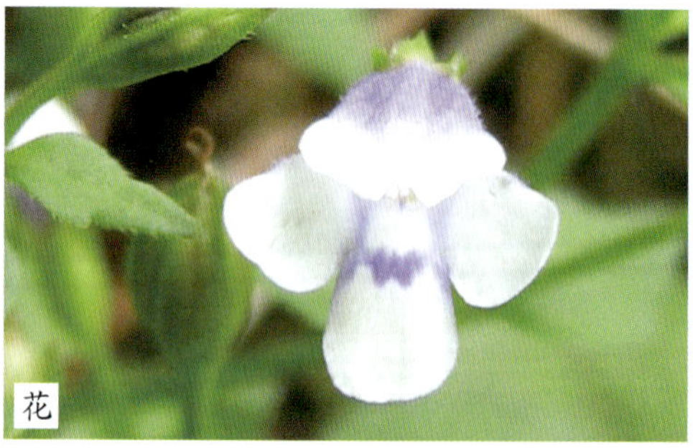
花

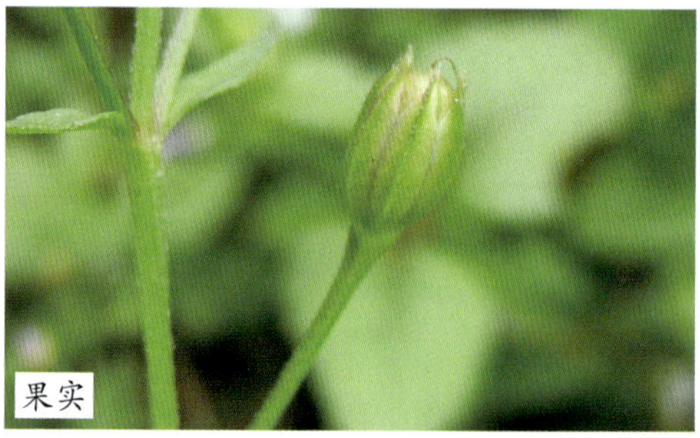
果实

【释　　名】《植物名实图考》将本种分公母，谓其“公草叶尖……母草叶短、微宽”，故名“公草母草”，后简称“母草”；茎四棱状方形，故又名“四方草”。

【生境分布】生于田边、草地、路边等低湿处。分布于苏中、苏南等地。

【识别要点】植株常有疏毛。茎铺散，基部斜上分枝。叶对生，卵形或三角状卵形，边缘有锯齿，羽状脉。花单生于叶腋或在茎枝顶端排成极短的顶生总状花序；花萼坛状，5 浅裂，裂片齿状；花冠紫色，上唇有时 2 浅裂，下唇 3 裂，中间裂片大；雄蕊 4，2 长 2 短。蒴果卵球状，包于花萼内或与花萼近等长。种子近球状，有瘤突。

【药 材 名】母草（全草）。

【性味功用】微苦、淡，凉。清热利湿，活血止痛。主治风热感冒，湿热泻痢，劳伤咳嗽，带下，月经不调，痈疖肿毒，毒蛇咬伤，跌打损伤。

【使用注意】脾胃虚寒及寒凝痛经者慎服。

【附　　方】**（1）治风热感冒，急性肝炎、肾炎：**母草全草 30~60g，水煎服。（《湖南药物志》）

（2）治急性泻痢或伴发热：母草 30g，甘葛 15g，马齿苋、陈茶叶各适量，同炒、煎服。（《庐山中草药》）

陌上菜

Lindernia procumbens (Krock.) Philcox

·科　名　玄参科 Scrophulariaceae　　·属　名　母草属 *Lindernia*

·生活型　一年生草本　　·花果期　花期 8~9 月，果期 9~10 月

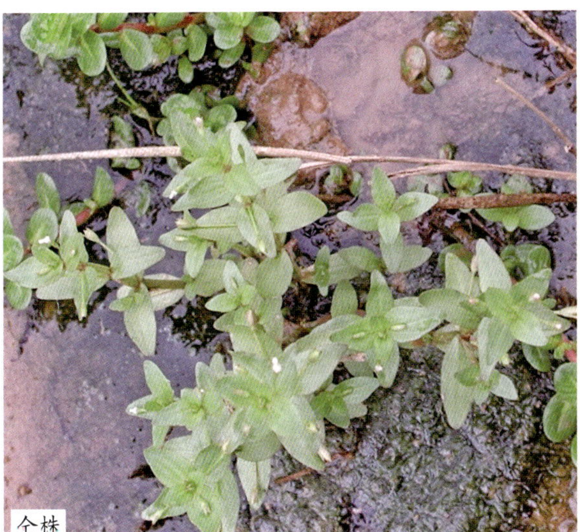
全株

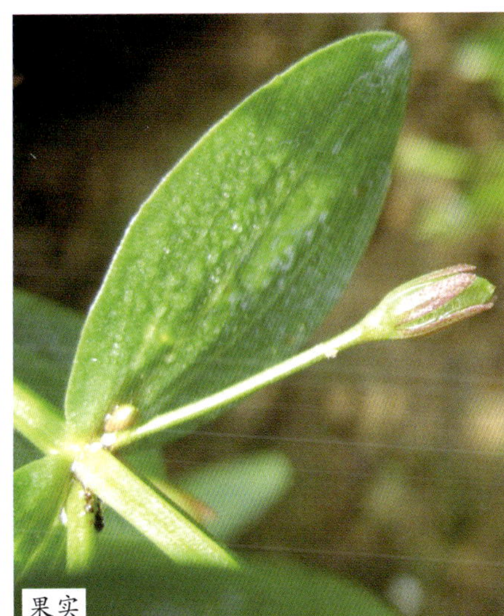
果实

【释　　名】“陌”意为田间小路，本品常生于田边路上，可作野菜，故名“陌上菜”；为母草属植物，花淡红紫色，近白色，较母草花色浅，故又名“白母草”；多用作喂猪饲料，故又名“白猪母菜”。

【生境分布】生于水边、河岸湿地或水稻田内。全省各地均有分布。

【识别要点】全株无毛。根系发达。茎自基部分枝，直立或斜上。叶对生，长椭圆形或倒卵状长圆形，有 3~5 条掌状主脉，全缘，无柄。花单生于叶腋，花柄长；花萼 5 深裂，仅基部相连，裂片近相等；花冠淡红紫色，二唇形；雄蕊 4，2 长 2 短。蒴果卵球状或椭圆球状，与花萼近等长，室间 2 裂。种子多数。

【药 材 名】白猪母菜（全草）。

【性味功用】淡、微甘，寒。清热解毒，凉血止血。主治湿热泻痢，目赤肿痛，尿血，痔疮肿痛。

【使用注意】体质虚寒无热者勿服。

【附　　方】**治痔疮便血**：陌上菜 9g，地榆 9g，槐花 9g，三七 9g，乌梅 3 颗，煎汤，熏洗后阴，每日 1 次。（笔者经验方）

通泉草

Mazus japonicus (Thunb.) O. Kuntze

·科　名　玄参科 Scrophulariaceae	·属　名　通泉草属 *Mazus*
·生活型　一年生草本	·花果期　花期 4~8 月，果期 7~10 月

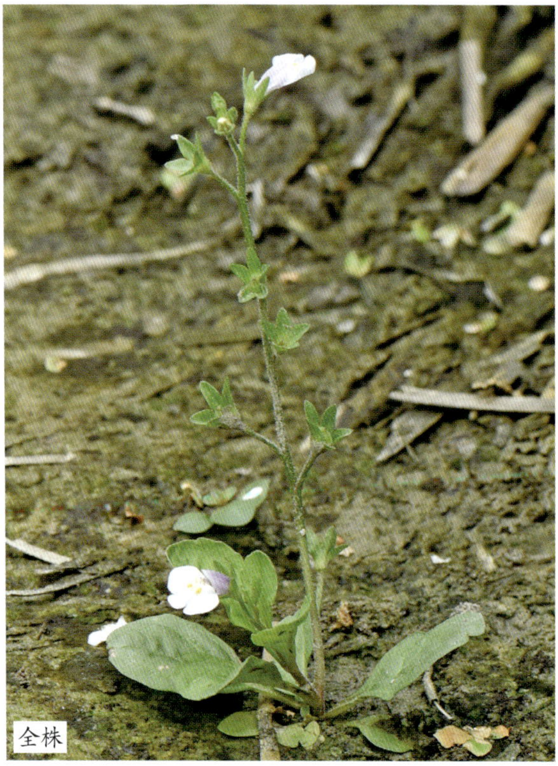

全株

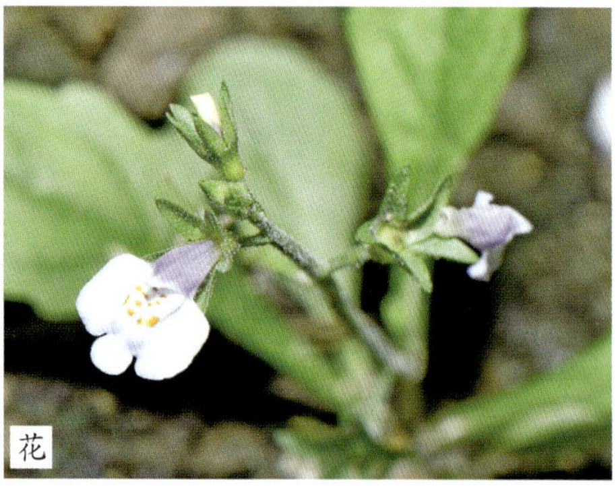

花

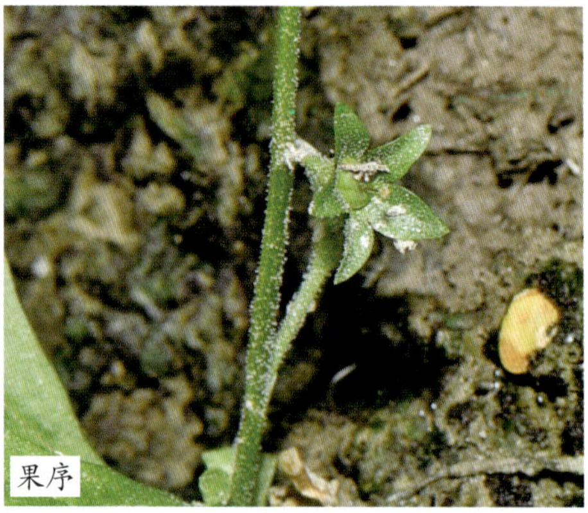

果序

【释　　名】常生于有水处，根入地至泉，故名"通泉草"；可治疗脓疱疮，故又名"脓泡草"。

【生境分布】生于路旁荒野湿地、水稻田边。全省各地均有分布。

【识别要点】全株疏生短毛或无毛。茎直立或倾斜。基生叶莲座状，叶片倒卵状匙形，边缘有粗钝锯齿，顶端圆钝，基部下延成翼状。总状花序顶生，占茎的大部分；花萼裂片与筒部近等长；花冠白色或淡紫色，上唇 2 裂，下唇大而开展，3 裂，喉部有 2 凸起，具白色软毛及黄色斑点；雄蕊 4。蒴果球状，无毛，稍露出花萼外。

【药 材 名】通泉草（全草）。

【性味功用】苦，平。止痛，健胃，解毒，利尿消肿，行血调经。主治风湿痹痛，消化不良；外治脓疱疮，疔疮，烫烧伤。

【使用注意】虚寒体质和血寒经闭者慎服，或以酒制服。

【附 方】**（1）治痈疽疮肿：**通泉草（干）全草，研细末，冷水调敷患处，每日 1 换。（《泉州本草》）

（2）治尿路感染：通泉草、车前草各 30g，金银花 15g，瞿麦、萹蓄各 12g，水煎服。（《安徽中草药》）

弹刀子菜

Mazus stachydifolius (Turcz.) Maxim.

·科 名 玄参科 Scrophulariaceae	·属 名 通泉草属 *Mazus*
·生活型 多年生草本	·花果期 花果期 4~10 月

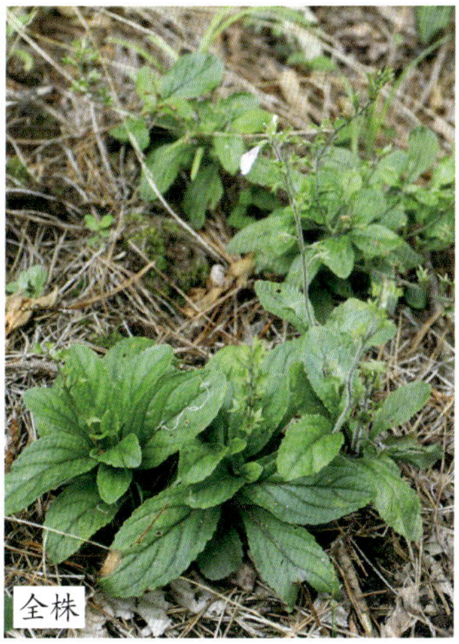

全株

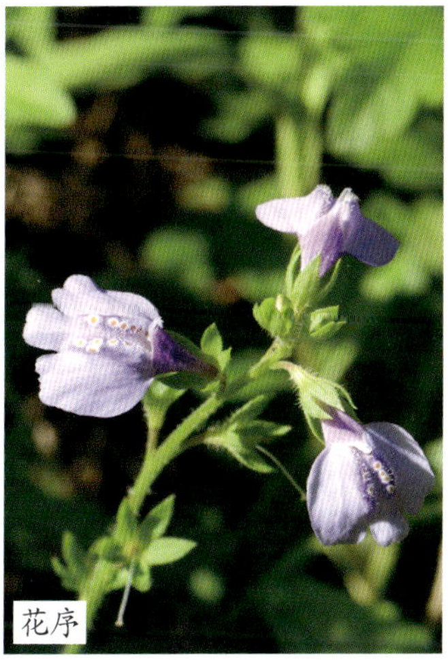

花序

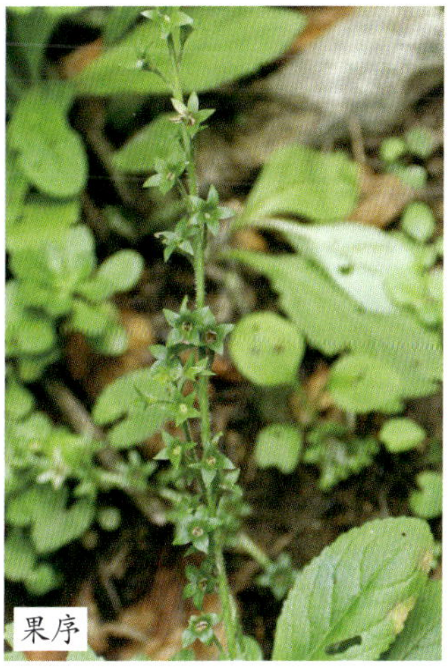

果序

【释 名】本品形态与通泉草相似，故名“小通泉草”；因其遇到虫蛇咬伤时可像外科医生那样快速出刀加以治疗，故又名“山刀草”“弹刀子菜”。

【生境分布】生于路旁田野。分布于南京、无锡（江阴、宜兴）、苏州、连云港、镇江等地。

【识别要点】全体有细长软毛。根茎短，地上部分全部被多节白色长柔毛；茎直立。茎生叶对生，上部常互生，叶片长椭圆形至倒卵状披针形，纸质，无柄。总状花序顶生；花萼漏斗状，萼裂片稍长于或等于筒部，披针状三角形；花冠蓝紫色，二唇形；雄蕊 4，2 长 2 短。蒴果圆球状，有短柔毛，包于花萼筒内。

【药 材 名】弹刀子菜（全草）。

【性味功用】微辛，凉。清热解毒，凉血散瘀。主治便秘下血，痈肿疮毒，毒蛇咬伤，跌打损伤。

【使用注意】脾胃虚寒者及孕妇慎用。

【附 方】**治便秘下血：**弹刀子菜 30g，仙鹤草、醉鱼草、忍冬藤各 15g，淡竹叶 12g，水煎服。（《浙江药用植物志》）

毛泡桐

Paulownia tomentosa (Thunb.) Steud.

·科　名　玄参科 Scrophulariaceae	·属　名　泡桐属 *Paulownia*
·生活型　落叶乔木	·花果期　花期 4~5 月，果熟期 8~9 月

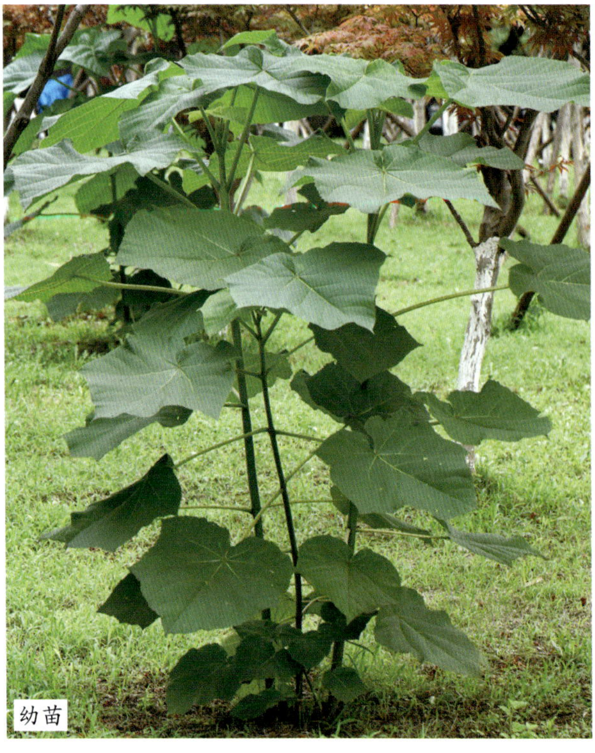

幼苗

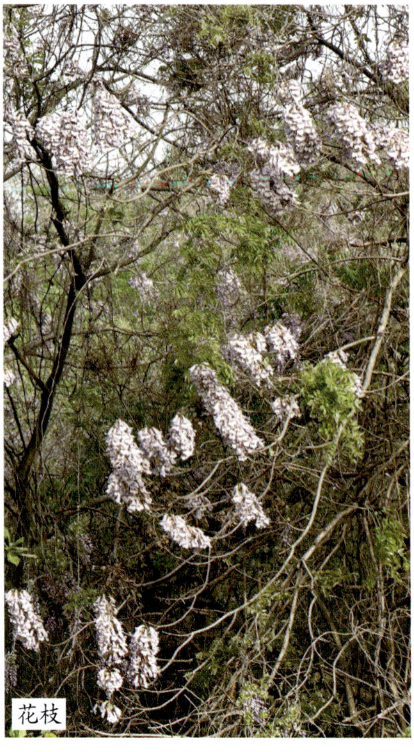

花枝

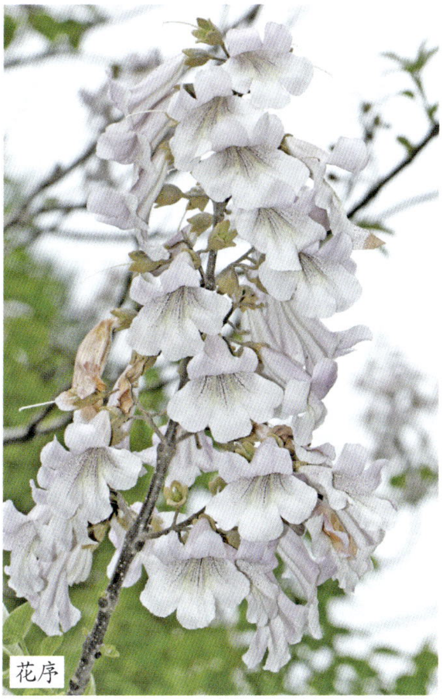
花序

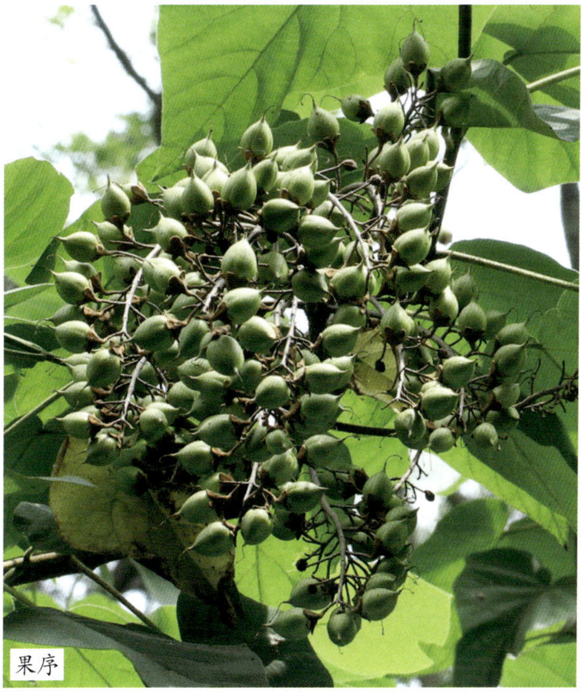
果序

【释　　名】本品叶形似梧桐，但木质泡松，且其叶柄常有黏性腺毛，花上密被星状绒毛，故名“毛泡桐”；又因其花紫色，故又名“紫花泡桐”。

【特性分布】适宜排水良好的沙质土。全省各地均有栽培。

【识别要点】枝条开展，树皮褐灰色；小枝有皮孔。幼枝、幼叶、花、幼果密被黏质短腺毛。叶大，宽卵形至卵形，顶端渐尖，基部心形，全缘或 3 浅裂，叶面有柔毛，叶背密被星状绒毛。聚伞圆锥花序侧枝不发达；花萼钟状，5 中裂，裂片肥厚，有锈色绒毛；花冠淡紫色，筒部扩大，驼曲，内面有黑色斑点及黄色条纹，裂片 5，唇形。蒴果卵球状，基部宽，顶端尖如喙，外果皮硬革质。

【药 材 名】泡桐花（花）、泡桐果（果实）。

【性味功用】**（1）泡桐花：**苦，寒。清肺利咽，解毒消肿。主治肺热咳嗽，咽喉肿痛，肠痈，疖肿，疮毒。

（2）泡桐果：苦，微寒。化痰，止咳，平喘。主治咳嗽咳痰。

【使用注意】脾胃虚寒者及女性经期慎服。

【附　　方】**（1）治腮腺炎：**泡桐花 24g，白糖 30g，水煎，冲白糖服。（《河南中草药手册》）

（2）治慢性支气管炎：用鲜泡桐果 240g，水煎去渣，浓缩成流膏为 1 日量，分 3 次服，10 日为 1 个疗程。（《中华本草》）

【拓展阅读】树皮、叶、根或根皮亦可入药。此外，木材可用于制作家具、乐器等。

地　黄 *Rehmannia glutinosa* (Gaertn.) Libosch. ex Fisch. et C. A. Mey.

·科　名　玄参科 Scrophulariaceae	·属　名　地黄属 *Rehmannia*
·生活型　多年生草本	·花果期　花果期 4~7 月

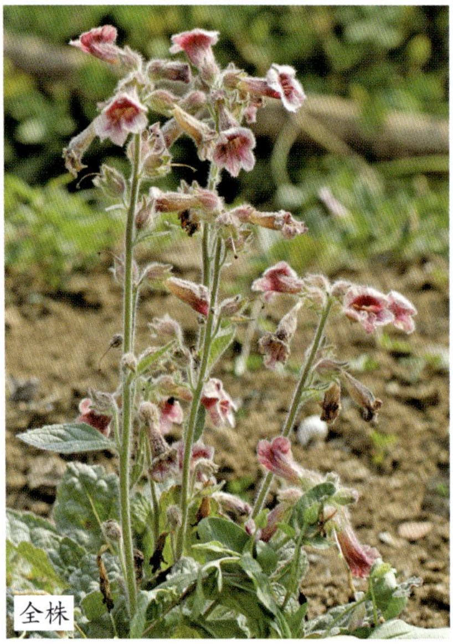
全株

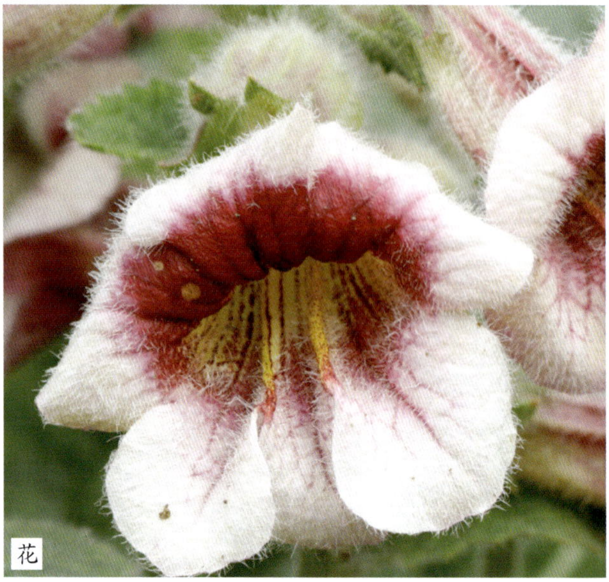
花

【释　　名】本品地下根茎可作染料，古代用以染黄，故名“地黄”。

【生境分布】生于荒山坡、山脚下或路边。分布于南京、南通、扬州、镇江等地。

【识别要点】根肉质肥厚，地下横走，橘黄色，微带红色。茎直立，全体有白色长柔毛及腺毛。叶多为基生；叶片长椭圆形，边缘有不规则钝齿，表面皱缩，背面叶脉隆起，网状，叶缘及脉上的腺毛较密。顶生总状花序；花萼钟状，5 浅裂；花冠筒状而微弯，外面紫红色，内面黄色有紫斑，顶部二唇形；花柱细长，柱头头状；雄蕊 4。蒴果卵球状或卵圆球状，室背开裂。

【药 材 名】鲜地黄（新鲜块根）、生地黄（干燥块根）、熟地黄（生地黄的炮制加工品）。

【性味功用】**（1）鲜地黄：**甘、苦，寒。清热凉血，生津润燥。主治急性热病，高热神昏，斑疹，津伤烦渴，血热妄行之吐血、衄血、崩漏、便血，口舌生疮，咽喉肿痛，劳热咳嗽，跌打伤痛，痈肿等。

（2）生地黄：甘、苦，微寒。滋阴清热，凉血补血。主治热病烦渴，内热消渴，骨蒸劳热，温病发斑，血热所致的吐血、衄血、崩漏、尿血、便血，血虚萎黄，眩晕心悸，血少经闭。

（3）**熟地黄：**甘，温。补血滋阴，益精填髓。主治血虚萎黄，眩晕心悸，月经不调，崩漏不止，肝肾阴亏，潮热盗汗，遗精阳痿，不孕不育，腰膝酸软，耳鸣耳聋，头目昏花，须发早白，消渴，便秘，肾虚喘促。

【使用注意】胃虚食少、脾虚有湿者慎服鲜地黄。脾虚泄泻、胃寒脘痞者慎服生地黄。脾胃虚弱、气滞痰多、腹满便溏者禁服熟地黄。

【附　　方】（1）**治血热生癣：**以生地黄汁频服之。（《备急千金要方》）

（2）**治急黄，发热便秘，目赤，小便短少：**大黄 15g，生地黄汁 30ml，芒硝 9g，水煎，入地黄汁，分 2 次服。（《备急千金要方》）

（3）**治营血虚滞证：**熟地黄 12g，当归 9g，白芍 9g，川芎 6g，水煎服。（《仙授理伤续断秘方》）

直立婆婆纳

Veronica arvensis L.

·科　名　玄参科 Scrophulariaceae	·属　名　婆婆纳属 *Veronica*
·生活型　一年生至二年生草本	·花果期　花期 4~5 月，果期 5~8 月

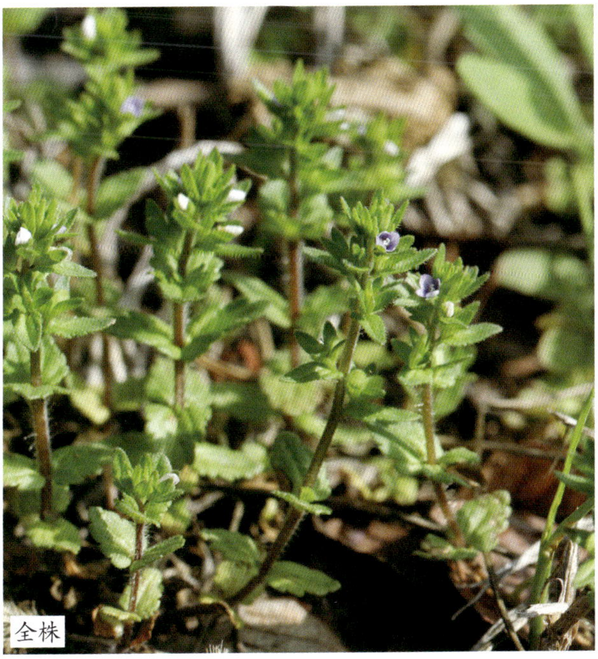
全株

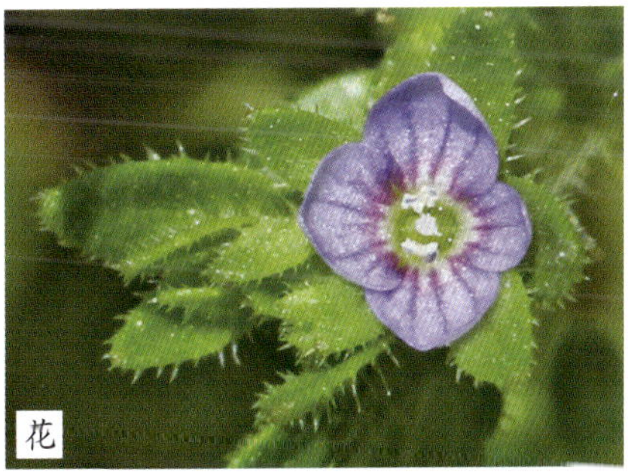
花

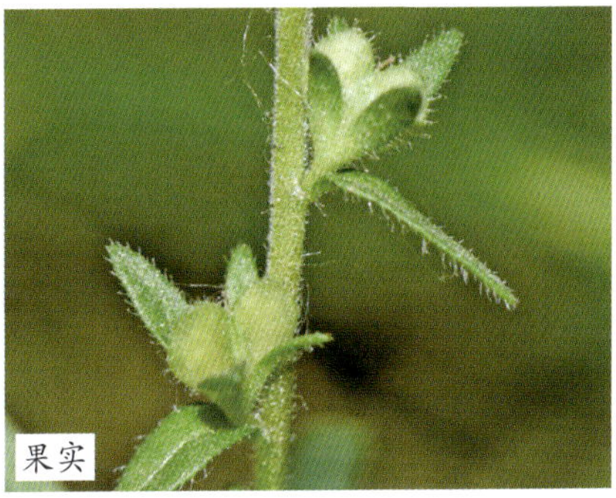
果实

【释　　名】本品为婆婆纳属植物，茎常直立，有别于同属其他种，故名“直立婆婆纳”；全草入药性寒，长期服用易导致脾胃虚寒，故又名“脾寒草”。

【生境分布】生于路边、荒地。全省各地均有分布。

【识别要点】全体有细软毛。茎直立或下部斜生。叶对生，卵圆形或三角状卵形，边缘有钝锯齿，下部叶有极短的柄，上部叶无柄。总状花序长而多花，各部分被多节白色腺毛；花柄短于苞片；苞片互生，下部的疏具圆齿，上部的全缘；花萼裂片狭椭圆形；花冠辐状，蓝紫色，裂片长圆形，筒短；雄蕊 2，短于花冠。蒴果直立，广倒扁心形，宿存花柱略过凹口，有细毛而边毛特长。

【药 材 名】脾寒草（全草）。

【性味功用】苦，寒。清热，除疟。主治疟疾，带下，膀胱疝气，阴肿。

【使用注意】脾胃虚寒者及妇女经期慎服。

【附　　方】**治疟疾**：取新鲜直立婆婆纳 100g（干草减半），水煎，每日 3 次分服，5~7 日为 1 个疗程。（《黔南本草》）

【拓展阅读】本植物所含桃叶珊瑚苷、甘露醇，有泄下作用。

蚊母草

Veronica peregrina L.

·科　名　玄参科 Scrophulariaceae　　·属　名　婆婆纳属 *Veronica*

·生活型　一年生至二年生草本　　·花果期　花期 4~5 月，果期 5~8 月

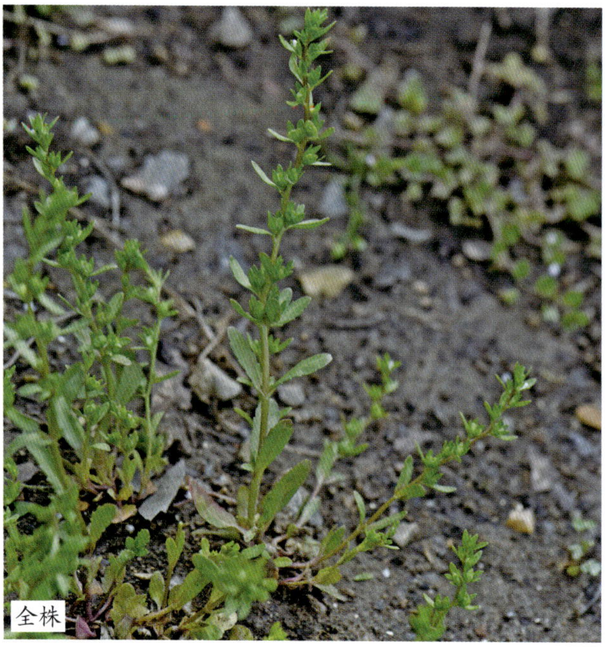

全株

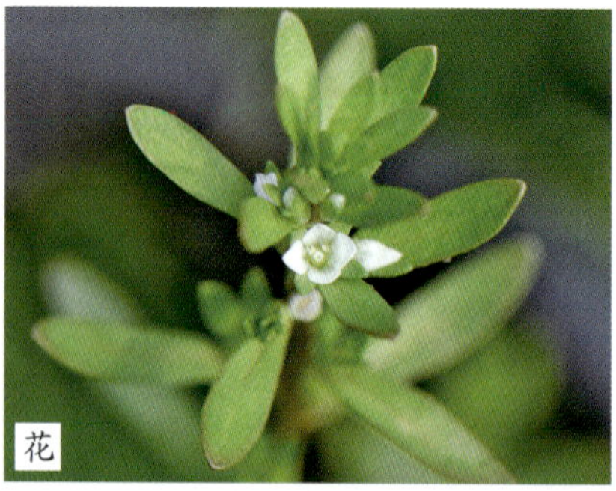

花

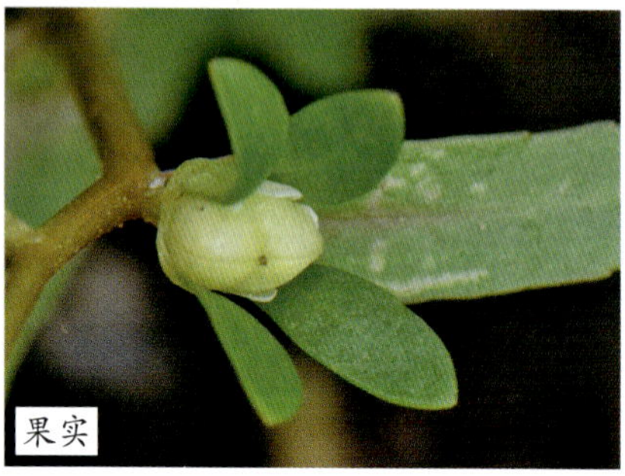

果实

【释　　名】本种果实内常有小虫寄生，夏至后，虫从穴孔而出，化为小蚊，故名“蚊母草”；果实扁卵形似蟠桃，故又名“仙桃草”。

【生境分布】生于潮湿的荒地、路边、河旁或湿地。全省各地均有分布。

【识别要点】全体近无毛。茎基部分枝，呈丛生状。叶对生，细条形或倒披针形，全缘或有细锯齿，上部叶无柄。总状花序顶生和腋生，长而疏松；苞片细条形；花柄短于苞片；花萼4深裂；花冠辐状，近白色，筒短；雄蕊2，短于花冠。蒴果扁圆形，常被虫寄生而肿大，无毛，顶端凹入，宿存花柱短。

【药 材 名】仙桃草（带虫瘿的全草）。

【性味功用】甘、微辛，平。化瘀止血，清热消肿，止痛。主治跌打损伤，咽喉肿痛，痈疽疮疡，咯血，吐血，衄血，便血，肝胃气痛，疝气痛，痛经。

【使用注意】孕妇忌服。

【附　　方】**（1）治跌打损伤：**仙桃草120g，熬酒服，渣包伤处；或粉末6g，用酒吞服。（《贵阳民间药草》）

（2）治劳伤吐血：仙桃草15g，瓜子金60g，水煎服。（《湖南药物志》）

【拓展阅读】嫩苗味苦，可水煮去苦味后食用。

阿拉伯婆婆纳

Veronica persica Poir.

·科　名　玄参科 Scrophulariaceae　　·属　名　婆婆纳属 *Veronica*

·生活型　一年生至越年生草本　　·花果期　花期2~5月，果期4~9月

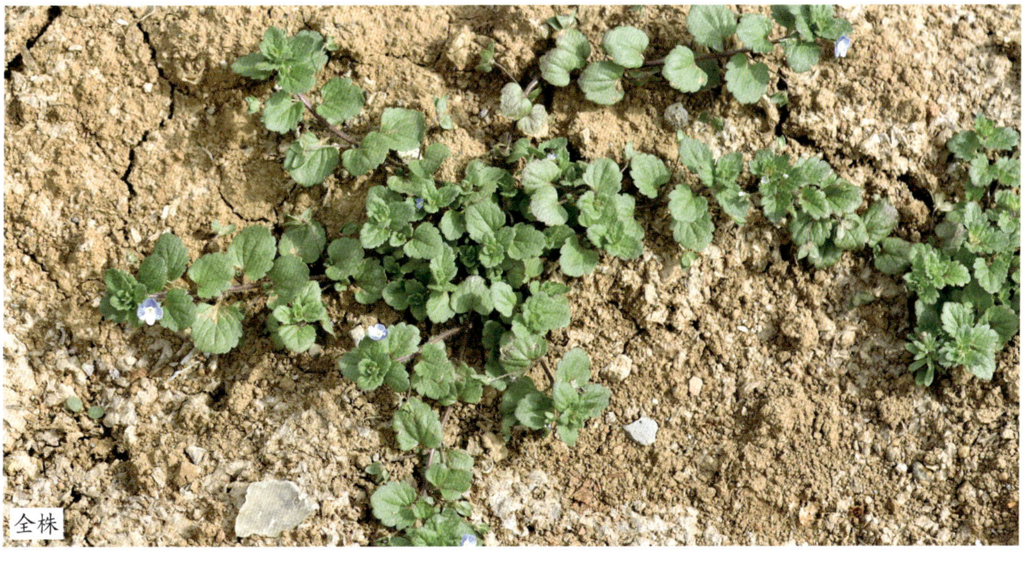
全株

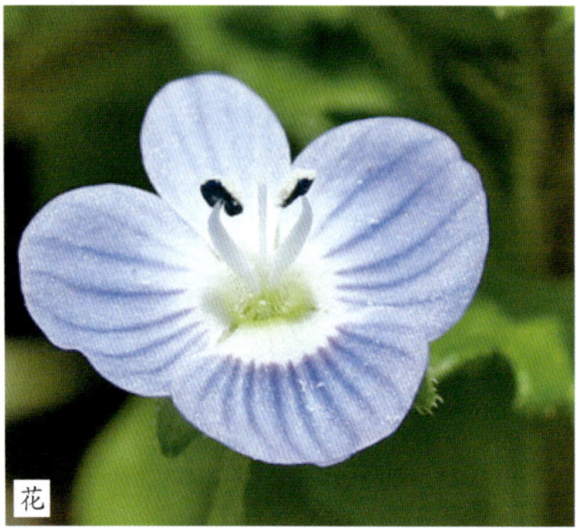
花

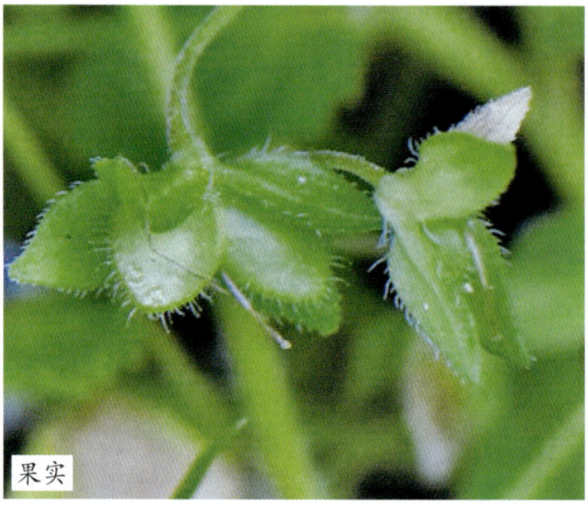
果实

【释　　名】本品果实形状像老婆婆纳线的道具，原产于阿拉伯、波斯等亚洲西部国家，故名“阿拉伯婆婆纳”“波斯婆婆纳”；果实肾圆形，功效又可补肾强腰，故又名“肾子草”。

【生境分布】生于田间、路旁。全省各地均有分布。

【识别要点】株高10~30cm，全体有柔毛。茎自基部分枝，下部伏生地面，斜上。叶在茎基部对生，上部的互生；叶片卵圆形或卵状长圆形，顶端急尖，边缘有钝锯齿。花柄长1.5~2.5cm，长于苞片；花冠辐状，淡蓝色，有放射状深蓝色条纹，喉部疏被毛；雄蕊2，短于花冠。蒴果2深裂，倒扁心形，宽大于长，有网纹，2裂片叉开90°以上，常下垂。

【药 材 名】肾子草（全草）。

【性味功用】辛、苦、咸，平。祛风除湿，壮腰，截疟。主治风湿痹痛，痈肿，肾虚腰痛，久疟。

【使用注意】脾胃虚寒者慎用。

【附　　方】**（1）治风湿疼痛：**灯笼草（肾子草）30g，煮酒温服。（《贵州民间药物》）

（2）治肾虚腰痛：灯笼草（肾子草）30g，炖肉服用。（《贵州民间药物》）

厚萼凌霄

Campsis radicans (L.) Seem.

·科　名　紫葳科 Bignoniaceae	·属　名　凌霄属 *Campsis*
·生活型　落叶攀缘藤本	·花果期　花期 7~10 月，果期 10~11 月

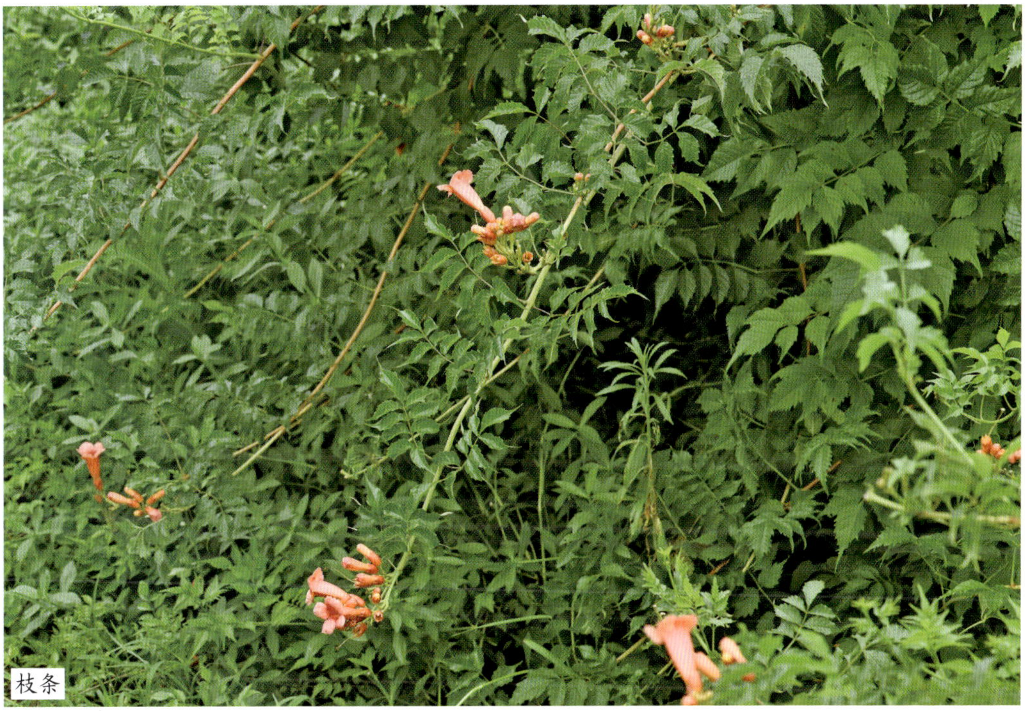
枝条

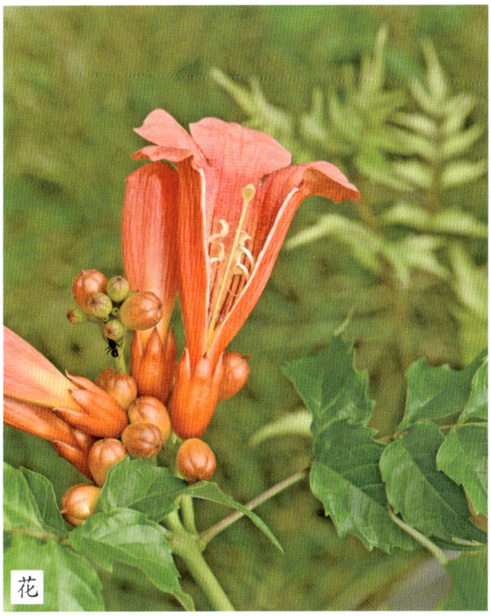
花

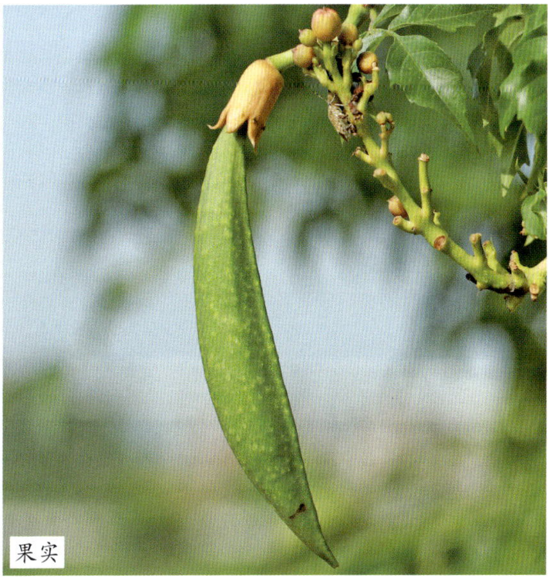
果实

【释　　名】花枝蔓间有气生根，能牢牢地攀缘着大树凌云直上，树有多高它就能攀多高，“凌霄”代指高，本品花萼肉质增厚，故名“厚萼凌霄”；原产于美洲，故又名“美洲凌霄”；《本草纲目》曰：“俗谓赤艳曰紫葳葳，此花赤艳，故名。”故又名“紫葳”；花色橙黄，如钟状倒垂，故又名“倒挂金钟”；俗传“飞鸟过之，其卵即陨”，故又名“堕胎花”。

【特性分布】喜光，稍耐庇荫，喜温暖湿润，尚耐寒，对土壤要求不严，萌蘖性强。全省各地均有栽培。

【识别要点】具气生根，常攀附他物。奇数羽状复叶对生；小叶 9~11 枚，先端尾状长渐尖，基部楔形，边缘具锯齿，叶面无毛，叶背具毛。圆锥花序顶生；花萼钟状，5 裂至 1/3 处，裂片三角形；花冠橘红色至鲜红色，筒部细长，直径约 4cm；发育雄蕊 4。蒴果长圆状，室背开裂。种子扁平，具翅。

【药 材 名】凌霄花（花）。

【性味功用】酸，微寒。清热凉血，化瘀散结，祛风止痒。主治月经不调，经闭癥瘕，产后乳肿，风疹发红，皮肤瘙痒，痤疮。

【使用注意】气血虚弱、内无瘀热者及孕妇慎服。

【附　　方】**（1）治女经不行：**凌霄花为末，每服二钱，食前温酒下。（《徐氏胎产方》）

（2）治皮肤湿癣：凌霄花、羊蹄根等量，酌加枯矾，研末搽患处。（《上海常用中草药》）

【拓展阅读】茎叶、根亦可入药。为庭园观赏植物，常用于园林绿化。

爵　床

Rostellularia procumbens (L.) Nees

·科　名　爵床科 Acanthaceae	·属　名　爵床属 *Rostellularia*
·生活型　一年生草本	·花果期　花期 8~9 月，果期 10~11 月

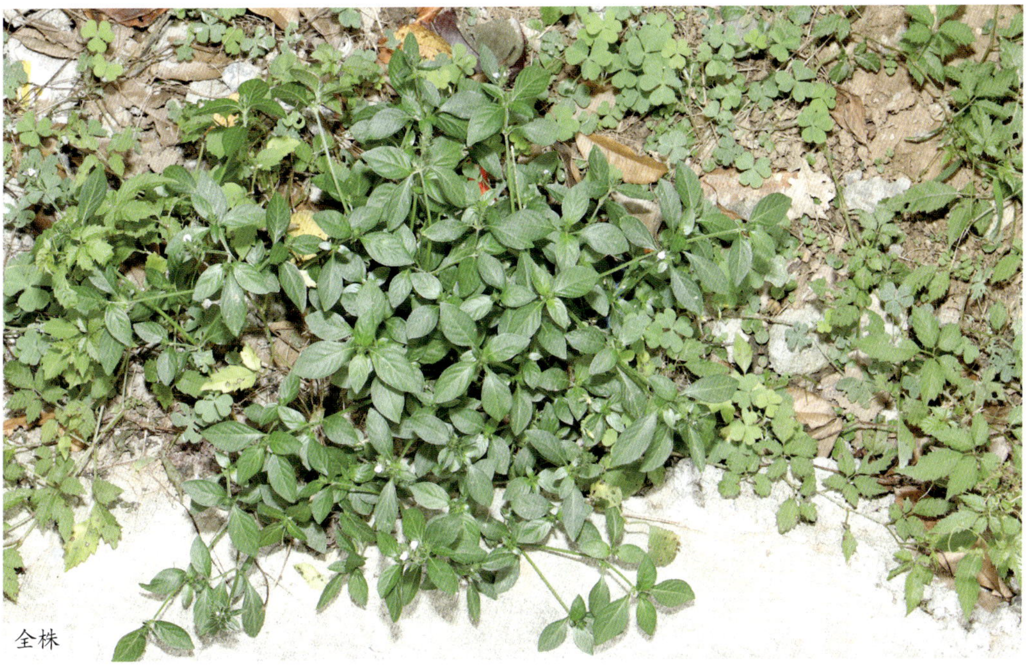
全株

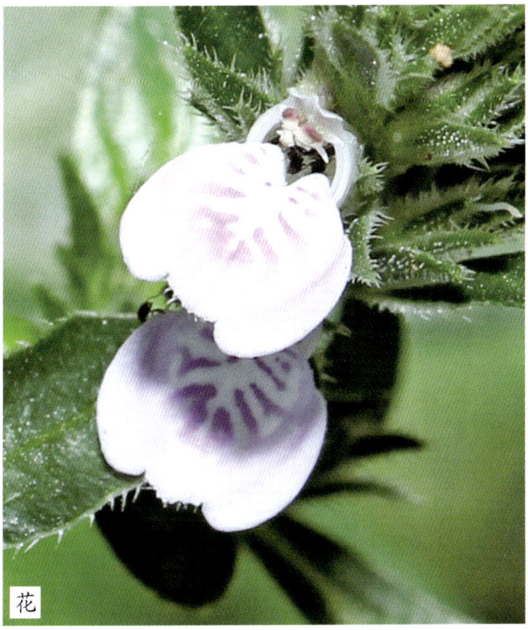
花

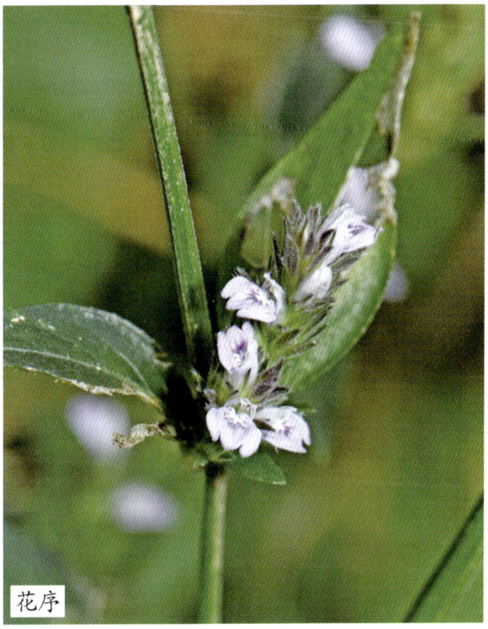
花序

【释　　名】本品种子细小色黑如麻，雀喜啄食，《孟子·离娄上》朱熹集注：“爵，与雀同。”称为“爵麻”，爵床为爵麻形近讹字，故名“爵床”；《本草纲目拾遗》曰“与大青同，但细小耳”，故又名“小青草”。

【生境分布】生于山坡林间、旷野草地或路旁较阴湿处。全省各地均有分布。

【识别要点】茎基部匍匐，茎、叶常具短硬毛。叶片椭圆形至椭圆状长圆形，全缘。穗状花序顶生或生于上部叶腋；苞片和小苞片披针形；花萼4裂，裂片线形，与苞片等长，边缘膜质，具缘毛；花冠粉红色，檐部二唇形，上唇短，下唇具红色斑点，3浅裂；雄蕊2，花药下方1室有距。蒴果具短柄。种子4。

【药 材 名】爵床（全草）。

【性味功用】苦、咸、辛，寒。清热解毒，利湿消积，活血止痛。主治感冒发热，咳嗽，咽喉肿痛，目赤肿痛，疳积，湿热泻痢，疟疾，黄疸，浮肿，小便淋浊，筋骨疼痛，跌打损伤，痈疽疔疮，湿疹。

【使用注意】阴寒清利之品，不宜过量服。孕妇慎服，脾胃虚寒者禁服。

【附　　方】**（1）治咽喉肿痛：**鲜爵床全草30g，捣烂绞汁服，渣捏成丸含于口中流出毒涎。（《闽东本草》）

（2）治疟疾：鲜爵床全草或茎叶90g（干者30g），加水浓煎服，小儿酌减，但不得少于30g，疟发前3~4小时服。（《江苏中医》杂志）

车　前

Plantago asiatica L.

·科　名　车前科 Plantaginaceae　　·属　名　车前属 *Plantago*

·生活型　二年生或多年生草本　　·花果期　花期 4~8 月，果期 6~9 月

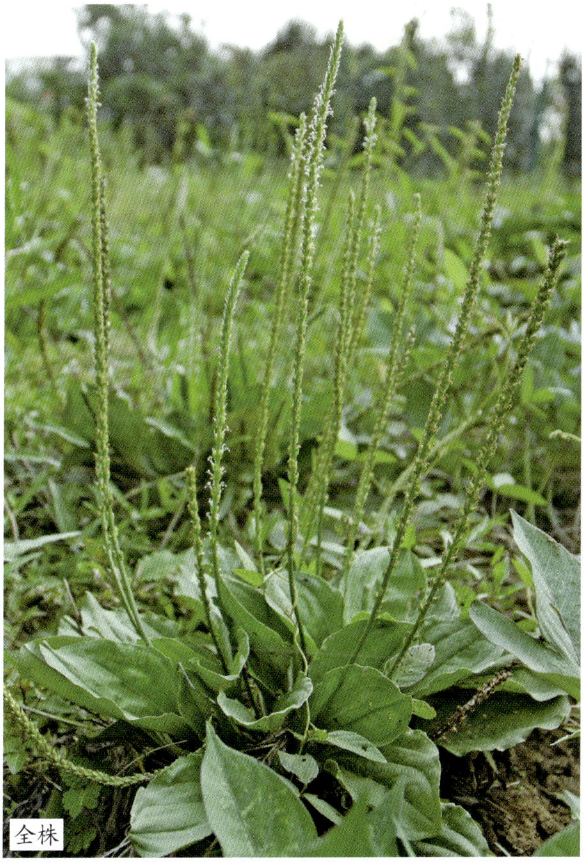
全株

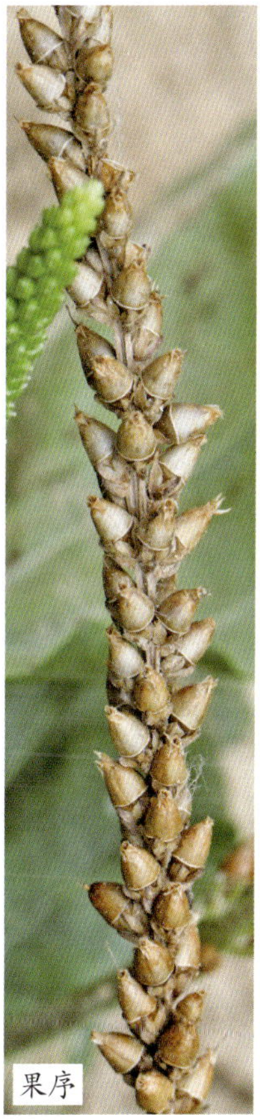
果序

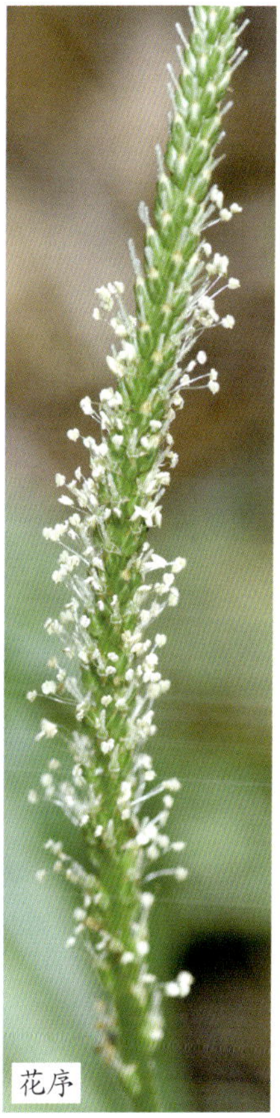
花序

【释　　名】本品常生于车马经过处和路边，故名“车前”；幼苗叶于初春露出，在地面像吃饭的匙子一样，故又名“饭匙草”；叶形似猪耳、牛舌，故又名“猪耳草”“牛舌草”。

【生境分布】生于草地、沟边、河岸湿地、田边或路旁。全省各地均有分布。

【识别要点】全体光滑或稍有短毛。根茎短而肥厚，具多数须根。叶基生，外展；叶宽卵形或宽椭圆形，长通常不及宽的 2 倍；叶柄和叶片几等长，基部扩大成鞘。穗状花序；花排列不紧密，具短柄；花冠绿白色，裂片狭三角形、披针形；花药白色。蒴果椭圆球状，近中部开裂，基部有不脱落的

花萼，果内有种子 6~8。种子细小，黑色，腹面平坦。

【药 材 名】车前子（种子）、车前草（全草）。

【性味功用】（1）**车前子**：甘、淡，微寒。清热利尿，渗湿止泻，明目，祛痰。主治小便不利，淋浊带下，水肿胀满，暑湿泻痢，目赤障翳，痰热咳喘等。

（2）**车前草**：甘，寒。清热利尿通淋，祛痰，凉血，解毒。主治热淋涩痛，水肿尿少，暑湿泄泻，痰热咳嗽，吐血衄血，痈肿疮毒。

【使用注意】阳气下陷、肾虚遗精、内无湿热者禁服车前子，临床报道有个别患者服用车前子后导致结节性红斑，出现身热神倦，心烦不适等症状。虚滑精气不固者禁服车前草。

【附　　方】（1）**治诸淋小便痛不可忍**：车前子 25g，淡竹叶、荆芥穗、赤茯苓、灯心草各 7.5g，水煎服，每日 3 次。（《仁斋直指方》）

（2）**治腹泻**：车前子、木瓜、五味子各等分，共为细末，每次 3~4g，每日 3 次，水煎服。（《中国民族药志》）

（3）**治石淋**：浓煎车前草液饮之。（《外台秘要》）

猪殃殃

Galium aparine L. var. *tenerum* (Gren. et Godr.) Rchb.

·科　名　茜草科 Rubiaceae　　·属　名　拉拉藤属 *Galium*

·生活型　一年生蔓生或攀缘状草本　　·花果期　花期 3~7 月，果期 4~11 月

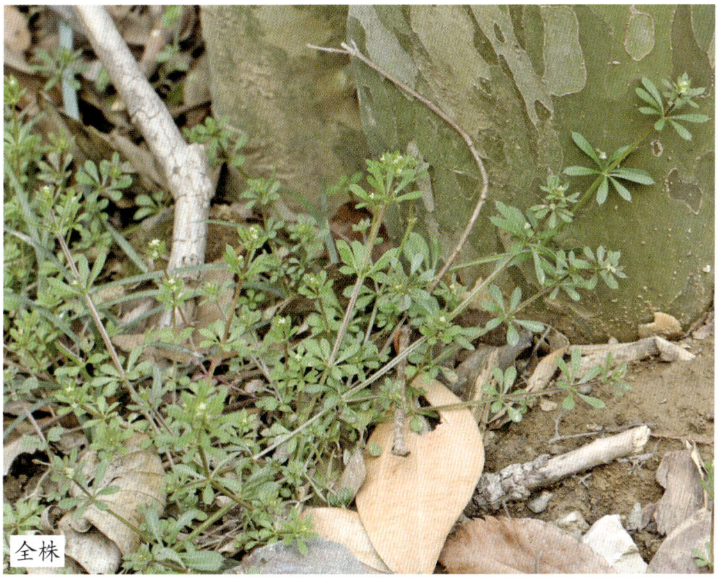
全株

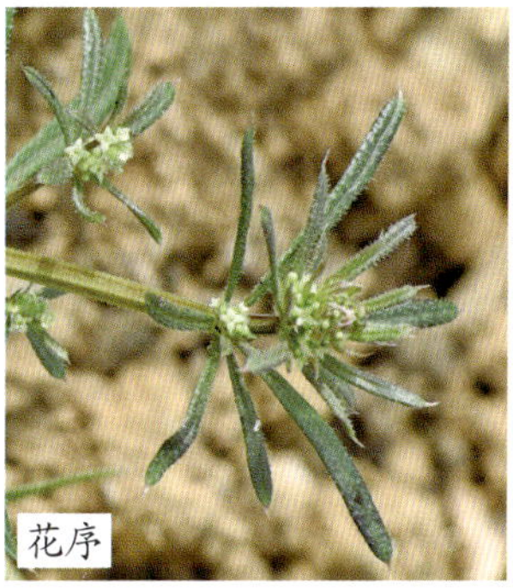
花序

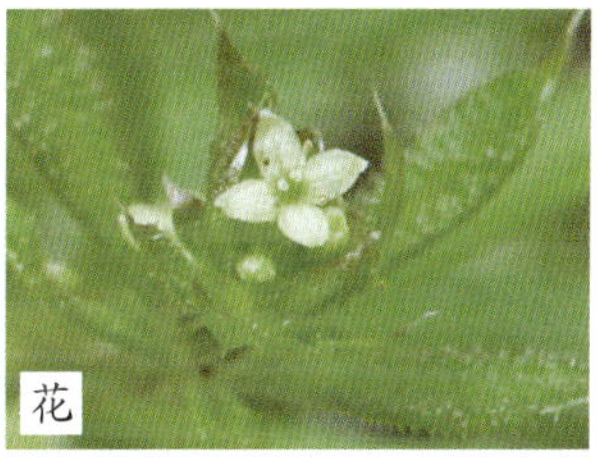
花

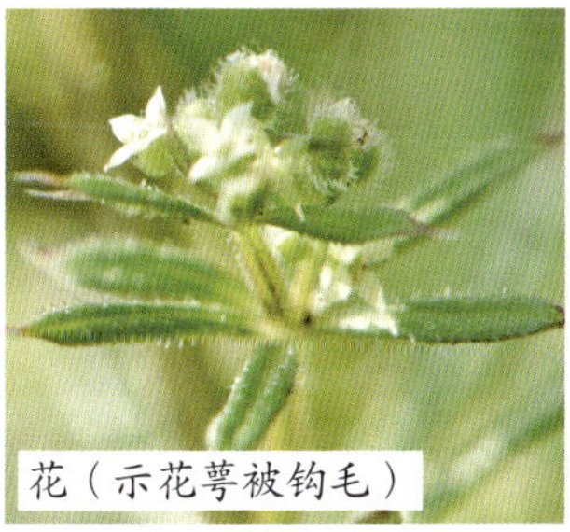
花（示花萼被钩毛）

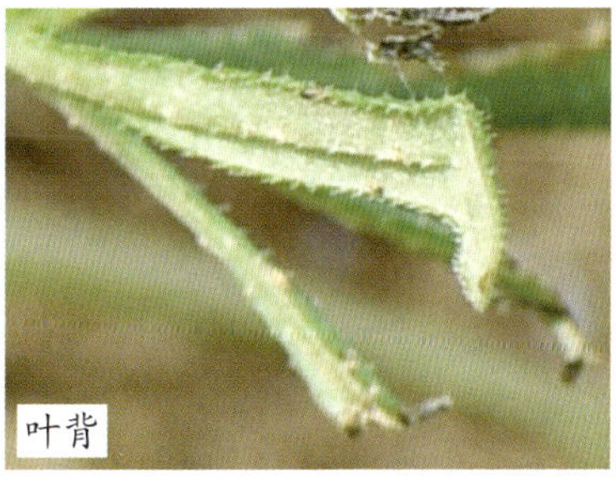
叶背

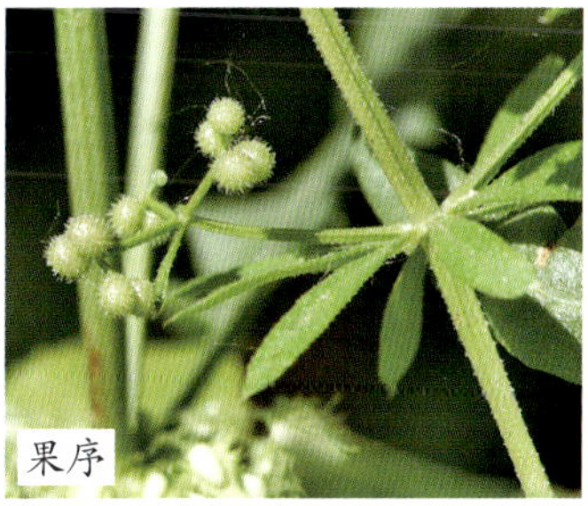
果序

【释　　名】猪喜食本品幼苗，植株长大后棱上倒生小刺，猪食其刺口而遭殃，故名“猪殃殃”；本品形似茜草而细小，故又名“小茜草”“细茜草”。

【生境分布】生于山坡林缘、农田、园圃、沟边、河滩等。全省各地均有分布。

【识别要点】茎基部分枝，四棱状，棱上有倒生细刺。叶常 6~8 片轮生，纸质，狭倒披针形至狭倒披针状长圆形，先端有刺尖，叶面具短硬毛，叶脉 1，叶背中脉被反曲的小皮刺及叶缘具细刺毛，边缘外卷；近无柄。聚伞花序顶生或腋生，具花 2~10；苞片有或无；花萼被钩毛；花冠黄绿色至白色，辐状，4 深裂，裂片卵形，冠筒短。双悬果，分果近球状或宽肾状，

密生钩毛；果柄直立。

【药 材 名】猪殃殃（全草）。

【性味功用】辛、微苦，微寒。清热解毒，利尿通淋，消肿止痛。主治痈疽肿毒，水肿，痛经，崩漏，带下，感冒发热，痢疾，尿血，牙龈出血，刀伤出血。

【使用注意】脾胃虚寒者忌服。

【附　　方】**治乳腺癌，下颌腺癌，甲状腺肿瘤，子宫颈癌：**猪殃殃 30g，水煎，加红糖适量，分 3~6 次服，每日 1 剂（如鲜品则用 250g，绞汁加红糖服），可长期服。（《上海市中药材标准》）

四叶葎

Galium bungei Steud.

·科　名	茜草科 Rubiaceae	·属　名	拉拉藤属 *Galium*
·生活型	多年生草本	·花果期	花期 4~9 月，果期 5~10 月

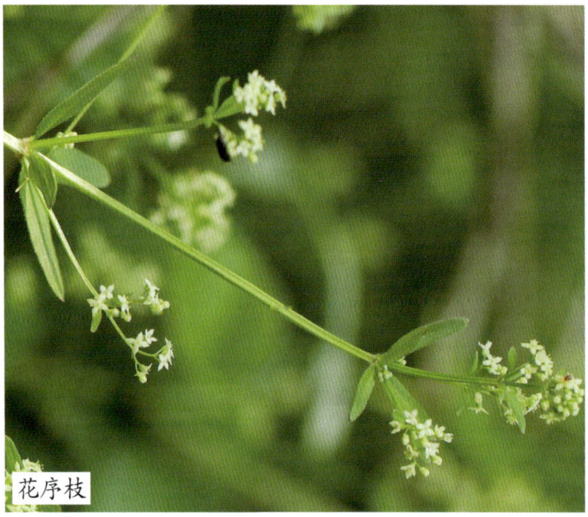
花序枝

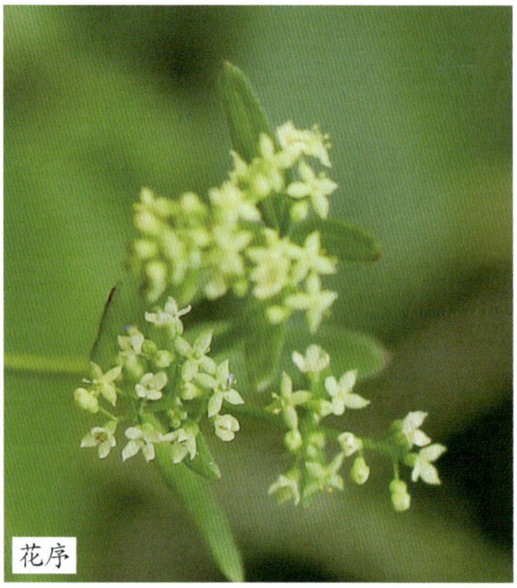
花序

【释　　名】本品与葎草一样茎有细刺，善勒人皮肤，又因其 4 叶轮生，故名“四叶葎”。

【生境分布】生于山地林下、山坡草地、旷野、田间、沟边林中、灌丛等。分布于苏南等地。

【识别要点】根红色丝状。茎四棱状。4 叶轮生；叶形变化大，卵状长椭圆形、卵状披针形至线状披针形，基部楔形，叶面、中脉及叶缘常有刺状硬毛；无柄。聚伞花序顶生或腋生，具花 3~10；花柄纤细；花冠辐状，4 深裂，淡黄绿色或白色；雄蕊 4。双悬果近球状，有鳞片状短毛或小疣点。

【药 材 名】四叶葎（全草）。

【性味功用】甘、苦，平。清热解毒，利尿消肿。主治热淋涩痛，痢疾，咯血，赤白带下，小儿疳积，痈肿疔毒，跌打损伤，毒蛇咬伤。

【使用注意】脾胃虚寒、阴虚火旺者慎用，孕妇慎服。

【附　　方】**（1）治小儿疳积：** 四叶葎根 30g，研成细粉，分成 6 包，取上药粉 1 包盛于碗内，用烧开的甜酒冲兑，加盖，候稍冷，连药粉于早晨空腹时服下，连服 5 包，第 6 包药粉用猪肝 30g 蒸服，一般服 1 个疗程而愈。（《全国中草药汇编》）

（2）治尿路感染，赤白带下： 鲜四叶葎一两（50g），煎服。（苏医《中草药手册》）

栀　　子

Gardenia jasminoides J. Ellis

·科　名　茜草科 Rubiaceae	·属　名　栀子属 *Gardenia*
·生活型　常绿灌木	·花果期　花期 5~8 月，果熟期 9 月至翌年 2 月

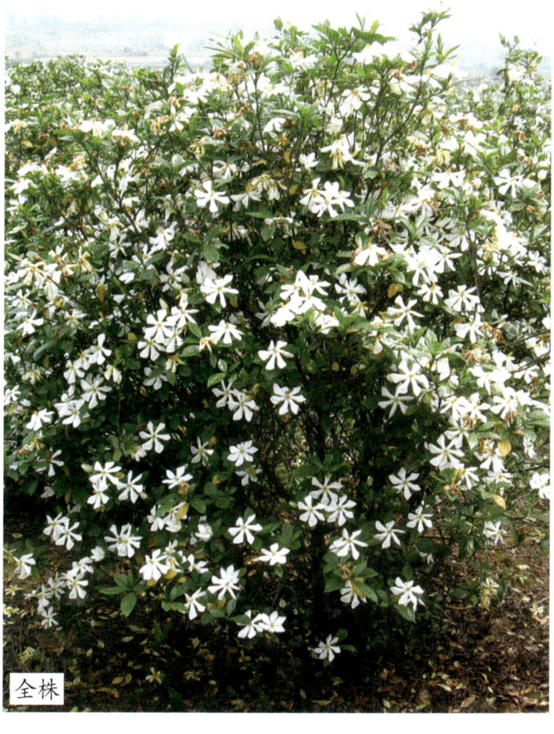

全株

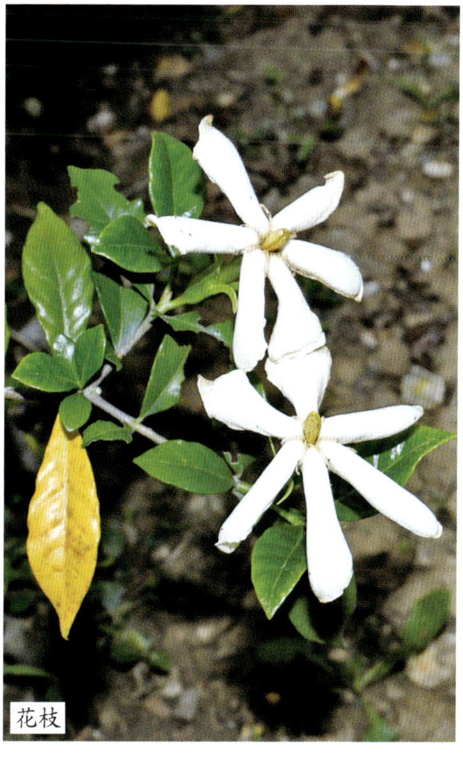

花枝

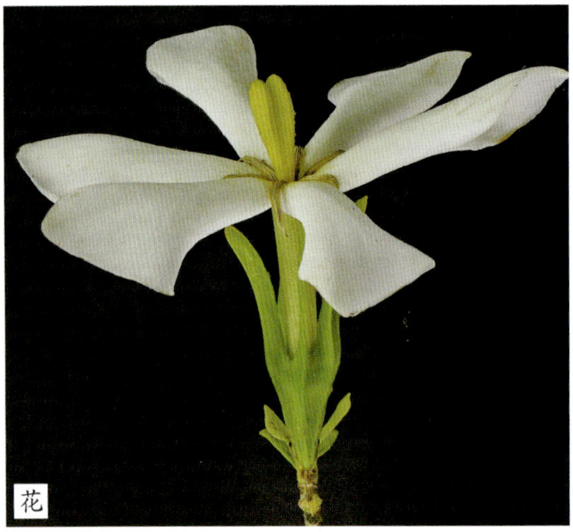

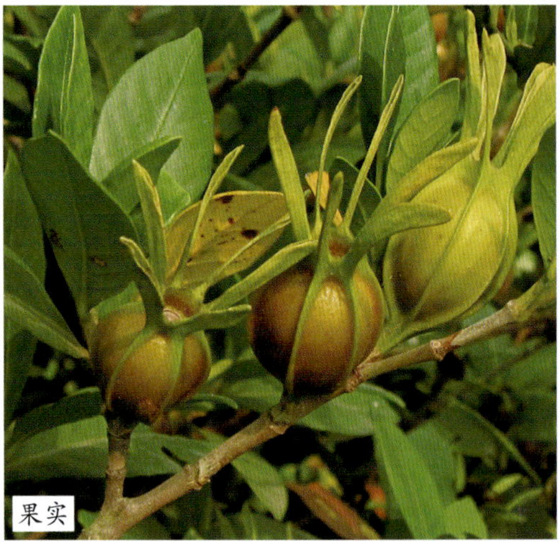

【释　　名】本品果实形状似"卮"（古代的一种盛酒器），从木，故名"栀子"；本品多生于丘陵山地或山坡灌林中，故又名"山栀子"；果实深黄色，可以染黄，故又名"黄栀子"。

【特性分布】喜温暖湿润气候，适宜疏松肥沃、排水良好的轻黏性酸性土壤。全省各地均有栽培。

【识别要点】幼枝绿色。叶对生，有时3叶轮生；叶片革质，长椭圆形或倒卵状披针形，顶端渐尖至短尖，无毛；托叶合生成鞘状。花大，两性，芳香，通常单生于枝端或叶腋；萼筒卵状或倒圆锥状，有纵棱，顶端通常6裂，裂片宿存；花冠白色或乳黄色。浆果卵状至椭圆状，有5~7翅状纵棱，顶端有宿存萼片，橙黄色至橙红色。

【药 材 名】栀子（果实）、栀子花（花）。

【性味功用】**（1）栀子：**苦，寒。泻火除烦，清热利湿，凉血解毒。主治热病心烦，肝火目赤，头痛，湿热黄疸，淋证，吐血衄血，血痢尿血，口舌生疮，疮疡肿毒，扭伤肿痛等。

（2）栀子花：苦，寒。清肺止咳，凉血止血。主治肺热咳嗽，鼻衄。

【使用注意】脾虚便溏、胃寒作痛者慎服栀子。脾虚泄泻、肾阳不足者慎服栀子花。

【附　　方】**（1）治伤寒虚烦不得眠，心中懊憹：**栀子十四个（剖），香豉四个（绵裹），以酒四升，先煮栀子得二升半，纳豉煮取一升半，去滓，分为二服，温进一服，得吐者止后服。（《伤寒论》）

（2）治伤风，肺有实痰、实火，肺热咳嗽：栀子花3朵，蜂蜜少许，同煎服。（《滇南本草》）

【拓展阅读】花大而美丽、芳香，广植于庭园供观赏；成熟果实可提取栀子黄色素，在民间作染料应用，在化妆等工业中用作天然着色剂原料，还可作天然食用色素；花可提制芳香浸膏，用于多种花香型化妆品、茶饮及香皂香精的调合剂。

白花蛇舌草

Hedyotis diffusa Willd.

·科　名　茜草科 Rubiaceae　　·属　名　耳草属 *Hedyotis*

·生活型　一年生纤弱草本　　·花果期　花期 7~8 月，果期 8~9 月

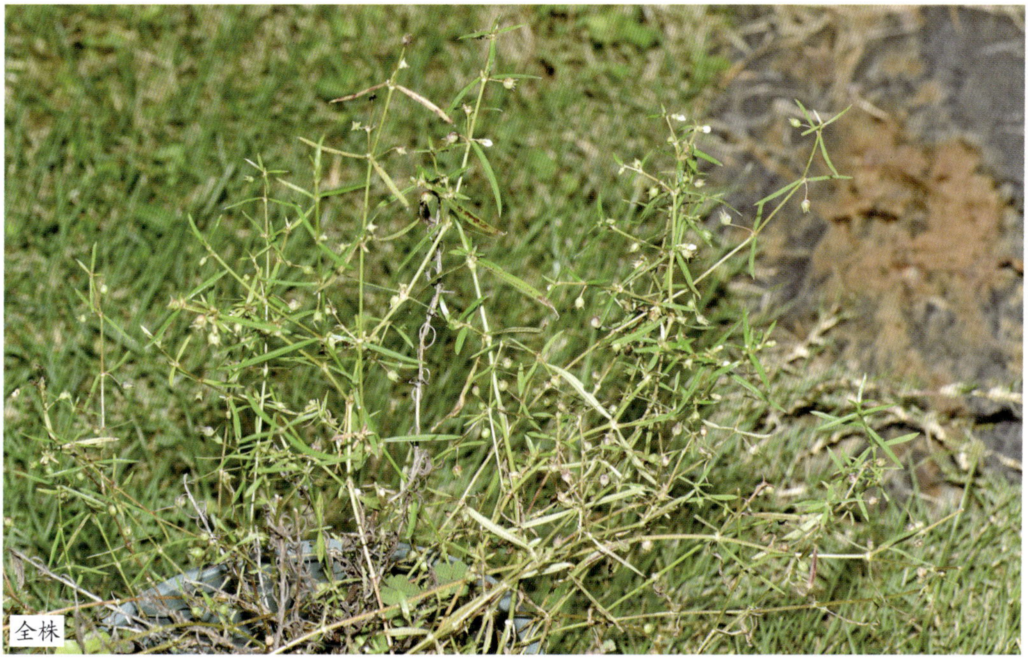

全株

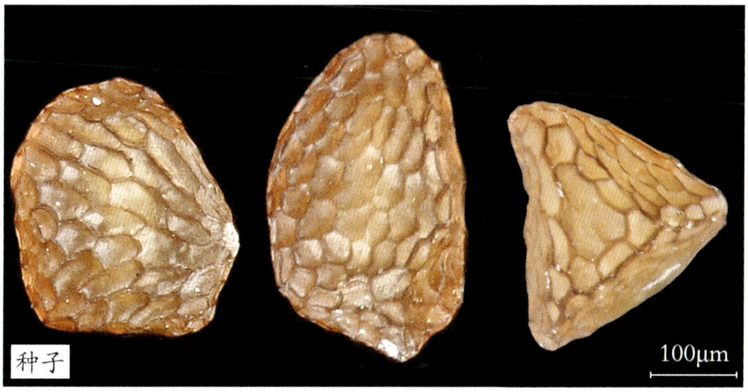

种子

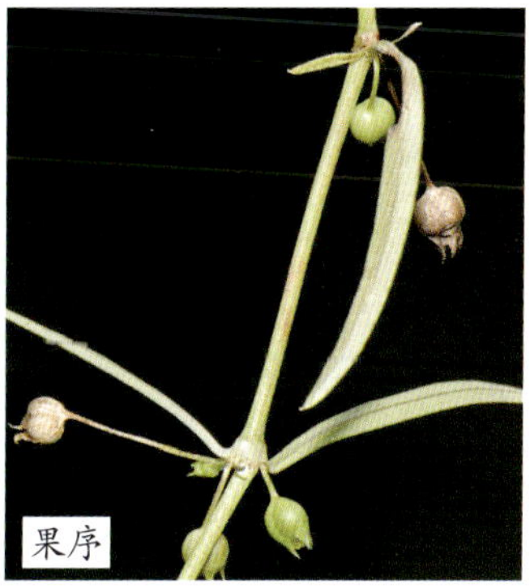

果序

【释　　名】本品叶片狭长，先端急尖，表面光滑，似蛇舌，又因花白色，故名“白花蛇舌草”；南人有忌“蚀”者，连及同音的“舌”，改称为“利”，同“脷”，两广一带的方言，指牲畜的舌头，故又名“蛇利草”；福建民间有以本品治蛇咬伤，故又名“蛇总管”；植物形态与四叶葎相近，四叶葎为 4 叶轮生，而本品为 2 叶对生，故又名“二叶葎”。

【生境分布】生于水稻田、田埂、池塘和湿润的田地。分布于连云港（云台山）以及

苏南地区。

【识别要点】叶对生，叶片线形，无叶柄；托叶基部合生，顶部芒尖。花单生或成对生于叶腋；萼筒球状，顶端有开展的4裂齿；花冠白色，筒状，花冠裂片卵状长圆形，裂片4，喉部无毛；雄蕊4，生于冠管喉部。蒴果扁球状，宿存萼檐裂片长1.5~2mm。种子具棱，干后有深而粗的窝孔。

【药 材 名】白花蛇舌草（全草）。

【性味功用】微苦、微甘，微寒。清热解毒，消痈散结，利水消肿。主治咽喉肿痛，肺热喘咳，热淋涩痛，湿热黄疸，毒蛇咬伤，疮肿热痈。

【使用注意】孕妇慎用，无热毒或湿热、纯属寒证或虚寒证者不宜使用。

【附 方】**（1）治肺痈，肺炎：**白花蛇舌草、芦根、鱼腥草各30g，水煎服。（《湖北中草药志》）

（2）治尿路感染：二叶葎全草30g，野菊花30g，金银花30g，石韦15g，水煎服。（《湖南药物志》）

鸡矢藤

Paederia scandens (Lour.) Merr.

·科　名　茜草科 Rubiaceae	·属　名　鸡矢藤属 *Paederia*
·生活型　草质藤本	·花果期　花期5~9月，果期9~11月

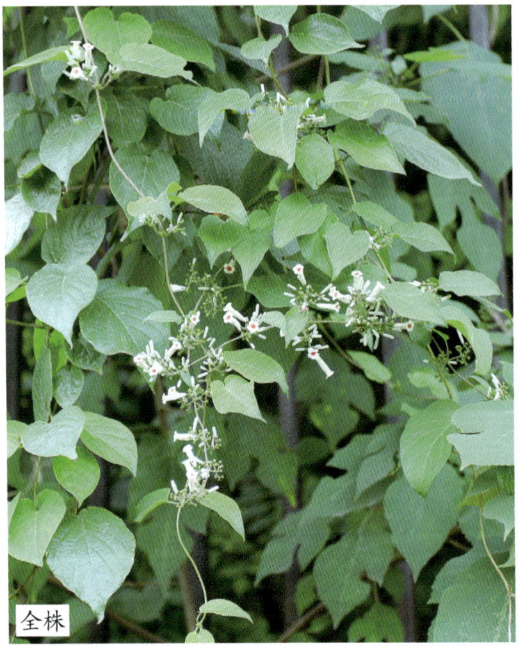

全株

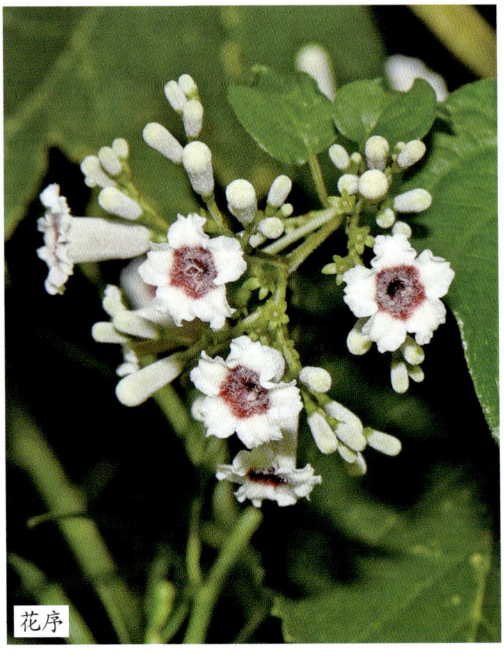

花序

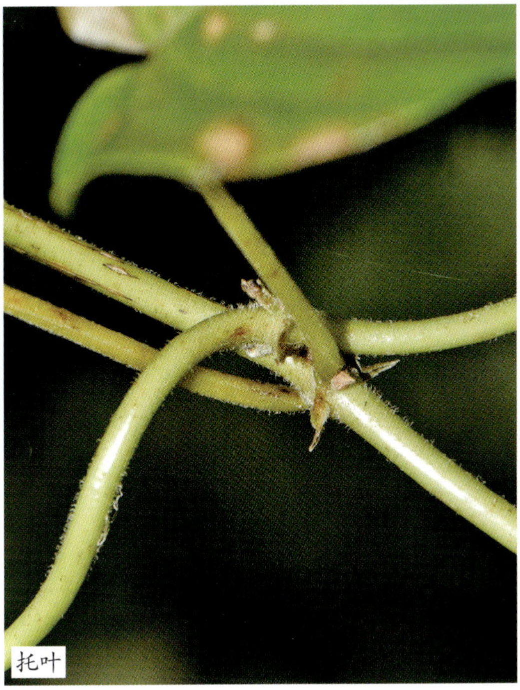
托叶

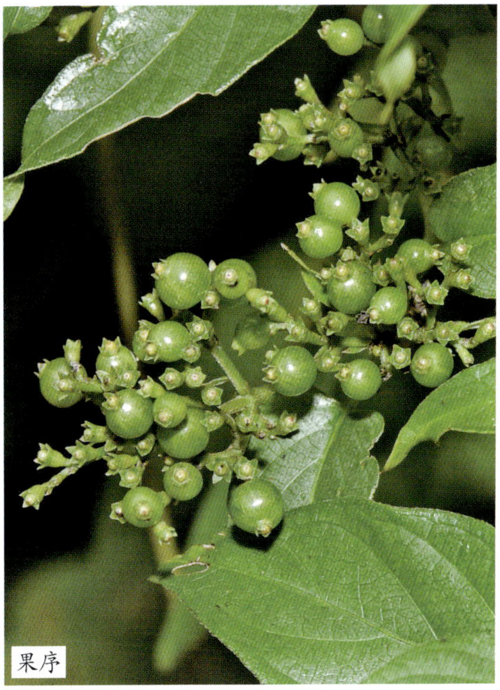
果序

【释　　名】本品搓叶，嗅之有臭气，味似鸡屎，故名“鸡屎藤”“臭藤”，因其名称不雅，通称为“鸡矢藤”；反其意而用，故又名“香藤”“甜藤”“五香藤”；鸟类喜食其果实，故又名“斑鸠饭”。

【生境分布】生于山坡林中、林缘、旷野、路边沟谷灌丛中。全省各地均有分布。

【识别要点】茎叶揉碎有臭味；单叶对生，叶片纸质，形状和大小变异很大，宽卵形至披针形；托叶三角形。聚伞花序排成圆锥花序状，顶生或腋生；花萼钟状，萼齿三角形；花冠筒外面灰白色，内面紫红色，有茸毛；雄蕊5。果实近球状，成熟时淡黄色，有光泽。

【药 材 名】鸡屎藤（全草或根）。

【性味功用】甘、微苦，平。祛风除湿，消食化积，解毒消肿，活血止痛。主治风湿痹痛，食积腹胀，小儿疳积，痢疾，中暑，黄疸，咳嗽，瘰疬，肠痈，无名肿毒，烧烫伤，湿疹，跌打损伤，蛇咬蝎蜇等。

【使用注意】一般无禁忌证或副反应，但少数病人因用量过大有头昏感。

【附　　方】**（1）治风湿关节痛：**鸡屎藤、络石藤各30g，水煎服。（《福建药物志》）

（2）治带状疱疹，热疖肿毒，跌打肿痛，毒蛇咬伤：鲜鸡矢藤嫩叶捣烂敷患处。（《安徽中草药》）

【拓展阅读】新鲜或干燥果实亦可入药。

忍　冬

Lonicera japonica Thunb.

·科　名　忍冬科 Caprifoliaceae	·属　名　忍冬属 *Lonicera*
·生活型　半常绿藤本	·花果期　花期 4~6 月，果熟期 10~11 月

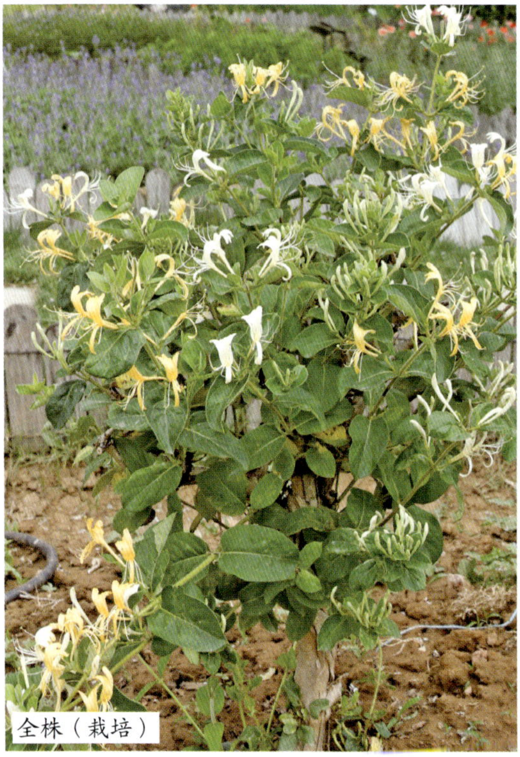
全株（栽培）

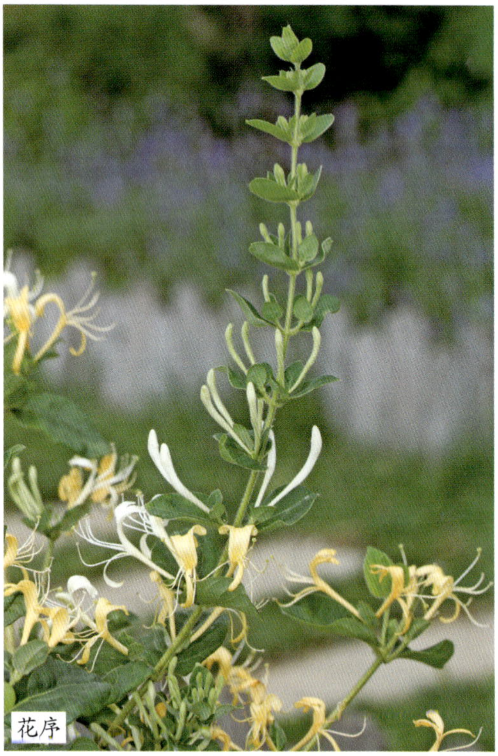
花序

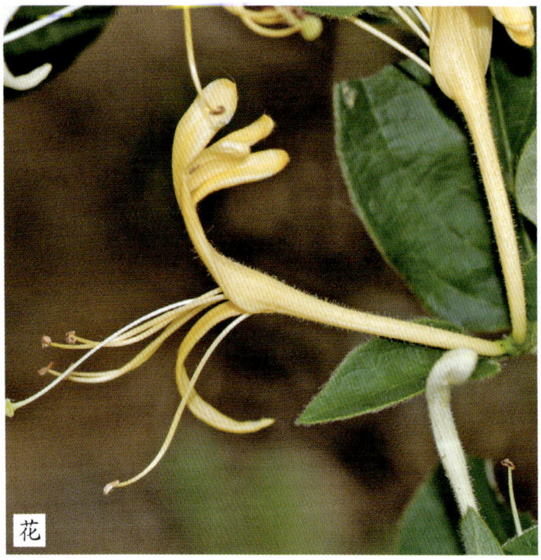
花

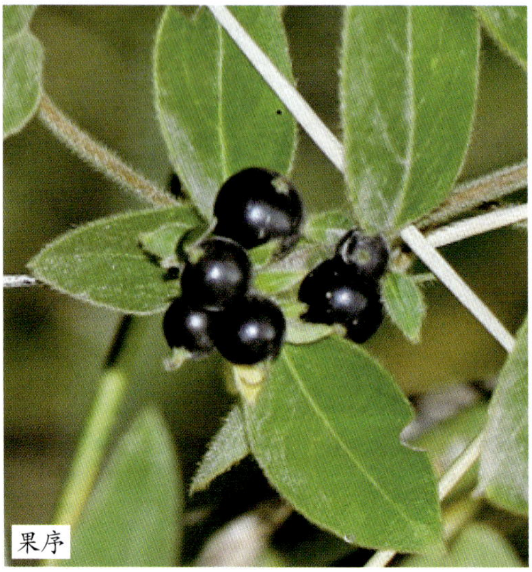
果序

【释　　名】本品茎叶凌冬不凋，故名“忍冬”；花初开为白色，后转为金黄色，黄白相间，故又名“金银花”；花成对腋生，故又名“双花”；花冠筒细长，雄蕊生于花冠内面筒口附近，伸出花冠外，状若垂须，故又名“老翁须”；其藤左旋，故又名“左缠藤”。

【生境分布】生于山坡灌丛或疏林中、乱石堆、山足路旁及村庄篱笆边。全省各地均有分布。

【识别要点】茎缠绕；小枝髓心逐渐变为中空；小枝、叶柄和总花梗密被黄褐色开展的糙毛、腺毛和短柔毛。叶对生，卵形至披针形，上部叶常两面均密被短糙毛。总花梗常单生于小枝上部叶腋，顶生 2 花；苞片大，叶状，小苞片短于萼筒；萼檐 5 裂；花冠白色，后变黄色，基部有时呈微红色，二唇形，筒稍长于唇瓣，外被糙毛和长腺毛，下唇带状而反曲。果实圆形，成熟时蓝黑色。

【药 材 名】金银花（花蕾或带初开的花）、忍冬藤（茎枝）。

【性味功用】**（1）金银花：**甘，寒。清热解毒，疏散风热。主治痈肿疔疮，喉痹，丹毒，热毒血痢，风热感冒，温病发热。

（2）忍冬藤：甘，寒。清热解毒，疏风通络。主治温病发热，热毒血痢，痈肿疮疡，风湿热痹，关节红肿热痛。

【使用注意】脾胃虚寒及疮疡属阴证者慎服金银花。脾胃虚寒者慎服忍冬藤。

【附　　方】**（1）治太阴温病初起，邪在肺卫，但发热而不恶寒，且口渴者：**金银花 30g，淡竹叶 10g，荆芥 12g，牛蒡子 12g，连翘 30g，薄荷 10g，淡豆豉 10g，桔梗 12g，芦根 30g，甘草 10g，上杵为散，每服 12g，水煎服。（《温病条辨》）

（2）治疮疡痛甚，色紫变黑者：金银花 60g，黄芪 120g，甘草 30g，酒煎 3 小时，去渣温服。（《活法机要》）

（3）治痈疽发背、肠痈、奶痈、无名肿毒，焮作疼痛，憎寒壮热，类若伤寒：忍冬草（去梗）、黄芪（去芦）各五两，当归一两二钱，甘草（炙）八两，上为细末，每服二钱，酒一盏半，煎至一盏；若病在上，食后服，病在下，食前服，少顷再进第二服，留渣外敷，未成脓者内消，已成脓者即溃。（《太平惠民和剂局方》）

【拓展阅读】果实亦可入药。花可在暑季用以代茶饮。

接骨草

Sambucus chinensis Lindl.

·科　名　忍冬科 Caprifoliaceae	·属　名　接骨木属 *Sambucus*
·生活型　高大草本或亚灌木	·花果期　花期 7~8 月，果期 9~11 月

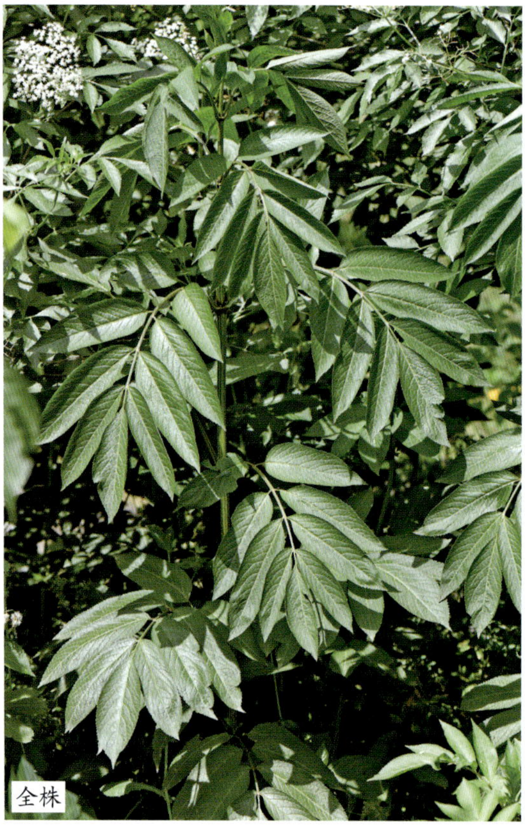

全株

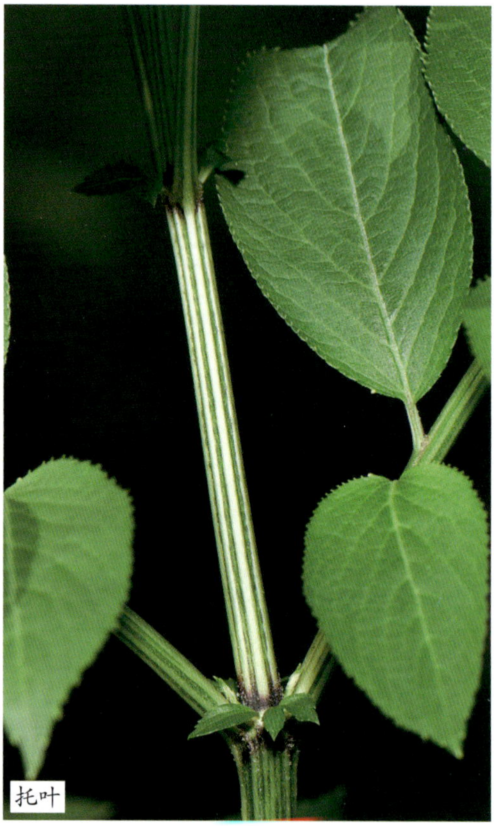

托叶

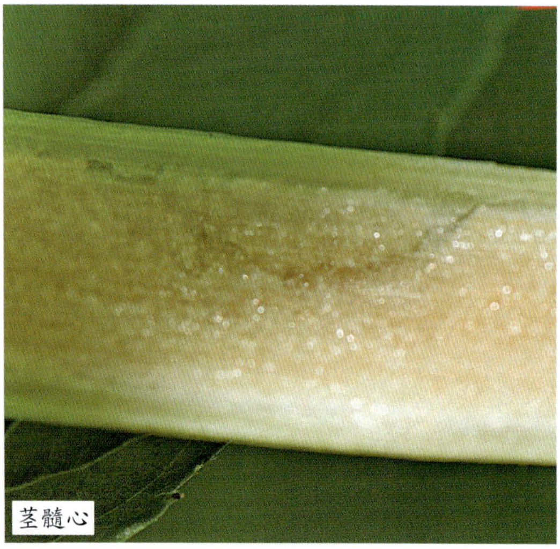

茎髓心

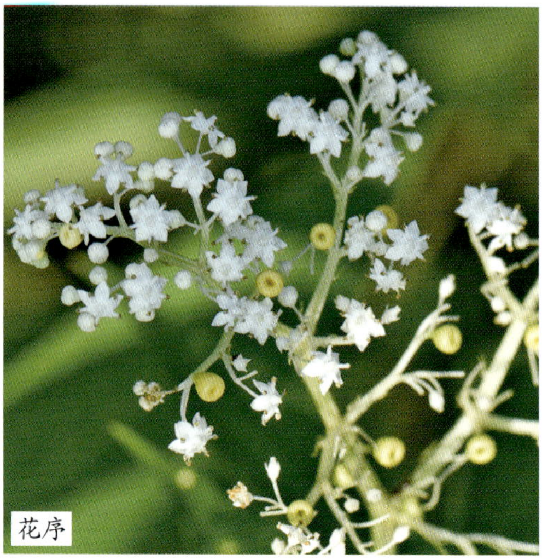

花序

【释　　名】本品具舒筋活络的功效，主治跌打损伤、骨折肿痛等，故名“接骨草”“顺筋枝”；此叶似芹及接骨木，三者同类，谓之三英，芹即水英，接骨木即木英，而本品为陆生，故又名“陆英”；茎上具8条棱，茎皮纤维丰富似麻，故又名“八棱麻”。

【生境分布】生于山坡林下、沟边和草丛中。分布于南京、无锡（宜兴）、常州（溧阳）、苏州、镇江（句容）、泰州（姜堰）等地。

【识别要点】茎有棱，髓白色。奇数羽状复叶对生，托叶叶状或有时退化成蓝色的腺体，叶片边缘具细锯齿，近基部或中部以下边缘常有1或数枚腺齿。复伞房花序顶生；杯形不孕性花不脱落，可孕性花小；花冠白色；子房3室，柱头3裂。浆果状核果红色，近球状；核2或3，卵形，表面有小疣状突起。

【药 材 名】陆英（全草）。

【性味功用】甘、微苦，平。祛风，利湿，舒筋，活血通经。主治风湿痹痛，水肿，黄疸，跌打损伤，产后恶露不行，风疹瘙痒，丹毒，疮肿等。

【使用注意】孕妇禁服。

【附　　方】**（1）治风湿性关节炎：**顺筋枝茎枝15~30g，水煎服。（《青岛中草药手册》）

（2）治红肿痈毒：接骨草鲜根或叶切碎捣烂，稍加鸡蛋白捣和，敷患处。（《江西民间草药》）

冬 瓜

Benincasa hispida (Thunb.) Cogn.

·科　名　葫芦科 Cucurbitaceae　　·属　名　冬瓜属 *Benincasa*

·生活型　一年生蔓性草本　　·花果期　花期 6~9 月，果期 8~10 月

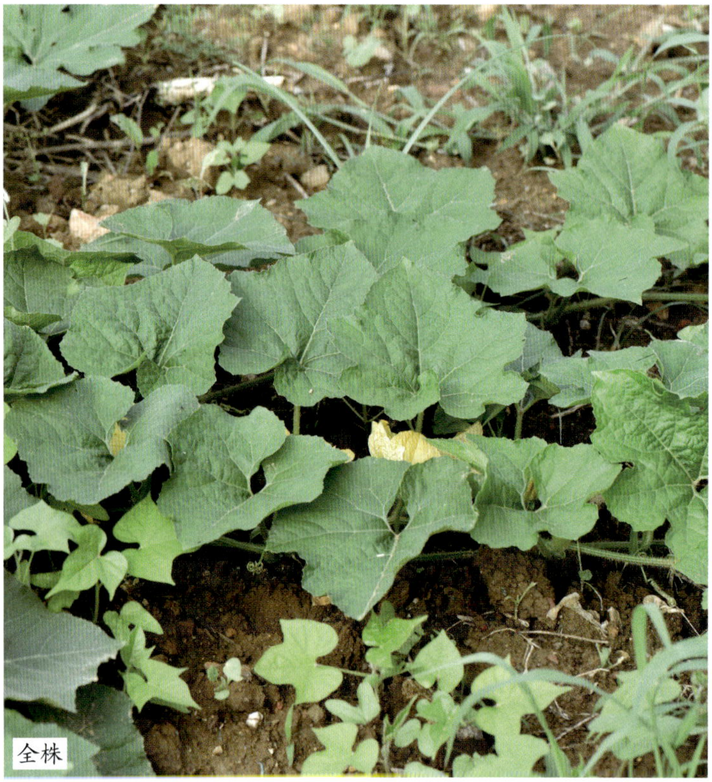

全株

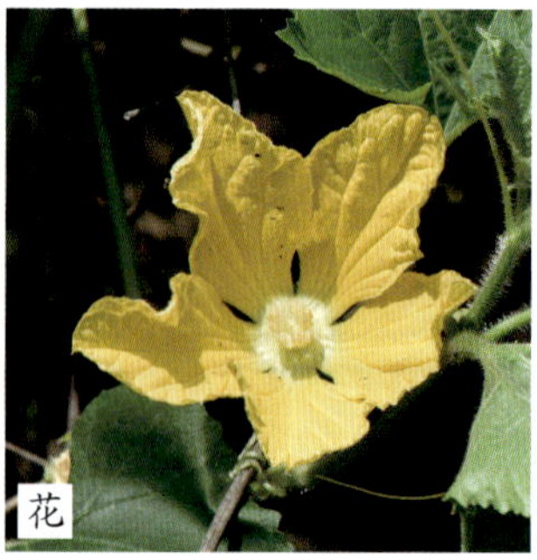

花

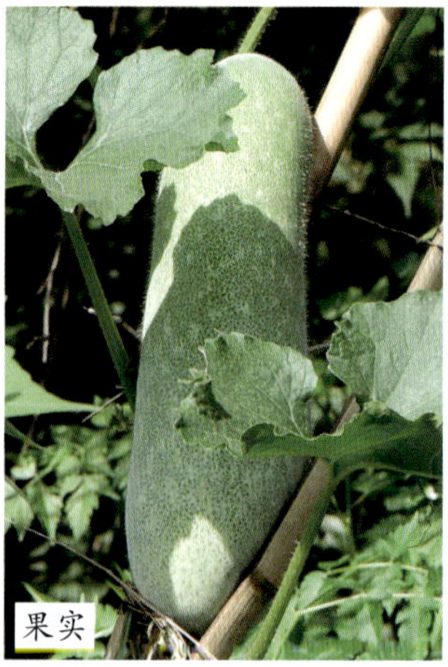

果实

【释　　名】本品属瓜类，因其果实冬月成熟，故名“冬瓜”；果实形状如枕头，故又名“枕瓜”。

【特性分布】喜温暖气候，耐热，怕涝，忌低温，适宜排水良好、土层深厚的沙壤土或黏壤土栽培。全省各地均有栽培。

【识别要点】茎有棱，卷须 2~3 叉。叶片肾状圆形，掌状 5~7 浅裂或中裂，先端急尖，基部深心形，边缘有齿。除叶片、花冠，其他部位均有黄褐色硬毛及长柔毛。雌雄同株，花单生于叶腋；花萼裂片 5，反折；花冠黄色；雄花柄基部常有苞片 1，雄蕊 3，药室三回折曲；雌花柱头 3，2 裂。果实绿色，常被白粉，长圆柱状，大型。种子扁平，有环边。

【药 材 名】冬瓜子（种子）、冬瓜皮（外层果皮）。

【性味功用】（1）**冬瓜子**：甘，微寒。清肺化痰，消痈排脓，利湿。主治痰热咳嗽，肺痈，肠痈，带下，水肿，淋证。

（2）**冬瓜皮**：甘，微寒。清热利水，消肿。主治水肿，小便不利，泄泻，疮肿。

【使用注意】脾胃虚寒者慎服冬瓜子。因营养不良而致虚肿者慎用冬瓜皮。

【附　　方】（1）**治带下**：冬瓜子 100g，金银花 80g，土茯苓 80g，碎成细粉，过筛，混匀，备用，每日 2~3 次，每次 3~5g，水煎服。（《实用蒙药学》）

（2）**治水肿**：冬瓜皮 30g，五加皮 9g，姜皮 12g，水煎服。（《湖南药物志》）

【拓展阅读】果瓤、叶、茎藤亦可入药。此外，肉质果皮可煮食，还能加工成蜜饯。

丝　瓜

Luffa cylindrica (L.) M. Roem.

·科　名　葫芦科 Cucurbitaceae	·属　名　丝瓜属 *Luffa*
·生活型　一年生攀缘草本	·花果期　花果期 6~11 月

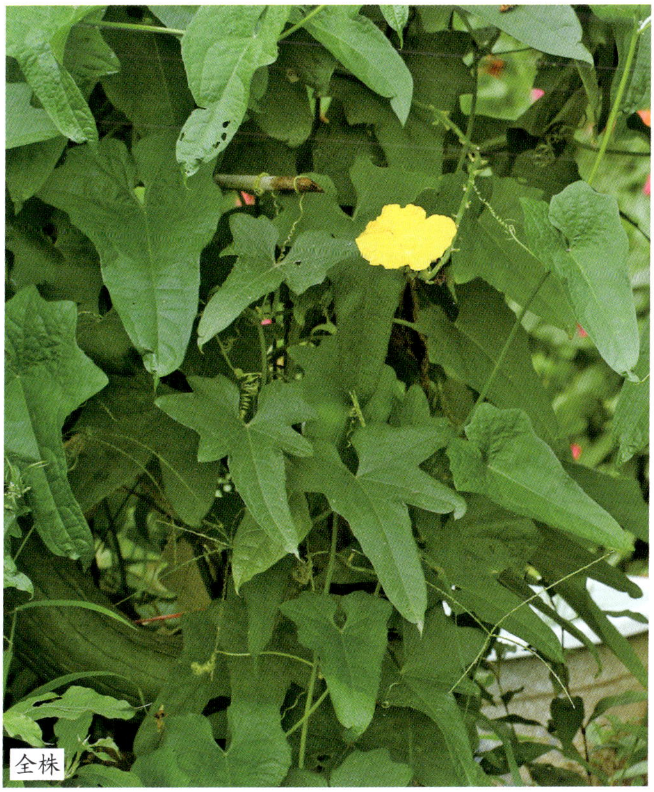
全株

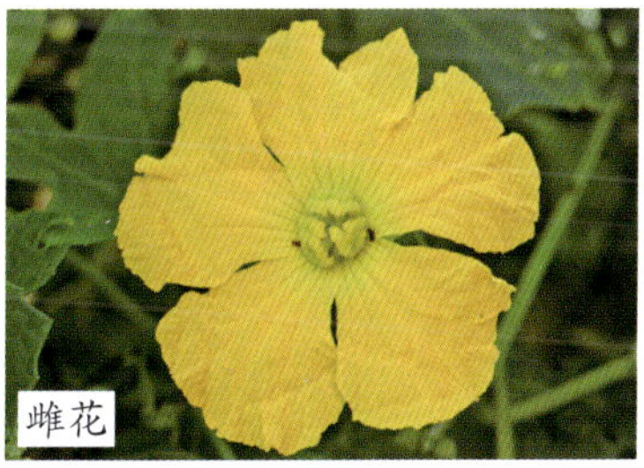
雌花

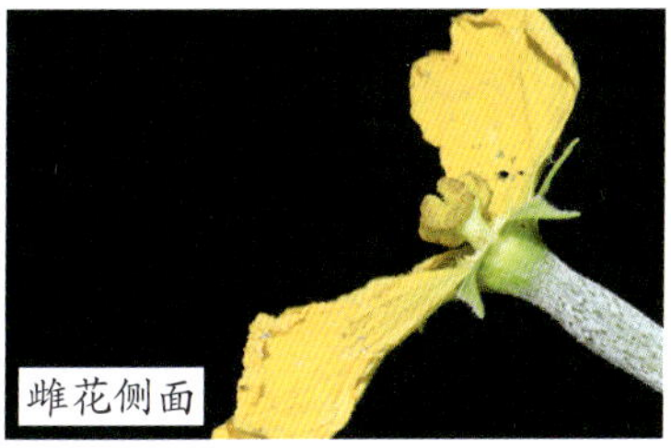
雌花侧面

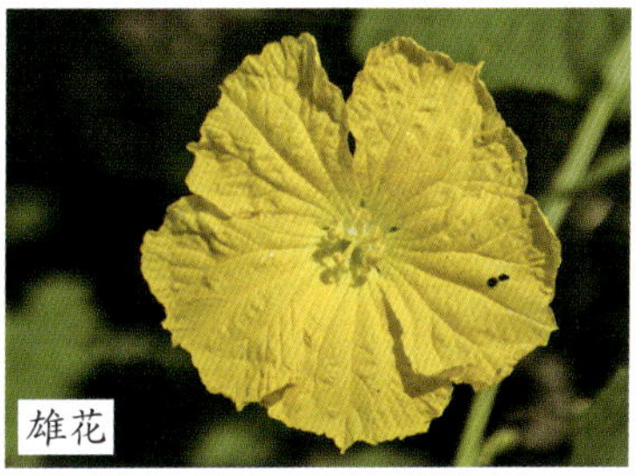
雄花

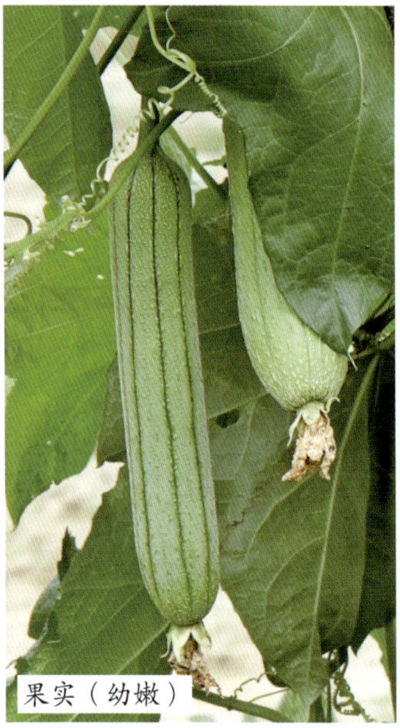
果实（幼嫩）

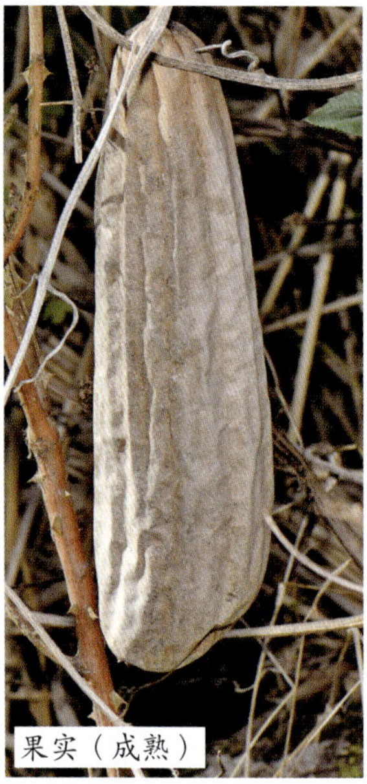
果实（成熟）

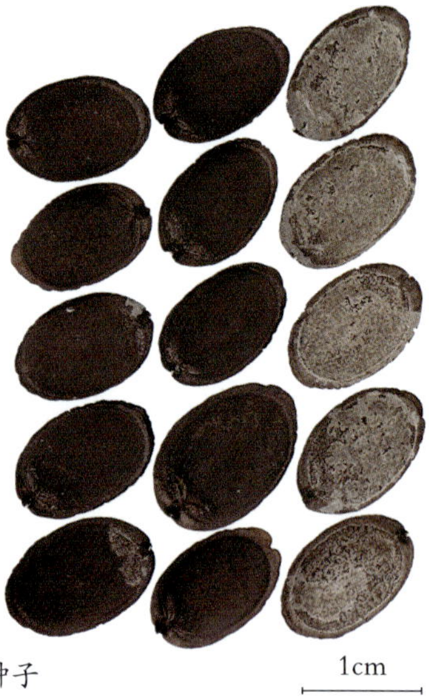

种子

【释　　名】本品属瓜类，果实老熟后，内部有丝状经络，故名“丝瓜”；果实内部丝状经络纵横如天罗（张在空中捕鸟的网），故又名“天罗瓜”。

【特性分布】喜温暖气候，耐高温、高湿，忌低温，适宜土层深厚、潮湿、富含有机质的沙壤土栽培。全省各地均有栽培。

【识别要点】卷须 2 至多裂，被短柔毛。叶片掌状 5~7 裂，裂片三角形或披针形，中裂片长，基部深心形，边缘有锯齿。雌雄同株；雄花成总状花序，花瓣黄色，里面基部密被长柔毛，具数条隆起的脉，全缘或啮蚀状，雄蕊 5，药室多回折曲；雌花单生，柱头 3。果实长圆柱形，光滑，长 20~50cm，成熟时内部有强韧的纤维如网状，3 室，顶孔开裂。种子边缘有膜质狭翅。

【药 材 名】丝瓜络（成熟果实的维管束）。

【性味功用】甘，凉。通经活络，解毒消肿。主治胸胁疼痛，风湿痹痛，经脉拘挛，乳汁不通，肺热咳嗽，痈肿疮毒，乳痈。

【使用注意】寒嗽、寒痰者慎用。

【附　　方】**治胸痹及心气痛：**丝瓜络 15g，橘络 3g，丹参 10g，薤白 12g，水煎服。（《四川中药志》1979 年）

【拓展阅读】果实、种子、果皮、瓜蒂、花、叶、茎、茎中的汁液、根亦可入药。此外，果实嫩时为常用蔬菜；成熟后果内的网状纤维为丝瓜络，晒干后可用于洗刷锅碗或作填充剂、鞋垫等；种子可榨油，供食用或工业用。

栝楼

Trichosanthes kirilowii Maxim.

·科　名　葫芦科 Cucurbitaceae　　·属　名　栝楼属 *Trichosanthes*

·生活型　多年生攀缘草本　　·花果期　花期 5~8 月，果期 8~10 月

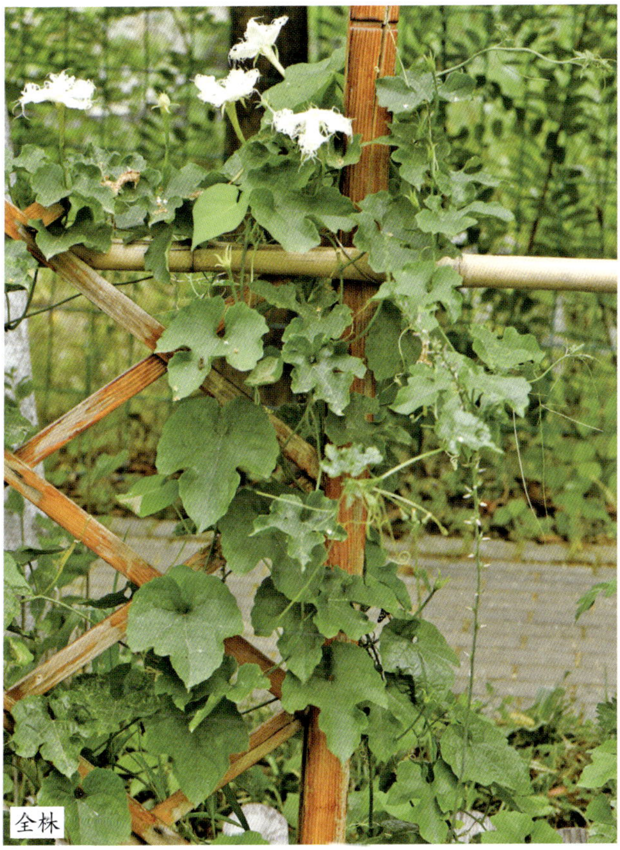

全株

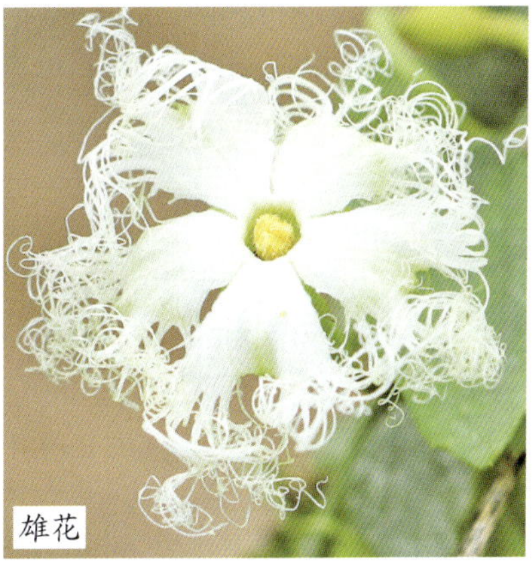

雄花

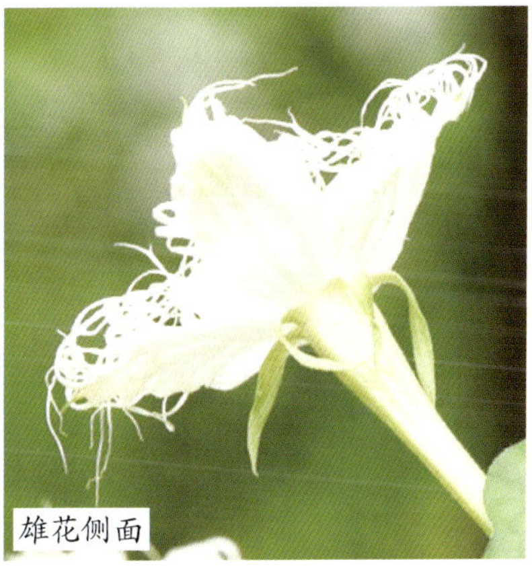

雄花侧面

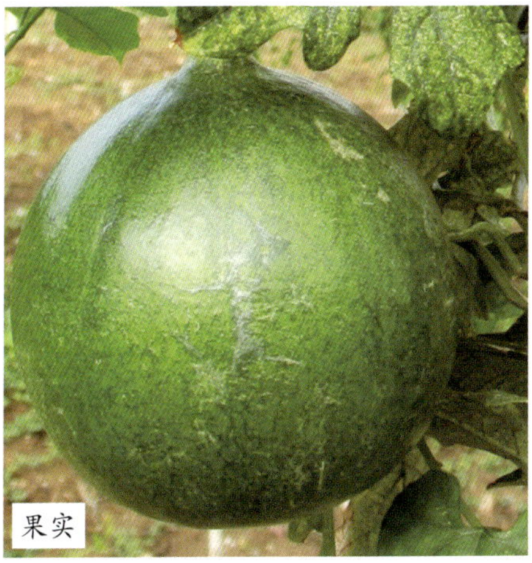

果实

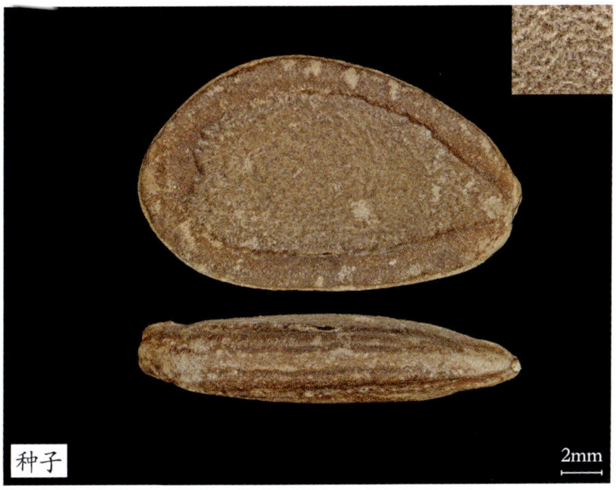

种子

【释　　名】本品古称“果赢”，《本草纲目》曰：“赢与蓏同。许慎云，木上曰果，地下曰蓏。此物蔓生附木，故得兼名。”称“果蓏”，亦即“果赢”，音转，故名“栝楼”；属于瓜类，“楼”从“艹”，故又名“瓜蒌”；本品青时如瓜，黄时如熟柿，故又名“柿瓜”。

【生境分布】生于向阳山坡、山脚、石缝、田野草丛。全省各地均有分布。

【识别要点】块根肥厚，圆柱状。茎被白色柔毛，卷须顶端 2~5 裂。叶片近圆形或心形，长、宽均 7~20cm，常 3~5（~7）掌状浅裂、中裂或不分裂，裂片常再浅裂，边缘有疏齿或缺刻状。雌雄异株；雄花呈总状花序，苞片边缘有齿，花萼筒长约 3.5cm，裂片全缘，花冠辐状，白色，5 深裂，顶端流苏状，雄蕊 3，药室对折；雌花单生，花柱 3 裂。果实不开裂，近球形。种子卵状椭圆形，扁平。

【药 材 名】栝楼（果实）、天花粉（根）。

【性味功用】**（1）栝楼：**甘、微苦，寒。清热化痰，宽胸散结，润燥滑肠。主治肺热咳嗽，胸痹，结胸，消渴，便秘，痈肿疮毒。

（2）天花粉：甘、微苦，微寒。清热生津，润肺化痰，消肿排脓。主治热病口渴，消渴多饮，肺热燥咳，疮疡肿毒。

【使用注意】脾胃虚寒、便溏及寒痰、湿痰者慎服栝楼。脾胃虚寒、大便溏泄者慎服天花粉。少数人可出现天花粉过敏反应。

【附　　方】**（1）治咳嗽：**鲜瓜蒌 15~30g，枇杷叶 15g，捣碎，水煎服。（《福建药物志》）

（2）治热病口渴：天花粉 15~30g，淡竹叶 15g，水煎服。（《福建药物志》）

【拓展阅读】种子、果皮亦可入药。此外，种子炒熟后可作为休闲食品，含脂肪油约 26%。

马瓟儿

Zehneria japonica (Thunberg) H. Y. Liu

·科　名　葫芦科 Cucurbitaceae	·属　名　马瓟儿属 *Zehneria*
·生活型　一年生攀缘或平卧草本	·花果期　花期 9 月，果期 10 月

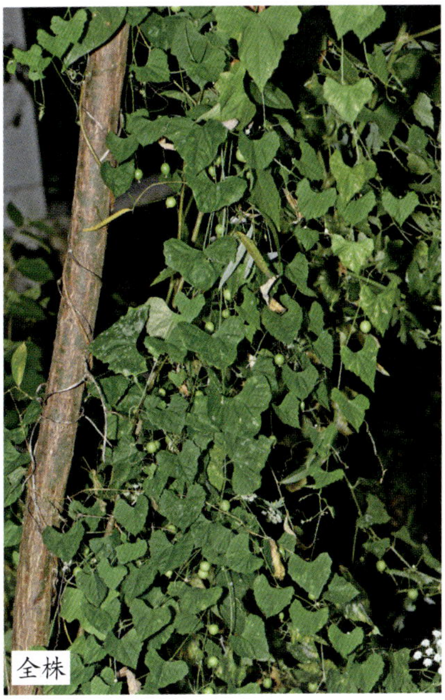
全株

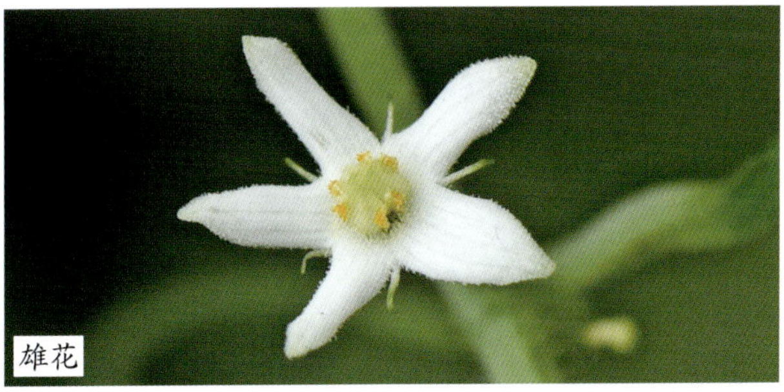
雄花

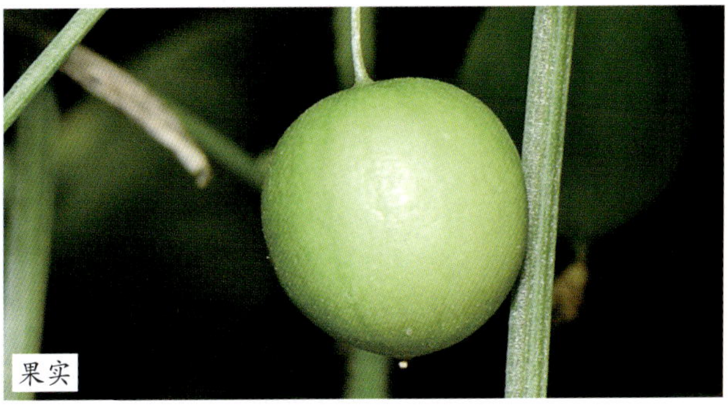
果实

【释　　名】本品叶片像老鼠的头，卷须如老鼠的尾巴，而它的果实像小冬瓜，细长的果梗就是拉冬瓜的绳子，故名“老鼠拉冬瓜”；“瓟”和“瓝”均指小瓜，本品果实很小，叶似马蹄，故又名“马瓟儿”“马瓝儿”，为了书写简便，还可简写为“马瓜交儿”“马交儿”。

【生境分布】生于水沟旁及山沟边灌木丛中。分布于苏南等地。

【识别要点】茎细弱，卷须不分裂。单叶互生，叶片膜质，三角形或三角状心形，不分裂或3~5浅裂，顶端急尖或渐尖，基部近截形至心形，边缘常疏生波状锯齿。雌雄同株；雄花单生，花冠白色至淡黄色，钟状，雄蕊3；雌花与雄花在同一叶腋内单生。果实卵形至近球形，长1~1.5cm，成熟时橘红色或红色。

【药 材 名】马瓝儿（块根或全草）。

【性味功用】甘、苦，凉。解毒散结，祛痰利水。主治痈疮疖肿，痰核瘰疬，流注，痔漏脱肛，咽喉肿痛，痄腮，石淋，小便不利，毒蛇咬伤。

【使用注意】脾胃虚寒者及孕妇慎服。

【附　　方】**（1）治蜂窝织炎：**鲜（马瓝儿）全草、鲜旱莲草、鲜积雪草、鲜龙葵各适量，捣烂外敷患处。（《浙江药用植物志》）

（2）治多发性脓肿：马瓝儿根、地耳草各等量，捣烂敷患处。（《福建药物志》）

【拓展阅读】根富含淀粉，可作土花粉食用；种子含油22%；全草洗净后可煲汤。

半边莲

Lobelia chinensis Lour.

·科　名　桔梗科 Campanulaceae	·属　名　半边莲属 *Lobelia*
·生活型　多年生矮小草本	·花果期　花期 4~9 月，果期 8~10 月

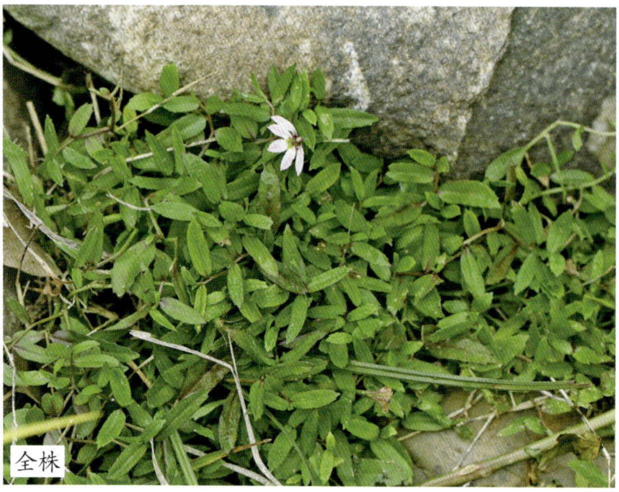
全株

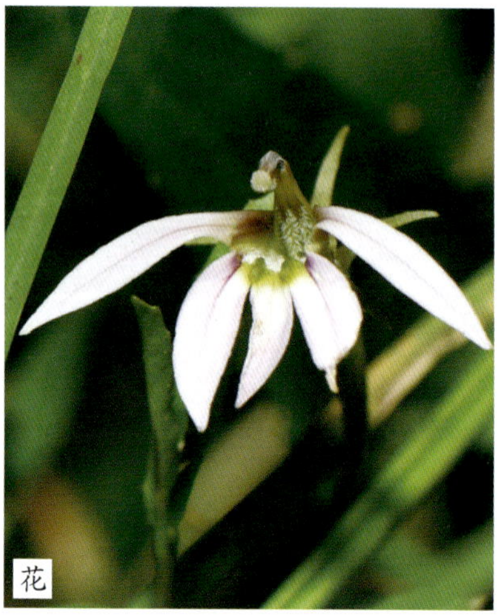
花

【释　　名】花淡红紫色，只有半边，如莲花状，故名“半边莲”；因其能疗蛇伤，故又名“急解索”。

【生境分布】生于山坡、路边、田边、沟边及河边潮湿处。全省各地均有分布。

【识别要点】茎细弱，匍匐，节上生根。叶互生，近无柄，椭圆状披针形至条形。花单生于叶腋，花柄超出叶外；花冠白色或粉红色，5 裂，裂片近相等，偏向一侧，位于同一平面上，两侧裂片披针形，较长，中间 3 裂片椭圆状披针形，较短，基部有绿色斑点；花药合生，下面 2 枚花药顶端有毛。蒴果倒圆锥状，顶端 2 瓣裂。种子椭圆状，稍压扁。

【药 材 名】半边莲（全草）。

【性味功用】甘，平。清热解毒，消瘀排脓，利水消肿。主治臌胀水肿，面足浮肿，湿热黄疸，痈肿疔疮，虫蛇咬伤。

【使用注意】虚证水肿者禁服，脾胃虚寒者慎用。

【附　　方】**（1）治毒蛇咬伤：**半边莲捣汁饮，以滓围涂之。（《本草纲目》）

（2）治黄疸，水肿，小便不利：半边莲 30g，白茅根 30g，水煎，分 2 次用白糖调服。（《江西民间草药验方》）

【拓展阅读】其嫩茎叶经开水焯、凉水漂后，可凉拌、做汤等。

藿香蓟

Ageratum conyzoides L.

·科　名　菊科 Compositae	·属　名　胜红蓟属 *Ageratum*
·生活型　一年生草本	·花果期　花期全年，果期全年

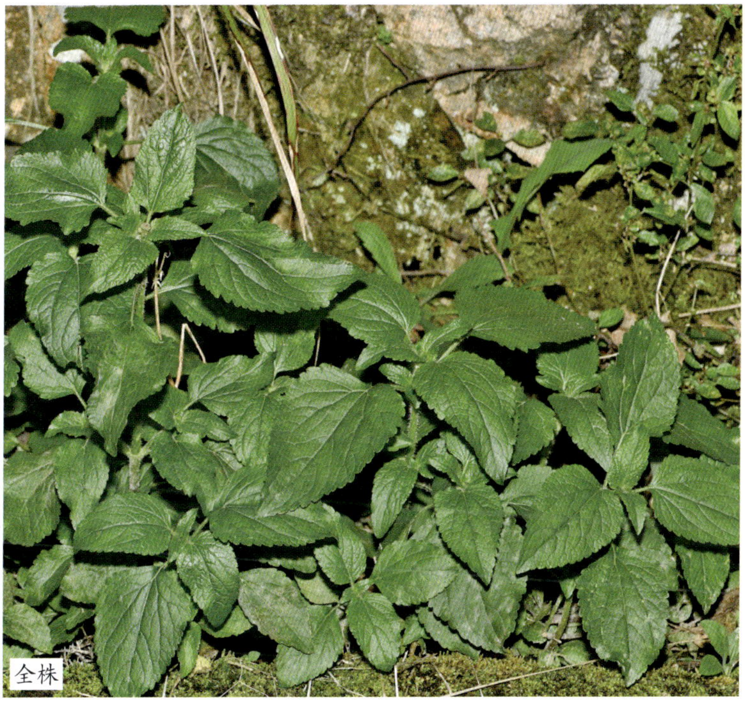
全株

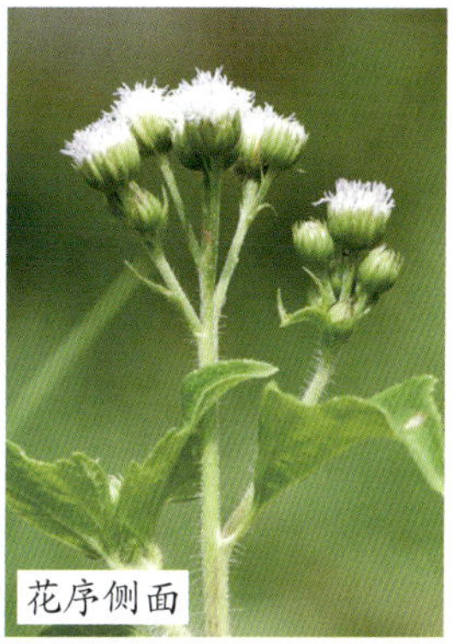
花序侧面

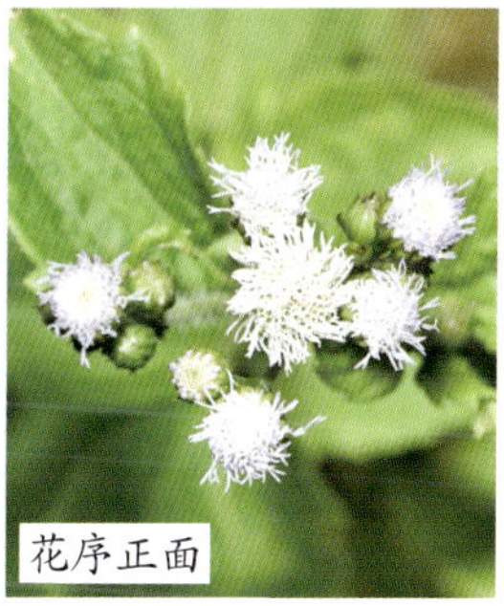
花序正面

【释　　名】《中国植物志》以“藿香蓟”正名收载，别名“胜红蓟”；因常开白花，故又名“白花草”；因植株有特殊臭味，故又名“臭草”“白花臭草”。

【生境分布】生于山谷、林下、林缘、山坡草地、田野。全省各地均有栽培，有时逸为野生。

【识别要点】单叶对生，上部互生；叶基部钝或宽楔形，基出 3~5 脉，边缘具圆锯齿，两面疏被白色短柔毛和黄色腺点。头状花序为两性管状花，顶生，排成伞房状；总苞片 2 层，长圆形或披针状长圆形，边缘撕裂；花冠檐部 5 裂，淡紫色；花药基部钝或微尖。瘦果黑褐色，5 棱；冠毛膜片 5 或 6，长圆形，顶端芒状，或部分膜片顶端截形，无芒尖，全部冠毛膜片长 1.5~3mm。

【药 材 名】胜红蓟（全草）。

【性味功用】辛、微苦，凉。清热解毒，止血，止痛。主治感冒发热，咽喉肿痛，口舌生疮，咯血，衄血，崩漏，脘腹疼痛，痢疾，风湿痹痛，跌打损伤，外伤出血，痈肿疮毒，湿疹瘙痒等。

【使用注意】脾胃虚寒者及孕妇慎用。

【附　　方】**（1）治感冒发热：**白花草 60g，水煎服。（《广西民间常用中草药手册》）

（2）治喉症（包括白喉）：胜红蓟鲜叶 30~60g，洗净，绞汁，调冰糖服，日服 3 次；或取鲜叶晒干，研为末，作吹喉散。（《泉州本草》）

【拓展阅读】常作花坛、花径、花境材料，或当作切花和盆花；提取的精油可作调香原料；南非民间用其治疗剑伤、肺炎、非子宫性阴道出血等。

牛　蒡

Arctium lappa L.

·科　名　菊科 Compositae	·属　名　牛蒡属 *Arctium*
·生活型　二年生草本	·花果期　花期 6~7 月，果期 8~9 月

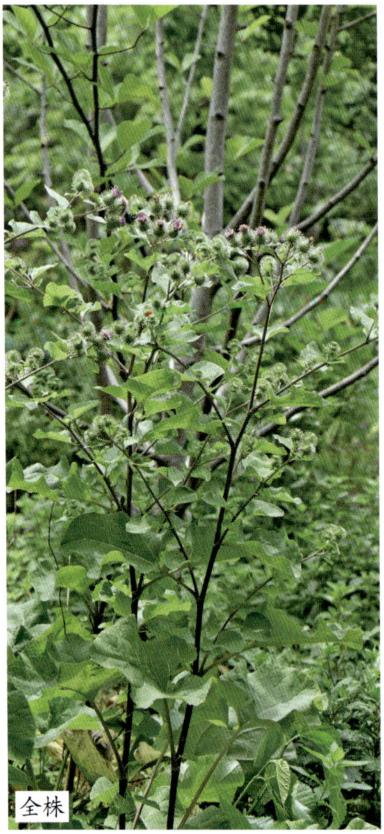
全株

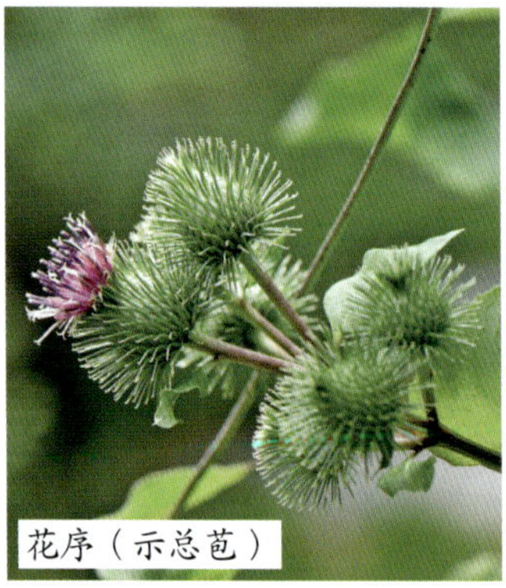
花序（示总苞）

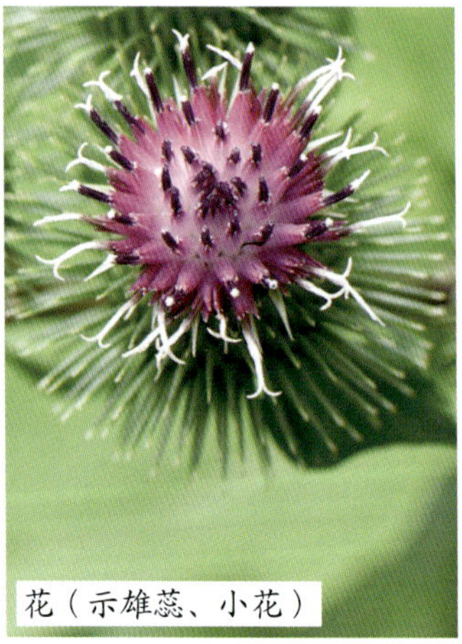
花（示雄蕊、小花）

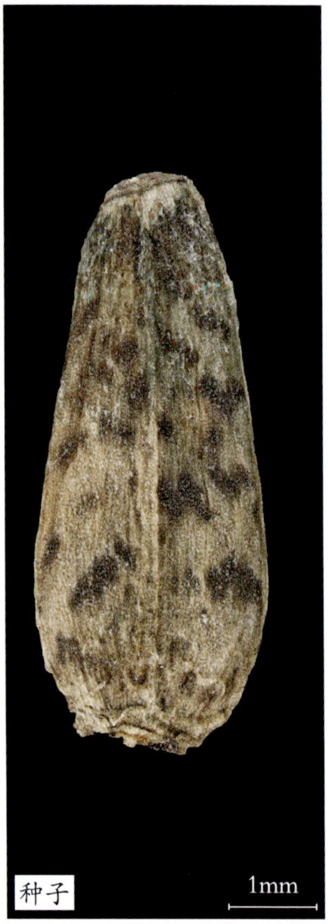

种子

【释　　名】《本草原始》云“其根叶可饲牛”，牛喜食其叶，故在其一侧，“旁”意为在一侧，从“艹”，故名“牛蒡”；《本草图经》载“外壳如栗球，小而多刺，鼠过之则缀惹不可脱”，故又名“鼠粘子”；《本草纲目》曰“其实状恶而多刺钩”，故又名“恶实”；牛食其叶后可力气大增，种子（瘦果）供药用，故又名“大力子”“牛蒡子”。

【特性分布】喜温暖气候，适宜疏松肥沃的沙壤土。全省各地均有栽培。

【识别要点】具粗大的肉质直根。茎直立，植株常被稀疏的短糙毛及长蛛丝状毛，具棕黄色腺点。叶背具树脂腺点，叶面常密被毛，有小腺毛。头状花序排成伞房状，顶生；总苞片多层，外层三角状或披针状钻形，中、内层披针状或线状钻形，近等长，顶端有软骨质钩刺；小花紫红色。瘦果两侧压扁；冠毛多层，糙毛状，分散脱落。

【药 材 名】牛蒡子（果实）、牛蒡根（根）。

【性味功用】**（1）牛蒡子：**辛、苦，寒。疏散风热，宣肺透疹，利咽散结，解毒消肿。主治风热咳嗽，咽喉肿胀，斑疹不透，风疹瘙痒，疮疡肿毒。

（2）牛蒡根：苦、微甘，凉。散风热，消毒肿。主治风热感冒，热毒面肿，咽喉肿痛，齿龈肿痛，风湿痹痛，癥瘕积块，痈疖恶疮，痔疮脱肛。

【使用注意】脾虚便溏者禁服牛蒡子。

【附　　方】**（1）治风热闭塞咽喉，遍身浮肿：**牛蒡子 250g，半生半熟，研为末，热酒调下 5g。（《重庆中药志》）

（2）治皮肤风热，遍身瘾疹：牛蒡子、浮萍各等份，以薄荷汤调下 6g，每日 2 服。（《重庆中药志》）

（3）治小儿咽肿：牛蒡根捣汁，细咽之。（《普济方》）

【拓展阅读】茎叶亦可入药。根具独特的芳香，可加工制作茶，剥去外表皮煮软后可作菜肴。

黄花蒿

Artemisia annua L.

·科　名　菊科 Compositae	·属　名　蒿属 *Artemisia*
·生活型　一年生草本	·花果期　花期 8~9 月，果期 10~11 月

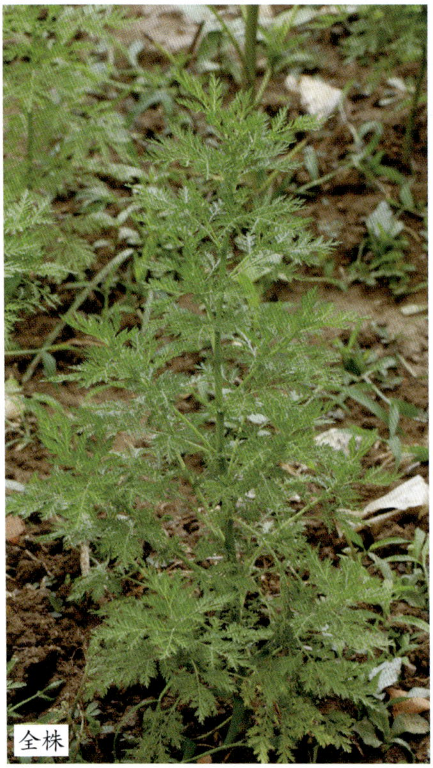
全株

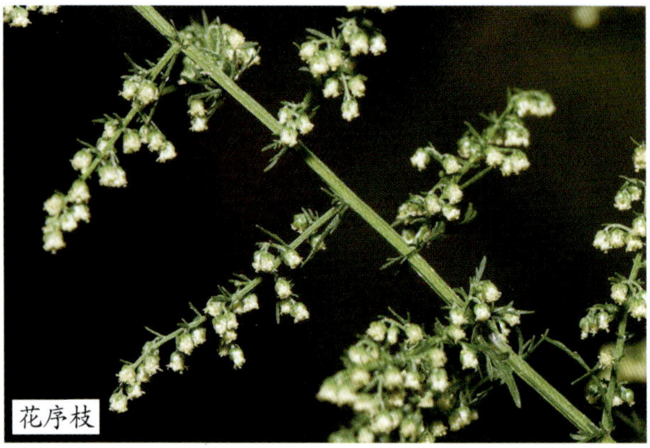
花序枝

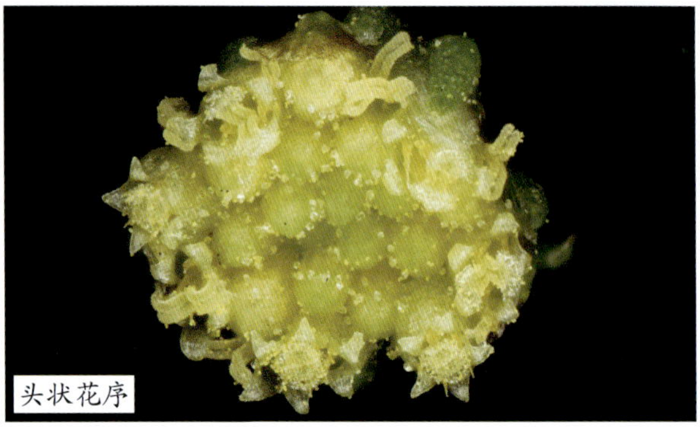
头状花序

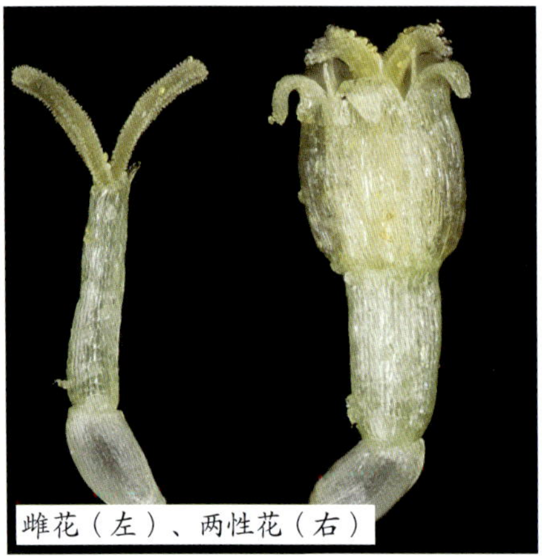
雌花（左）、两性花（右）

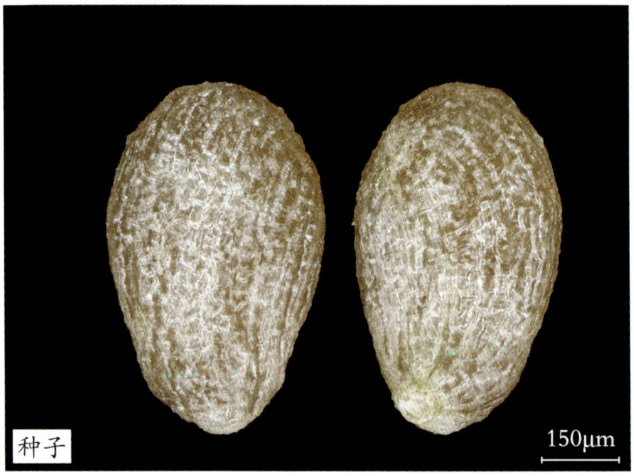

种子

【释　　名】本品为蒿属植物，开黄色小花，故名“黄花蒿”；本品植株色深青，故又名“青蒿”。

【生境分布】生于路旁、荒地、山坡或林缘等处。全省各地均有分布。

【识别要点】植株有浓烈香气；茎下部叶宽卵形或三角状卵形，长3~7cm，两面具白色腺点，三至四回栉齿状羽状深裂，第二回分裂的小裂片中轴两侧有狭翅；中部叶的叶片二至三回栉齿状羽状深裂。头状花序球形，直径1.5~2.5mm；总苞片仅边缘干膜质；花序托半球形，无毛；花深黄色；雌花10~18，花柱伸出花冠；两性花10~30，花柱与花冠近等长，分枝顶端截形。瘦果小，椭圆状卵形。

【药 材 名】青蒿（地上部分）。

【性味功用】苦、辛，寒。清虚热，除骨蒸，解暑热，截疟，退黄，利咽消肿。主治温邪伤阴，夜热早凉，阴虚发热，骨蒸劳热，暑邪发热，疟疾寒热，湿热黄疸。

【使用注意】产后血虚、脾胃虚寒或饮食停滞泄泻者慎用。不可久服，忌与当归、地黄同用。临床使用青蒿制剂未见明显副作用，偶有患者出现恶心、呕吐、腹痛、腹泻等消化道症状。

【附 方】**（1）治中暑：**青蒿 15~30g，开水泡服，或捣烂取汁，冷开水冲服。（《全国中草药汇编》）

（2）治疟疾：鲜青蒿 30g，水煎服，每日 1 剂；或青蒿叶晒干研末，每日用 3g，发疟前 4 小时服用，连服 5 日，每日 1 次；或鲜青蒿捣汁，每日 1 次，每次服 3g。（《全国中草药汇编》）

【拓展阅读】带总苞果序、茎、根亦可入药。本品中提取的青蒿素为著名的抗疟药物；南方民间用其枝叶作制酒饼或制酱的香料，牧区用作牲畜饲料；在山东沿海和东北林区为秋季主要粉源植物之一；也可作植物性农药，可防治蚜虫、水稻螟虫、小麦锈病。

艾 蒿

Artemisia argyi H. Lév. et Van.

·科 名 菊科 Compositae ·属 名 蒿属 *Artemisia*
·生活型 多年生草本或稍亚灌木状 ·花果期 花期 7~8 月，果期 9~10 月

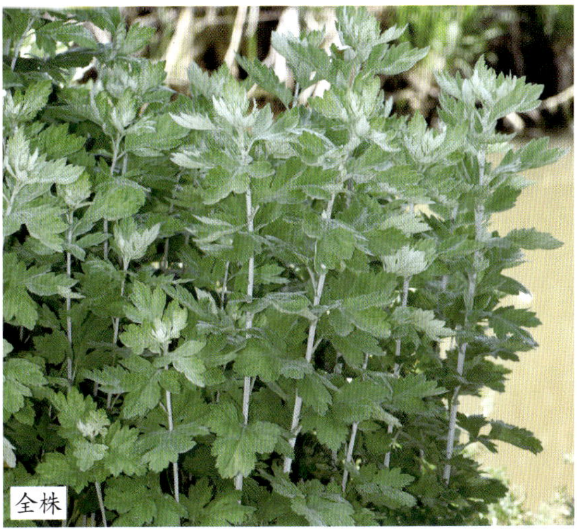
全株

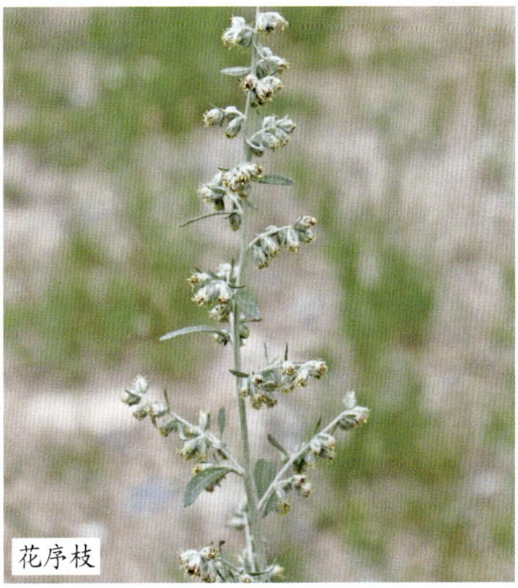
花序枝

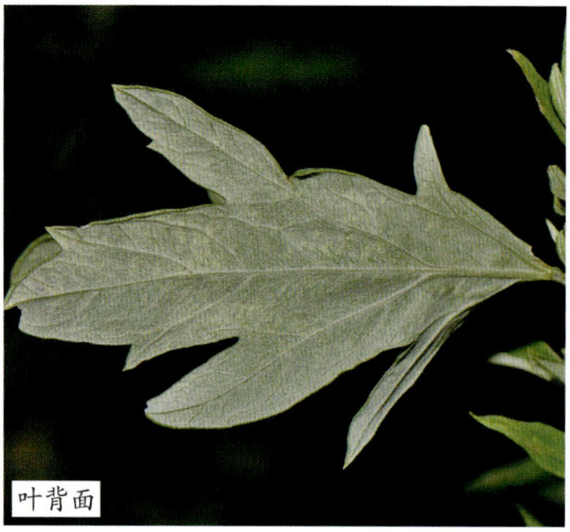

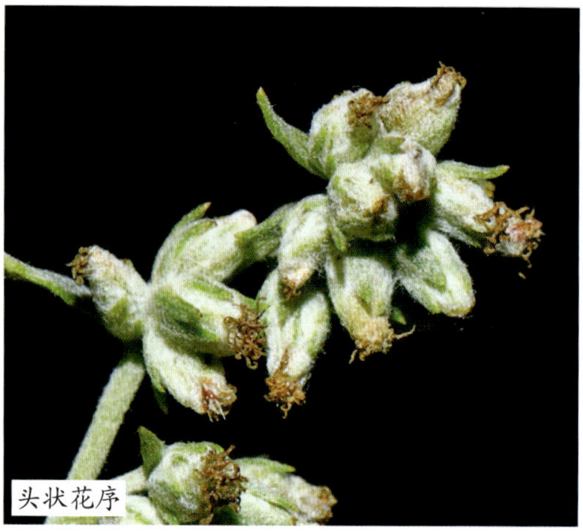

【释　　名】“乂”，有治理、安定之义，而本品有疗疾、灸百病的作用，从“艹”，故得名“艾”，因其茎叶类蒿，故名“艾蒿”；《本草纲目》载“以五月五日连茎刈取，暴干收叶”，故又名“五月艾”。

【生境分布】生于山坡、荒地、路旁或草地。全省各地均有分布。

【识别要点】植株有浓烈香气，被灰白色柔毛及蛛丝状毛。叶厚纸质，叶面被白色腺点；中部叶的叶片卵形至近菱形，一至二回羽状深裂至半裂；上部叶与苞片叶的叶片羽状半裂、浅裂、3深裂至不裂。头状花序椭圆形，排成穗状，再排成圆锥状；花冠檐部紫色；雌花6~10，花柱远伸出花冠外；两性花8~12，花柱与花冠近等长或略长于花冠。

【药 材 名】艾叶（叶）。

【性味功用】辛、苦，温；有小毒。温经止血，散寒止痛，祛湿止痒。主治吐血，衄血，咯血，便血，崩漏，胎动不安，少腹冷痛，腰膝痛，泄泻久痢，霍乱转筋，带下，湿疹，疥癣，痔疮，痈疡等。

【使用注意】阴虚血热者慎服艾叶，用量过大时会有恶心、呕吐、胃不适、腹泻、头晕等不良反应，长期服用应定期检测肝功能指标，以免损伤肝组织。艾叶煎剂具有兴奋子宫作用，故孕妇忌内服本品。

【附　　方】**（1）治妇人崩中，连日不止：**熟艾如鸡子大，阿胶（炒，为末）半两，干姜一钱（锉），上以水五盏，先煮艾、姜至二盏半，入胶消扬，温分三服，空腹服，一日尽。（《养生必用方》）

（2）治腰膝疼痛：久年陈艾一斤，浓煎，将以深桶满盛，将脚搁其上，却以衣服覆之，令其汗出透了，如汤可容下脚，则以膝脚放入浸之。（《普济方》）

【拓展阅读】果实亦可入药。全草可作杀虫的农药，或熏烟作房间消毒、杀虫药；嫩芽及幼苗可作蔬菜。

茵陈蒿

Artemisia capillaris Thunb.

·科　名　菊科 Compositae　　·属　名　蒿属 *Artemisia*

·生活型　半灌木状草本　　·花果期　花期 7~8 月，果期 9~10 月

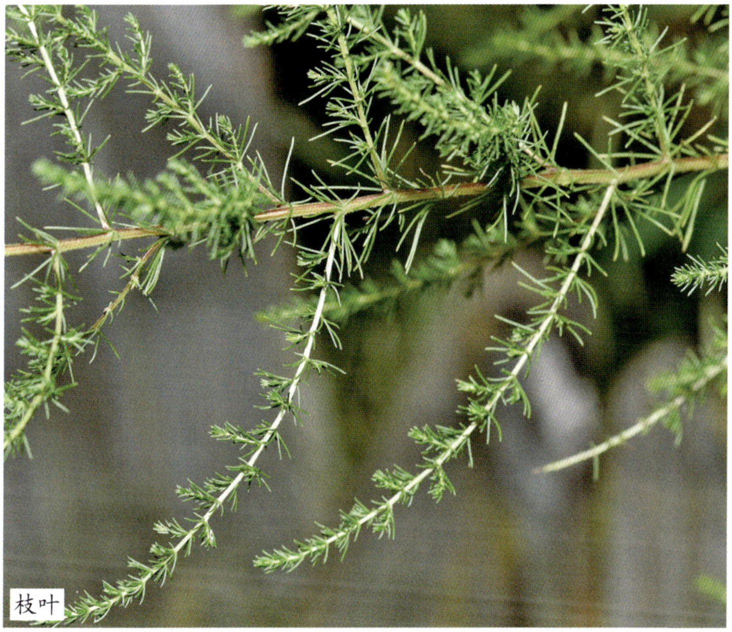

枝叶

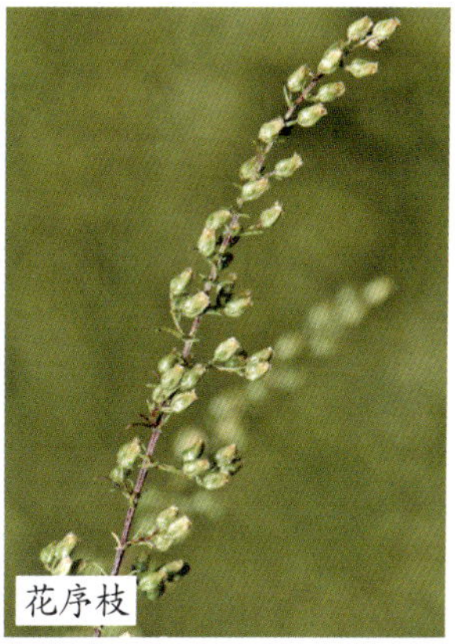

花序枝

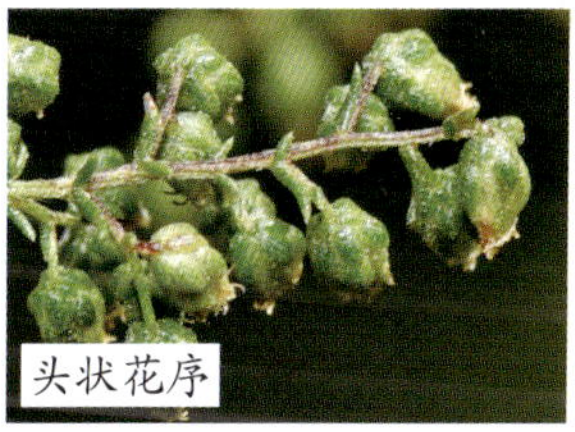

头状花序

【释　　名】本品始载于《神农本草经》，《本草拾遗》云：“虽蒿类，苗细，经冬不死，更因旧苗而生，故名因陈，后加蒿字也。”故名“茵陈蒿”；春采者枝叶细柔，密被白色茸毛，绵软如绒，故又名“绵茵陈”“绒蒿”；秋采者带花，故又名“花茵陈”。

【生境分布】生于海边或近海河谷、河边沙地，或低山坡、路边较潮湿处。全省各地均有分布。

【识别要点】植株有浓烈香气，初时密被灰白色或灰黄色柔毛；常具营养枝；叶二至三回羽状全裂，末回裂片狭线形或狭线状披针形，长 5~10mm，宽 0.5~2mm。头状花序，排成复总状，再排成圆锥状；总苞片全部或边缘膜质；花盘边缘雌花 6~10，一轮，花冠檐部具 2 或 3 裂齿；两性花 3~7，不育，花冠管状，花药线形，先端附属物长三角形，花柱短，上端棒状，2 裂，不叉开。瘦果棕色，纺锤状，表面具条纹。

【药 材 名】茵陈（地上部分）。

【性味功用】苦、辛，微寒。清利湿热，利胆退黄，止咳排脓。主治黄疸尿少，湿温暑湿，湿疮瘙痒，肺热气喘，肺刺痛，感冒咳嗽，咳痰不利。

【使用注意】非因湿热引起的发黄忌服，如脾虚血亏而致的虚黄、萎黄，一般不宜使用。本品可能对胃和筋肌有害，并能引起头痛。茵陈活性成分具有一定的毒性，因此用量不宜过大，也不宜过久，若用量过大可引起头晕、恶心、腹泻以及上腹部不适、急性肝胆损伤等。

【附　　方】**（1）治肝细胞性黄疸：**茵陈 60g，蒲公英 30g，板蓝根 15g，山栀子 9g，黄连 3g，水煎服；若大便秘结可加生大黄 9g。（《全国中草药汇编》）

（2）治湿热黄疸，小便不利：茵陈 30g，茯苓 15g，猪苓、白术各 12g，泽泻 9g，桂枝 6g，水煎服。（《中草药原色图谱 800 例》）

【拓展阅读】本品的水提取液对多种杆菌、球菌有抑制作用，挥发油有抗霉菌的作用。其幼嫩枝、叶可作蔬菜或酿制茵陈酒；鲜草或干草作家畜饲料；也可作为蜜源植物。

牡　蒿

Artemisia japonica Thunb.

·科　名　菊科 Compositae	·属　名　蒿属 *Artemisia*
·生活型　多年生草本	·花果期　花期 7~8 月，果期 9~10 月

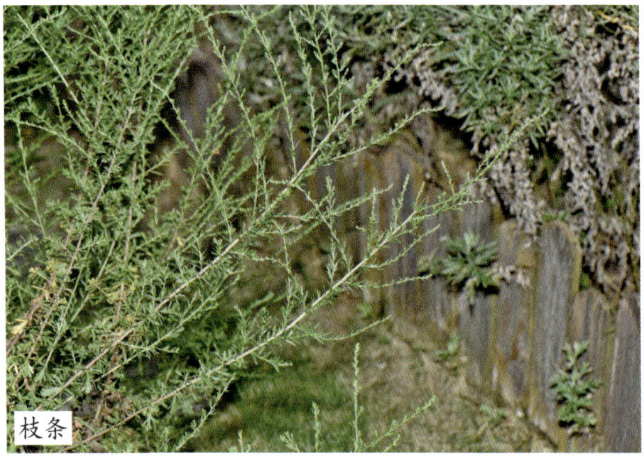

枝条

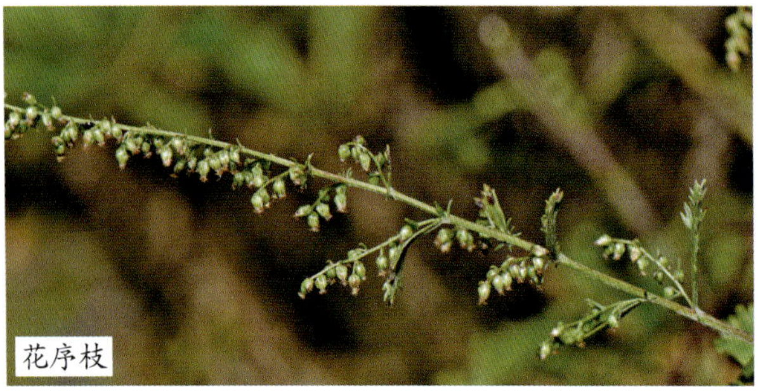

花序枝

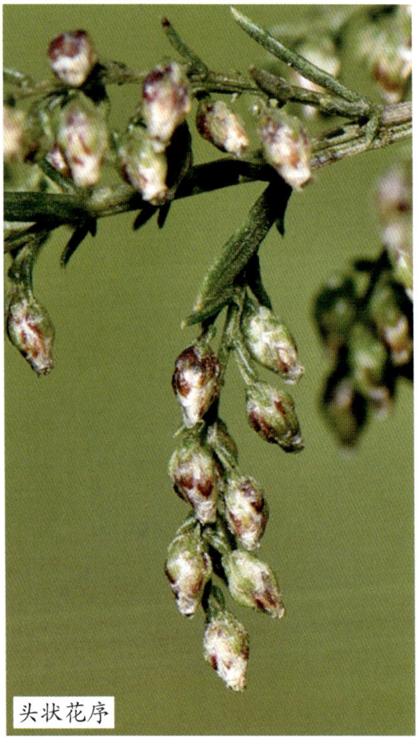

头状花序

【释　　名】《本草纲目》云“蒿之无子者，则牡之名以此也”，“牡”意为雄性，故名“牡蒿”；李时珍又云：“诸蒿叶皆尖，此蒿叶独多而秃，故有齐头之名。”故又名“齐头蒿”；因其叶形似动物脚掌，故又名“熊掌草”“猴掌草”“脚板蒿”。

【生境分布】生于林缘、疏林下、田野、灌丛、荒地、山坡或路旁等。全省各地均有分布。

【识别要点】植株有香气。基生叶与茎下部叶倒卵形或宽匙形，自叶前端斜向基部羽状深裂或半裂，裂片上端有齿；中部叶匙形，前端斜向基部 3~5 分裂；上部叶小，3 浅裂或不分裂；苞片叶长椭圆形至线状披针形，先端不分裂或浅裂。头状花序卵球形，在分枝上排成穗状或总状，整体呈圆锥状，小苞叶线形；总苞片 3 或 4 层，边缘膜质，外层小；雌花 3~8，花柱伸出，先端 2 叉；盘花 5~10，两性，不育，花冠管状，花药先端附属物长三角形，基部钝；花柱短，先端稍膨大，2 裂，不叉开。瘦果小；无冠毛。

【药 材 名】牡蒿（全草）。

【性味功用】苦、微甘，凉。清热解毒，解表消暑，凉血止血，退虚热，截疟，杀虫。主治暑热感冒，阴虚发热，发热无汗，盗汗，咯血，劳伤咳嗽，小儿疳热，衄血，便血，崩漏，带下，丹毒，毒蛇咬伤，疟疾，口疮，湿疹，疔疖肿痛等。

【使用注意】体弱虚寒者或孕妇慎服。不可久服。

【附　　方】**（1）治夏季感冒头痛：**齐头蒿 30g，水煎服。（《万县中草药》）

（2）治劳伤咳血：齐头蒿 60g，石枣子 30g，炖肉服。（《万县中草药》）

【拓展阅读】根、带果花序、叶亦可入药。此外，本品嫩叶还可作蔬菜食用；全草可作家畜饲料；也可作植物性农药。

野艾蒿

Artemisia lavandulifolia DC.

·科　名　菊科 Compositae	·属　名　蒿属 *Artemisia*
·生活型　多年生草本	·花果期　花期 8~9 月，果期 9~10 月

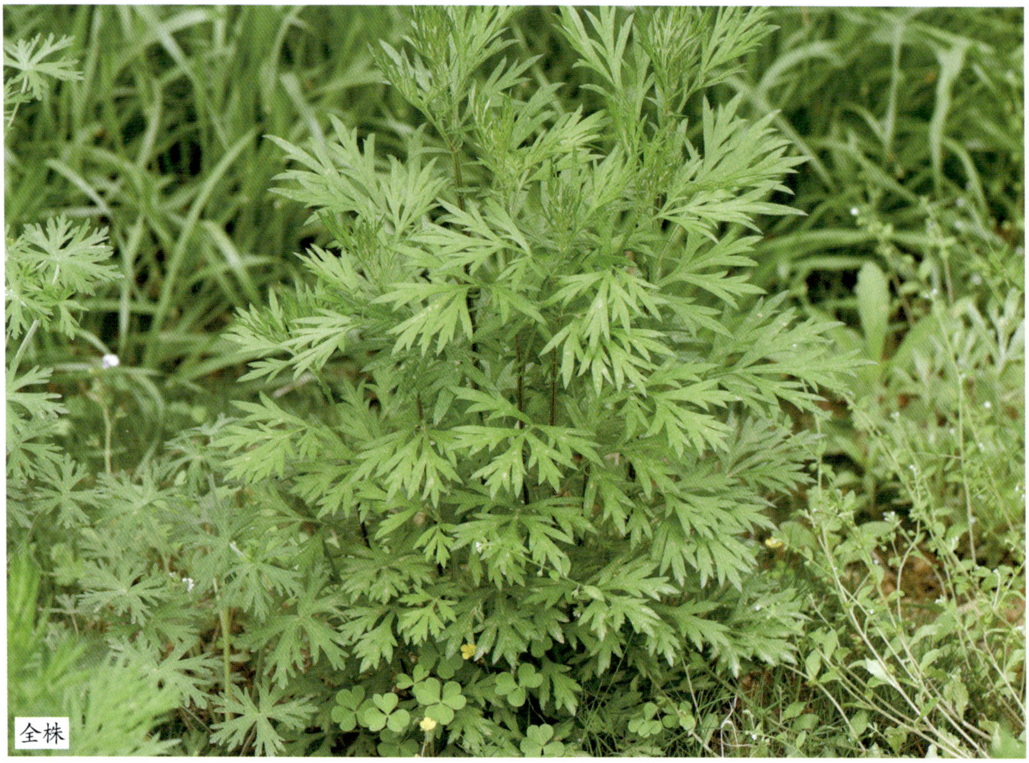
全株

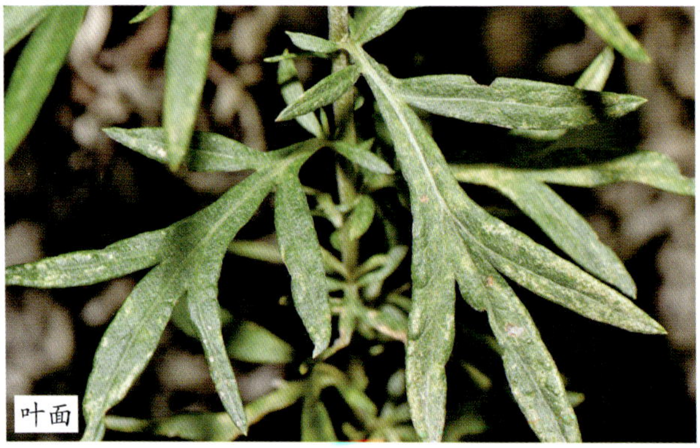
叶面

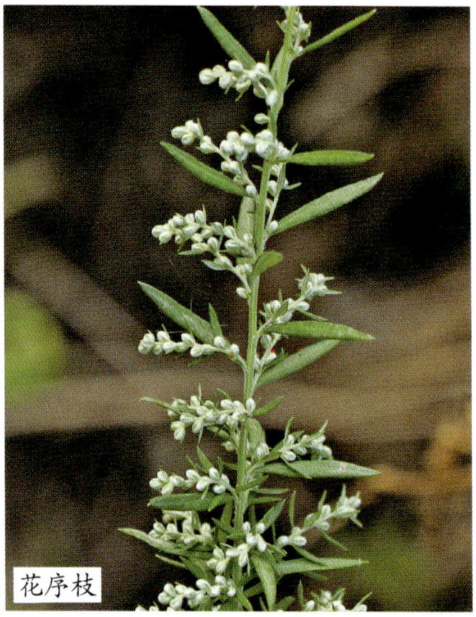
花序枝

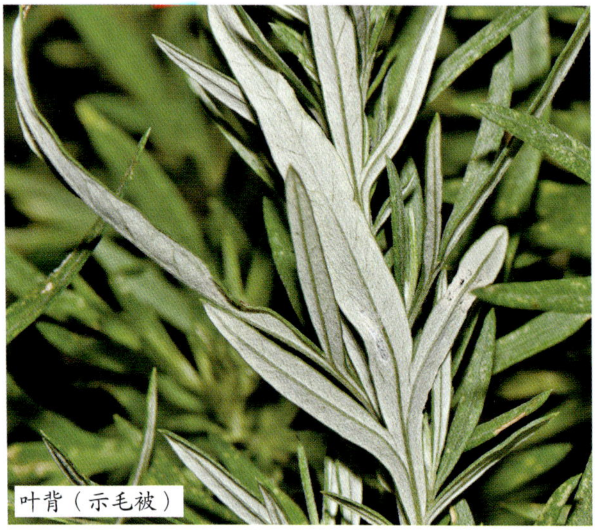
叶背（示毛被）

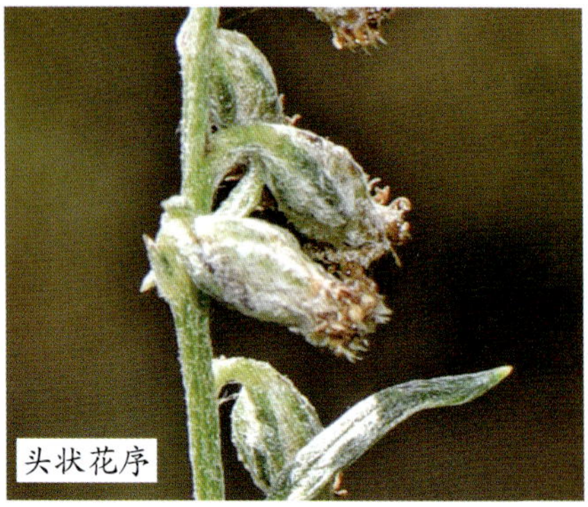
头状花序

【释　　名】植物形态与艾蒿相近，艾蒿常栽培，称为家艾，本品与之相区别，故名“野艾蒿”，简称“野艾”；常药用叶，故又名“野艾叶”。

【生境分布】生于山坡、路旁、林缘、山谷、灌丛或水滨等。全省各地均有分布。

【识别要点】植株有香气。茎、叶及总苞片被灰白色或灰黄色蛛丝状柔毛，有营养枝。叶面密被白色腺点；基生叶与茎下部叶二回羽状全裂或第二回深裂，中部叶一至二回羽状全裂或第二回深裂，上部叶羽状全裂；苞片叶3全裂或不裂。头状花序椭圆形，全为管状花，具小苞叶，排成密集穗状或复穗状，整体圆锥状；花序托无毛；总苞片3或4层，外层略小，边缘干膜质；花盘边缘雌花4~9，1轮，花冠紫红色，花柱伸出花冠；盘花为两性花，10~20；花药线形，先端具附属物，基部具短尖；花柱与花冠等长或略长，分枝顶端扇形。瘦果具条纹；无冠毛。

【药 材 名】野艾叶（叶）。

【性味功用】苦、辛，温。温经止痛，止血安胎，散寒逐湿。主治少腹冷痛，经寒不调，崩漏，吐血，衄血，妊娠下血；外治皮肤瘙痒，疥癣。

【使用注意】阴虚血热者慎用。本品气味芳香，不宜久煎。有报道称部分患者用量至30g出现头晕、口干、恶心、呕吐、胃脘不适、腹泻等症状。

【附　　方】**（1）治虚寒头痛，月经过多：**野艾叶15g，鸡蛋1个，水煎服。（《福建药物志》）

（2）治皮肤瘙痒：野艾、豨莶草各15g，水煎服，或水煎熏洗患处。（《青草药彩色图谱》）

【拓展阅读】本品入药作“艾”的代用品。嫩苗可作蔬菜或腌制酱菜食用；鲜草可作饲料。

婆婆针

Bidens bipinnata L.

·科　名　菊科 Compositae	·属　名　鬼针草属 *Bidens*
·生活型　一年生草本	·花果期　花期6~7月，果期7~10月

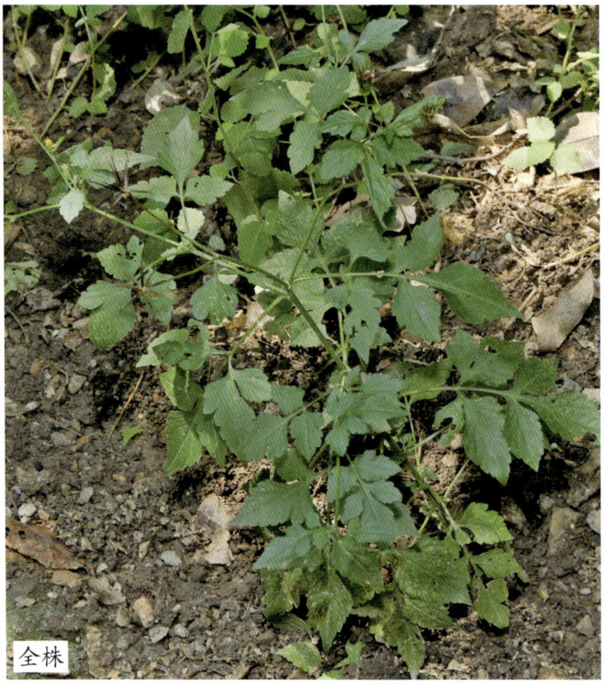
全株

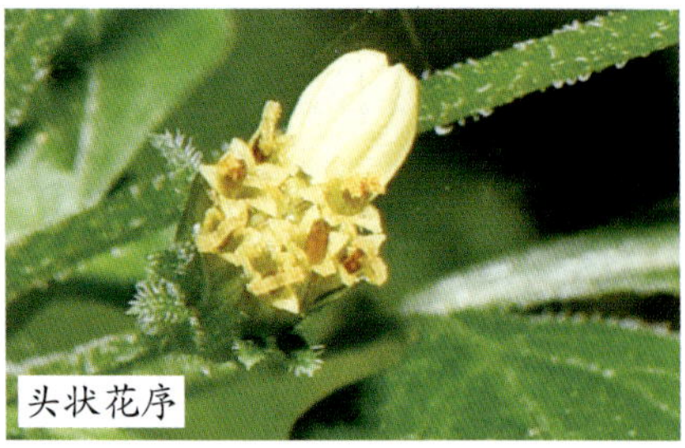
头状花序

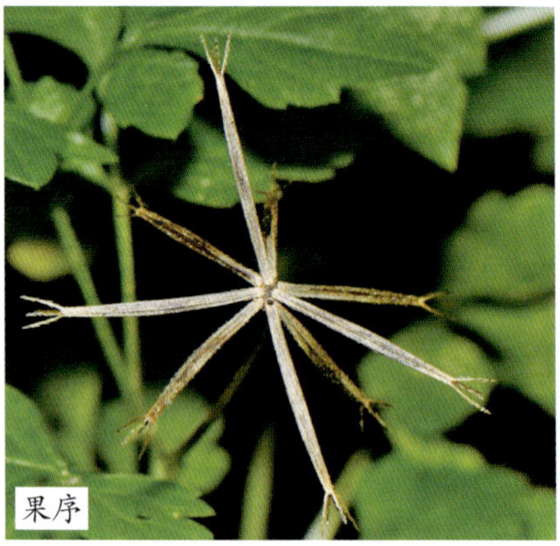
果序

【释　　名】本品瘦果线形圆柱状，略扁，顶端芒刺 3 或 4 枚，具倒刺毛，似妇人缝衣服的针，故名“婆婆针”“刺针草”；《本草纲目》云：“子作钗脚，着人衣如针。北人谓之鬼针，南人谓之鬼钗。”故又名“鬼针草”“鬼钗草”。

【生境分布】生于路边荒地、山坡或田间。全省各地均有分布。

【识别要点】全株疏被柔毛。叶对生，二回羽状分裂，第一回近全裂，小裂片具 1 或 2 对缺刻或深裂，顶生裂片狭，先端渐尖，边缘有稀疏不整齐的粗齿。头状花序，花序轴、苞片、托苞均花后伸长；总苞杯状，外层总苞片 5~7，线形，内层膜质，宽；舌状花 1~3，不育，舌片黄色，全缘或具 2~3 齿；盘花檐部 5 齿裂。瘦果线形，略扁，具纵棱、瘤状突起及小刚毛，顶端芒刺常 3 或 4，具倒刺毛。

【药 材 名】鬼针草（全草）。

【性味功用】苦，微寒。清热解毒，祛风除湿，活血消肿，健脾止泻。主治目赤，咽喉肿痛，泄泻，痢疾，疟疾，小儿疳积，黄疸，肠痈，疔疮肿毒，风湿痹痛，脱力劳伤；外治疮疖，毒蛇咬伤，跌打肿痛。

【使用注意】孕妇忌服。

【附　　方】**（1）治急性胃肠炎：**刺针草 15~30g，车前草 9g，水煎服；呕吐加生姜 5 片，腹痛加酒曲 2 个。（《全国中草药汇编》）

（2）治疖肿：刺针草全草剪碎，加 75% 乙醇或白酒浸泡 2~3 日后，外搽局部。（《全国中草药汇编》）

金盏银盘

Bidens biternata (Lour.) Merr. et Sherff.

·科　名　菊科 Compositae　　·属　名　鬼针草属 *Bidens*

·生活型　一年生草本　　·花果期　花期 9~11 月，果期 11~12 月

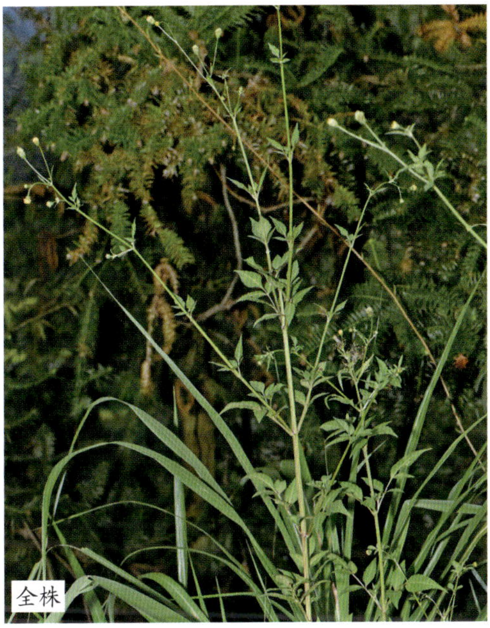
全株

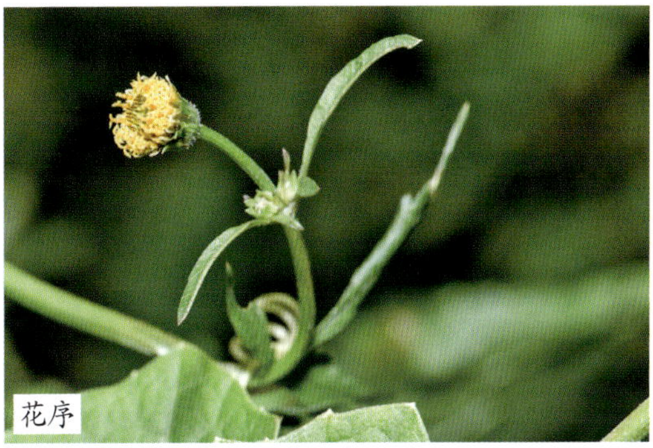
花序

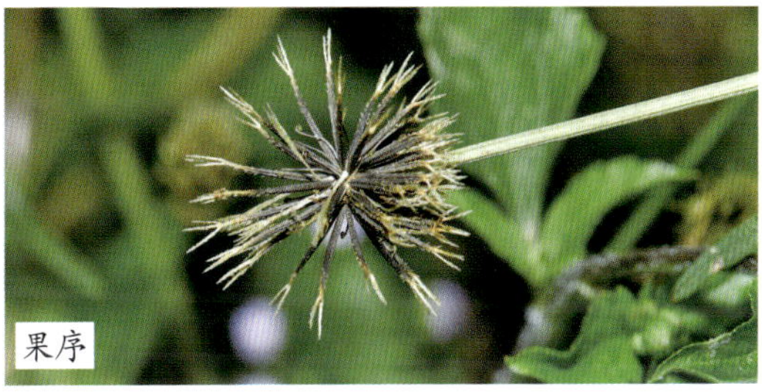
果序

【释　　名】本品头状花序中间的盘花紧凑，金黄色，形如酒盏，边缘舌状花淡黄色，环状围绕呈盘状，故名“金盏银盘”。

【生境分布】生于田野、路边、村旁或荒地。全省各地均有分布。

【识别要点】植株各部常被柔毛。茎直立，略具 4 棱。一回羽状复叶对生，顶生小叶卵形至卵状披针形，边缘具齿，有时一侧深裂为 1 小裂片，侧生小叶 1 或 2 对，卵形或卵状长圆形，近顶部的 1 对稍小，常不裂。头状花序；外层总苞片 8~10 枚，线形，草质，内层长椭圆形或长圆状披针形，背面有深色纵条纹；舌状花常 3~5，不育，舌片淡黄色，长椭圆形，先端 3 齿裂，有时无舌状花；盘花圆柱状，檐部 5 齿裂。瘦果线形圆柱状，黑色，具 4 棱，被小刚毛，顶端芒刺 3 或 4 枚，具倒刺毛。

【药 材 名】金盏银盘（全草）。

【性味功用】甘、微苦，凉。疏散风热，清热解毒，凉血止血。主治感冒发热，乳蛾，黄疸，心烦不寐，肠痈，湿热泻痢，血热吐血，血崩，跌打损伤，淋浊，痈肿疮毒，鹤膝风，疥癞，面上斑靨；外治疮痈肿毒，毒蛇咬伤。

【使用注意】非热毒和湿热证不宜用，孕妇、儿童慎用，妇女经期忌服。

【附　　方】**（1）治感冒：**金盏银盘、绵毛鹿茸草各 15g，大青叶 10g，水煎服。（《草药治内科病》）

（2）治流行性乙型脑炎：金盏银盘、车前草各 30g，水煎服；或金盏银盘、九里香鲜叶各 15~30g，浓煎取汁，每日分 2 次服，病情重者日服 2 剂，服至痊愈为止。（《草药治内科病》）

大狼耙草

Bidens frondosa L.

·科　名　菊科 Compositae	·属　名　鬼针草属 *Bidens*
·生活型　一年生草本	·花果期　花期 4~8 月，果期 6~10 月

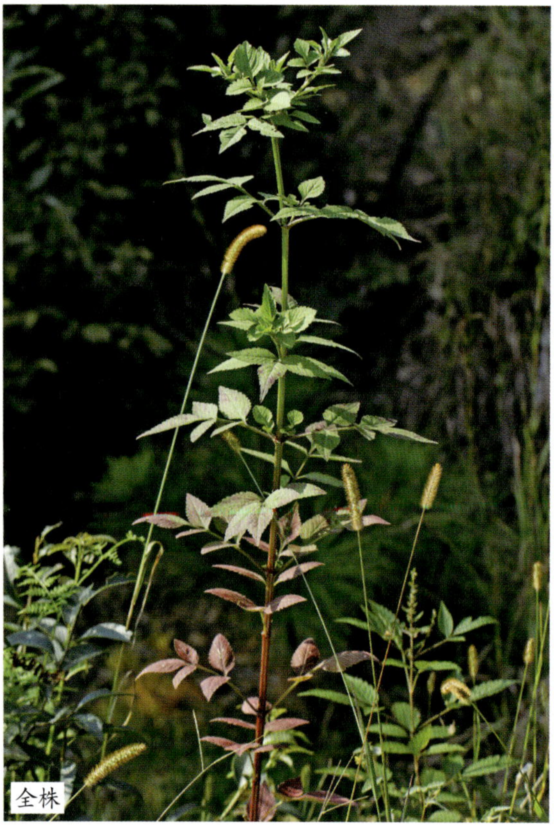
全株

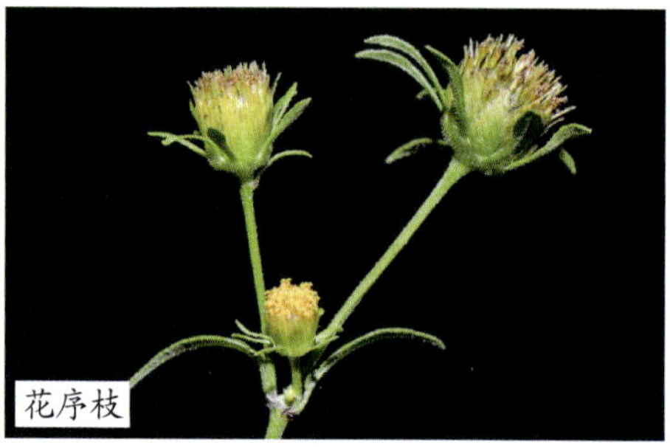
花序枝

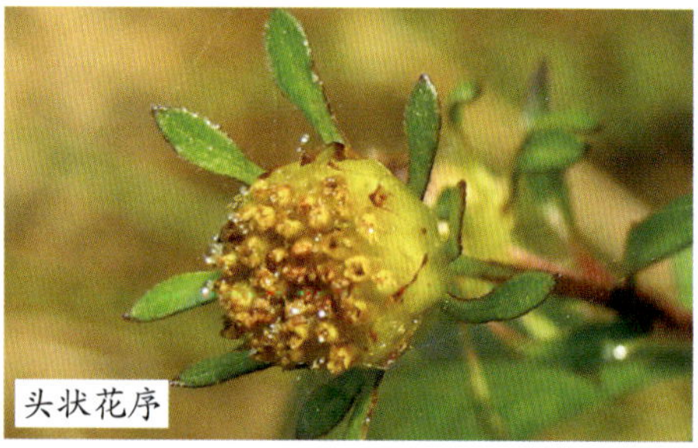
头状花序

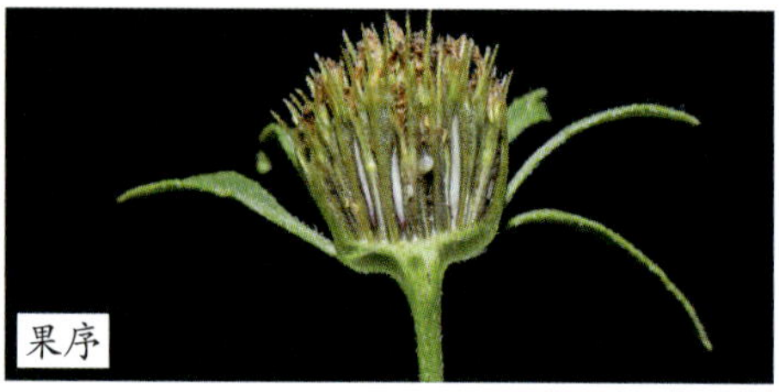
果序

【释　　名】本品与狼耙草形态相近，但植株通常较高大，故名“大狼耙草”。

【生境分布】生于田野湿润处。分布于苏南等地。

【识别要点】一回羽状复叶对生，小叶 3~5 枚，披针形，边缘有粗锯齿，叶背常被稀疏短柔毛，顶生小叶具明显的柄。头状花序单个，顶生；外层总苞片草质；舌状花无或不育；盘花两性，花冠檐部5裂；花药基部钝或微尖。瘦果扁平，狭楔形，顶端芒刺2枚，具倒刺毛。

【药 材 名】大狼把草（全草）。

【性味功用】苦，平。补虚，清利湿热，养阴益肺，止泻。主治体虚乏力，咽喉肿痛，盗汗，咳血，小儿疳积，痢疾，丹毒，癣疮，疖肿。

【使用注意】脾胃虚寒者慎用。

【附　　方】**（1）治咽喉炎，扁桃体炎：** 大狼把草10g，马兰15g，蒲公英10g，水煎服。（《黔南本草》）

（2）治毒蛇咬伤： 大狼把草适量，捣烂外敷。（《黔南本草》）

【拓展阅读】根、叶浸剂在北美一些国家用于心律不齐、咳嗽；果实用于异常子宫出血。

鬼针草

Bidens pilosa L.

·科　名　菊科 Compositae　　·属　名　鬼针草属 *Bidens*

·生活型　一年生草本　　·花果期　花期8~9月，果期9~11月

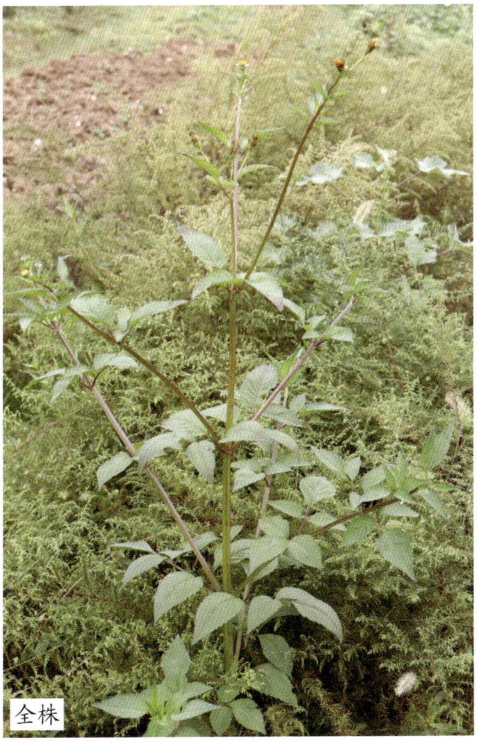

全株

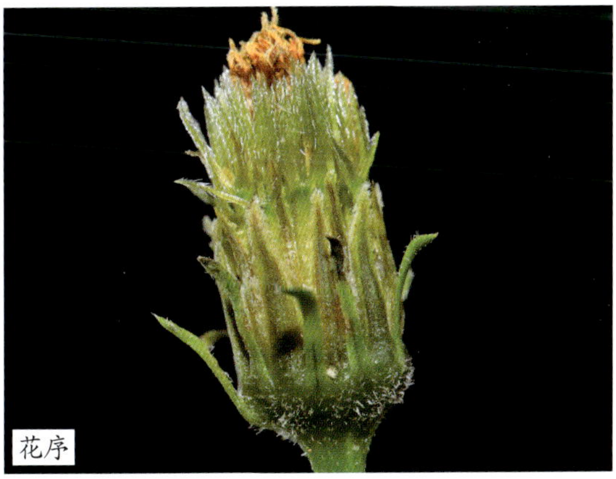

花序

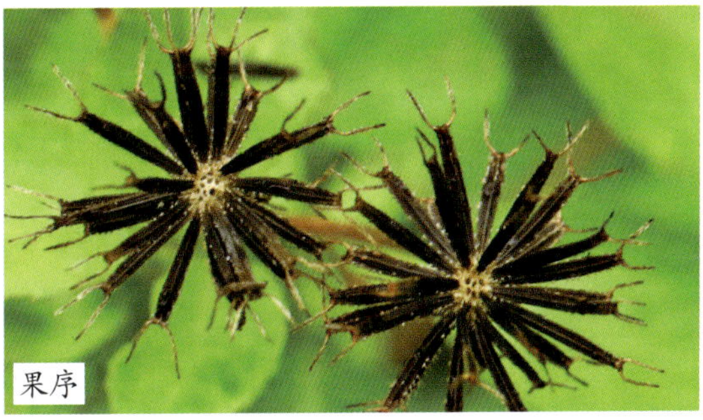

果序

【释　　名】本品瘦果线形，上部具稀疏瘤状突起及刚毛，顶端芒刺 3~4 枚似针，具倒刺毛，易神不知鬼不觉地附着人衣，故名“鬼针草”“刺针草”；能治疗阑尾炎，故又名“盲肠草”。

【生境分布】生于路边、田野、村旁或荒地中。全省各地均有分布。

【识别要点】茎直立，钝四棱状。茎下部叶较小，叶片 3 裂或不裂；中部叶具柄，羽状复叶对生，小叶 3~7 枚，两侧小叶椭圆形或卵状椭圆形，顶生小叶长椭圆形或卵状长圆形，小叶边缘均具齿。头状花序；总苞片 7 或 8，线状匙形，草质；舌状花无；盘花圆柱状，檐部 5 齿裂。瘦果黑色，线形圆柱状，略扁，具棱，上部具稀疏瘤状突起及刚毛，顶端芒刺 3 或 4 枚，具倒刺毛。

【药 材 名】参见“婆婆针”。

【性味功用】参见“婆婆针”。

【使用注意】参见“婆婆针”。

【附　　方】参见“婆婆针”。

【拓展阅读】茎叶含挥发油；果实含油脂约 27%，可用于榨油。

狼耙草

Bidens tripartita L.

·科　名　菊科 Compositae	·属　名　鬼针草属 *Bidens*
·生活型　一年生草本	·花果期　花期 4~8 月，果期 6~10 月

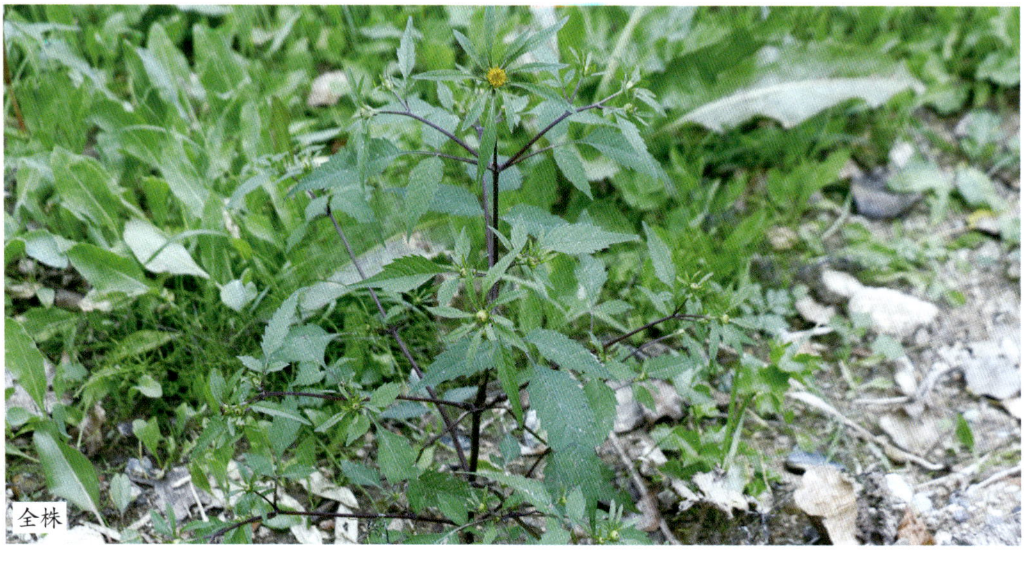
全株

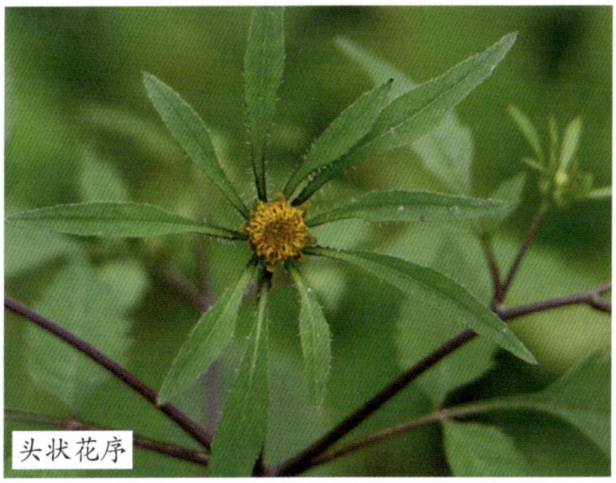
头状花序

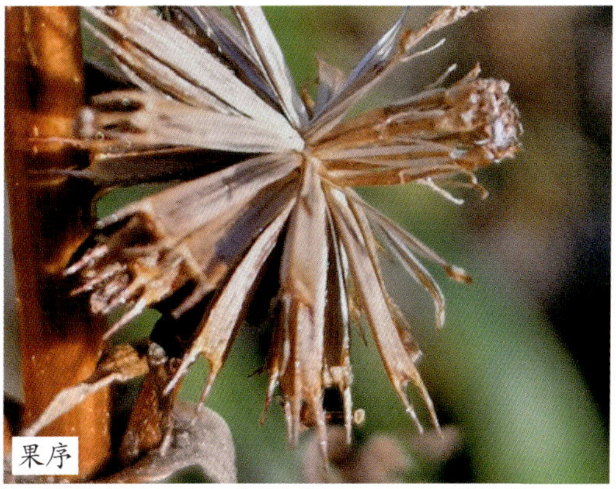
果序

【释　　名】本品因瘦果扁平，边缘有倒刺毛，先端常有 2 枚芒刺，形状如耙齿，如狼牙锐利，故名“狼耙草”，讹为“狼把草”。

【生境分布】生于路边荒野或水边湿地。全省各地均有分布。

【识别要点】叶对生，下部叶常花期枯萎；中部叶具柄，有狭翅，长椭圆状披针形，不裂或近基部具 1 对浅裂片，常 3~5 深裂，两侧裂片披针形，顶生裂片大，两端渐狭，裂片边缘均具疏锯齿；上部叶小。头状花序顶生；外层总苞片叶状，草质；托苞与瘦果近等长；舌状花无；盘花两性，檐部 4 裂；花药基部钝，顶端有附属物。瘦果扁，楔形或倒卵状楔形，顶端芒刺常 2，稀 3 或 4，有倒刺毛。

【药 材 名】狼把草（全草）。

【性味功用】苦、甘，平。清热解毒，疏表宣肺，养阴敛汗，清利湿热。主治咽喉肿痛，咳嗽，咯血，湿热泄泻，痢疾，肺痨，小便淋痛；外治疖肿，湿疹，皮癣。

【使用注意】无阳虚者慎服。

【附　　方】**（1）治咽喉肿痛：**鲜狼把草 15~30g，加冰糖炖服。（《闽东本草》）

（2）治湿疹：鲜狼把草叶捣烂绞汁，涂抹。（《福建中草药》）

【拓展阅读】根亦可入药。为蜜源植物；全草可作饲料；果实可榨油。

丝毛飞廉

Carduus crispus L.

·科　名　菊科 Compositae	·属　名　飞廉属 *Carduus*
·生活型　二年生或多年生草本	·花果期　花期 4~8 月，果期 6~10 月

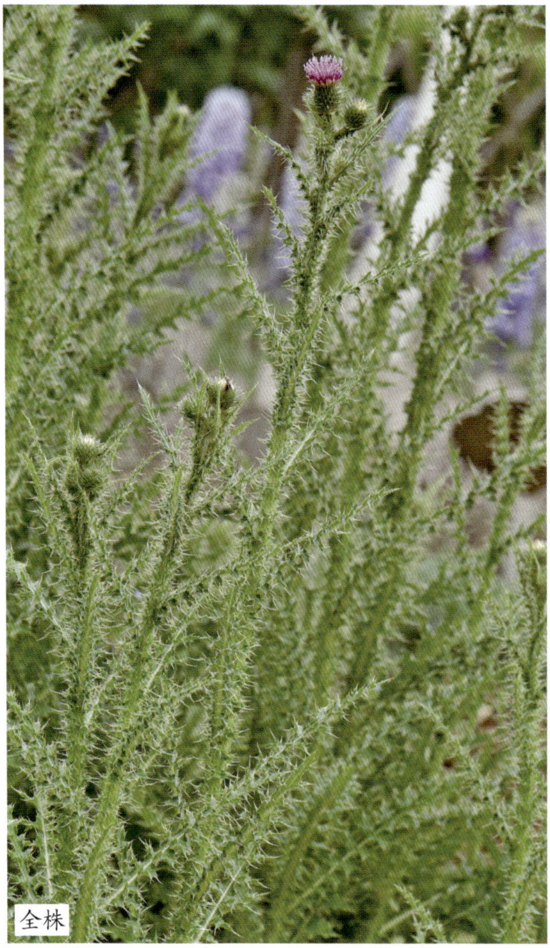
全株

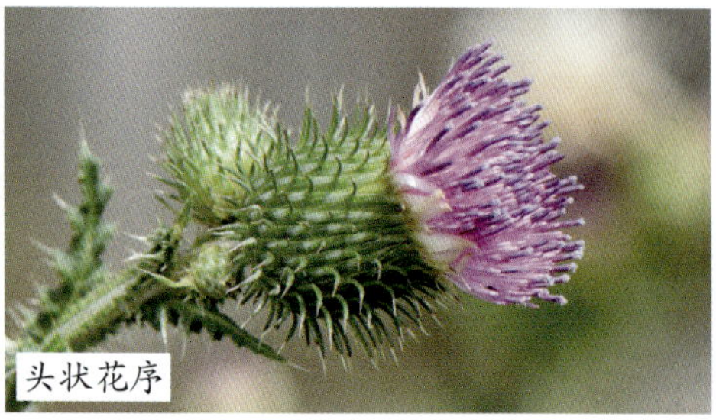
头状花序

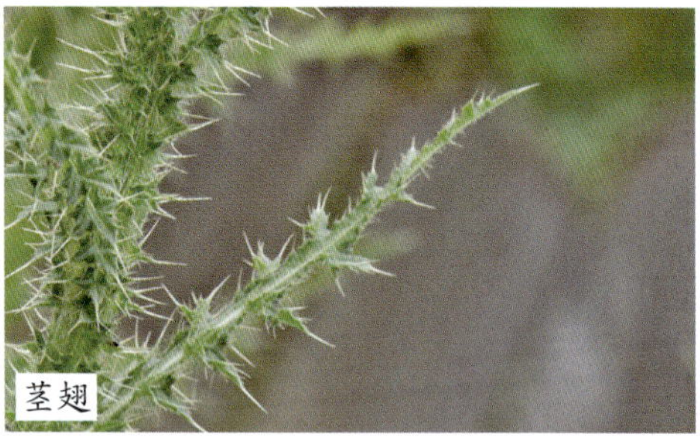
茎翅

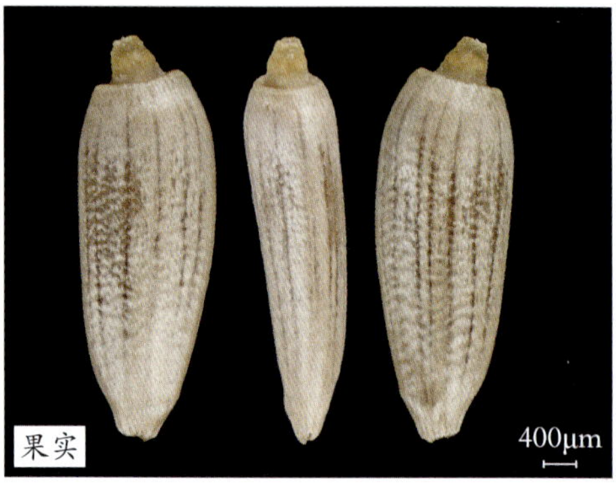

果实

【释　　名】《本草纲目》云：“飞廉，神禽之名也。其状鹿身豹文，雀头蛇尾，有角，能致风气。此草附茎有皮如箭羽，复疗风邪，故有飞廉、飞雉、飞轻诸名。”本品植株被蛛丝状毛，故名“丝毛飞廉”。

【生境分布】生于山坡草地、荒地河边及林下。全省各地均有分布。

【识别要点】植株疏被蛛丝状毛和多细胞长节毛。下部茎生叶羽状深裂或半裂，有时不分裂而具锯齿，边缘刺齿长；叶向上渐狭小，基部两侧沿茎下延成刺齿状翅；叶绿色，背面灰绿色或浅灰白色。头状花序 3~5 个聚集或单生；总苞片多层，向内渐狭长，顶端针刺状，内层顶端无刺；小花紫红色；花药基部尖。瘦果稍压扁，椭圆形，基底平，顶端斜截形，有软骨质果缘；冠毛多层，刚毛锯齿状，整体脱落。

【药 材 名】飞廉（全草或根）。

【性味功用】微苦，凉。祛风，清热，利湿，凉血止血，活血消肿。主治感冒咳嗽，头痛眩晕，皮肤刺痒，乳糜尿，带下，黄疸，风湿痹痛，吐血，衄血，月经过多，跌打损伤，疔疮疖肿，痔疮肿痛，烧伤。

【使用注意】脾胃虚寒无瘀滞者忌用，孕妇慎服。

【附　　方】**（1）治感冒，流行性感冒：** 飞廉干花 9g，或干根 15g，银花 9g，板蓝根 15g，水煎服。（南药《中草药学》）

（2）治疮疖痈肿： 鲜飞廉适量，捣烂敷患处。（《内蒙古中草药》）

【拓展阅读】花期为优良蜜源；幼苗期可作饲草。

天名精

Carpesium abrotanoides L.

·科　名　菊科 Compositae	·属　名　天名精属 *Carpesium*
·生活型　多年生粗壮草本	·花果期　花期 8~10 月，果期 11~12 月

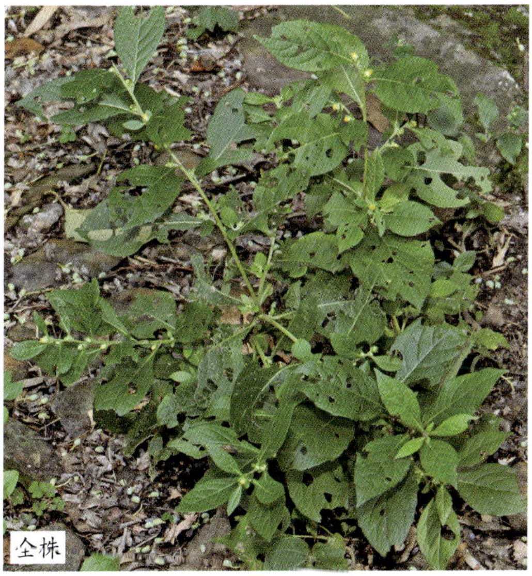
全株

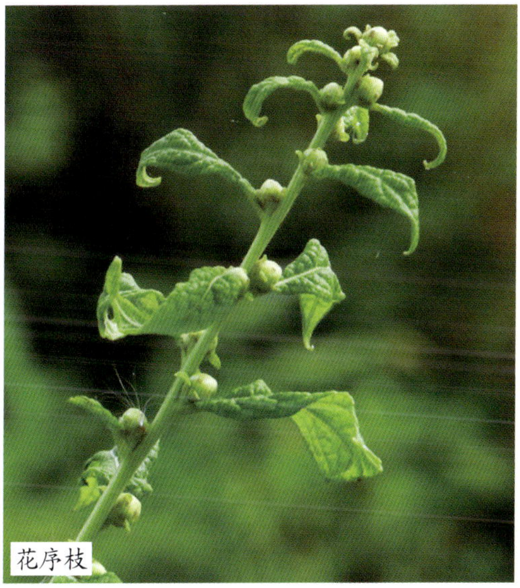
花序枝

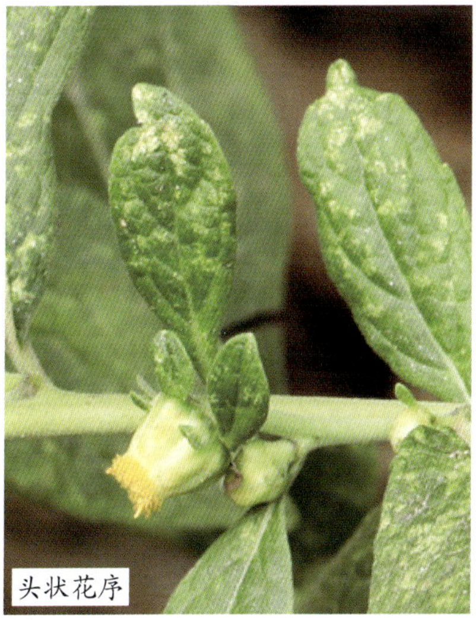
头状花序

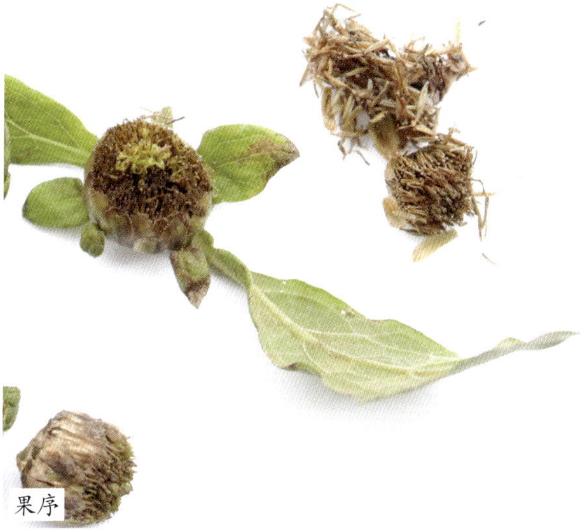
果序

【释　　名】本品始载于《神农本草经》，叶与蔓菁、菘菜相类，故名“天蔓青”“地菘”；李时珍曰：“天名精乃天蔓菁之讹也”，故又名“天名精”；其叶面凹凸不平，似蛤蟆皮，故又名“癞蛤蟆草”；其花淡黄白色如鹤羽，而瘦果细小暗褐色如虱，故又名“鹤虱草”。

【生境分布】生于村旁、路边荒地、溪边或林缘。全省各地均有分布。

【识别要点】植株密被短柔毛。基生叶开花前枯萎；茎下部叶广椭圆形或长椭圆形，叶面粗糙，叶背具小腺点，边缘具齿，齿端有腺体状胼胝体；茎上部叶长椭圆形或椭圆状披针形。头状花序多数，顶生或腋生；顶生花序具椭圆形或披针形苞叶 2~4 枚，腋生花序无或具 1 或 2 枚极小的苞叶；总苞片 3 层，外层较短，卵圆形，内层长圆形。瘦果先端具短喙，顶端具软骨质环状物；无冠毛。

【药 材 名】鹤虱（成熟果实）、天名精（全草）。

【性味功用】**（1）鹤虱：**苦、辛，平；有小毒。杀虫消积。主治蛔虫病，蛲虫病，绦虫病，虫积腹痛，虫蛀齿痛，小儿疳积。

（2）天名精：苦、辛，寒。清热，化痰，解毒，杀虫，破瘀，止血。主治乳蛾，喉痹，急、慢惊风，牙痛，疔疮肿毒，痔漏，皮肤痒疹，毒蛇咬伤，虫积，血瘕，吐血，衄血，血淋，创伤出血。

【使用注意】孕妇慎服鹤虱。由于天名精生汁能令人吐，无痰涎壅滞者不宜内服；体虚、脾胃虚寒者慎服；人体皮肤接触可能引起过敏性皮炎、疱疹。

【附　　方】**（1）治虫积腹痛，驱杀肠中诸虫（蛔虫、绦虫、蛲虫等寄生虫）：**胡粉（即铅粉）（炒）1500g、鹤虱（去土）1500g、槟榔 1500g、苦楝根（去浮皮）1500g、白矾（枯）375g，上为末，以面糊为丸，如麻子大，一岁儿服五丸，温浆水入生麻油一两点，调匀下之，温米饮下亦得，不拘时候。（《太平惠民和剂局方》）

（2）治黄疸性肝炎：鲜天名精全草 120g，生姜 3g，水煎服。（《浙江药用植物志》）

【拓展阅读】可栽培供观赏；全株有小毒，不可食用。果实含挥发油 0.25%~0.65%。

野　菊

Chrysanthemum indicum L.

·科　名　菊科 Compositae	·属　名　菊属 *Chrysanthemum*
·生活型　多年生草本	·花果期　花期 6~11 月，果期 11~12 月

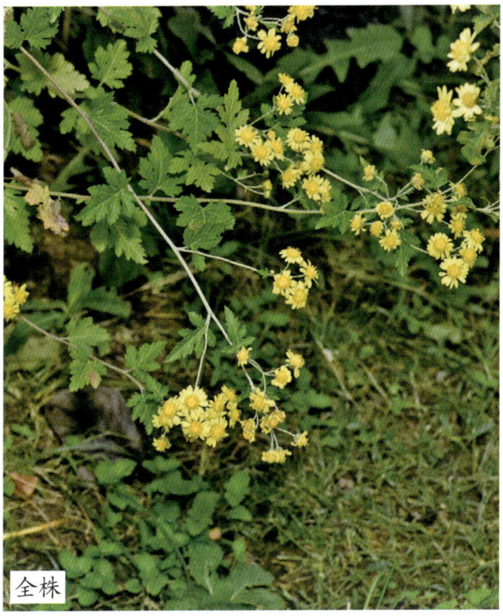
全株

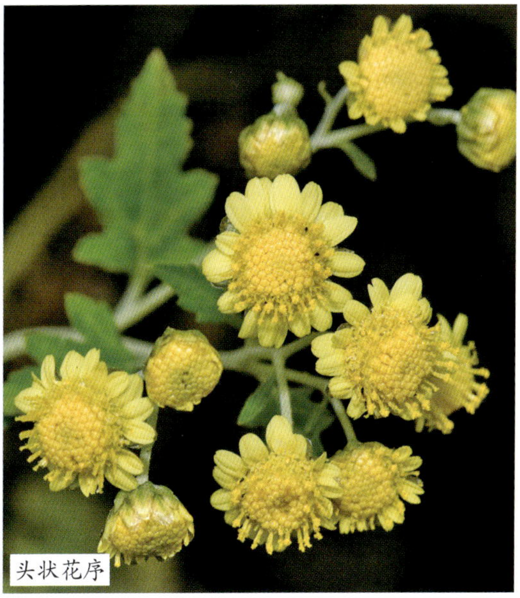
头状花序

【释　　名】《本草纲目》言其“处处原野极多，与菊无异”，故名“野菊”；多生于山坡草地、田边、篱下、路旁或河边水湿地，故又名“山菊花”“田边菊”“篱菊花”“路边黄菊”“溪边黄花”；《本草经集注》谓“其华（与菊花）正相似，惟以甘、苦别之尔”，故又名“苦菊”。

【生境分布】生于山坡草地、灌丛、河边水湿地、滨海盐渍地、田野或路旁。全省各地均有分布。

【识别要点】植株具分枝，被疏毛。基生叶和茎下部叶花期枯萎；中部茎生叶的叶片卵形、长卵形或椭圆状卵形，羽状半裂、浅裂或为浅锯齿，基部截形或稍心形或宽楔形。头状花序直径 1.5~2.5cm，顶生，多数，排成疏松的伞房圆锥状或少数排成伞房状；舌状花黄色，舌片顶端全缘或具 2 或 3 齿。瘦果长 1.5~1.8mm。

【药 材 名】野菊花（头状花序）。

【性味功用】苦、辛，凉。清热解毒，泻火平肝明目。主治疔疮痈肿，目赤肿痛，头痛眩晕，丹毒，湿疹皮炎，风热感冒，咽喉肿痛。

【使用注意】本品性苦寒，长期服用或用量过大时，会伤及脾胃阳气，出现胃部不适、胃纳欠佳、肠鸣、大便稀溏等不良反应。脾胃虚寒者及孕妇慎服。

【附　　方】**（1）治疔疮：**野菊花和黄糖捣烂贴患处，如生于发际，加梅片、生地龙同敷。（《岭南草药志》）

（2）治急性乳腺炎：野菊花 15g，蒲公英 30g，煎服；另用鲜野菊叶捣烂敷患处，干则更换。（《安徽中草药》）

【拓展阅读】根或全草亦可入药。此外，野菊为晚秋重要的蜜源植物，植株可栽培供赏花，也是培育菊花新品的重要种质资源之一；种子可榨油；花和叶提取的挥发油或浸膏，供食品、日用品调制香精；全株浸提液可作为杀虫剂，杀灭孑孓及蝇蛆；嫩苗和花还可食用。

菊　花

Chrysanthemum morifolium Ramat.

·科　名　菊科 Compositae	·属　名　菊属 *Chrysanthemum*
·生活型　多年生草本	·花果期　花期 9~10 月，果期 10~11 月

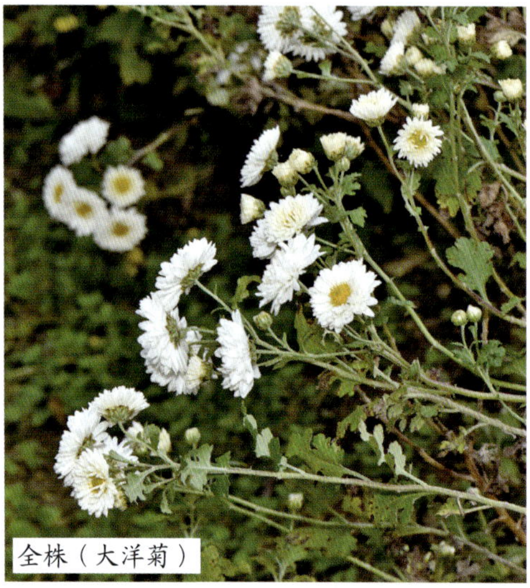
全株（大洋菊）

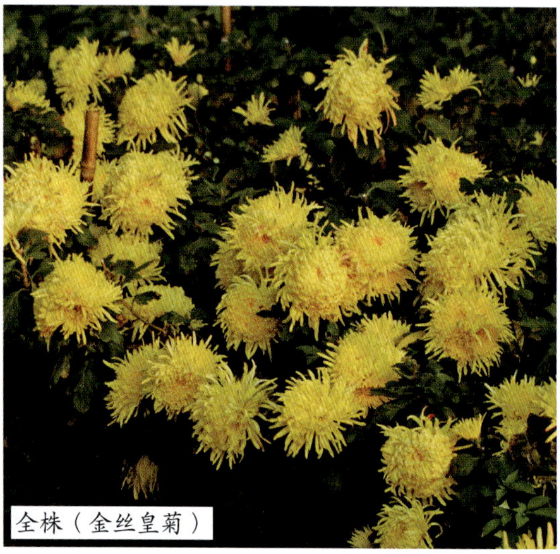
全株（金丝皇菊）

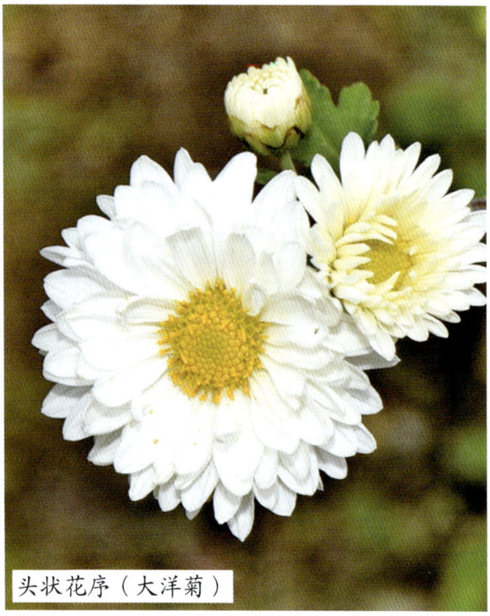
头状花序（大洋菊）

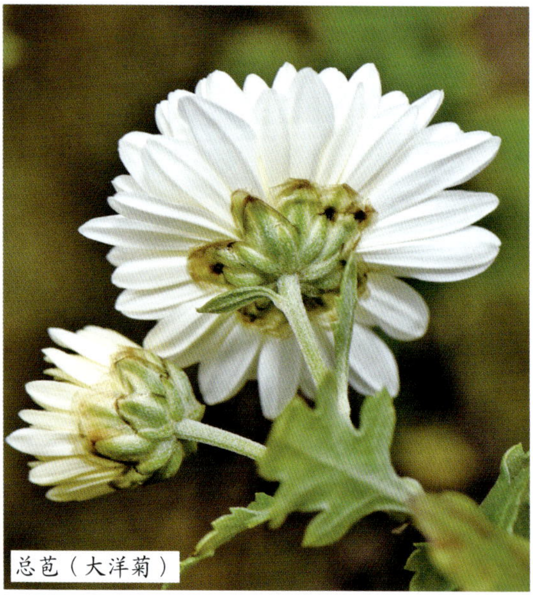
总苞（大洋菊）

【释　　名】菊花始载于《神农本草经》，古称“蘜”，《本草纲目》云：“按陆佃《埤雅》云，菊本作蘜，从鞠。鞠，穷也。”从“艹”，简写为“菊”；药材因产地和加工方法不同，分为“亳菊”“滁菊”“杭菊”“贡菊”“怀菊”。

【特性分布】喜温暖湿润，阳光充足，忌遮阴，耐寒，怕水涝，喜肥。全省各地均有栽培。

【识别要点】茎被灰白色柔毛。叶片卵形至披针形，边缘具粗锯齿或羽状深裂，裂片先端钝或圆，边缘具不规则锯齿，叶面疏被白色或黄白色柔毛，叶背密被柔毛。头状花序直径 2~20cm，单生或数个聚生于茎顶；总苞杯状；舌状花白色、黄色、红色、黄红色或稀紫色；管状花黄色，檐部 5 裂齿；花药基部钝或微尖。瘦果狭倒卵形，长 3~5mm，直径 1.5~2.5mm，密被毛，或瘦果不发育。

【药 材 名】菊花（头状花序）。

【性味功用】甘、苦，微寒。散风清热，平肝明目，清热解毒。主治风热感冒，肝肾不足，肝阳上亢，头痛眩晕，目赤肿痛，眼目昏花，疮痈肿毒。

【使用注意】气虚胃寒、食少泄泻者慎用。

【附　　方】**（1）治太阴温病，但咳，身不甚热，微渴者：**桑叶 7.5g，菊花 3g，杏仁 6g，连翘 5g，薄荷 2.5g，桔梗 6g，生甘草 2.5g，苇根 6g，水煎服。（《温病条辨》）

（2）治目赤肿痛：茶菊 15g，白蒺藜 15g，木贼 15g，蝉蜕 6g，水煎服。（《四川中药志》1982 年）

【拓展阅读】幼嫩茎叶、叶、根亦可入药。此外，菊花是晚秋重要的蜜源植物，也是十大观赏花卉之一，可配置在园林的花坛、花境或假山上，亦可制作盆花、盆景、花篮、各种造型等，并可作插花。

蓟

Cirsium japonicum Fisch. ex DC.

·科　名　菊科 Compositae　　·属　名　蓟属 *Cirsium*

·生活型　多年生草本　　·花果期　花期 4~9 月，果期 6~11 月

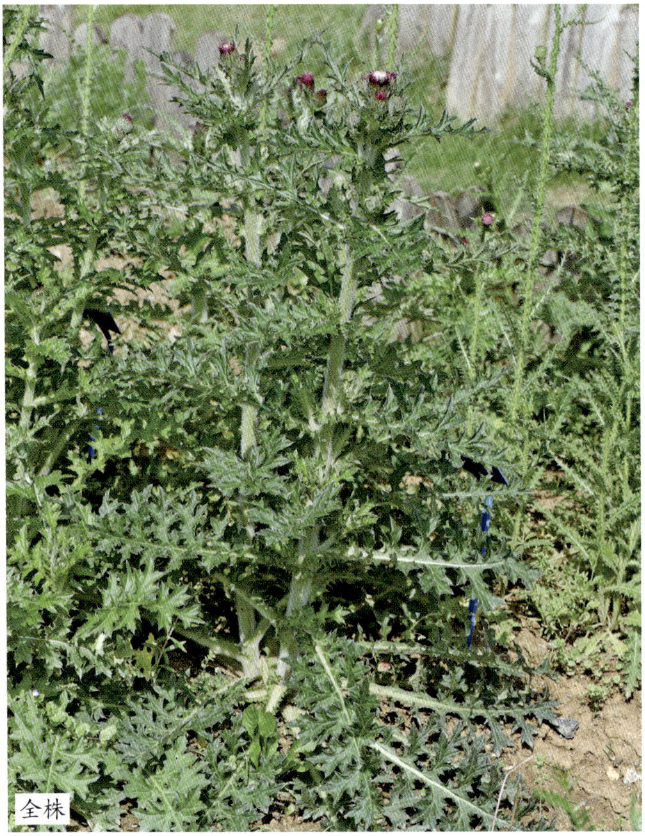

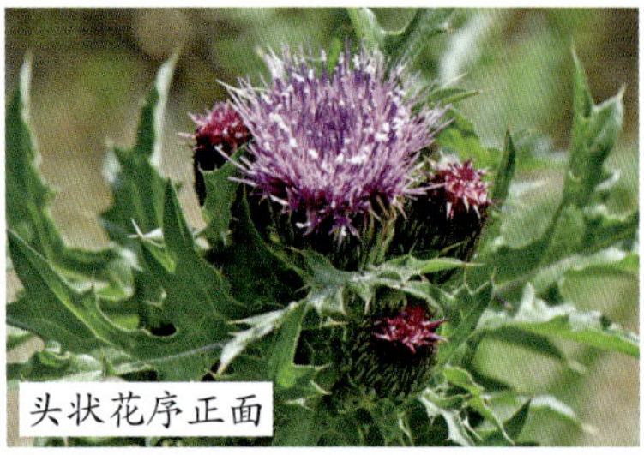

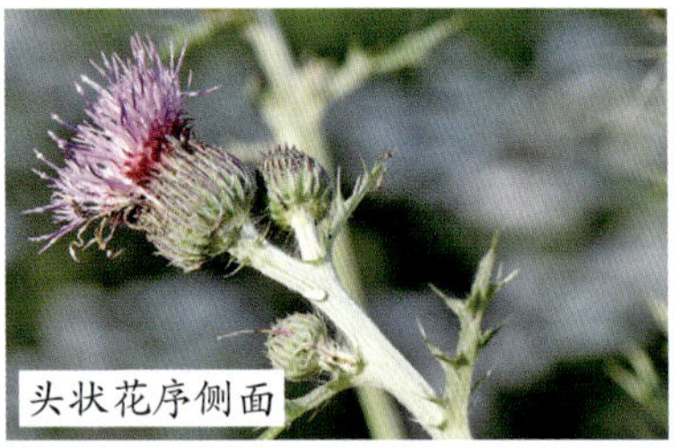

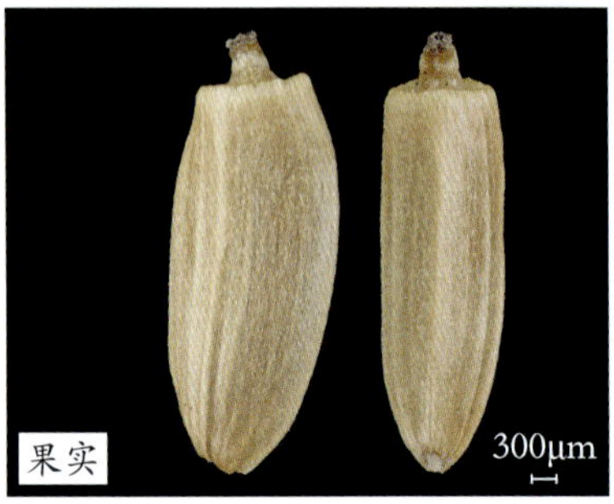

【释　　名】《本草纲目》曰：“蓟犹髻也，其花如髻也。”本品头状花序顶生，总苞球形如发髻，故名“蓟”；同属相近植物小蓟植株矮小，本品高大，为与之区分，故又名“大蓟”；以“猫”状小蓟之小，以“虎”状大蓟之大，故又名“虎蓟”。

【生境分布】生于山坡林下、林缘、灌丛、草地、荒地、田间、路旁。全省各地均有分布。

【识别要点】茎具棱，被多细胞长节毛。叶片卵形、长倒卵形、椭圆形或长椭圆形，羽状深裂，边缘有针刺及刺齿。头状花序常直立，数个顶生，下部灰白色，密被绒毛及多细胞节毛，雌雄同株；总苞钟状，总苞片约6层，外面沿中肋有黑色黏腺，由外向内层渐长，外层与中层卵状三角形至长三角形，顶端有长1~2mm的针刺，内层披针形或线状披针形，顶端渐尖；小花红色或紫色，管部略短于檐部。瘦果压扁，顶端斜截形；冠毛浅褐色，具长羽毛状刚毛。

【药 材 名】大蓟（地上部分）。

【性味功用】甘、微苦，凉。凉血止血，行瘀消肿。主治吐血，咯血，衄血，痰中带血，鼻衄，便血，尿血，妇女崩漏，外伤出血，疮疡肿痛，瘰疬。

【使用注意】虚寒出血、脾胃虚寒者禁服。

【附　　方】**（1）治呕血，吐血，咯血：** 大蓟 9g，小蓟 9g，荷叶 9g，侧柏叶 9g，茅根 9g，茜根 9g，山栀 9g，大黄 9g，牡丹皮 9g，棕榈皮 9g，上药各烧灰存性，研成极细粉末，用白藕汁、萝卜汁或京墨汁适量调服，每次服 15g，食后服下。（《十药神书》）

（2）治乳腺炎： 大蓟根、夏枯草根、白茅根（均为鲜品）各等份，取适量捣烂为泥，做成 2~3cm 厚之饼状敷患处（直径以超过硬块 4~5cm 为宜），盖上塑料纸，固定，每日换药 1 次，重症每日换药 2 次。（《中国农村医学》）

刺儿菜

Cirsium setosum (Willd.) MB.

·科　名　菊科 Compositae　　·属　名　蓟属 *Cirsium*

·生活型　多年生草本　　·花果期　花期 4~7 月，果期 6~8 月

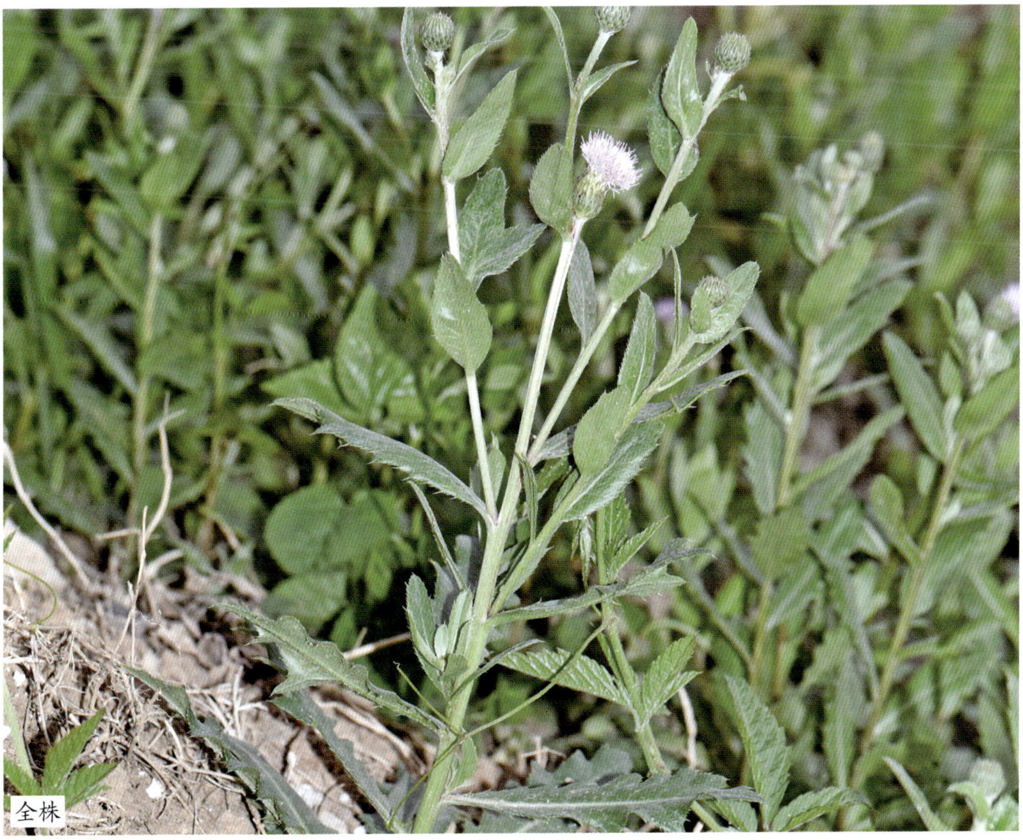
全株

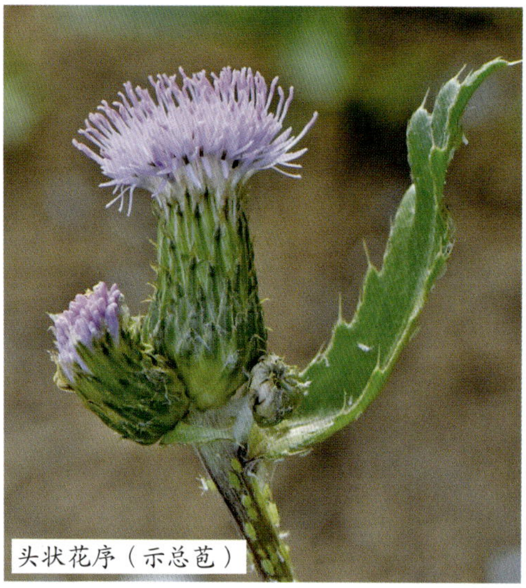
头状花序（示总苞）

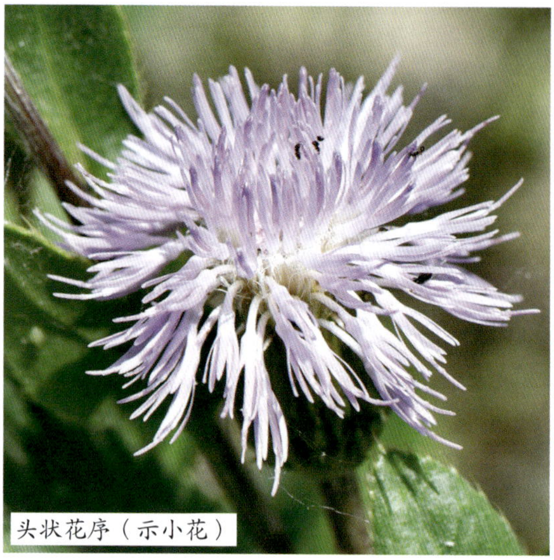
头状花序（示小花）

【释　　名】嫩苗可作菜，叶缘有细密的针刺，故名“刺儿菜”；《本草乘雅半偈》云：“与大蓟根苗相似，但不若大蓟之肥大耳。”故又名“小蓟”。

【生境分布】生于荒地、路旁、田间。全省各地均有分布。

【识别要点】株高 20~50cm，有长根茎。茎直立，有棱。基生叶花期枯萎；茎生叶互生，中下部的叶片椭圆形或椭圆状披针形，两面被白色蛛丝状毛，近全缘或有疏锯齿，无柄。头状花序直立，全为管状花，雌雄异株；总苞片 6 层，外层短，中、内层顶端长尖，具刺；花序托凸起，有托毛；雌花花冠、花药均紫红色，退化雄蕊的花药较短；雄花花冠较雌花花冠短，但花冠裂片较雌花长。瘦果略扁平，椭圆形或长卵形，无毛；冠毛羽状。

【药 材 名】小蓟（地上部分）。

【性味功用】甘、微苦，凉。凉血止血，清热消肿。主治咳血，吐血，衄血，血淋，便血，血痢，崩中漏下，外伤出血，痈疽肿毒。

【使用注意】虚寒出血及脾胃虚寒者禁服，孕妇慎用。

【附　　方】（1）**治热结下焦之血淋、尿血：**生地黄 9g，小蓟 9g，滑石 9g，木通 9g，蒲黄 9g，藕节 9g，淡竹叶 9g，当归 9g，山栀子 9g，甘草 9g，作汤剂，水煎服。（《济生方》）

（2）**治吐血：**小蓟、大蓟、侧柏叶各 9g，仙鹤草、焦栀子各 12g，水煎服。（《常用中草药图谱》）

【拓展阅读】嫩茎叶可作蔬菜或猪饲料。

鳢　肠

Eclipta prostrata (L.) L.

·科　名　菊科 Compositae　　·属　名　鳢肠属 *Eclipta*

·生活型　一年生草本　　·花果期　花期 6~9 月，果期 10~11 月

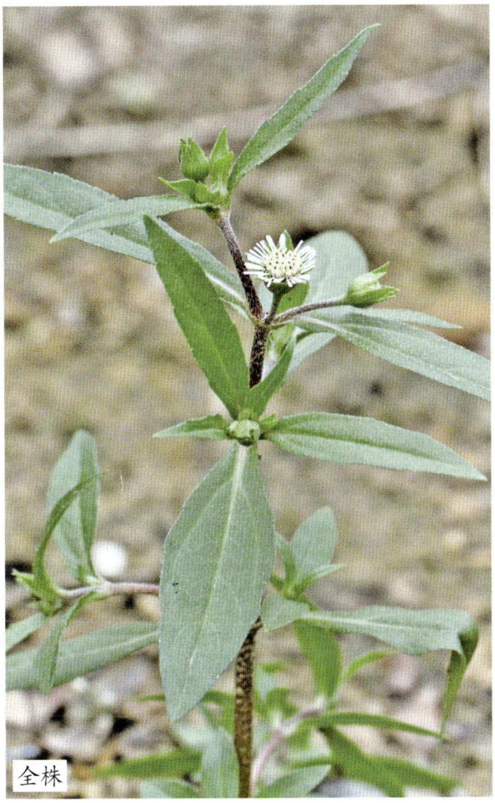
全株

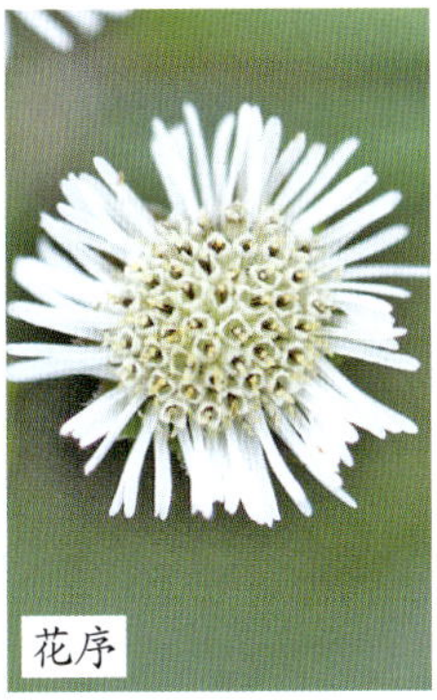
花序

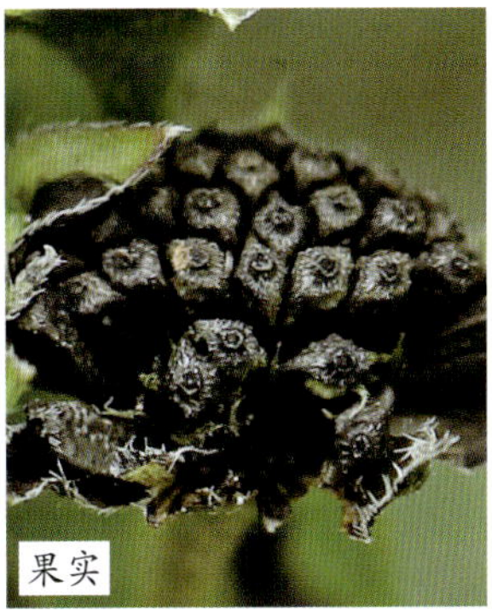
果实

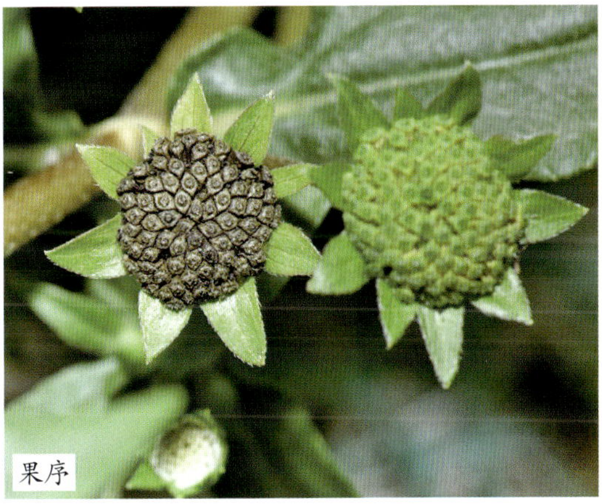
果序

【释　　名】《本草纲目》曰：“鳢，乌鱼也，其肠亦乌。此草柔茎，断之有墨汁出，故名，俗呼墨菜是也。”故名“鳢肠”；果实如莲房状，故得莲名，莲为水生，本品为陆生，故又名“旱莲”“旱莲草”；因其折断处变墨色，故又名“墨旱莲”。

【生境分布】生于河边、田边或路旁。全省各地均有分布。

【识别要点】茎直立、斜升或平卧。叶对生，长圆状披针形或披针形，边缘有细锯齿或波状，两面密被硬糙毛。头状花序；总苞片草质，2 层，外层稍短，背面及边缘被白色短伏毛；托苞披针形或线形，不对折，果时脱落；舌状花白色，2 层，仅有雌蕊，可育；盘花为管状花，两性，顶端 4 齿裂；花柱分枝钝。雌花的瘦果三棱状，两性花的瘦果扁四棱状，上宽下窄，边缘具肋，表面有小瘤状突起；冠毛花冠状。

【药 材 名】墨旱莲（地上部分）。

【性味功用】甘、酸，寒。滋补肝肾，凉血止血。主治肝肾阴虚，牙齿松动，须发早白，眩晕耳鸣，腰膝酸软，阴虚血热吐血、衄血、尿血，血痢，崩漏下血，外伤出血。

【使用注意】脾肾虚寒者慎服。

【附　　方】**（1）治肝肾阴虚之崩漏、须发白：**女贞子 100~300g，晒干为末，待旱莲草出时，采 300~1000g，捣汁浓煎，与前末为丸，如梧桐子大，水蜜丸，每 40 粒重 3g，成人每次服 9g（120 粒），每日 2~3 次，空腹温开水送服。（《医便》）

（2）治各种出血：旱莲草 30g，檵木花 12g，水煎服。（《浙江药用植物志》）

【拓展阅读】嫩茎叶可作菜肴。

鼠麴草

Gnaphalium affine D. Don

·科　名　菊科 Compositae	·属　名　鼠麴草属 *Gnaphalium*
·生活型　一年生草本	·花果期　花期 1~4 月、8~11 月

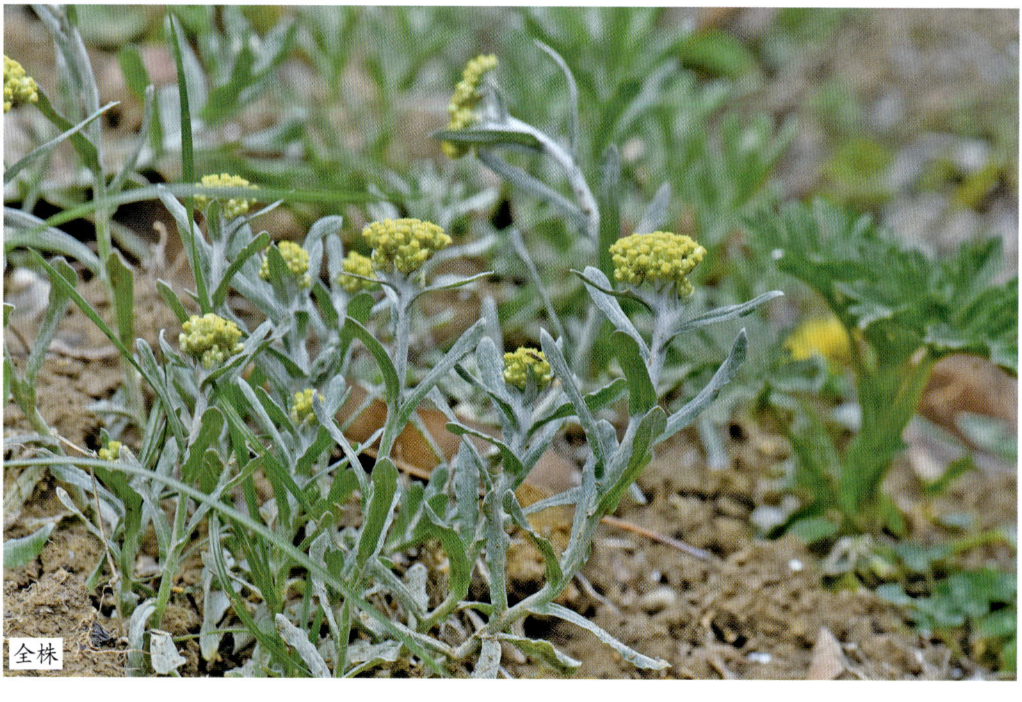

全株

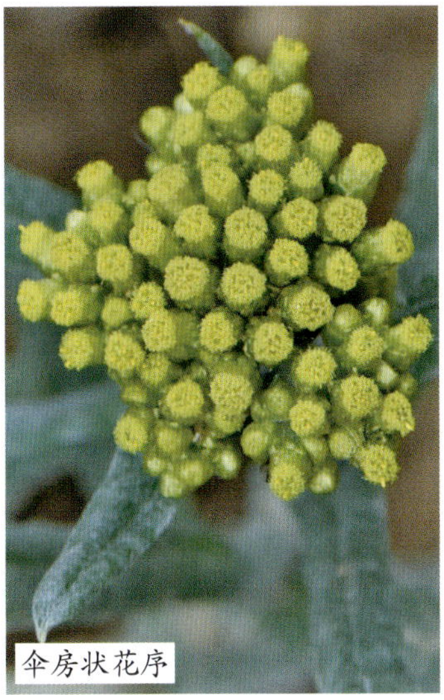
伞房状花序

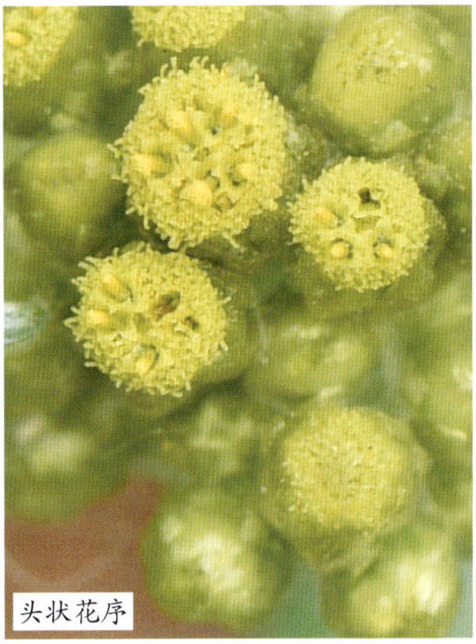
头状花序

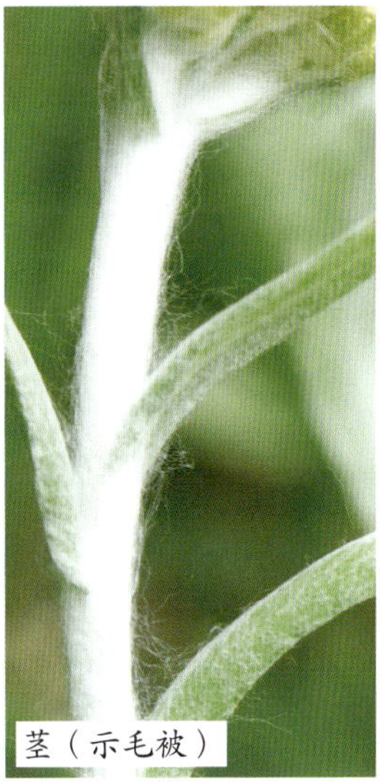
茎（示毛被）

【释　　名】其叶形如鼠耳，花黄如曲色，可和米粉同食，故名“鼠曲草”“鼠耳”；又因“麴”同“曲”，故又名“鼠麴草”；“佛耳”为“鼠耳”的讹传，故又名“佛耳草”；全草密被灰白色棉毛，质柔软，故又名“棉花团”“棉絮头”“棉絮草”。

【生境分布】生于荒地、草地、田间。全省各地均有分布。

【识别要点】全株被白色棉毛。茎直立或斜升，基部草质。叶互生，匙形或倒卵状匙形，上部叶小，基部稍下延，顶端具尖头。头状花序排成密集伞房状顶生；总苞钟状，直径2~3mm，总苞片2~3层，金黄色或柠檬黄色，膜质，外层倒卵形，内层长；雌花多数，细管状，3齿裂；两性花少，管部向上渐扩大，5浅裂。瘦果倒卵状，有乳头状突起；冠毛粗糙，污白色，基部合生成2束。

【药 材 名】佛耳草（全草）。

【性味功用】甘、微酸，平。祛痰，止咳，平喘，祛风湿，解毒。主治咳喘痰多，痰喘，风湿痹痛。

【使用注意】忌过量服用。

【附　　方】**（1）治支气管炎，哮喘：**鼠曲草、款冬花各60g，胡桃肉、松子仁各120g，水煎混合浓缩，用白蜂蜜50g作膏，每次服1食匙，每日3次。（《安徽中草药》）

（2）治筋骨痛，脚膝肿痛，跌打损伤：鼠曲草（鲜）30~60g，水煎服。（《湖南药物志》）

泥胡菜

Hemisteptia lyrata (Bunge) Fisch. et C. A. Mey.

·科　名　菊科 Compositae	·属　名　泥胡菜属 *Hemisteptia*
·生活型　一年生草本	·花果期　花期 3~6 月，果期 7~8 月

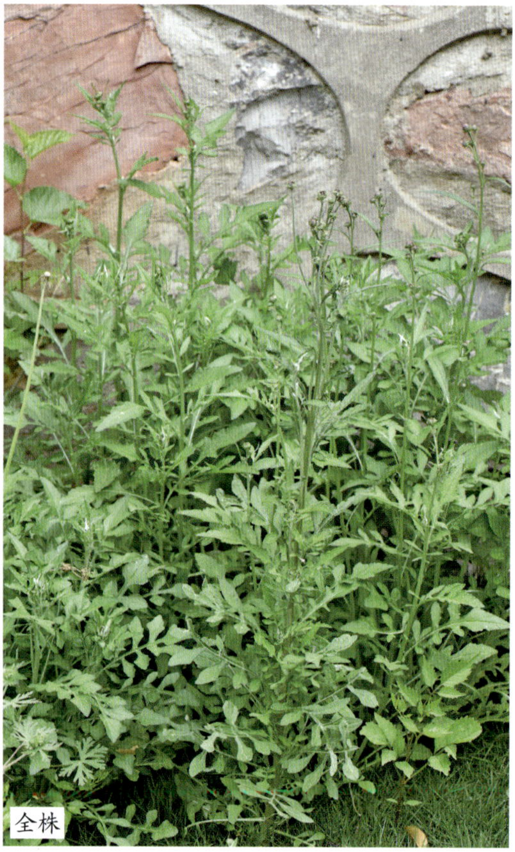

全株

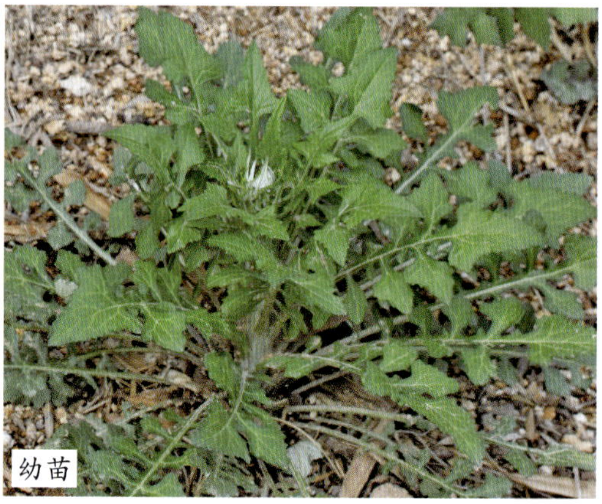

幼苗

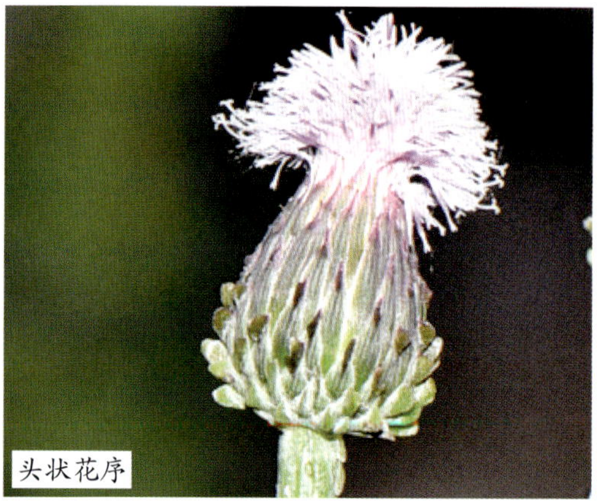

头状花序

【释　　名】本品幼苗可做菜食用，叶背灰白色似糊一层泥灰，故名“泥胡菜”“石灰菜”。

【生境分布】生于山坡、林缘、林下、草地、荒地、田间、河边、路旁等。全省各地均有分布。

【识别要点】茎常单生，被蛛丝状毛。基生叶及中下部茎生叶长椭圆形或倒披针形，大头羽状深裂或近全裂，裂片边缘具三角形锯齿或重锯齿；叶面绿色，叶背灰白色。头状花序排成疏松伞房状或单生；总苞片多层，草质，中、外层苞片外面上方近顶端有直立的鸡冠状突起的紫红色附属物；小花紫色或红色，檐部深 5 裂，裂片线形。瘦果压扁，圆锥状，深褐色。

【药 材 名】泥胡菜（全草或根）。

【性味功用】辛、苦，寒。清热解毒，散结消肿。主治痔漏，痈肿疔疮，乳痈，风疹瘙痒，外伤出血，头痛等。

【使用注意】脾胃虚寒者及女性经期慎服。

【附　　方】（1）**治各种疮疡：**泥胡菜、蒲公英各 30g，水煎服。（《河北中草药》）

（2）**治疔疮：**糯米菜（泥胡菜）根、苎麻根、折耳根各适量，捣绒敷患处。（《贵州草药》）

旋覆花

Inula japonica Thunb.

·科　名　菊科 Compositae	·属　名　旋覆花属 *Inula*
·生活型　多年生草本	·花果期　花期 6~10 月，果期 9~11 月

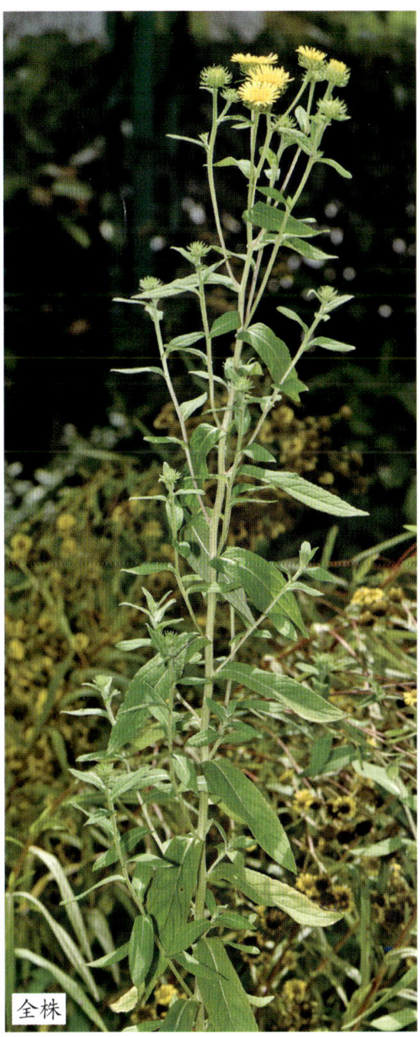

全株

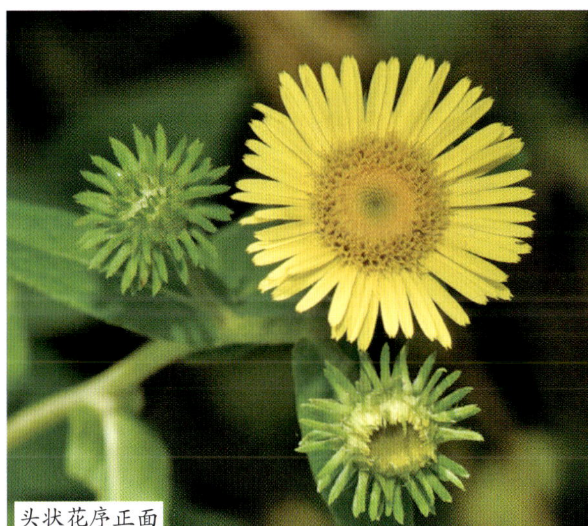

头状花序正面

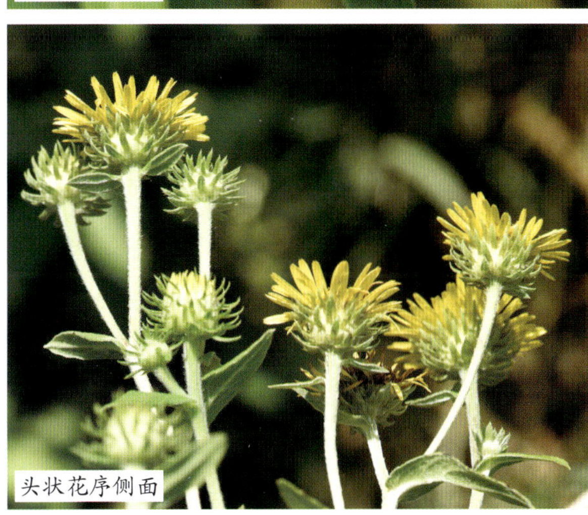

头状花序侧面

【释　　名】《本草衍义》曰："花淡黄绿，繁茂，圆而覆下。""旋"，圆也，故名"旋覆花"；古代"沸"与"覆"同声，因本品花金黄色，故又名"金沸草""金沸花"；头状花序顶生，黄色，排列成疏散的伞房花序，犹如上戴饭椹之状，"椹"意为蒸熟的饭粒，"椹"为"椹"的形讹，故又名"戴椹""盛椹"。

【生境分布】生于山坡路旁、湿润草地、河岸和田埂。全省各地均有分布。

【识别要点】基生叶花期枯萎；中部叶长圆形至披针形，基部狭，常有圆形半抱茎的小耳，叶面有疏毛或近无毛，叶背有疏伏毛和腺点；上部叶线状披针形。头状花序直径 3~4cm，排成疏散伞房状；总苞片约 6 层，线状披针形，最外层常叶质而较长，有缘毛；舌状花黄色；管状花具三角状披针形裂片。瘦果长 1~1.2mm，圆柱状，疏被短毛；冠毛为 20 余枚白色微糙毛，与管状花近等长，1 层。

【药 材 名】旋覆花（头状花序）。

【性味功用】苦、辛、咸，微温。降气，消痰，行水，止呕。主治风寒咳嗽，痰饮蓄结，胸膈痞闷，喘咳痰多，呕吐噫气，心下痞硬，胸痞胁痛。

【使用注意】肺阴不足或体虚者慎用。不可超剂量服用，以免出现发热、恶心、呕吐、皮疹等不良反应，轻者可自行缓解，重者需对症治疗。

【附　　方】**（1）治咳嗽气逆：**旋覆花 9g，半夏 6g，前胡 6g，苏子 9g，生姜 9g，水煎服。（《青岛中草药手册》）

（2）治神经性呕吐：旋覆花、代赭石、制半夏各 9g，党参、生甘草各 6g，生姜 3 片，大枣 5 枚，水煎服。（《全国中草药汇编》）

【拓展阅读】地上部分、根亦可入药。

中华小苦荬

Ixeridium chinense (Thunb.) Tzvel.

·科　名　菊科 Compositae	·属　名　小苦荬属 *Ixeridium*
·生活型　多年生草本	·花果期　花期 5~8 月，果期 7~10 月

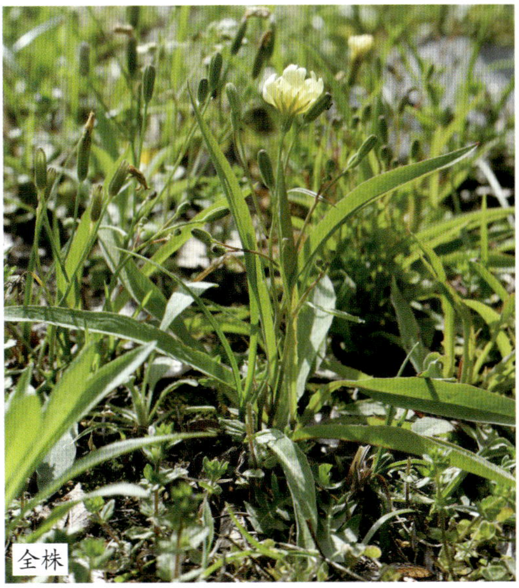
全株

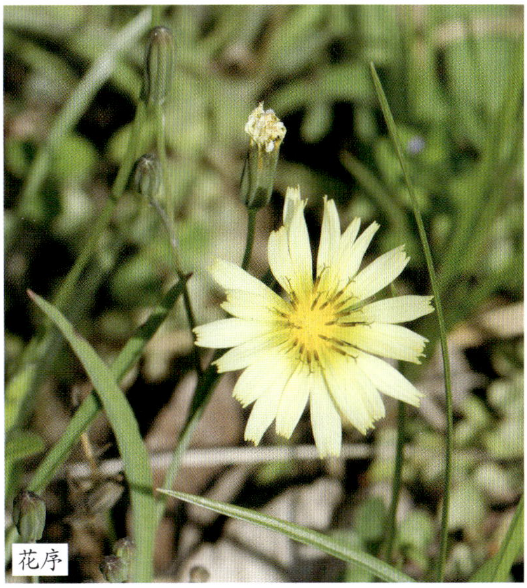
花序

【释　　名】《诗经·邶风·谷风》曰：“谁谓荼苦，其甘如荠。”“苦荼”即为苦菜，吴人称之“苦荬”，本品主要分布于中国境内，全株较小，味苦可作菜，故名“小华小苦荬”“中华苦荬菜”；常生于山坡路旁，故又名“山苦荬”。

【生境分布】生于山坡路旁、田野、河边灌丛或岩石缝隙中。分布于南京、淮安、盐城（射阳、东台）、扬州（宝应）等地。

【识别要点】植物有乳汁。茎直立，单生或簇生。基生叶长椭圆形或倒披针形，边缘有尖齿，基部渐狭成翅柄，或羽状分裂，侧裂片自中部向两端渐小，基部常为锯齿状；茎生叶 2~4，长椭圆状披针形，不裂，基部耳状抱茎。头状花序顶生，排成伞房状；总苞片 3 或 4 层，外层宽短；舌状花 21~25，黄色，舌片顶端 5 齿裂。瘦果褐色，长椭圆状，有 10 条隆起的钝肋，上有小刺毛，顶端急尖成细丝状喙；冠毛白色，微糙，长于瘦果。

【药 材 名】山苦荬（全草或根）。

【性味功用】苦，寒。清热解毒，消肿排脓，凉血止血，活血生肌。主治黄疸，肠痈，肺热咳嗽，痢疾，疮疖肿毒，吐血，衄血，血崩，跌打损伤。

【使用注意】脾胃虚寒者及孕妇慎服。

【附　　方】**（1）治胆囊炎：**（山苦荬）全草 15g，水煎服。（《浙江药用植物志》）

（2）治无名肿毒，各种疮肿：鲜苦叶苗（山苦荬）、鲜地黄苗、鲜蒲公英各等份，共捣如泥，敷患处；或将上三味药焙干，共研细面，每次 6g，开水冲服，每日 3 次，外用时蜂蜜调敷患处。（《河南中草药手册》）

【拓展阅读】嫩根及茎叶可食用或作饲料。

抱茎苦荬菜

Ixeridium sonchifolium (Maxim.) Shih

·科　名　菊科 Compositae	·属　名　小苦荬属 *Ixeridium*
·生活型　一年生或二年生草本	·花果期　花期 3~8 月，果期 6~9 月

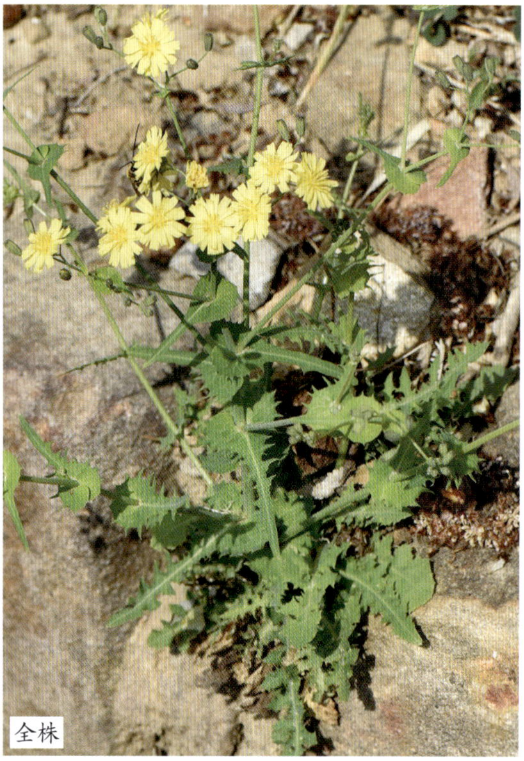

全株

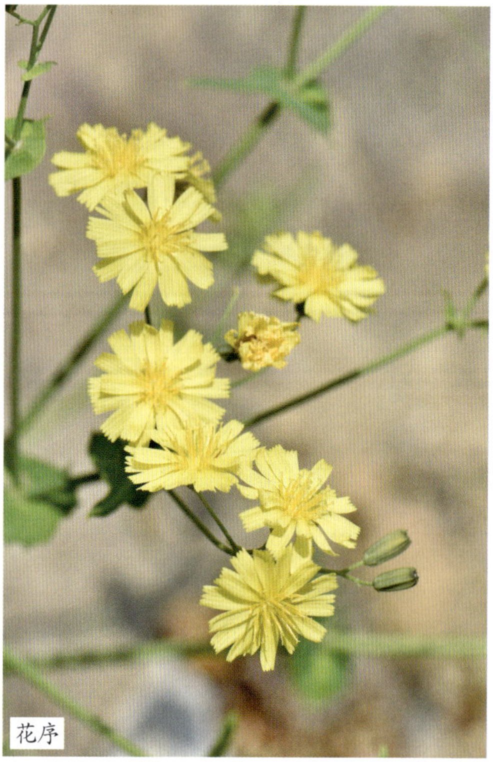

花序

【释　　名】本品味苦，夏纬瑛《植物名释札记》中称，“荬儿”两字应连读为一个音节，发音近似“麻儿”“模儿”，此音与“母”字读音相近，故苦荬菜可释为“苦味之母”，即苦味之源头，又因叶基形态近似圆形抱茎，故名“抱茎苦荬菜”“苦碟子”。

【生境分布】生于山坡或平原路旁、林下、河滩、岩石上或庭院中。分布于南京、淮安、南通等地。

【识别要点】植物体有乳汁。茎单生，直立。基生叶莲座状，不分裂或大头羽状深裂，裂片边缘具齿；茎生叶基部耳状抱茎，中、下部茎生叶羽状浅裂或半裂；上部茎生叶心状披针形，全缘。头状花序顶生，排成伞房状；总苞圆柱状，长 5~6mm；舌状花约 17 朵，黄色。瘦果黑色，纺锤状，有 10 条隆起的钝肋，上部沿肋有小刺毛，顶端成细丝状喙；冠毛白色，微糙毛状。

【药 材 名】苦碟子（全草）。
【性味功用】苦、辛，寒。止痛消肿，清热解毒。主治头痛，牙痛，胃痛，胸腹疼痛，咽喉肿痛，痈肿疮疖，跌打损伤。
【使用注意】脾胃虚寒者及孕妇慎用。
【附　　方】**（1）治实热嗓子嘶哑，咽喉肿痛：**苦碟子、麦冬、甘草、薄荷各等量，共为细粉，每次 3~4.5g，每日 1~3 次，水煎温服。（《中国民族药志》）
（2）治痔疮：抱茎苦荬菜，切碎，煎水熏洗。（《秦岭巴山天然药物志》）

剪刀股

Ixeris japonica (Burm. f.) Nakai

·科　名　菊科 Compositae	·属　名　苦荬菜属 *Ixeris*
·生活型　多年生草本	·花果期　花期 3~4 月，果期 4~5 月

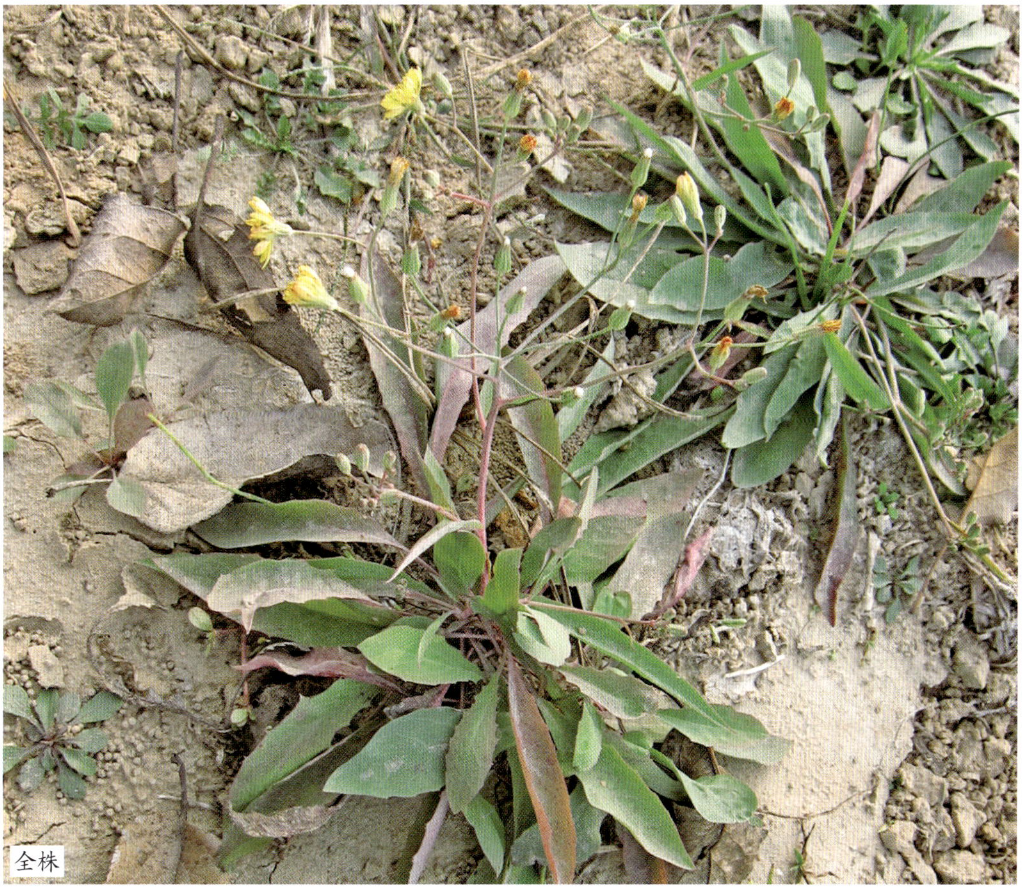
全株

【释　　名】叶缘无开裂，叶形似剪刀，故名“剪刀股”；本品茎叶极苦，一般用于喂养鸭鹅，故又名“鸭舌草”“鹅公英”。

【生境分布】生于路边潮湿地及田野。全省各地均有分布。

【识别要点】植株具乳汁。具生不定根与叶的匍匐茎。基生叶花期宿存，匙状倒披针形或长圆形，长 3~11cm，边缘具齿、羽状半裂至深裂或大头羽状半裂至深裂，侧裂片 1~3 对。头状花序 1~6 顶生，排成伞房状；舌状花约 20，黄色。瘦果褐色，近纺锤状，有 10 条隆起的尖翅肋，顶端急尖成长 2mm 的细丝状喙；冠毛白色，不等长。

【药 材 名】剪刀股（全草）。

【性味功用】苦，寒。清热解毒，利尿消肿。主治肺痈，咽痛，口腔溃疡，目赤，乳痈，痈疽疮疡，水肿，小便不利。

【使用注意】气血虚弱、脾胃虚寒者慎服。

【附　　方】**（1）治腮腺炎：**剪刀股根 15g，青壳鸭蛋 1 个，水炖服。（《福建药物志》）

（2）治肺脓肿：剪刀股、葫芦茶各 30g，水煎冲蜜或冰糖服。（《福建药物志》）

莴　苣

Lactuca sativa L.

·科　名　菊科 Compositae	·属　名　莴苣属 *Lactuca*
·生活型　一年生或二年生草本	·花果期　花期 2~5 月，果熟期 7~9 月

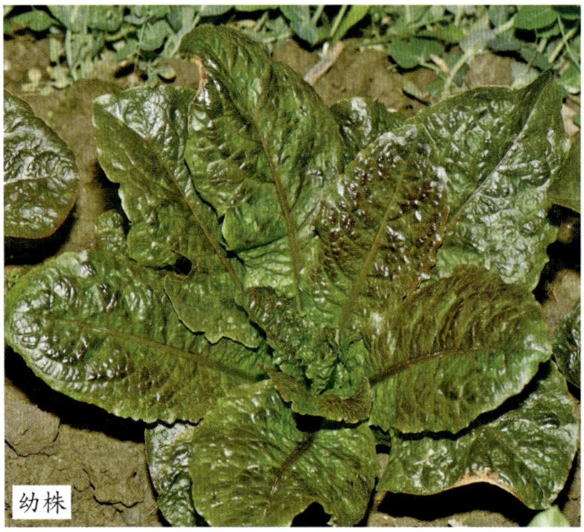
幼株

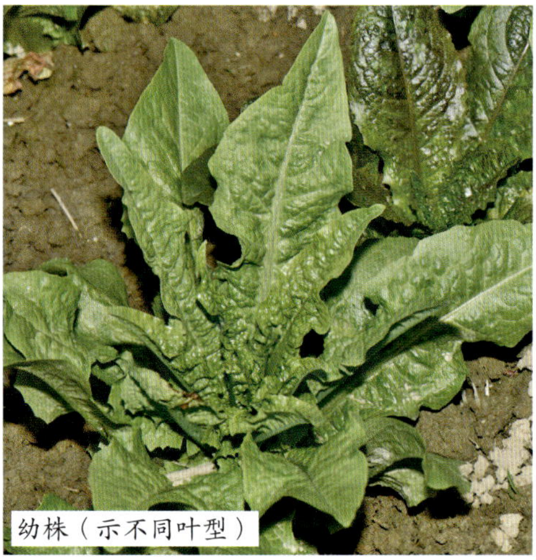
幼株（示不同叶型）

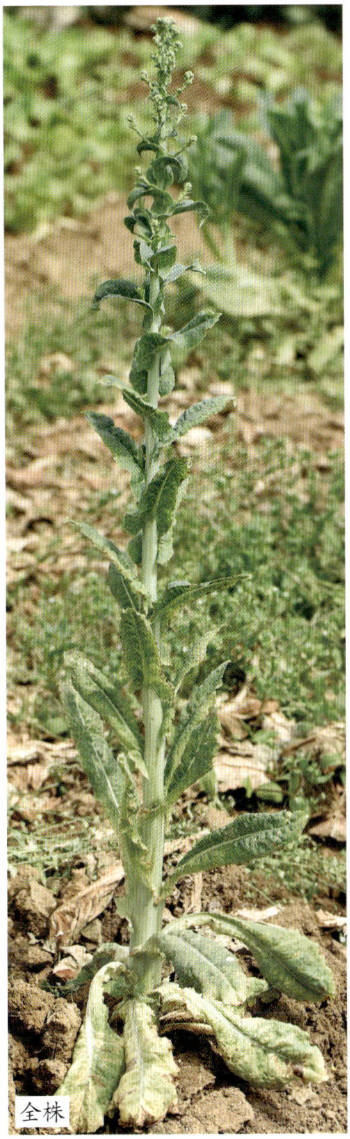
全株

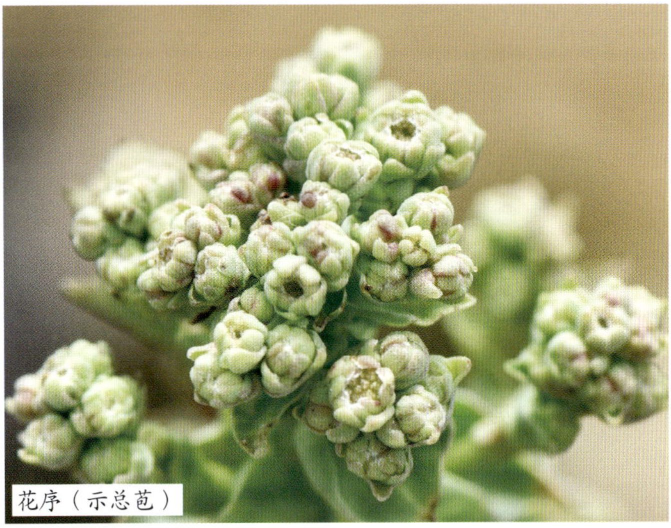
花序（示总苞）

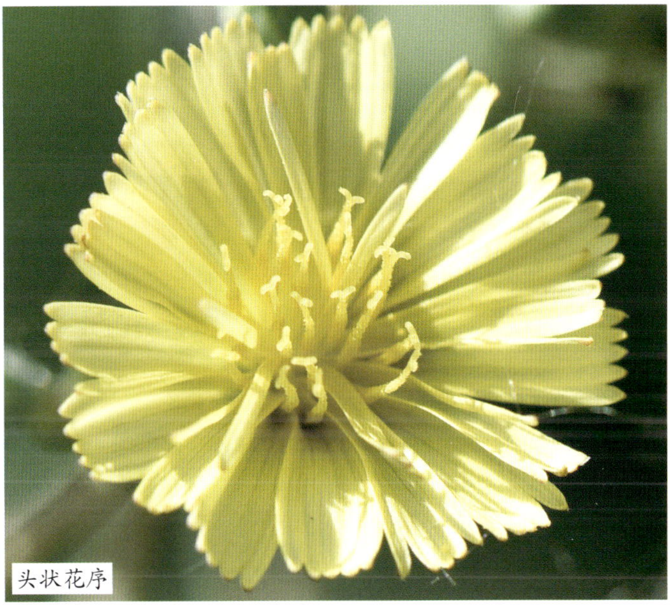
头状花序

【释　　名】《本草纲目》曰："按彭乘《墨客挥犀》云，莴菜自呙国来。"茎叶外形似火炬，从"艹"，故名"莴苣"。

【特性分布】适宜有机质丰富、疏松、保水力强的肥沃壤土或沙壤土。全省各地均有栽培。

【识别要点】植物体有乳汁。茎直立，单生，表面白色。基生叶及茎下部叶倒披针形、椭圆形或椭圆状倒披针形，基部心形或箭头状半抱茎，边缘波状或有细锯齿，向上叶渐小；叶背中脉光滑。头状花序排成圆锥状，密集；总苞果期卵球状，总苞片 5 层，向内渐细，果期直立；舌状花约 15。瘦果倒披针状，长 4mm，压扁，边缘无翅，每面有 6 或 7 条细脉纹，顶端喙细丝状；冠毛白色，2 层。

【药 材 名】莴苣（嫩茎）、莴苣子（果实）。

【性味功用】**（1）莴苣：**苦、甘，凉。利尿，通乳，清热解毒。主治小便不利，尿血，乳汁不通，虫蛇咬伤，肿毒。

（2）莴苣子：辛、苦，微温。通乳汁，利小便，活血行瘀。主治乳汁不通，小便不利，跌打损伤，瘀肿疼痛，阴囊肿痛。

【使用注意】脾胃虚弱者慎服莴苣。

【附 方】**（1）治小便不下：**莴苣捣成泥，作饼贴脐中。（《海上集验方》）

（2）治乳汁不通：莴苣子 30 枚，研细，酒服。（《河北中草药》）

【拓展阅读】茎供食用与制备酱菜，叶作蔬菜用。

稻槎菜

Lapsana apogonoides Maxim.

·科　名　菊科 Compositae	·属　名　稻槎菜属 *Lapsana*
·生活型　一年生矮小草本	·花果期　花期 1~4 月，果期 3~6 月

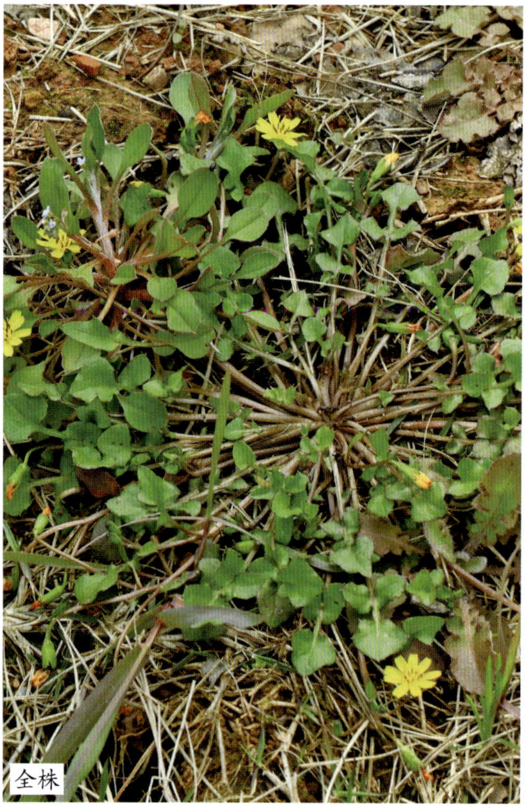

全株

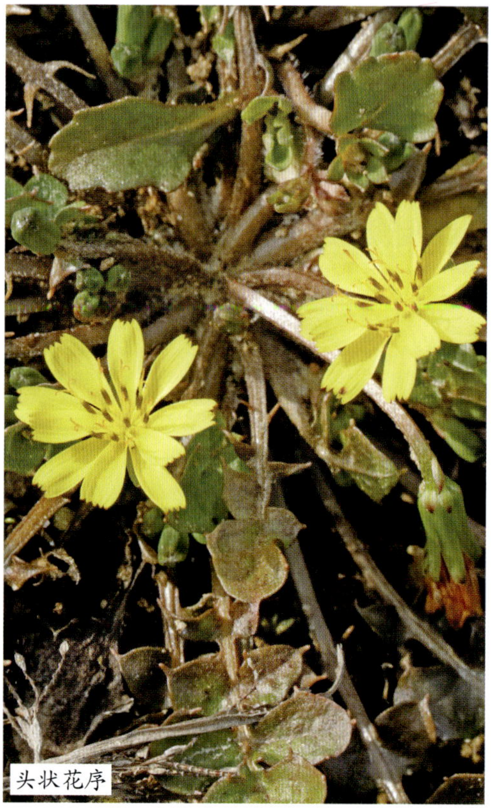

头状花序

【释　　名】《植物名实图考》载本品"生稻田中，以获稻而生"，故名"稻槎菜"。
【生境分布】生于田野、荒地及路边。全省各地均有分布。
【识别要点】植物体有乳汁。茎柔软纤细。基生叶椭圆形至长匙形，大头羽状全裂或几全裂，茎生叶与基生叶同形，不裂。头状花序 6~8，顶生，排成疏松伞房圆锥状；总苞片 2 层，草质，外层卵状披针形，内层 5 或 6，椭圆状披针形，先端喙状；舌状花黄色，两性。瘦果淡黄色，顶端两侧各有 1 枚下垂的长钩刺；无冠毛。
【药 材 名】稻槎菜（全草）。
【性味功用】苦，平。清热解毒，透疹。主治咽喉肿痛，痢疾，疮疡肿毒，蛇咬伤，麻疹透发不畅。
【使用注意】脾胃虚寒者慎用。
【附　　方】**（1）治咽喉炎：**（稻槎菜）全草 60g，捣烂，绞汁，冲蜂蜜服，每日 3~4 次。（《浙江药用植物志》）
（2）治小儿麻疹：（稻槎菜）全草 6~9g，水煎代茶，能促使早透，防止并发症。（《食物中药与便方》）
【拓展阅读】全草可作猪饲料。

腺梗豨莶

Sigesbeckia pubescens Makino

·科　名　菊科 Compositae	·属　名　豨莶属 *Sigesbeckia*
·生活型　一年生草本	·花果期　花期 5~8 月，果期 6~10 月

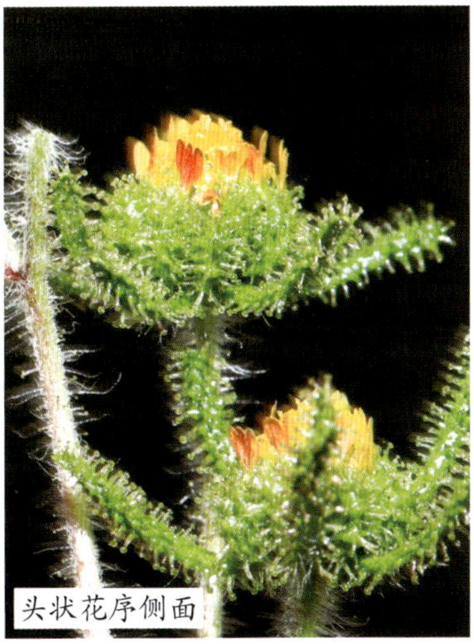
头状花序侧面

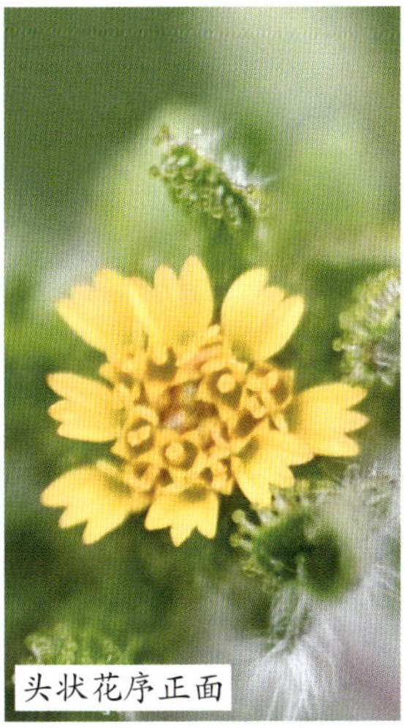
头状花序正面

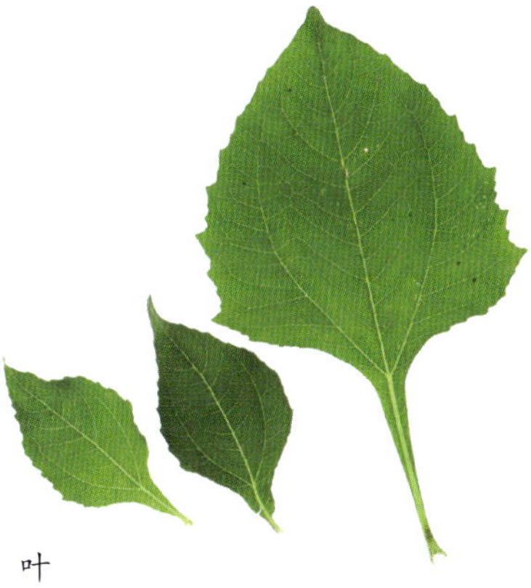
叶

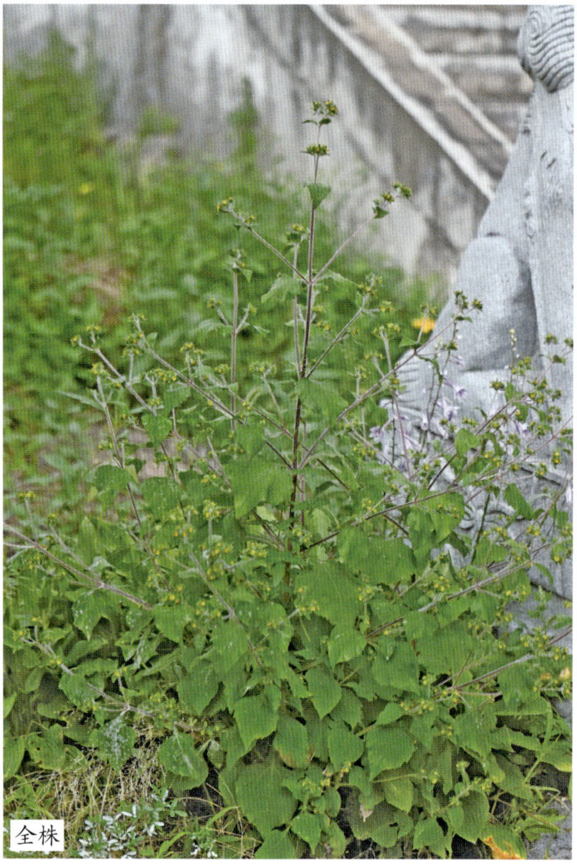
全株

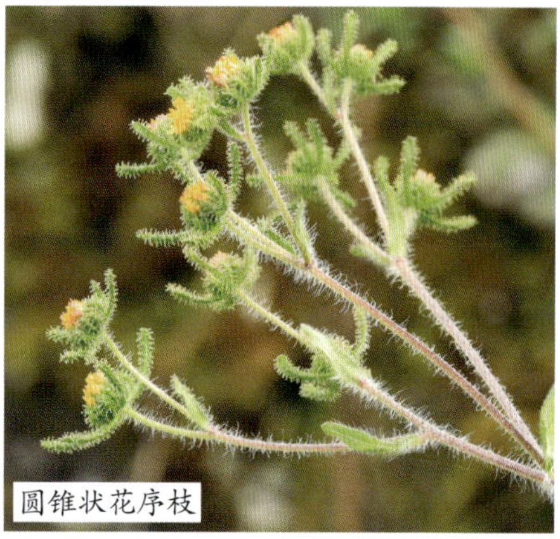
圆锥状花序枝

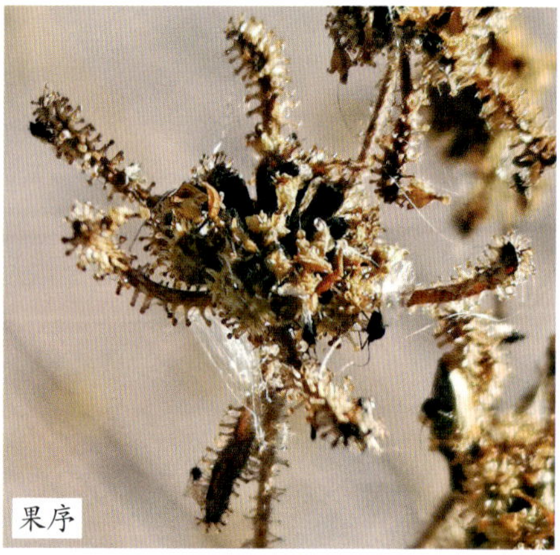
果序

【释　　名】古人称猪为豨，称气味辛臭的草为莶，本品植株有猪臭味，又因花序梗密生紫褐色的腺毛，故名“腺梗豨莶”；其总苞片密被腺毛，连带果实一起粘附人衣，故又名“粘强子”。

【生境分布】生于山坡、林缘、灌丛、草地和旷野。全省各地均有分布。

【识别要点】茎直立，被开展的灰白色长柔毛和糙毛。基生叶卵状披针形，花期枯萎；中部叶卵圆形或卵形，边缘有尖头状粗齿；上部叶披针形或卵状披针形，基生三出脉。头状花序多数，顶生，排成松散的圆锥状；花序轴及总苞片背面密被紫褐色头状具柄腺毛；总苞宽钟状；雌花舌片先端2或3齿裂，稀5齿裂；两性花檐部钟状，先端4或5裂。瘦果倒卵圆形，4棱。

【药 材 名】豨莶草（地上部分）。

【性味功用】辛、苦，寒。祛风湿，利关节，清热解毒。主治风湿痹痛，筋骨无力，腰膝酸软，四肢麻痹，半身不遂，口眼歪斜，风疹湿疮，痈肿疮毒，肠胃泄泻，虫兽咬伤等。

【使用注意】阴血不足者忌服，无风湿者慎服。生用或大剂量应用，易致呕吐。

【附　　方】**（1）治高血压：**豨莶草、臭梧桐、夏枯草各9g，水煎服，每日1次。

（《青岛中草药手册》）

（2）治疟疾：豨莶草 30g，水煎 2 次分服，每日 1 剂，连服 3 日。（《全国中草药汇编》）

【拓展阅读】根、果实亦可入药。此外，果实还可榨油。

水飞蓟

Silybum marianum (L.) Gaertn.

·科　名	菊科 Compositae	·属　名	水飞蓟属 *Silybum*
·生活型	一年生或二年生草本	·花果期	花期 5~8 月，果期 6~10 月

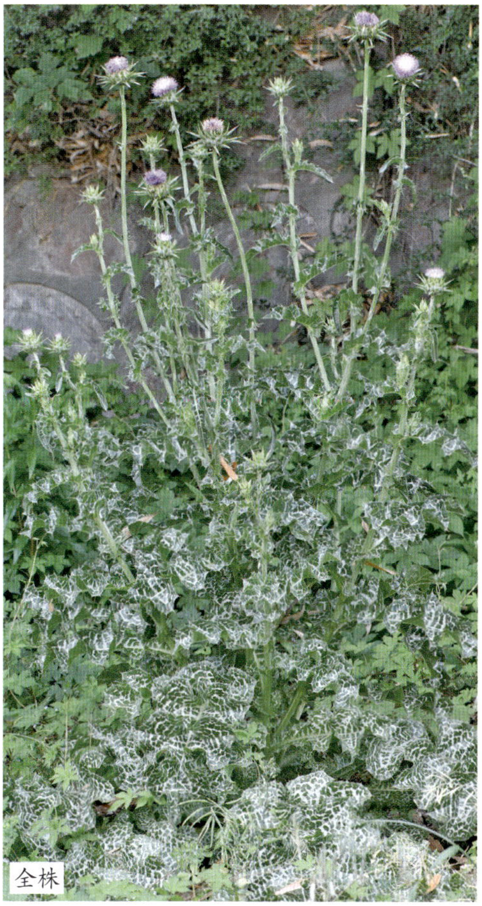
全株

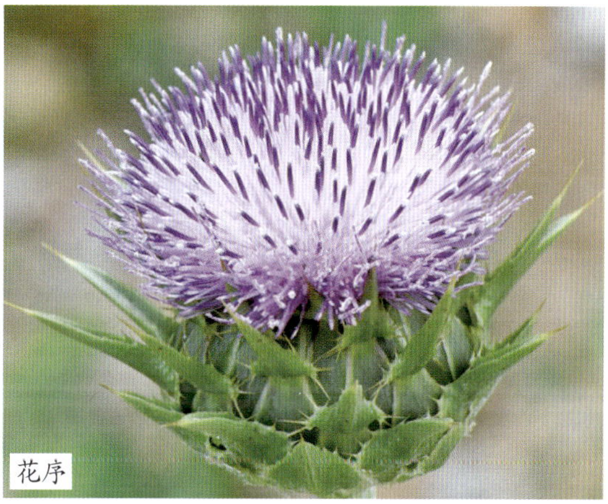
花序

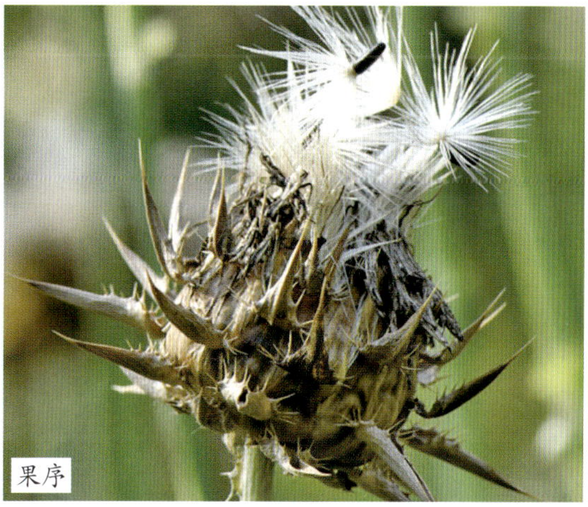
果序

【释　　名】植物形态与大蓟相近，但本品叶上有白色斑纹似水飞落其上，又似乳汁，故名“水飞蓟”“奶蓟”。

【生境分布】生于荒滩地、盐碱地。全省各地均有分布，南京等地有栽培。

【识别要点】茎被白色粉末和蛛丝状毛。基生叶与下部茎生叶羽状浅裂至全裂，具大型白色花斑，边缘具针刺；茎生叶向上渐小，有时不裂，先端渐尖，基部抱茎。头状花序顶生；总苞片中外层革质，上部开展，具叶状附属物，边缘具针刺，内层无刺；小花红紫色，檐部 5 裂；花药基部尖。瘦果压扁，具深褐色斑点，顶端具果缘；冠毛白色，刚毛状，基部合生，整体脱落，最内层细小光滑，全缘。

【药 材 名】水飞蓟（成熟果实）。

【性味功用】苦，凉。清热利湿，疏肝利胆，解毒。主治肝胆湿热，胁痛，黄疸。

【使用注意】脾胃虚寒者慎服。

【附　　方】**治病毒性肝炎**：水飞蓟 15g，盘龙参 15g，牡丹根 12g，射干 9g，柴胡 6g，升麻 6g，烧灰存性，另以猪蹄 3 个煮汤吞服上药。（《云南民族药大辞典》）

【拓展阅读】可供观赏，布置花境或植于花坛边缘、山石旁；瘦果可榨油。

苦苣菜

Sonchus oleraceus L.

·科　名　菊科 Compositae	·属　名　苦苣菜属 *Sonchus*
·生活型　一年生或二年生草本	·花果期　花期 5~11 月，果期 6~12 月

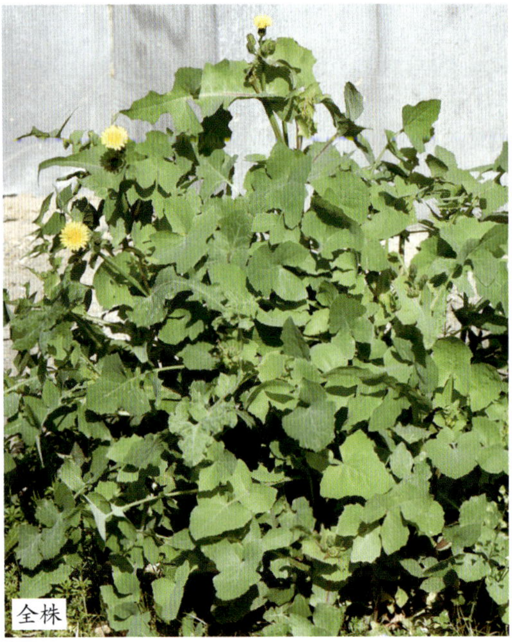
全株

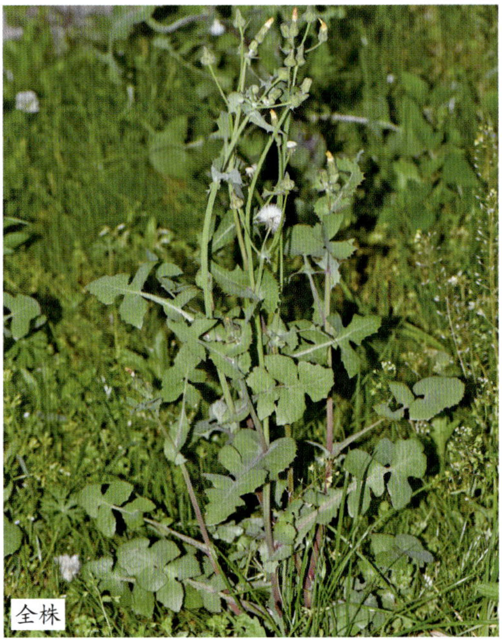
全株

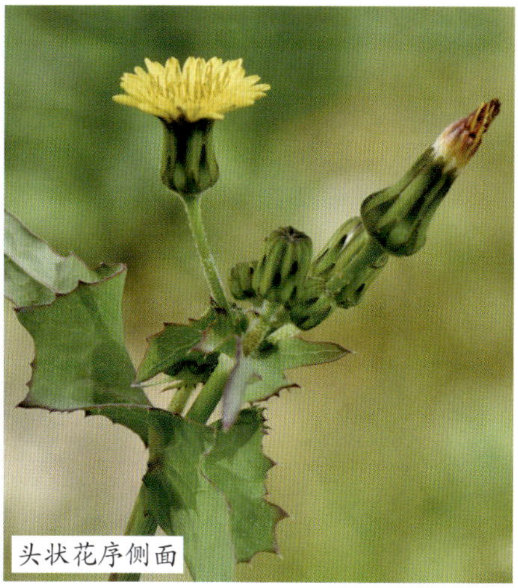

头状花序侧面

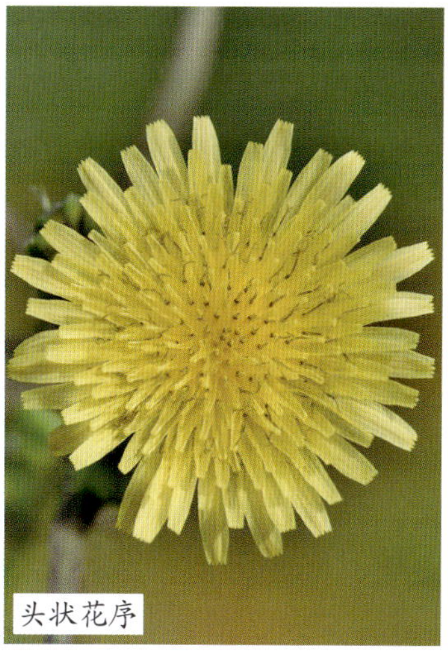

头状花序

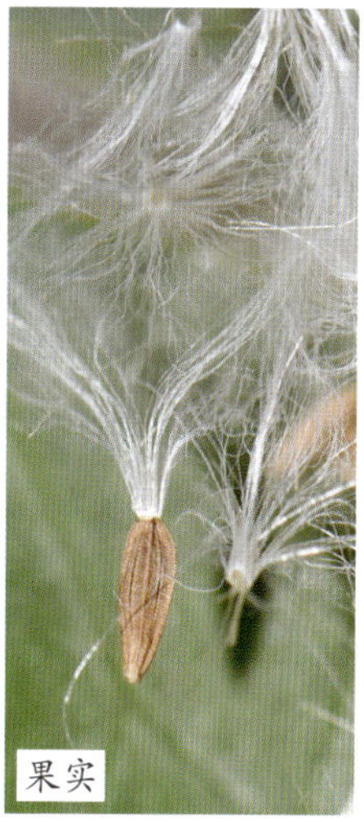

果实

【释　　名】本品叶似莴苣而味苦，可作菜蔬，故名“苦菜”“苦苣菜”；因本品在南方经冬不凋，故又名“游冬”。

【生境分布】生于山坡或山谷林缘、林下或平地田间、空旷处或近水处。全省各地均有分布。

【识别要点】植株有乳汁，无毛或花序部分被头状具柄腺毛。茎有纵棱或条纹。叶互生，基生叶及中下部茎生叶羽状或大头羽状深裂或不裂，基部渐狭成翅；中部茎生叶柄基加宽，耳状抱茎。头状花序常排成伞房状或总状；总苞片 3 或 4 层，向内渐长；舌状花黄色。瘦果褐色，长椭圆状或倒披针状，压扁，每面具 3 条细肋，肋间有横皱纹，无喙；冠毛白色，长约为果实的 2 倍，单毛状。

【药 材 名】苦菜（全草）。

【性味功用】苦，寒。清热解毒，凉血，安心神，利尿通淋。主治黄疸，痢疾，血淋，痔漏，蛇咬伤，肺热咳嗽，肠痈，疔疮，痈肿，黄水疮。

【使用注意】脾胃虚寒者忌服。不可与蜜糖同服。

【附　　方】**（1）治湿热痢疾：**苦苣菜 30g，菠萝皮 15g，水煎服。（《滇南本草》）

（2）治慢性支气管炎：苦菜 500g，大枣 20 个，苦菜煎烂，取煎液煮大枣，待枣皮展开后取出，余液熬成膏，早晚各服药膏 1 匙，大枣 1 枚。（内蒙古《中草药新医疗法资料选编》）

【拓展阅读】茎叶可作牲畜饲料。

蒲公英

Taraxacum mongolicum Hand.-Mazz.

·科　名　菊科 Compositae	·属　名　蒲公英属 *Taraxacum*
·生活型　多年生草本	·花果期　花期 3~6 月，果期 4~7 月

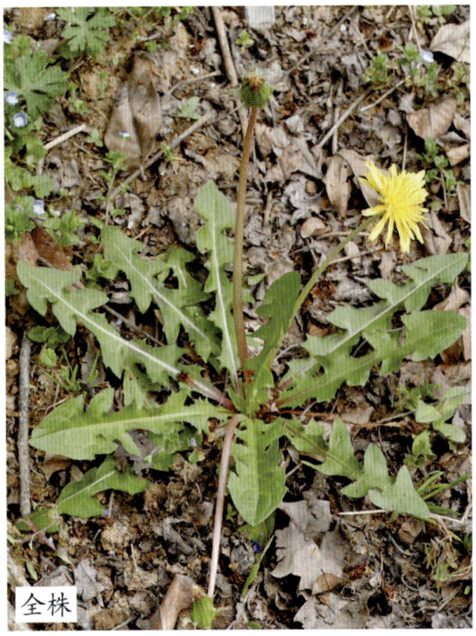
全株

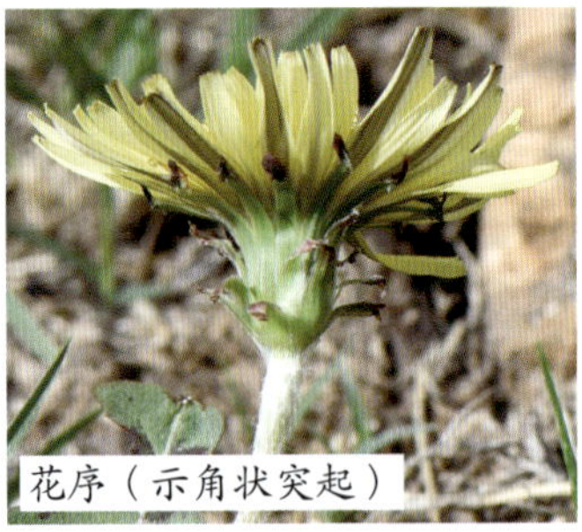
花序（示角状突起）

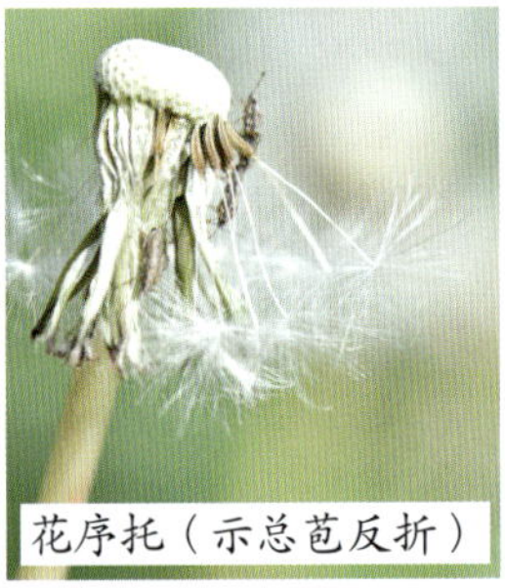
花序托（示总苞反折）

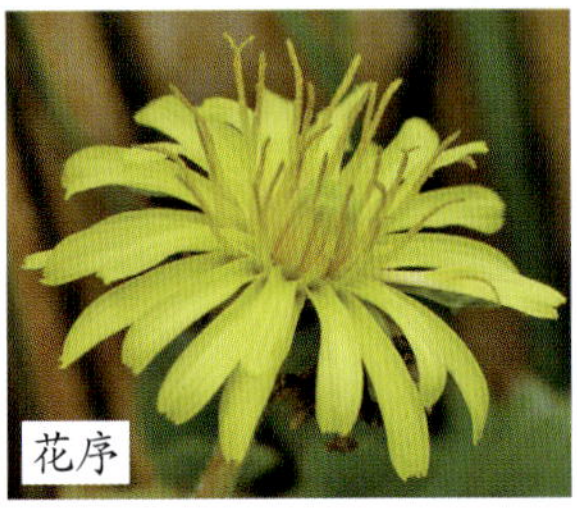
花序

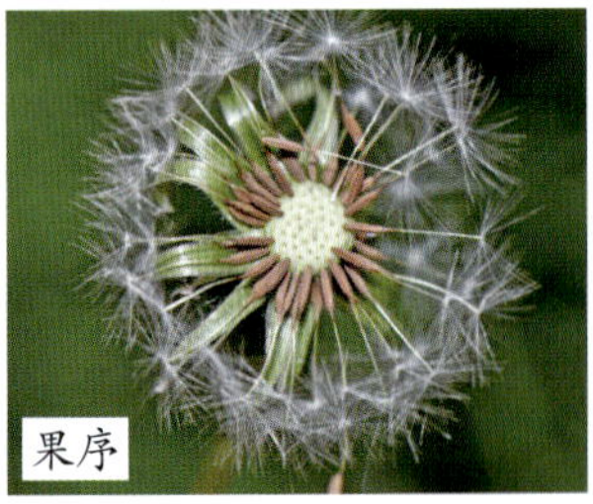
果序

【释　　名】“凫”，音 fú，意为野鸭，“凫公”同“凫翁”，意为野鸭颈上的毛，本品瘦果上冠毛似凫翁，“英”意为花，故名“凫公英”，后多音转为“蒲公英”；叶伏地而生，中心抽一茎，茎端出一花，其状如丁，故又名“地丁”；花色黄，故又名“黄花地丁”；其全株富含白色乳汁，故名“狗乳草”“奶汁草”。

【生境分布】生于山坡草地、路边、田野、河滩。全省各地均有分布。

【识别要点】植株有乳汁。茎呈花葶状，中空。叶基生，莲座状，叶片倒卵状或长圆状披针形，边缘具波状齿或深裂，裂片类型多变。头状花序单生；总苞片 2 或 3 层，果后反折，外层卵状披针形，先端紫红色，增厚或具角状突起，内层细长，具小角状突起；全为舌状花，黄色，舌片背面具紫红色条纹；花药和柱头暗绿色。瘦果上部具小刺，下部具成行的小瘤，果喙常长于果体；冠毛白色。

【药 材 名】蒲公英（全草）。

【性味功用】苦、甘，寒。清热解毒，消肿散结，利尿通淋。主治疔疮肿毒，乳痈，瘰疬，目赤，咽痛，肺痈，肠痈，湿热黄疸，热淋涩痛。

【使用注意】非实热之证及阴疸者慎服。

【附　　方】**治乳痈初起，肿痛未成脓者：**蒲公英（连根茎、叶）75g，捣烂，用好酒同煎数沸，渣敷红肿处，酒热服，盖被睡一时许，再用连须葱白 30g 煎汤，服以催汗，得微汗而散。（《外科正宗》）

药用蒲公英

Taraxacum officinale F. H. Wigg.

·科　名　菊科 Compositae	·属　名　蒲公英属 *Taraxacum*
·生活型　多年生草本	·花果期　花期 3~6 月，果期 4~7 月

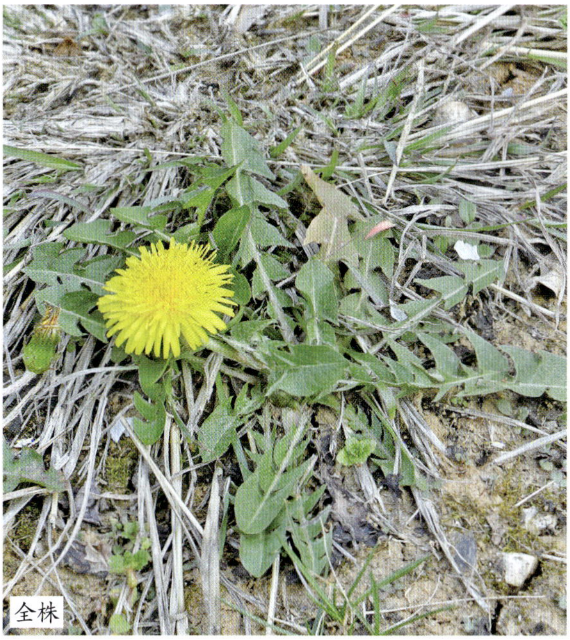
全株

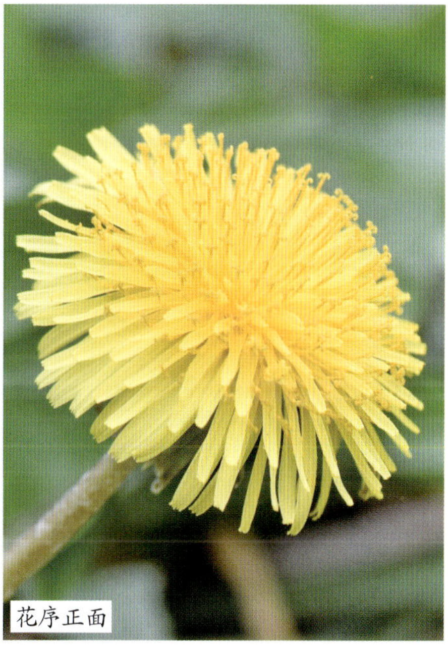
花序正面

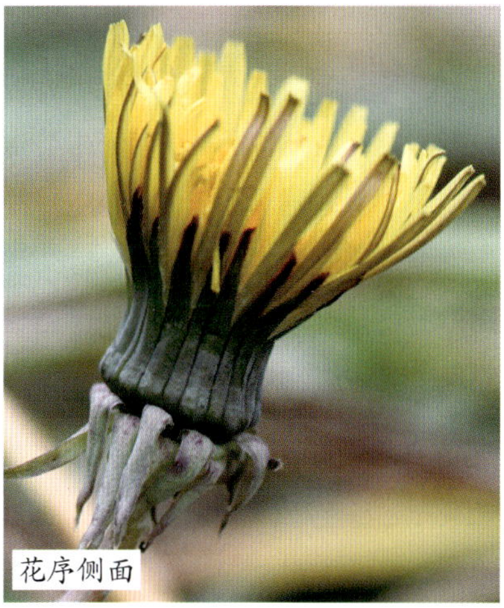
花序侧面

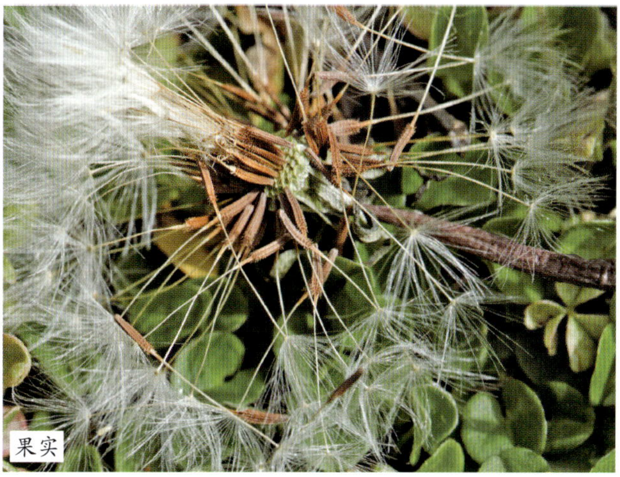
果实

【释　　名】本品为蒲公英属植物，拉丁名中 officinale 意为“药用”，故名“药用蒲公英”；本品原产于希腊或喜马拉雅山北部，为西方外来物种，故又名“西洋蒲公英”。

【生境分布】生于山坡草丛、田间、路边。全省各地均有分布。

【识别要点】植株有乳汁。茎呈花葶状，中空。叶基生，莲座状，叶片狭倒卵形、长椭圆形，大头羽状深裂或羽状浅裂。花葶多数，顶端被蛛丝状毛，头状花序单一；总苞宽钟状，总苞片绿色，先端渐尖，无角状突起，外层反卷，内层总苞片较细长；全为舌状花，亮黄色，舌片背面有紫色条纹；柱头暗黄色。瘦果中部以上有小尖刺，其余部分具小瘤状突起，果喙常长于果体；冠毛白色。

【药 材 名】参见“蒲公英”。

【性味功用】参见“蒲公英”。

【使用注意】参见“蒲公英”。

【附　　方】参见“蒲公英”。

苍　耳

Xanthium sibiricum Patrin ex Widder

·科　名　菊科 Compositae　　·属　名　苍耳属 *Xanthium*

·生活型　一年生草本　　·花果期　花期 7~8 月，果期 9~10 月

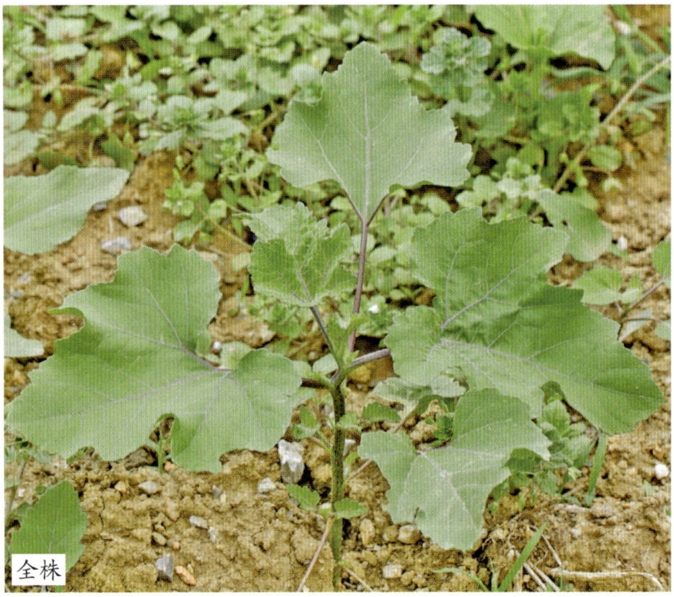

全株

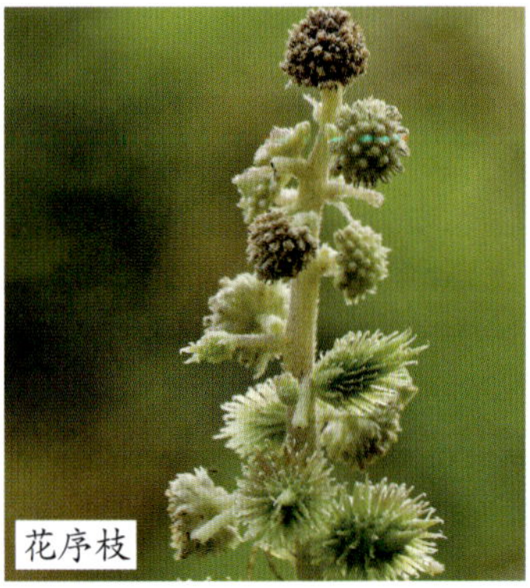

花序枝

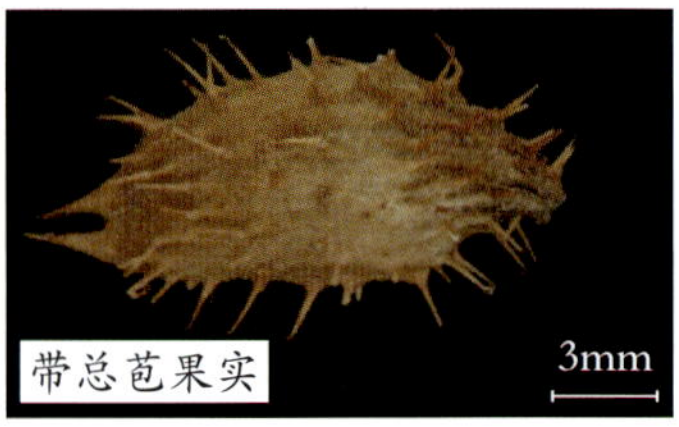

带总苞果实

【释　　名】本品幼苗的叶形如鼠耳，叶色为苍色（青色），故名“苍耳”；《本草经集注》云：“昔中国无此，言从外国逐羊毛中来”，故又名“羊负来”；本品治疗疮肿毒有效，故又名“疔疮草”。

【生境分布】生于平原、丘陵、低山、荒野、路边或田边。全省各地均有分布。

【识别要点】单叶互生，叶片三角状卵形或心形，近全缘或有 3~5 不明显浅裂，基出脉 3 条。头状花序全为管状花，盘状，下部为雌花，上部为功能性雄花；雄头状花序球形，总苞片分离，花药长圆状线形；雌头状花序椭圆形，外层总苞片披针形，内层总苞片合生成囊状，宽卵形或椭圆形。瘦果 2，成熟时变坚硬，外面疏生具钩的刺；喙坚硬，锥形，常不等长，有时合生成 1 个喙。

【药 材 名】苍耳子（成熟带总苞的果实）、苍耳（全草）。

【性味功用】**（1）苍耳子：**辛、苦，温；有毒。散风寒，通鼻窍，祛风湿，止痒。主治风寒头痛，风湿痹痛，鼻塞流涕，鼻鼽，鼻渊，风疹瘙痒，湿痹拘挛，疥癣，疔疮，痔疮，大腹水肿，小便不利等。

（2）苍耳：苦、辛，微寒；有小毒。祛风除湿散热，解毒杀虫，通鼻窍。主治头风鼻渊，鼻衄，目赤目翳，风湿痹痛，痢疾等。

【使用注意】血虚之头痛、痹痛者忌服苍耳子、苍耳。文献报道苍耳子的毒性成分为果实中所含的苍耳苷、种仁中所含的毒蛋白及全草中所含的氢醌，但苍耳子毒蛋白毒性很小。苍耳的茎、叶及幼苗含有对神经及肌肉有毒的物质，新鲜叶比干叶毒性大，嫩叶比老叶毒性大，内服不宜过量，服药期间忌酒、猪肉、米泔等。

【附　　方】**（1）治鼻渊，鼻流浊涕不止：**辛夷仁半两，苍耳子二钱半，香白芷一两，薄荷叶半钱，上并晒干，为细末，每服二钱，用葱、茶清食后调服。（《济生方》）

（2）治荨麻疹瘙痒，疥癣，湿疹：苍耳草 30g，浮萍、薄荷各 9g，水煎外洗。（《内蒙古中草药》）

【拓展阅读】根、花序亦可入药。苍耳子脂肪油含量占果实干重的 9.2%~11%，苍耳子油与桐油的性质相仿，但燥性不强，可掺和桐油制油漆，也可作油墨、肥皂、油毡的原料，还可制硬化油及润滑油；茎皮纤维可用来做麻袋、麻绳。

水　烛

Typha angustifolia L.

·科　名　香蒲科 Typhaceae	·属　名　香蒲属 *Typha*
·生活型　多年生水生或沼生草本	·花果期　花期 6~7 月，果期 8~9 月

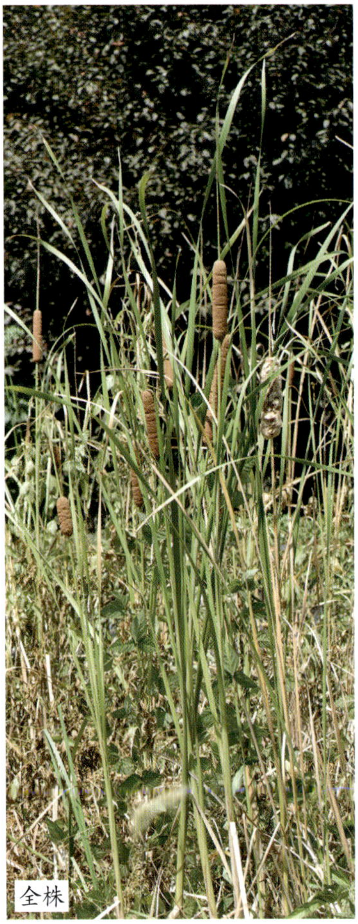
全株

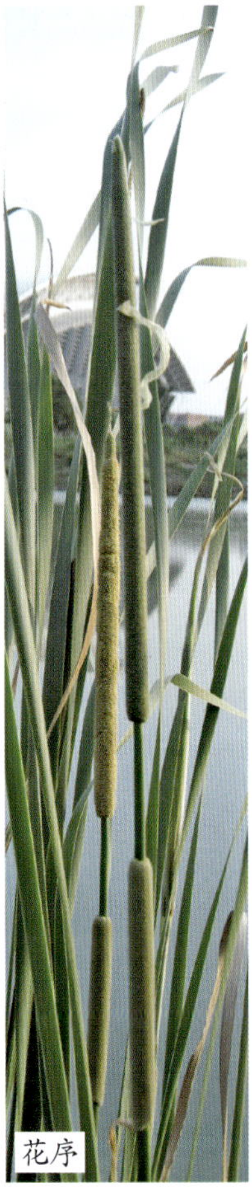
花序

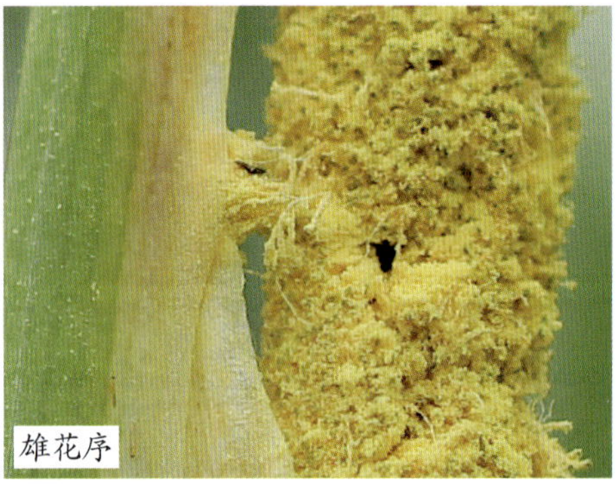
雄花序

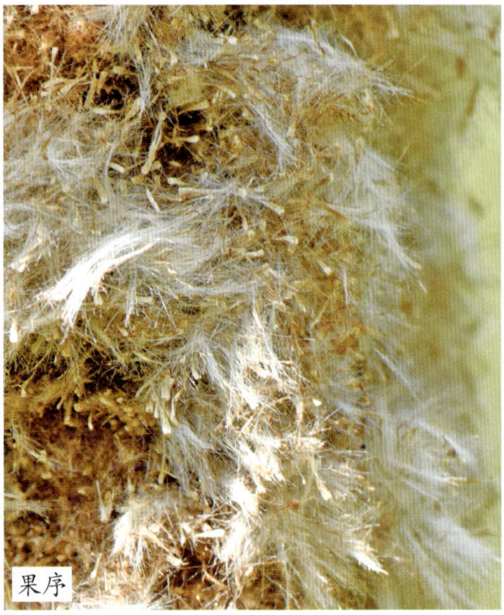
果序

【释　　名】本品为水生或沼生草本，穗状花序长圆柱形似蜡烛，植株形态与香蒲相近，故名“水烛香蒲”“水蜡烛”，简称“水烛”；本品叶片较狭长，故又名“狭叶香蒲”。

【生境分布】生于池塘边缘和河岸浅水处。全省各地均有分布。

【识别要点】茎直立，不分枝。叶片线形，下部背面凸形，横切面半圆形；叶鞘抱茎。花单性同株，穗状花序蜡烛状，雌雄花序远离，均具叶状苞片，后脱落；雄花序短于雌花序，位于上端；雌花序基部叶状苞片 1，常宽于叶片；雄花雄蕊 2~4，花药长约 2mm；雌花具小苞片，柱头与花柱近等宽；不孕雌花子房柄基部的丝状毛与小苞片近等长，均低于柱头。小坚果长椭圆状。种子深褐色。

【药 材 名】蒲黄（花粉）。

【性味功用】甘、微辛，平。止血，祛瘀，利尿。主治吐血，咯血，衄血，血痢，便血，崩漏，外伤出血，心腹疼痛，经闭腹痛，产后瘀痛，跌扑肿痛，血淋涩痛，带下，重舌，口疮，聤耳，阴下湿痒。

【使用注意】孕妇慎服。

【附 方】**（1）治异常子宫出血：**蒲黄炭 9g，熟地黄 12g，侧柏叶 15g，水煎服。（《云南民族药大辞典》）

（2）治咳血，吐血，尿血，便血：蒲黄 10g（包煎），仙鹤草 15g，白茅根 15g，生地黄 15g，大蓟 12g，藕节 10g，甘草 6g，水煎服。（《云南常用中草药彩色图谱》）

【拓展阅读】全草亦可入药。水烛叶片挺拔、花序粗壮，可栽植于水边，供观赏；叶片用于编织、造纸等；幼叶基部和根茎顶端可作蔬菜食用；雌花称“蒲绒”，可作枕芯和坐垫的填充物。

看麦娘

Alopecurus aequalis Sobol.

·科　名　禾本科 Gramineae　　·属　名　看麦娘属 *Alopecurus*

·生活型　一年生草本　　·花果期　花期 4~7 月，果期 6~8 月

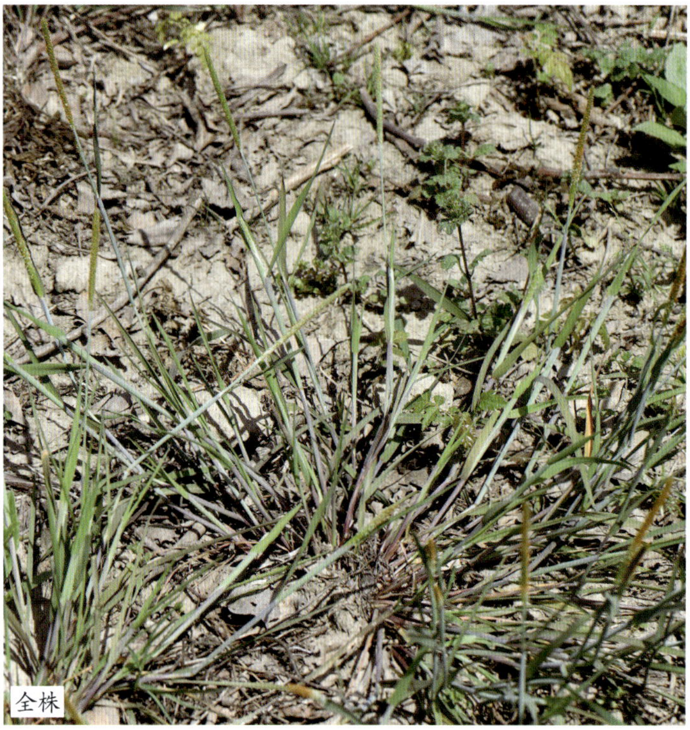
全株

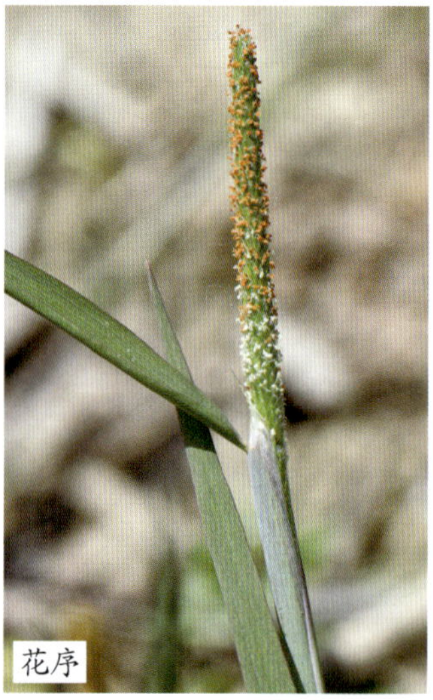
花序

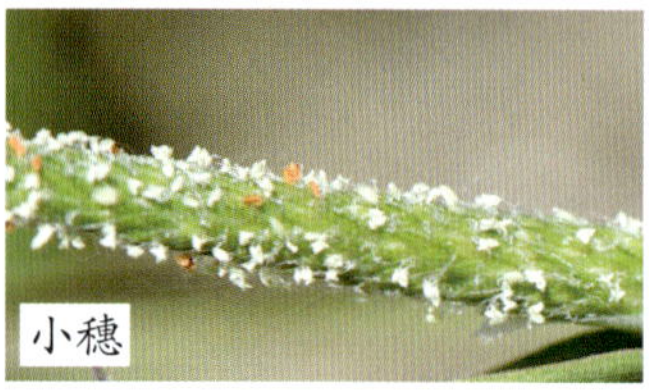
小穗

【释　　名】顾景星《野菜赞》记载："有看麦娘，翘生陇上。众麦低头，此草印望。"本品常生于麦田边，传说为看护麦苗而生，故名"看麦娘"；花序长圆形似棒槌，故又名"棒槌草"。

【生境分布】生于田边或潮湿处。全省各地均有分布。

【识别要点】秆少数丛生，草质，节处常膝曲。叶鞘短于节间；叶舌膜质；叶无柄。圆锥花序圆柱状，灰绿色；小穗椭圆球状或卵状长圆形，长 2~3mm，有 1 两性小花，脱节于颖下；颖片膜质，近等长，基部联合，具 3 脉，脊上及侧脉下部有毛；外稃膜质，5 脉，等大或稍长于颖片，下部边缘互相联合，芒长 1.5~3.5mm，约于稃体下部 1/4 处伸出，隐藏或稍外露；无内稃；花药橙黄色。

【药 材 名】看麦娘（全草）。

【性味功用】淡，凉。清热利湿，止泻，解毒。主治水肿，泄泻，赤眼，毒蛇咬伤。
【使用注意】孕妇慎用。
【附　　方】**（1）治水肿：**看麦娘全草 60g，水煎服。（《浙江药用植物志》）
（2）治水痘：看麦娘全草 30g，野紫苏、芫荽菜各 9g，水煎服。（《浙江药用植物志》）
【拓展阅读】植株可作饲料。

野燕麦

Avena fatua L.

·科　名　禾本科 Gramineae	·属　名　燕麦属 *Avena*
·生活型　一年生草本	·花果期　花期 4~7 月，果期 6~9 月

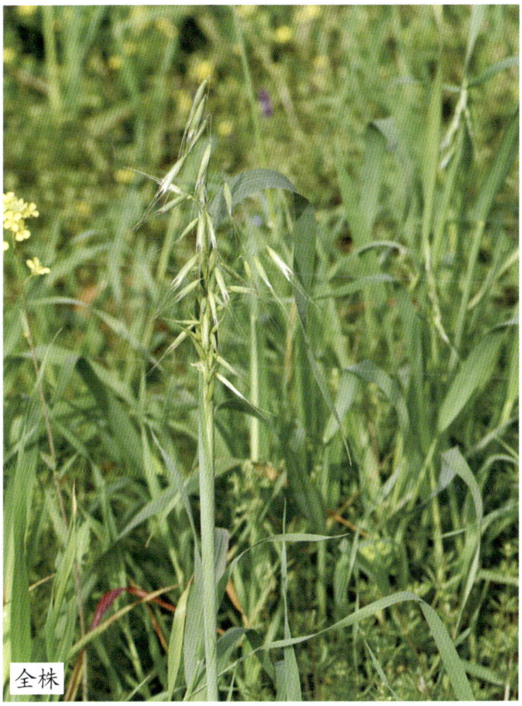

全株

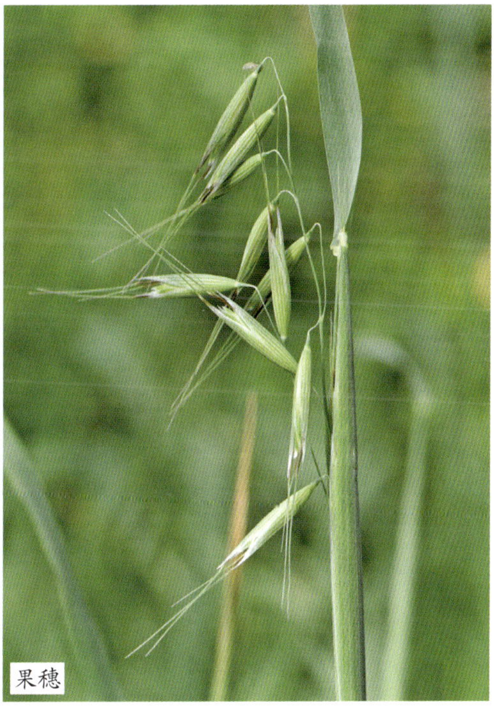

果穗

【释　　名】本品常野生，因燕雀喜食，故名“野燕麦”“燕麦草”。
【生境分布】生于荒野、路边或田间。全省各地均有分布。
【识别要点】秆直立，光滑，无毛，有 2~4 节。叶鞘松弛，叶舌膜质；叶片扁平，微粗糙，无柄。圆锥花序开展，分枝有棱；小穗具小花 2 或 3，长 18~25mm；小穗柄弯曲下垂，顶端膨胀；小穗轴节间常密生硬毛，节处易断；颖草质，长于下部小花，常有9脉；外稃质地坚硬，基盘密生短髭毛，第一外稃背面中部以下具硬毛，膝曲的芒自此伸出，芒柱棕色，扭转。颖果被柔毛，腹面具纵沟。

【药 材 名】燕麦草（全草）。

【性味功用】甘，平。收敛止血，固表止汗。主治吐血，便血，血崩，自汗，盗汗，带下。

【使用注意】有表邪或脾虚作胀者不宜服用。

【附 方】**（1）治更年期综合征烘热汗出，失眠：** 野燕麦30g，大枣10g，莲子30g，生甘草3g，煎汤代茶饮。（笔者经验方）

（2）治自汗盗汗： 野燕麦、糯稻根各30g，水煎服。（《漳州常用中草药图典》）

【拓展阅读】地上部分可作饲料或造纸原料；谷粒富含淀粉，可作精饲料。

薏 米

Coix lacryma-jobi L. var. *ma-yuen* (Rom. Caill.) Stapf

·科　名　禾本科 Gramineae	·属　名　薏苡属 *Coix*
·生活型　一年生或多年生草本	·花果期　花期4~6月，果期6~12月

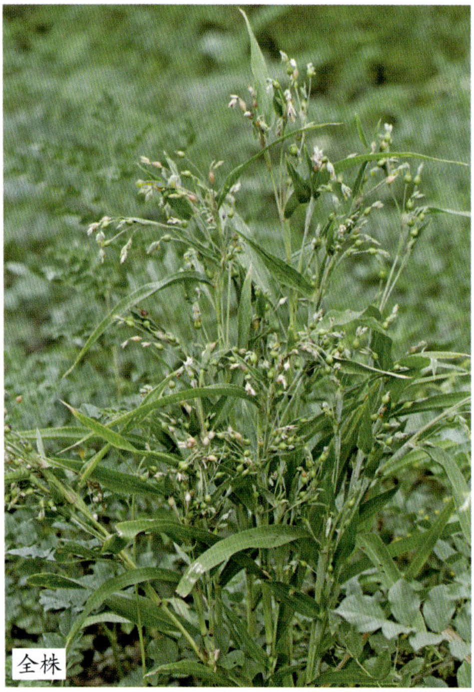
全株

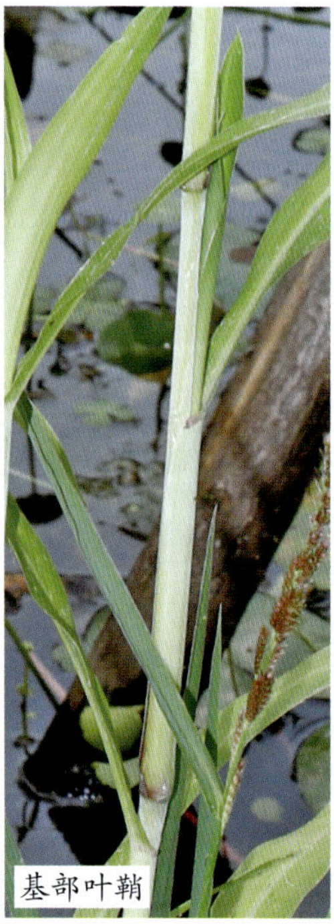
基部叶鞘

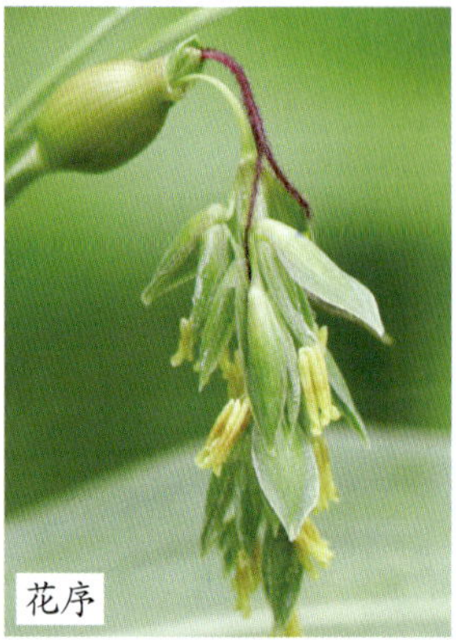
花序

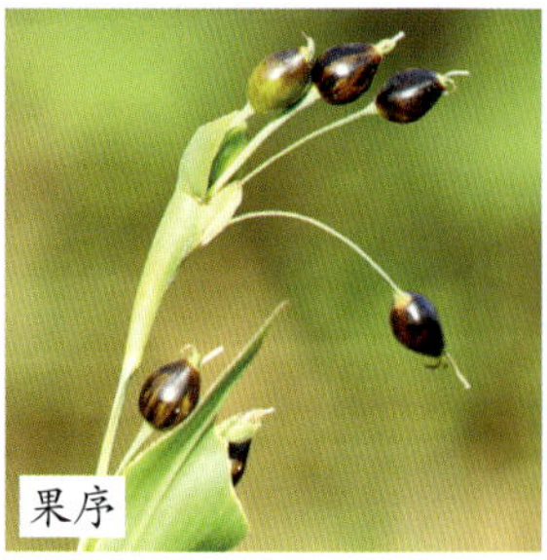
果序

【释　　名】“薏”本义指莲子心，即莲子中心青白色的胚芽，因本品颖果呈青白色，如糯米可作饭食用，故名“薏米”；《说文解字》中写作“苿苢”，“苢”后写作“苡”，种仁入药，故又名“薏苡仁”；又因为薏仁形状如同珍珠，故又名“薏珠子”。

【特性分布】喜温暖气候，忌高温闷热，不耐寒，忌干旱，对土壤要求不严。全省各地均有栽培，常逸为野生。

【识别要点】秆粗壮。叶鞘光滑；叶片条状披针形，中脉粗厚，边缘粗糙。总状花序由叶腋间抽出；雌小穗位于花序下部，生于穗轴基部，外面包裹念珠状骨质总苞，总苞椭圆球状至近球状，长 8~12mm，宽 4~9mm，质略薄，有光泽，具纵向条纹，浅或深褐色，顶端收缩成喙，脆而易断，第一颖卵圆形，顶端渐尖成喙状，包围着第二颖及第一外稃，内外稃短，雄蕊常退化，雌蕊具细长柱头，从总苞顶端伸出；雄小穗 2 或 3 对，含 2 花，第一颖草质，第二颖舟形，外稃与内稃膜质，雄蕊 3，有柄雄小穗与无柄者相似。颖果呈黄色或白色，长圆球状，长 5~8mm，宽 4~6mm，富含淀粉。

【药 材 名】薏苡仁（种仁）。

【性味功用】甘、淡，微寒。利水渗湿，健脾止泻，除痹，排脓，解毒散结。主治水肿，脚气，小便不利，脾虚，泄泻，湿痹拘挛，肺痈，肠痈，赘疣，癌肿。

【使用注意】本品力缓，宜多服久服。脾虚无湿、大便燥结者及孕妇慎服。

【附　　方】**（1）治风湿痹痛，水肿：**薏苡仁，煮粥，空腹食之。（《重庆中药志》）

（2）治胸痹缓急：薏苡仁 470g，大附子（炮）10 枚，共研细末，每服 3g，日三服。（《金匮要略》）

【拓展阅读】叶、根亦可入药。

白　茅

Imperata cylindrica (L.) P. Beauv.

·科　名　禾本科 Gramineae　　·属　名　白茅属 *Imperata*

·生活型　多年生草本　　·花果期　花期 5~6 月，果期 6~9 月

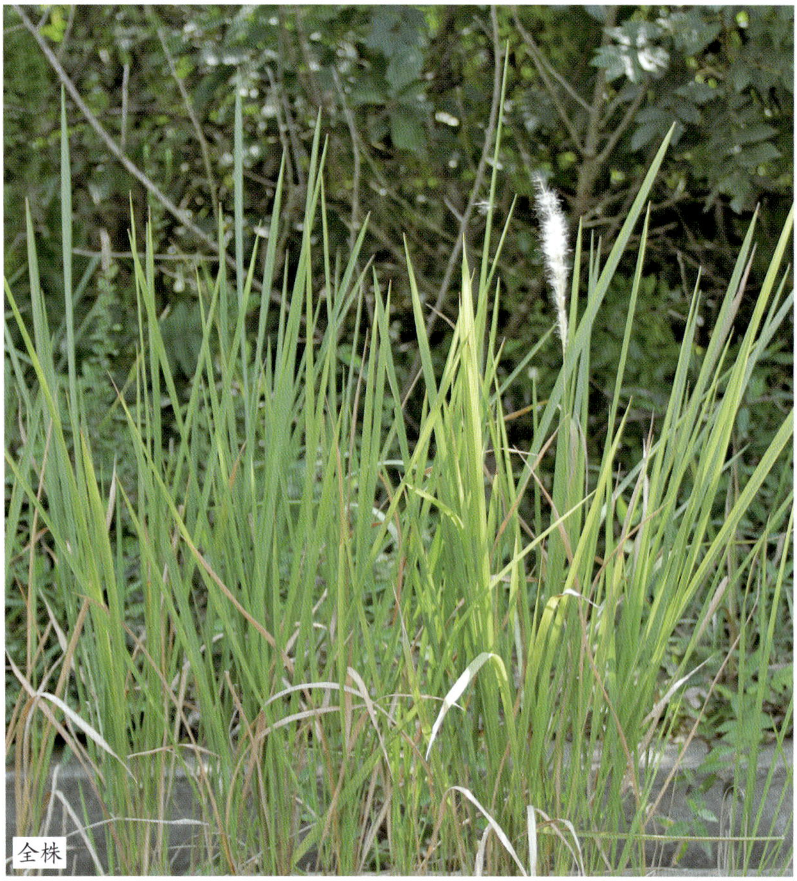
全株

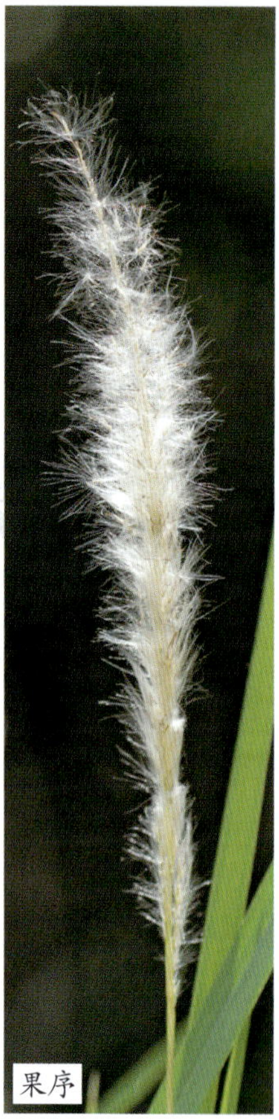
果序

【释　　名】本品叶线形或线状披针形，先端渐尖如矛，从“艹”写作“茅”，根茎洁白，故名“白茅”；《本草纲目》谓：“白茅……其根甚长，白软如筋而有节，味甘。”故又名“地筋”“地节根”“甜草根”；其花穗为丝状，银白色，故又名“丝茅草”。

【生境分布】生于路旁、山坡、草地。全省各地均有分布。

【识别要点】杆的节上有长柔毛，有时疏生毛或无毛。叶鞘聚集于秆基，老时常破碎成纤维状；基生叶片扁平，秆生叶窄线形，常内卷。圆锥花序顶生，圆柱状，分枝短缩密集；小穗基部密生细长的丝状柔毛；外稃、内稃透明膜质；雄蕊 2；柱头 2，紫黑色，羽状，颖果椭圆球状。

【药 材 名】白茅根（根茎）、白茅针（初生未放花序）。

【性味功用】**（1）白茅根：**甘，寒。凉血止血，清热生津，利尿通淋。主治血热出血，尿血，吐衄，呕血，热病烦渴，胃热呕逆，肺热喘咳，小便淋沥涩痛，水肿尿少，湿热黄疸。

（2）白茅针：甘，平。止血，解毒。主治衄血，尿血，大便下血，外伤出血，疮痈肿毒。

【使用注意】脾胃虚寒、溲多不渴者禁服白茅根。

【附　　方】（1）**治吐血不止**：白茅根一握，水煎服之。（《千金翼方》）

（2）**治血热鼻衄**：白茅根汁一合，饮之。（《妇人良方》）

【拓展阅读】花穗、叶亦可入药。本品是牲畜喜食的牧草，也可供食用或酿酒；叶片可制蓑衣、盖房、造纸或作燃料；根茎蔓延甚广、生长极强，可用于固沙护土，但同时又是一种难除的杂草。

芦　苇

Phragmites communis Trin.

·科　名　禾本科 Gramineae	·属　名　芦苇属 *Phragmites*
·生活型　多年生草本	·花果期　花期 7~8 月，果期 9~11 月

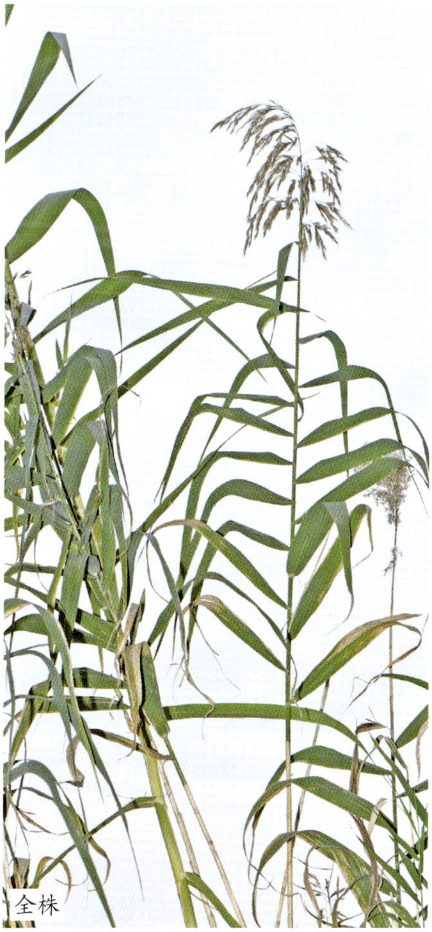
全株

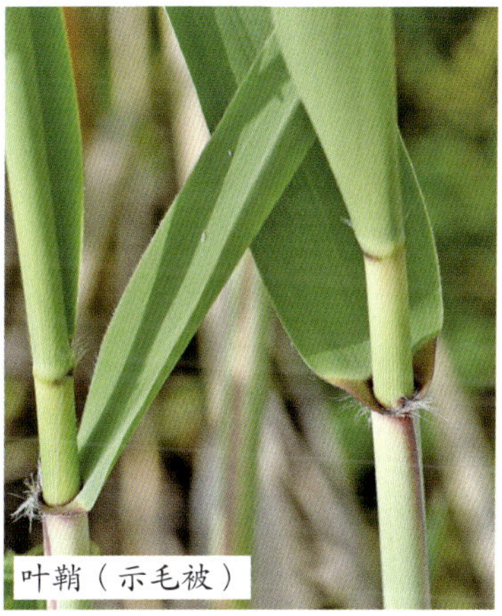
叶鞘（示毛被）

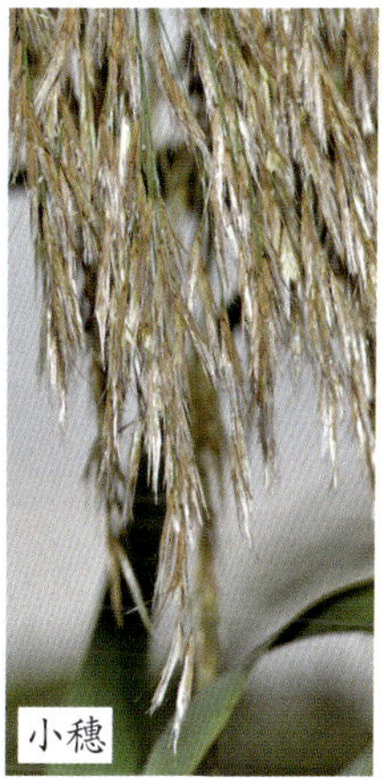
小穗

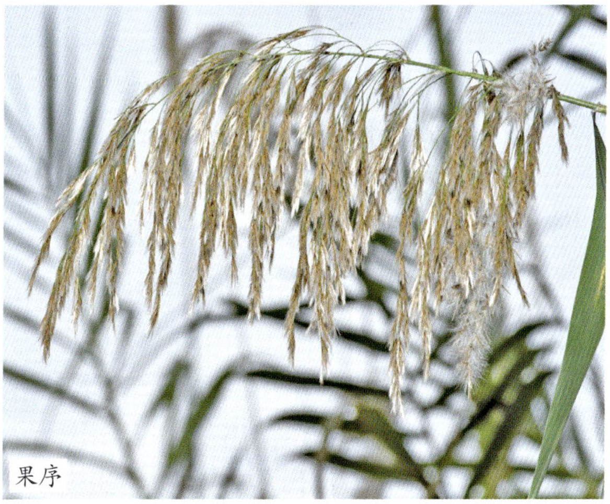
果序

【释　　名】生于河流、池沼岸边浅水中，色暗绿近黑，植株高大，“卢”意为色黑，从“艹”写作“芦”，“苇”意为中空而高大，《淮南子》高诱注：“未秀曰芦，已秀曰苇。”后世多合称，故名“芦苇”；其根茎药用，故又名“芦根”。

【生境分布】生于海滩、池沼、河岸、道旁的湿润处。全省各地均有分布。

【识别要点】秆直立，具20多节，节下常有白粉。叶片长披针形，无毛；叶舌极短，截平，边缘密生一圈短纤毛。圆锥花序大型，分枝多数；着生稠密下垂的小穗，小穗含4花；颖片具3脉；第一不孕外稃雄性，第二外稃棒状，具3脉，两侧密生等长于外稃的丝状柔毛，与无毛的小穗轴相连接处具明显关节；内稃两脊粗糙；雄蕊3，花药黄色。颖果长圆球状。

【药 材 名】芦根（根茎）。

【性味功用】甘，寒。清热生津，除烦止呕，利尿，透疹。主治热病烦渴，胃热呕哕，肺热咳嗽，肺痈吐脓，热淋涩痛。

【使用注意】脾胃虚寒者慎服。

【附　　方】**（1）治胃热消渴：**芦根15g，麦冬、地骨皮、茯苓各9g，陈皮4.5g，煎服。（《安徽中草药》）

（2）治大叶性肺炎，高热烦渴，喘咳：芦根30g，麻黄3g，甘草6g，杏仁9g，石膏15g，水煎服。（《宁夏中草药手册》）

【拓展阅读】茎、箨叶、嫩苗、叶、花亦可入药。本品为优良固堤植物；其嫩叶可作饲料，嫩芽可食；秆可作建筑材料，或代软木作绝缘材料；其外层秆壁可织帘、席；纤维可造纸；花序可作扫帚。

香附子

Cyperus rotundus L.

·科　名　莎草科 Cyperaceae	·属　名　莎草属 *Cyperus*
·生活型　多年生草本	·花果期　花期 4~6 月，果期 6~10 月

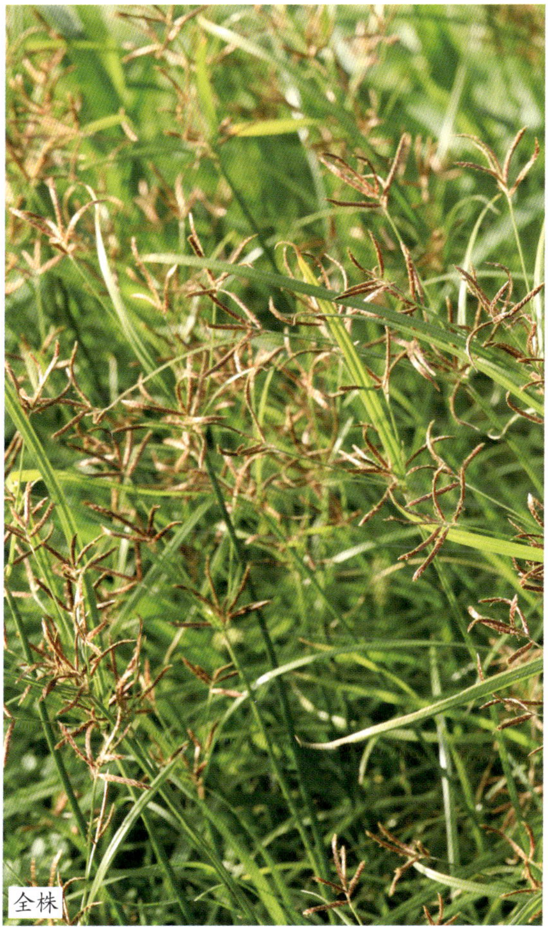
全株

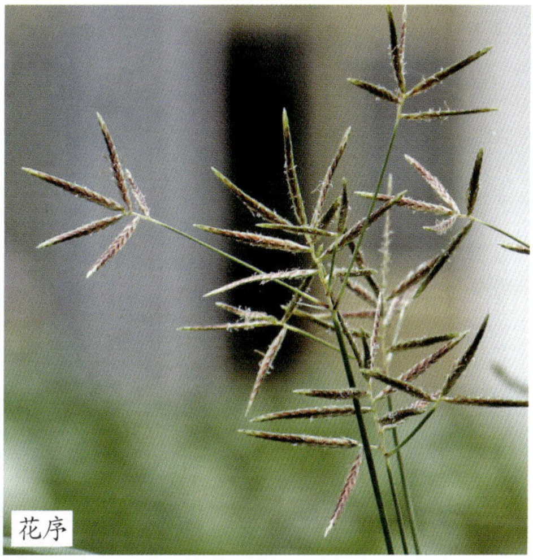
花序

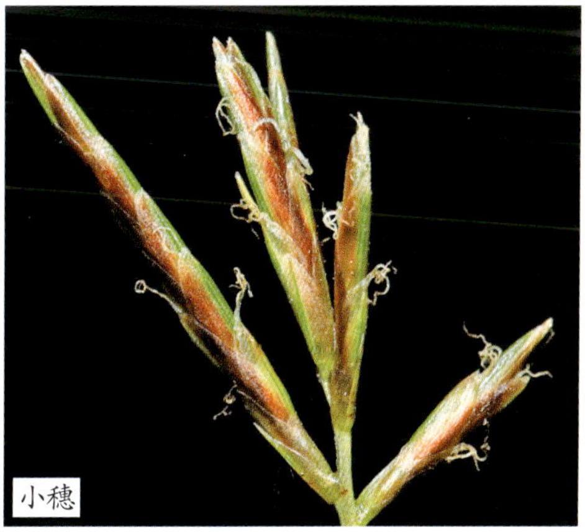
小穗

【释　　名】《本草纲目》曰："其根相附连续而生，可以合香，故谓之香附子。"且其根色黑似种子，故名"香附子"；《本草纲目》曰："其草可为笠及雨衣，疏而不沾，故字从草从沙。"故又名"莎草"。

【生境分布】生于山坡荒地草丛中或水边潮湿处。全省各地均有分布。

【识别要点】匍匐根茎长，具椭圆形块茎；秆锐三棱状，光滑。叶较多，平展；鞘棕色，常裂成纤维状。叶状总苞片 2~5，长于花序；长侧枝聚伞花序简单或复出，具 2~10 个辐射枝；穗状花序轮廓为陀螺形，具 3~10 个小穗；小穗轴具较宽的、白色透明的翅；鳞片稍密覆瓦状排列，卵形或长圆状卵形；雄蕊 3，花药线形，暗血红色，药隔突出于花药顶端；柱头 3，伸出鳞片外。小坚果三棱长圆状倒卵球形，具细点。

【药 材 名】香附（根茎）。

【性味功用】辛、微苦、微甘，平。疏肝解郁，理气宽中，调经止痛。主治肝郁气滞，胸胁胀痛，疝气疼痛，乳房胀痛，脾胃气滞，脘腹痞闷，月经不调，闭经痛经。

【使用注意】凡气虚无滞、阴虚、血热者慎服。

【附　　方】**（1）治跌打损伤：**炒香附 12g，姜黄 18g，共研细末，每日服 3 次，每次服 3g，孕妇忌服。（徐州《单方验方　新医疗法（选编）》）

（2）治瘰疬流注肿块，或风寒袭于经络，结肿或痛：香附为末，酒和，量疮大小，做饼覆患处，以热熨斗熨之。未成者内消，已成者自溃。若风寒湿毒，宜用姜汁作饼。（《外科发挥》）

【拓展阅读】茎叶亦可入药。

荸　荠

Eleocharis dulcis (Burm. f.) Trin. ex Henschel

·科　名　莎草科 Cyperaceae	·属　名　荸荠属 *Eleocharis*
·生活型　多年生草本	·花果期　花期 5~6 月，果期 6~10 月

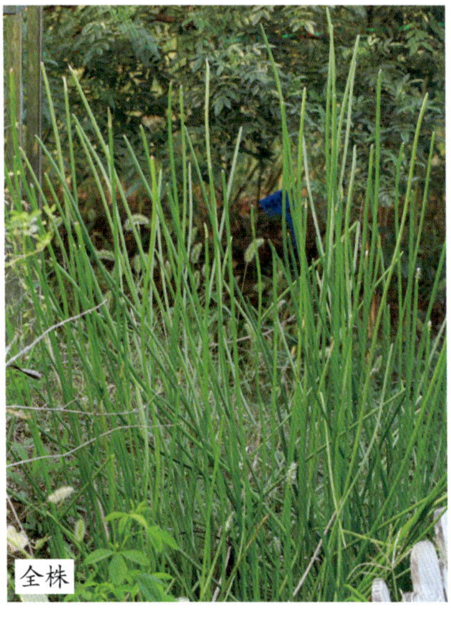
全株

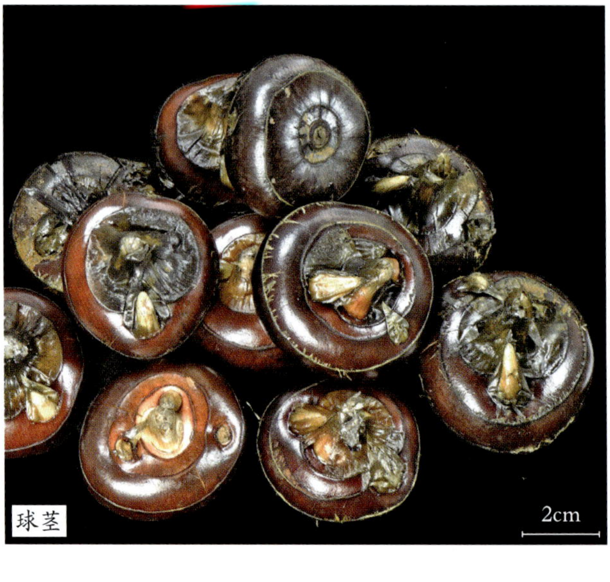

球茎

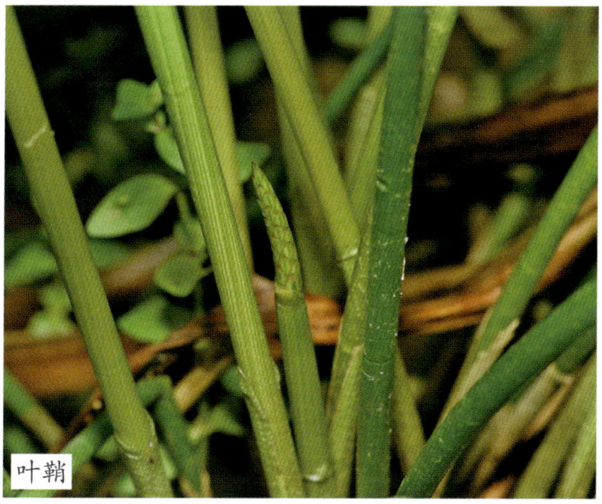
叶鞘

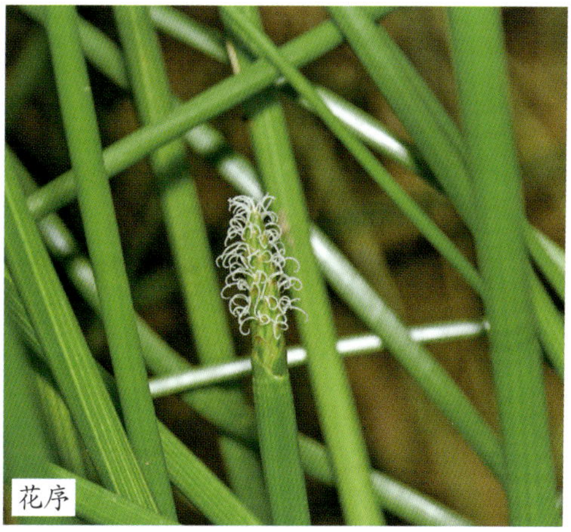
花序

【释　　名】《本草纲目》："凫喜食之，故《尔雅》名凫茈，后遂讹为凫茨，又讹为荸荠。"故名"荸荠"；地下茎膨大为球形，"马"意为大，"蹄"表示底下、地下，故又名"马蹄"；球茎形状、口味与栗相似，故又名"地栗"。

【生境分布】生于河湖岸边、水田或田边。全省各地均有分布。

【识别要点】匍匐茎纤细，顶端生扁球状块茎；秆丛生，粗壮，表面有节，干后明显，有多数横隔膜。叶片缺失，叶鞘近膜质，鞘口斜截形。小穗单一，顶生，圆柱状，与秆等宽，具多花；鳞片顶端钝圆，近革质；花两性，花被具刚毛；柱头3，宿存花柱基三角形，基部环状加厚，不为海绵质。

【药 材 名】荸荠（球茎）。

【性味功用】甘，寒。清热生津，化痰，消积。主治温病口渴，咽喉肿痛，痰热咳嗽，目赤，消渴，痢疾，黄疸，热淋，食积，赘疣。

【使用注意】虚寒及血虚者慎服。

【附　　方】**（1）治太阴温病，口渴甚，吐白沫黏滞不快者：**荸荠汁、梨汁、鲜苇根汁、麦冬汁、藕汁（或用蔗浆），临时斟酌多少，和匀凉服，不甚喜凉者，重汤炖温服。（《温病条辨》）

（2）治咽喉肿痛：荸荠绞汁冷服，每次120g。（《泉州本草》）

【拓展阅读】块茎多作水果食用，称为"马蹄"。

短叶水蜈蚣

Kyllinga brevifolia Rottb.

·科　名　莎草科 Cyperaceae　　·属　名　水蜈蚣属 *Kyllinga*

·生活型　多年生草本　　·花果期　花期5~8月，果期7~10月

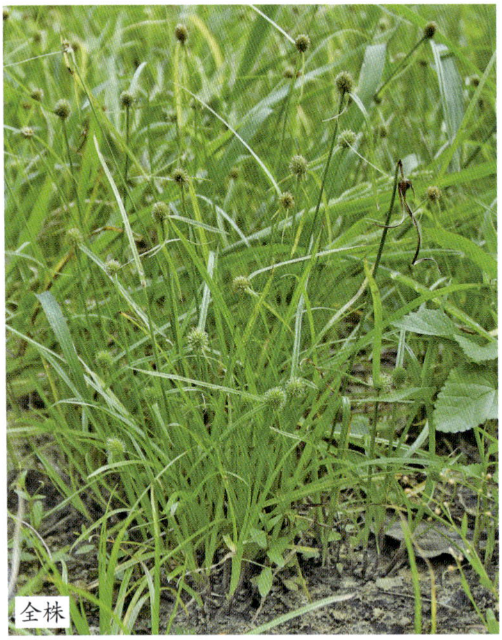

全株

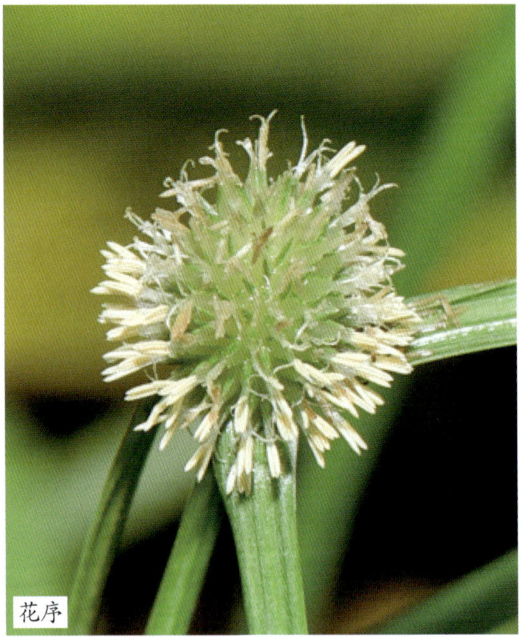

花序

【释　　名】多生于水边，植株根茎近圆柱形，细长有节，匍匐平卧地上，似蜈蚣，本品叶较短，故名“短叶水蜈蚣”；顶生球状花序，淡绿色或白色，有狭长叶状苞片3片，故又名“三荚草”。

【生境分布】生于山坡、路旁、田边、溪边及海边沙滩。全省各地均有分布。

【识别要点】根茎长而匍匐，外被膜质、褐色的鳞片；叶片柔弱，上部边缘和背面中肋上具细刺。叶状总苞片3枚；穗状花序单一，稀2或3个，球状或卵球状，具极多数密生的小穗；小穗伸长，具1或2朵花；鳞片膜质，下面鳞片短于上面的鳞片，白色，具锈斑，背面具刺，顶端延伸成外弯的短尖。小坚果倒卵状长圆形，扁双凸状，表面具密的细点。

【药 材 名】水蜈蚣（带根茎的全草）。

【性味功用】辛、微苦、甘，平。疏风解表，清热利湿，活血解毒。主治风热外感，湿热黄疸，疮疡肿毒，皮肤瘙痒，毒蛇咬伤，跌打损伤，瘀血痹阻所致关节肿痛等。

【使用注意】脾胃虚寒者及孕妇慎服。

【附　　方】**（1）治感冒发热，咽喉肿痛：**水蜈蚣30g，水煎温服取汗。（《陕甘宁青中草药选》）

（2）治黄疸（病毒性肝炎）：水蜈蚣全草30g，茅莓根30g，臭牡丹根30g，水煎，糖调服。（江西《草药手册》）

水　葱

Schoenoplectus tabernaemontani (C. C. Gmel.) Palla

·科　名　莎草科 Cyperaceae	·属　名　水葱属 *Schoenoplectus*
·生活型　多年生草本	·花果期　花期 6~7 月，果期 8~9 月

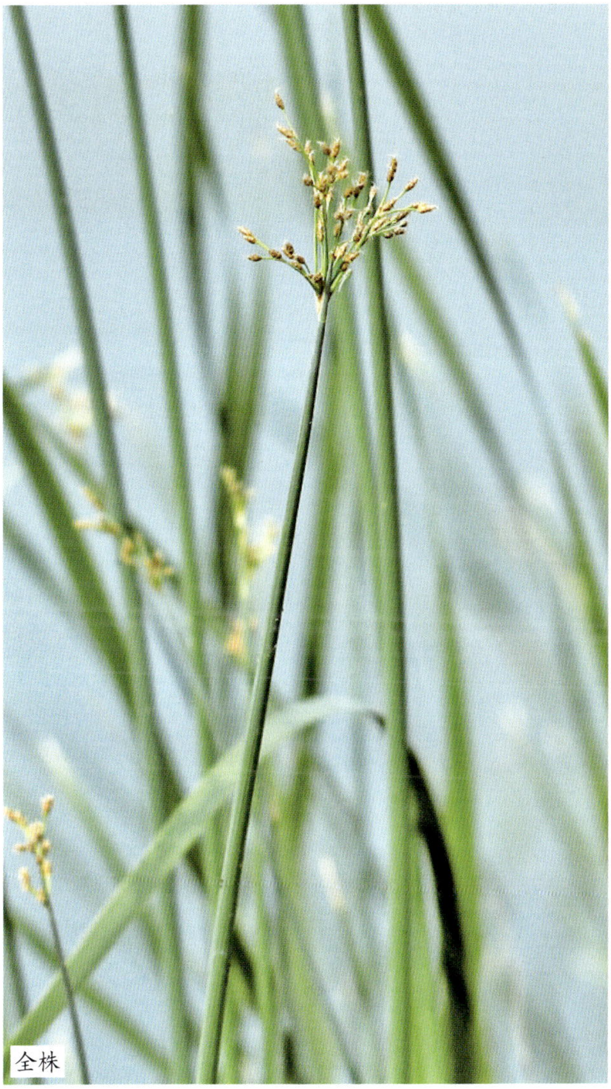
全株

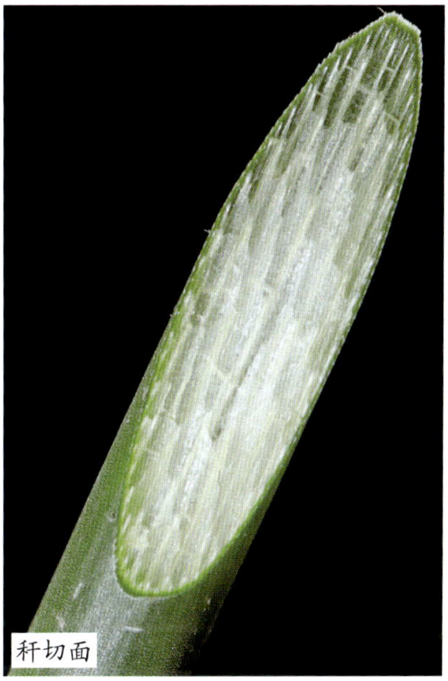
秆切面

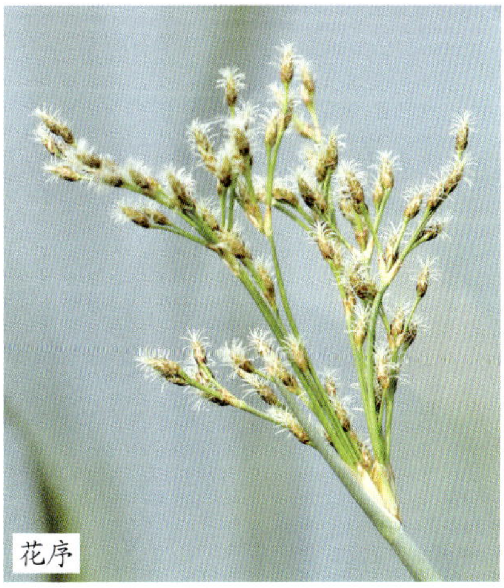
花序

【释　　名】生长在沼泽浅水处，茎秆圆柱状，直立中空，外形似葱，故名“水葱”；茎可织席，故又名“席子草”。

【生境分布】生于浅水中。全省各地均有分布。

【识别要点】匍匐根茎粗壮；秆高 1~2m，圆柱状，髓部中空，海绵状，基部具 3~4 叶鞘。鞘膜质，最上面具线形叶。总苞片 1，为秆的延长；长侧枝聚伞花序简单或复出，假侧生，具多数辐射枝；小穗 1~3 簇生，卵球状，两性花多数；鳞片螺旋状排列，宽卵形，顶端稍凹，具短尖，棕色或紫褐色，背面有铁锈色突起小点，具缘毛；花被刚毛 6，与小坚果等长，有倒刺；雄蕊 3；柱头 2~3，长于花柱。小坚果倒卵球状或椭圆球状，呈双凸状，稀三棱状，光滑。

【药 材 名】水葱（地上部分）。

【性味功用】甘、淡，平。利水消肿。主治水肿胀满，小便不利。

【使用注意】虚性水肿不宜单独服用。孕妇慎服。

【附　　方】**治小便不利：**水葱 12g，蟋蟀 2 个（焙干研末），煎汤服。（《宁夏中草药手册》）

【拓展阅读】茎秆可作插花线条材料，也用于造纸和编织草席、草袋。

棕　榈

Trachycarpus fortunei (Hook.) H. Wendl.

·科　名　棕榈科 Palmae　　　　·属　名　棕榈属 *Trachycarpus*

·生活型　常绿乔木　　　　·花果期　花期 5~6 月，果熟期 8~9 月

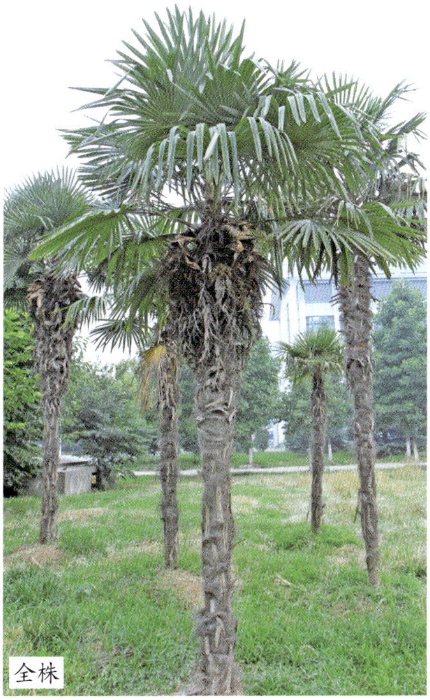
全株

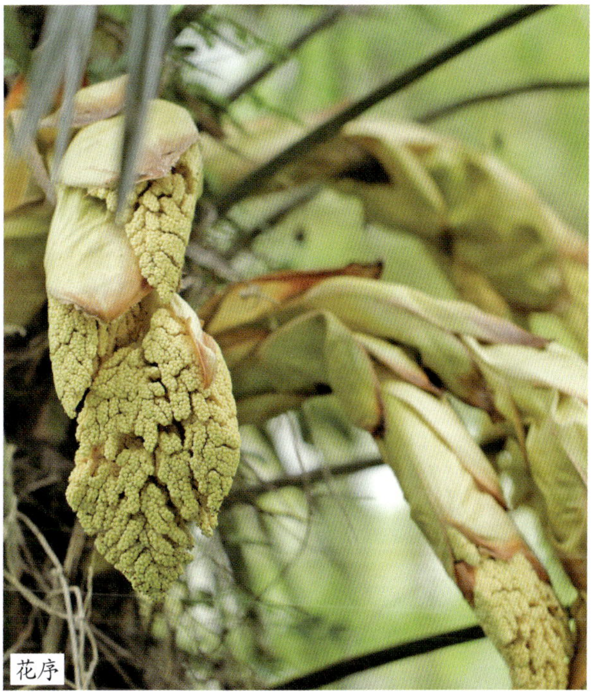
花序

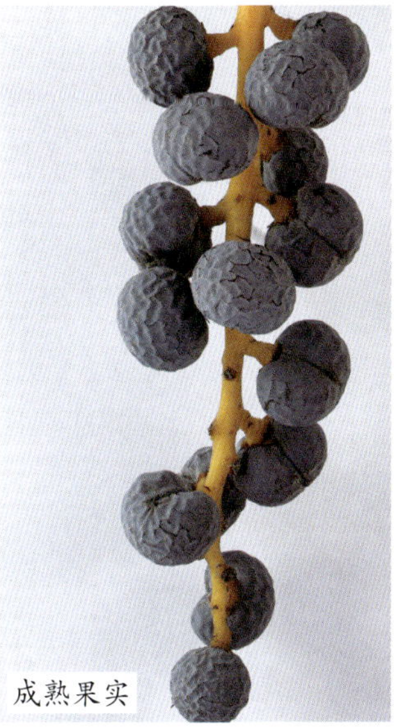
成熟果实

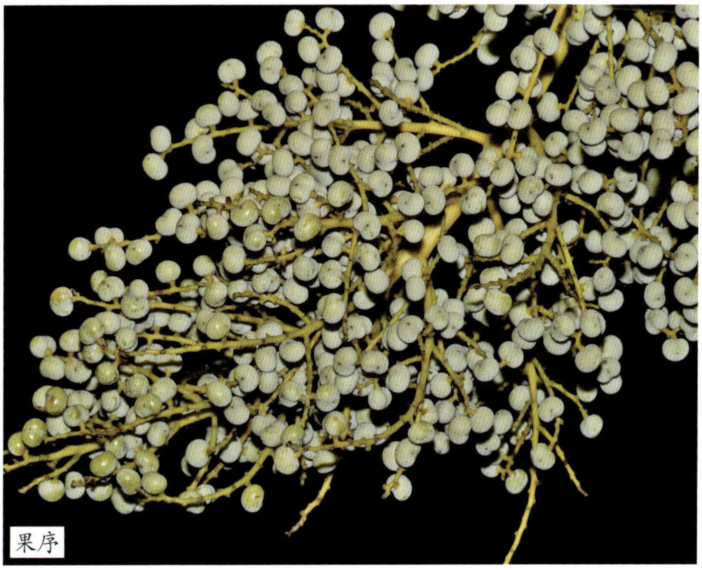
果序

【释　　名】在古代被称作“椶榈”“栟榈”“并闾”或“椶树”，“椶”同“棕”，为古今字，《广雅疏证》则云：“椶之言总也。皮如丝缕，总总然聚生也。”《说文》云：“总，聚束也。”故名“棕榈”；中医认为棕榈须以陈久者入药，常冠“陈”“老”“旧”诸缀，故又名“陈棕”“老棕”“旧棕”。

【特性分布】喜温暖湿润气候，适宜排水良好、肥沃的中性土。全省各地均有栽培。

【识别要点】茎干直立，不分枝，其上被有老叶鞘基部的密集网状纤维。叶片圆扇形，革质，掌裂至中部，裂片30~50，硬直。大型圆锥状花序，从叶腋抽出；常雌雄异株；雄花序具2或3个分枝；雌花序有3个佛焰苞，具4或5个圆锥状的分枝花序，二或三回分枝；花小，无梗，每2或3朵密集着生于小穗轴上，卵球形。核果球状或长椭圆状。

【药 材 名】棕榈（叶柄）、棕榈根（根）、棕榈子（成熟果实）。

【性味功用】**（1）棕榈：**苦、涩，平。收敛止血。主治吐血，衄血，尿血，便血，崩漏。

（2）棕榈根：苦、涩，凉。收敛止血，涩肠止痢，除湿，消肿，解毒。主治吐血，便血，崩漏，带下，痢疾，淋浊，瘰疬，流注，跌打肿痛。

（3）棕榈子：苦、甘、涩，平。止血，涩肠，固精。主治肠风，崩漏，带下，痔血，泻痢，遗精。

【使用注意】出血诸证瘀滞未尽者不宜独用棕榈。

【附　　方】**（1）治诸窍出血：**隔年莲蓬、败棕榈、头发（并烧存性）等分，上为末，每服二钱，煎南木香汤调下；或只用棕榈烧灰，米汤调下，亦可。（《仁斋直指方》）

（2）治血淋：棕榈根30g，炖猪精肉食。（《湖南药物志》）

（3）治肠炎：棕榈子9~15g，水煎服。（《浙江药用植物志》）

【拓展阅读】叶鞘纤维、叶、花蕾及花、心材亦可入药。此外，棕榈树形优美，是庭院绿化的优良树种；棕皮纤维可作绳索、蓑衣、地毡或沙发的填充料等；嫩叶经漂白可制扇子和草帽；未开放的花苞可供食用；果实可提取油脂，为食品加工及其他工业用油。

菖　蒲

Acorus calamus L.

·科　名　天南星科 Araceae　　·属　名　菖蒲属 *Acorus*

·生活型　多年生草本　　·花果期　花期 6~7 月，果期 8 月

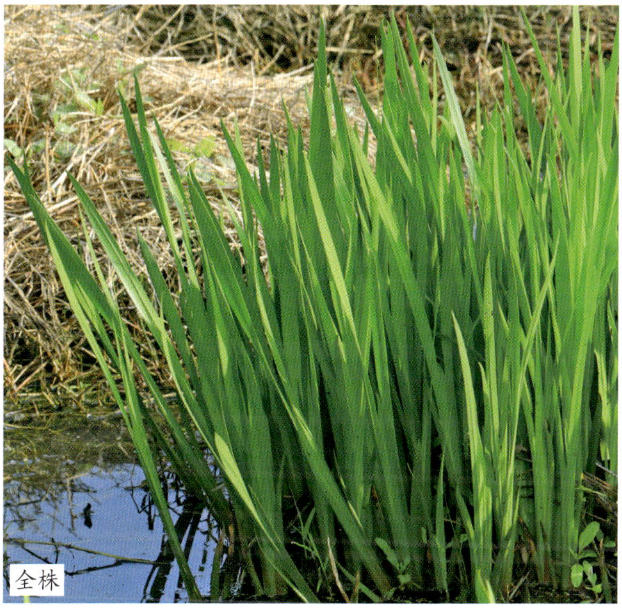
全株

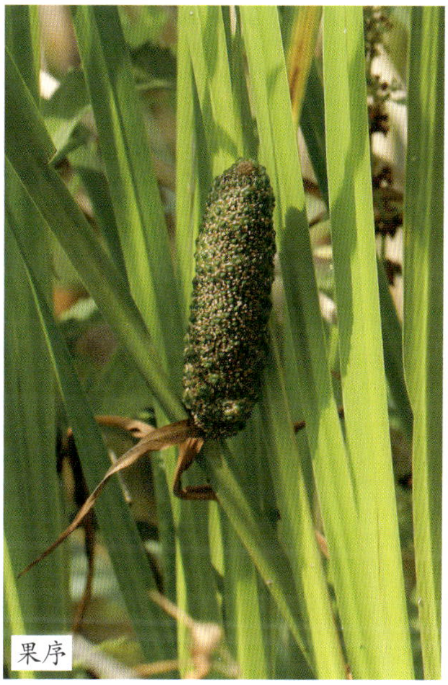
果序

【释　　名】《本草纲目》言其“乃蒲类之昌盛者”，从“艹”，故名“菖蒲”；生于沼泽、沟溪、池塘等低湿地，故又名“水菖蒲”。

【生境分布】生于溪边、沼泽湿地、水稻田边或湖泊浮岛上。全省各地均有分布。

【识别要点】具匍匐根状茎，有香味。叶 2 列，基生二嵌列状；叶片剑状线形，无柄，具叶鞘，中肋在两面均明显隆起。花序柄三棱状；叶状佛焰苞剑状线形；肉穗花序斜，花黄绿色。浆果长圆形，红色。

【药 材 名】水菖蒲（根茎）。

【性味功用】苦、辛，温。化痰开窍，除湿健胃，杀虫止痒。主治痰厥昏迷，惊悸健忘，耳鸣耳聋，食积腹痛，痢疾泄泻，风湿疼痛，湿疹，疥疮。

【使用注意】阴虚阳亢、汗多、滑精者慎服。

【附　　方】**（1）治癫痫：**菖蒲 30~60g，捣烂取汁内服。（景德镇《草药手册》）

（2）治健忘，惊悸，神志不清：菖蒲 9g，远志 9g，茯苓 9g，龟板 15g，龙骨 9g，共研细末，每次 4.5g，每日 3 次。（《山东中草药手册》）

虎　掌

Pinellia pedatisecta Schott

·科　名　天南星科 Araceae	·属　名　半夏属 *Pinellia*
·生活型　多年生草本	·花果期　花期 6~7 月，果期 8~10 月

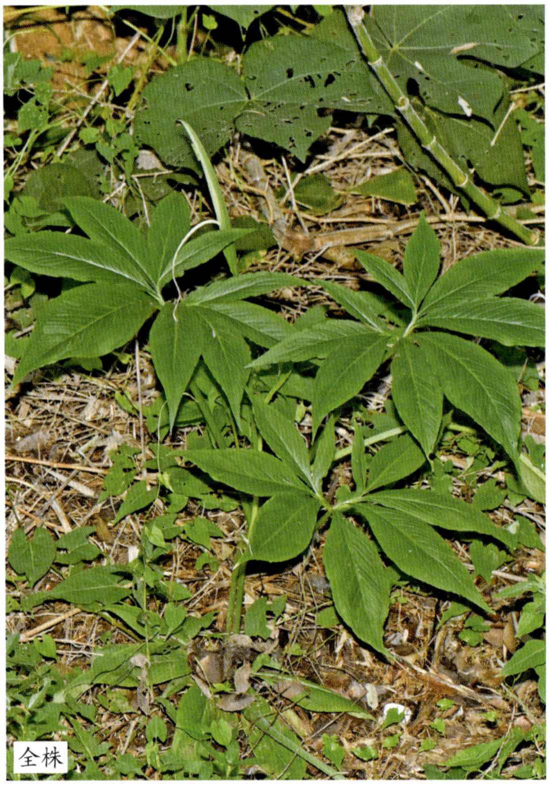

全株

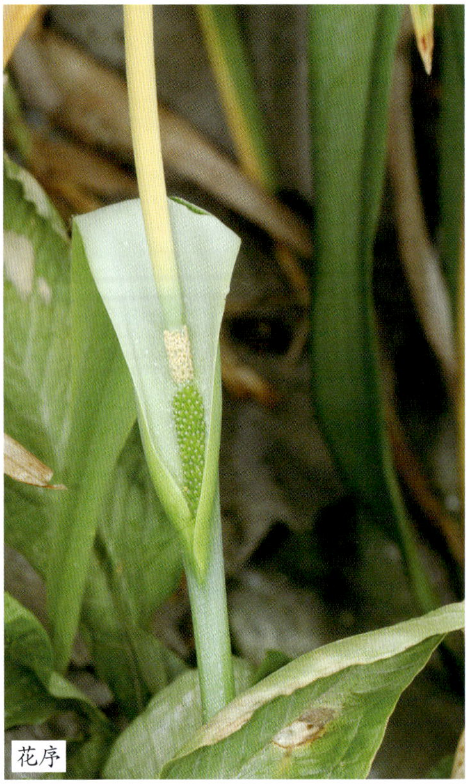

花序

【释　　名】本品叶形似虎掌，故名“虎掌”；与天南星植物形态相似，曾被混为一种，故又名“虎掌南星”；为半夏属植物，叶片掌状 6~11 裂，故又名“掌叶半夏”。

【生境分布】生于林下、溪旁较阴湿处。全省各地均有分布。

【识别要点】块茎近圆球状，旁有若干个小块茎。叶片鸟趾状分裂，裂片 6~11；叶柄纤细柔弱，淡绿色，下部具鞘，叶柄上常有珠芽。花序柄与叶柄等长或稍长；肉穗花序顶生；佛焰苞淡绿色，披针形，顶端长锐尖，合拢；花单性同株；雄花着生在花序上端，雄蕊密集成圆筒状，有香蕉香气；雌花着生在花序下部；花序先端附属物鼠尾状。浆果卵圆状，绿色，内含种子 1。

【药 材 名】虎掌南星（块茎）。

【性味功用】苦、辛，温；有毒。燥湿化痰，祛风止痉，散结消肿。主治风寒湿痹，肢体关节酸痛，屈伸不利；外治痈肿，毒蛇咬伤。

【使用注意】阴虚燥咳、热极、血虚动风者禁服，孕妇慎用。

【附　　方】**治风寒湿痹证，肢体关节酸痛，屈伸不利：**虎掌块茎干品适量，磨于酒中外擦；另取虎掌鲜叶适量，捣烂，加猪油、淘米水，炒热，外敷患处。（《勐腊县傣医波坦宰验方》）

半　夏

Pinellia ternata (Thunb.) Ten. ex Breit.

·科　名　天南星科 Araceae　　·属　名　半夏属 *Pinellia*

·生活型　多年生草本　　·花果期　花期 4~6 月，果熟期 8~9 月

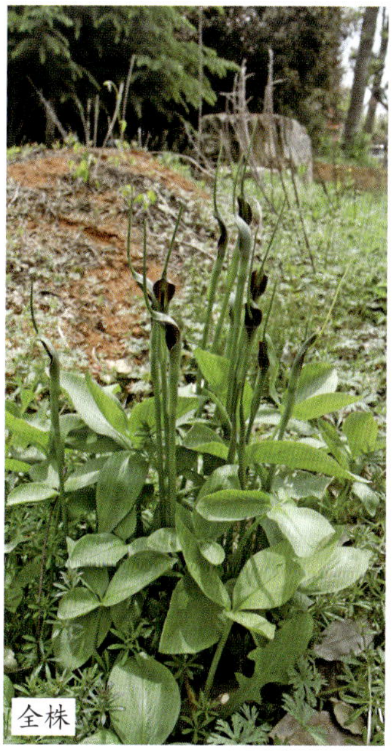
全株

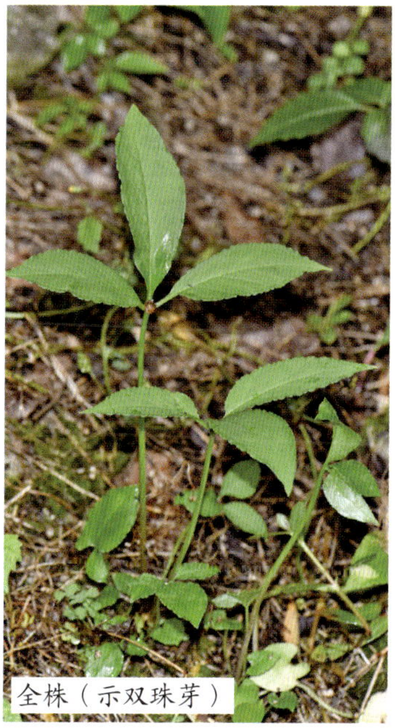
全株（示双珠芽）

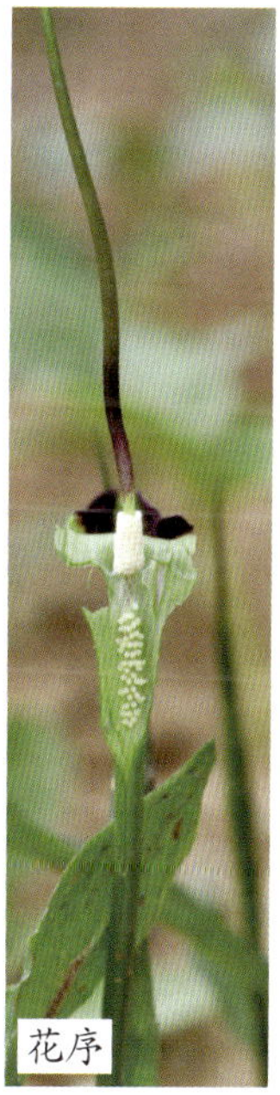
花序

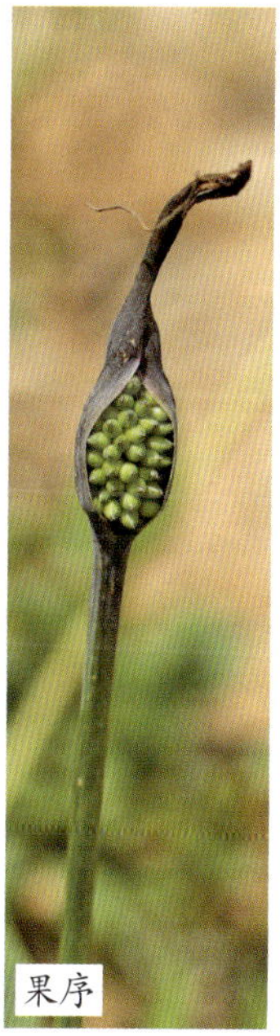
果序

【释　　名】《本草纲目》曰：“《礼记·月令》：五月半夏生，盖当夏之半也。”故名“半夏”；其块茎小而圆，因形似，故又名“羊眼”“地珠”“地巴豆”。

【生境分布】生于山坡、溪边阴湿的草丛中或林下。全省各地均有分布。

【识别要点】块茎圆球状；具须根。叶 2~5 枚，有时 1 枚；幼苗叶片卵状心形，全

缘；成年株（二年生或三年生）的叶片 3 全裂或近 3 小叶；叶柄基部具鞘，鞘内、鞘部以上或叶片基部（叶柄顶头）下部内侧常有 1 珠芽。佛焰苞管部狭圆柱状，檐部长圆形，绿色，顶端圆钝或锐尖；花单性同株；肉穗花序的附属器鞭状，伸出佛焰苞外，佛焰苞管喉闭合，有横隔膜。浆果黄绿色。

【药 材 名】半夏（块茎）。

【性味功用】辛，温；有毒。燥湿化痰，降逆止呕，消痞散结。主治咳喘痰多，呕吐反胃，胸脘痞满，头痛眩晕，夜卧不安，瘿瘤痰核，痈疽肿毒。

【使用注意】阴虚燥咳、津伤口渴、血证及燥痰者禁服，孕妇慎服。不宜与川乌、制川乌、草乌、制草乌、附子同用。

【附　　方】**（1）抗抑郁，镇静催眠，镇呕止吐，改善肠胃，治慢性咽炎、咽喉炎、慢性阻塞性肺疾病、甲状腺结节：**半夏一升，厚朴三两，茯苓四两，生姜五两，干苏叶二两，上五味，以水七升，煮取四升，分温四服，日三夜一服。（《金匮要略》）

（2）治痰饮咳嗽：清半夏粉 30g，细朱砂末 3g，用生姜汁糊为丸，如梧桐子大，每服 70 丸，用淡生姜汤下，食后服。（《重庆中药志》）

饭包草

Commelina benghalensis L.

·科　名　鸭跖草科 Commelinaceae　　·属　名　鸭跖草属 *Commelina*

·生活型　多年生草本　　·花果期　花期 6~10 月，果期 11~12 月

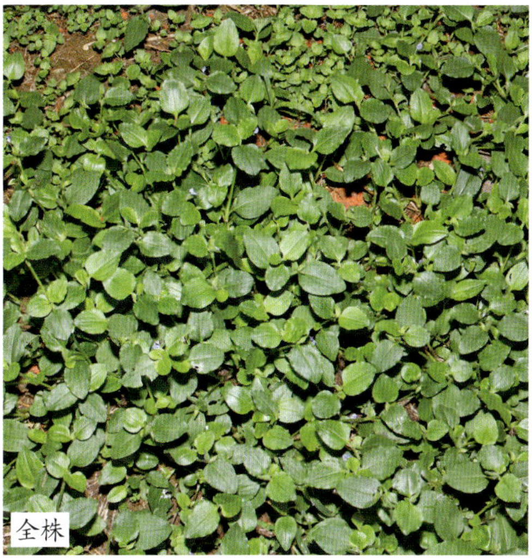
全株

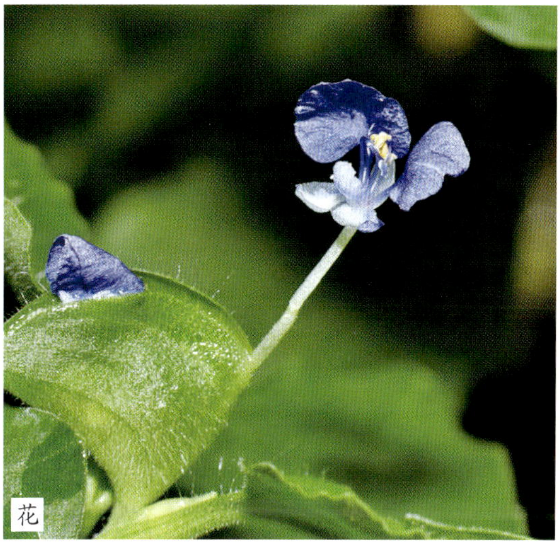
花

【释　　名】总苞下部边缘合生，形状似饭团，故名“饭包草”；叶脉平行排列似竹叶，故又名“竹叶菜”。

【生境分布】生于山坡路边、田埂较湿处。全省各地均有分布。

【识别要点】叶片宽卵形至卵状椭圆形，有明显的叶柄。总苞片漏斗状，与叶对生，下部边缘合生；花序下面 1 枝具细长梗，具 1~3 朵不孕的花，伸出佛焰苞，上面 1 枝有花数朵，结实，不伸出佛焰苞；花瓣蓝色，圆形，内面 2 枚具长爪。蒴果椭圆球状，3 室。

【药 材 名】马耳草（全草）。

【性味功用】苦，寒。清热解毒，利水消肿。主治热病发热，烦渴，咽喉肿痛，热痢，热淋，疔疮痈肿，虫蛇咬伤。

【使用注意】脾胃虚寒及低血压者慎服。

【附　　方】**（1）治小便不通，淋沥作痛：**饭包草 30~60g，酌加水煎，可代茶常饮。（《福建民间草药》）

（2）治疔疮肿毒，红肿疼痛：取鲜的（竹叶菜）全草一握，以冷开水洗净，和冬蜜捣匀敷贴，每日换 2 次。（《福建民间草药》）

鸭跖草

Commelina communis L.

·科　名　鸭跖草科 Commelinaceae　　·属　名　鸭跖草属 *Commelina*

·生活型　一年生草本　　·花果期　花期 6~8 月，果期 9~10 月

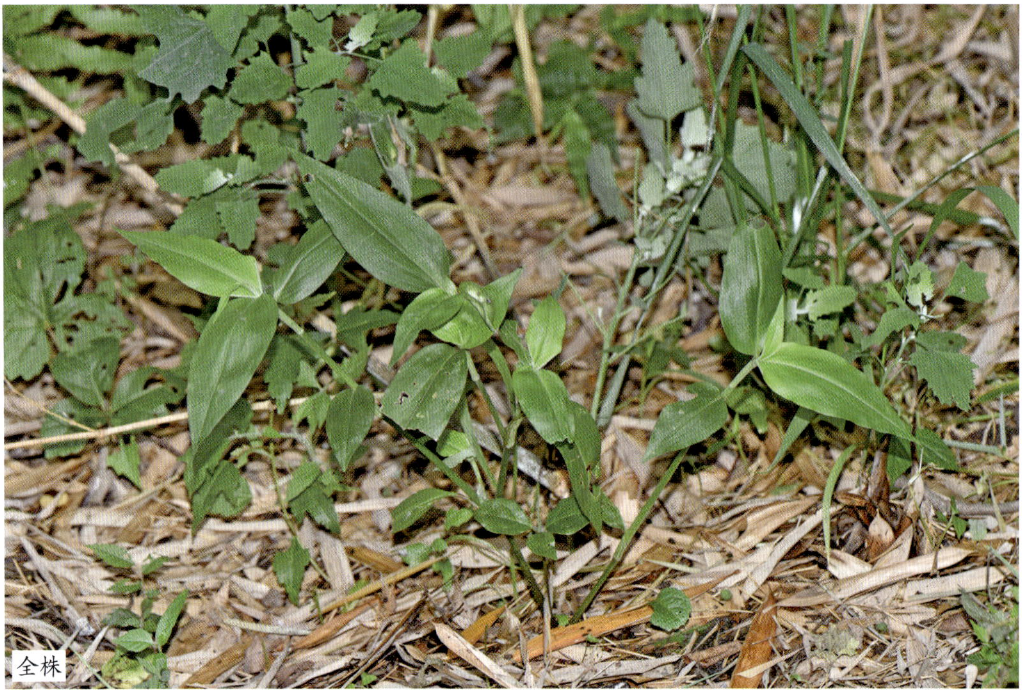
全株

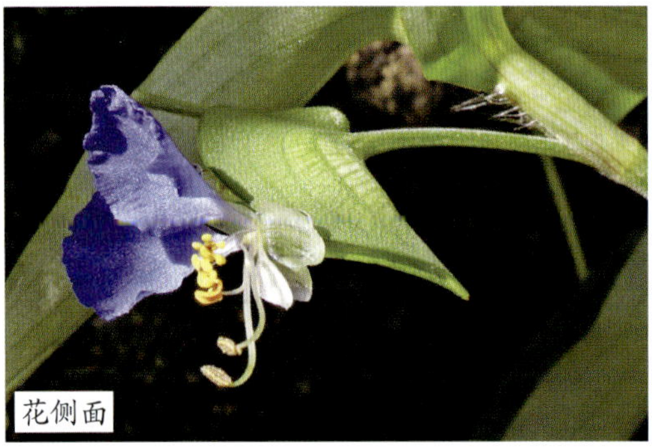
花侧面

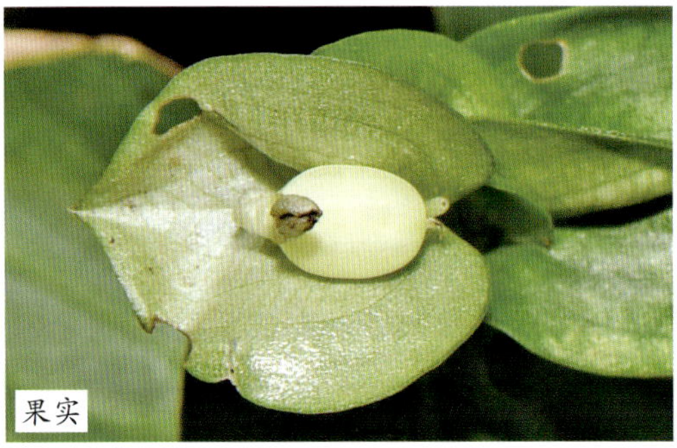
果实

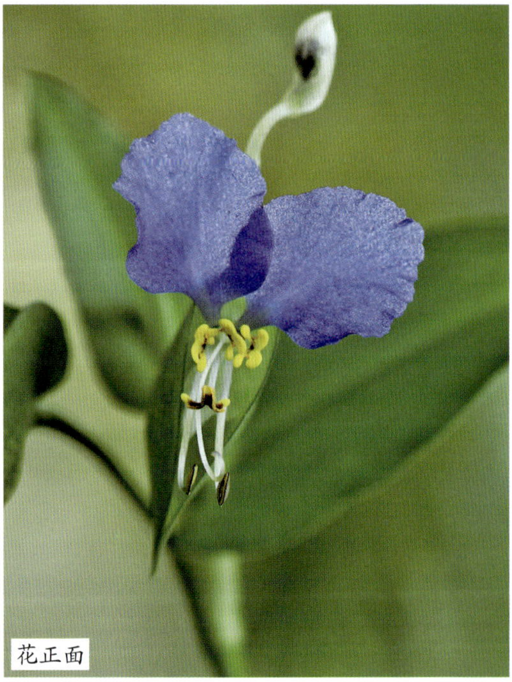
花正面

【释　　名】因鹅鸭喜食，呼作“鸭子草”，后因语声相转，故名“鸭跖草”。

【生境分布】生于路旁、田埂、山坡、林缘阴湿处。全省各地均有分布。

【识别要点】茎多分枝，基部匍匐，节上生根。单叶互生，叶片披针形或卵状披针形，近无柄。总苞片有柄，与叶对生，佛焰苞边缘对合折叠，基部不相连，展开后为心形；蝎尾状聚伞花序生于总苞内，下枝仅1朵不孕花，花柄长，上枝3~4花，花柄近不伸出；萼片膜质；花瓣深蓝色，内面2枚较大，具爪；不育雄蕊花药较大，4裂片排成蝴蝶状。蒴果椭圆球状，2爿裂，每室种子2。

【药 材 名】鸭跖草（全草）。

【性味功用】甘、淡，寒。清热解毒，利水消肿。主治风热感冒，热病发热，咽喉肿痛，痈肿疔毒，水肿，小便热淋涩痛。

【使用注意】脾胃虚寒者慎服。

【附　　方】**（1）治流行性感冒：**鸭跖草30g，紫苏、马兰根、竹叶、麦冬各9g，豆豉15g，水煎服。（《全国中草药汇编》）

（2）治流行性腮腺炎：鲜鸭跖草60g，板蓝根15g，紫金牛6g，水煎服；另用鲜草适量，捣烂外敷肿处。（《浙南本草新编》）

【拓展阅读】嫩茎、叶可作菜食用；全株也可做饲料。

芦　荟

Aloe vera L. var. *chinensis* (Haw.) Berg.

·科　名　百合科 Liliaceae	·属　名　芦荟属 *Aloe*
·生活型　多年生草本	·花果期　花期 5~7 月，果期 9~10 月

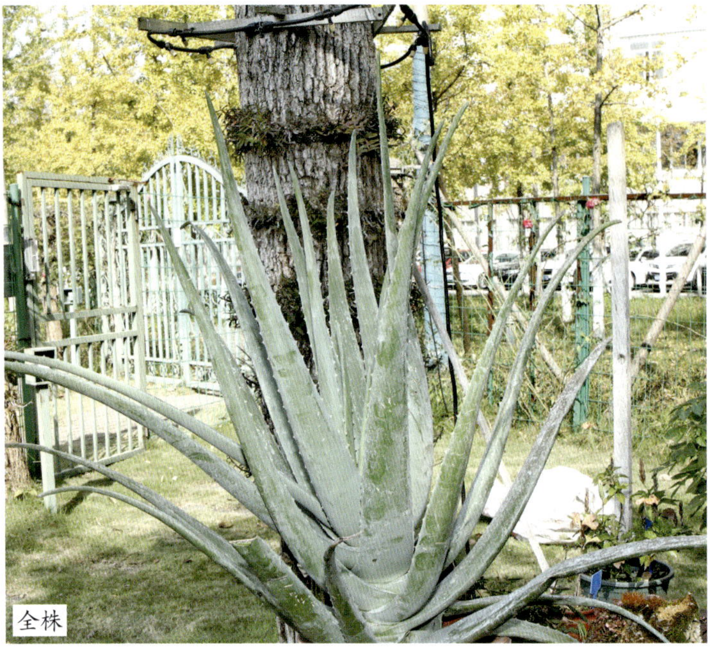
全株

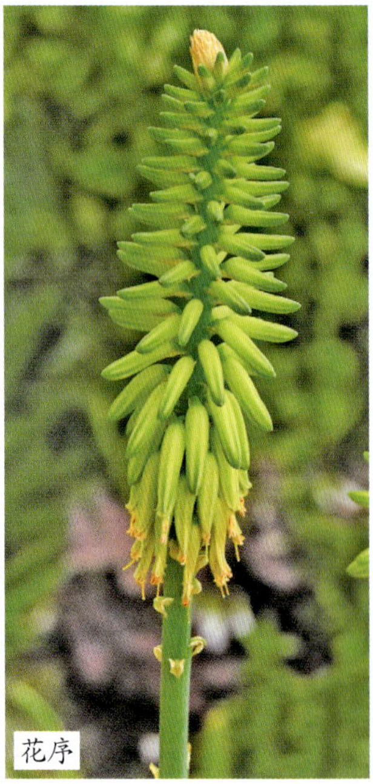
花序

【释　　名】原产热带，马来语称“Aluwa”，音译为“芦荟”，且“芦”指黑色，“荟”有会聚之意，该植物叶的汁液凝集后色黑如怡，故名“芦荟”；其味苦如胆，故又名“象胆”；叶呈莲座状排列，侧面似手掌，边缘有三角形刺状小齿，故又名“狼牙掌”。

【特性分布】喜高温湿润气候，喜光，耐旱，忌积水，适宜潮湿肥沃土壤。全省各地均有栽培。

【识别要点】植株常密集有非常肉质的叶。茎短，萌蘖可形成浓密的树丛。叶近基生，莲座状，叶片抱茎，厚，肉质而多汁，边缘常具多数硬齿或刺，先端 2 或 3 齿尖。花茎直立；总状花序，花多数；苞片白色，宽披针形，先端锐尖；花反折；花柄长约为苞片的 1/2；花被淡黄色，带红色斑点，稍膨大，外侧花被片离生，先端稍卷；雄蕊外露 4~5mm；花柱显著外露。

【药 材 名】芦荟（叶汁经浓缩的干燥品）。

【性味功用】苦，寒。泻下，清肝，杀虫。主治热结便秘，肝火头痛，目赤惊风，虫积腹痛，疥癣，痔漏。

【使用注意】脾胃虚寒、腹泻便溏者及孕妇禁服。

【附　　方】**治慢性肝炎活动期，肝原性低热：**芦荟、胡黄连各 1.5g，黄柏 3g，水泛为丸，每次吞服 3g，每日 2 次。（《浙江药用植物志》）

【拓展阅读】叶、花、根亦可入药。本品可栽植供观赏；叶还可食用，或为化妆品、日用品的添加剂。

浙贝母

Fritillaria thunbergii Miq.

·科　名　百合科 Liliaceae	·属　名　贝母属 *Fritillaria*
·生活型　多年生草本	·花果期　花期 3~4 月，果期 5~6 月

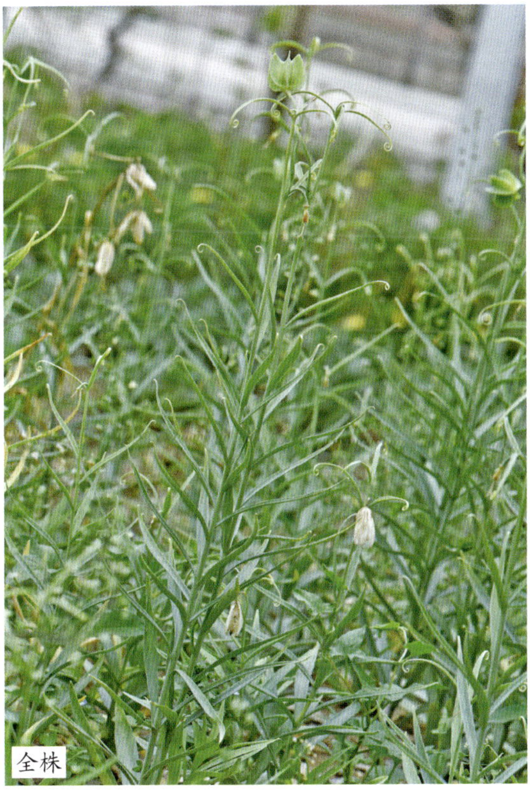
全株

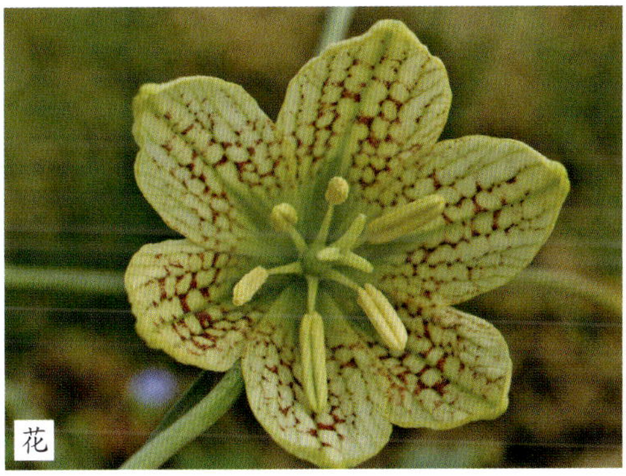
花

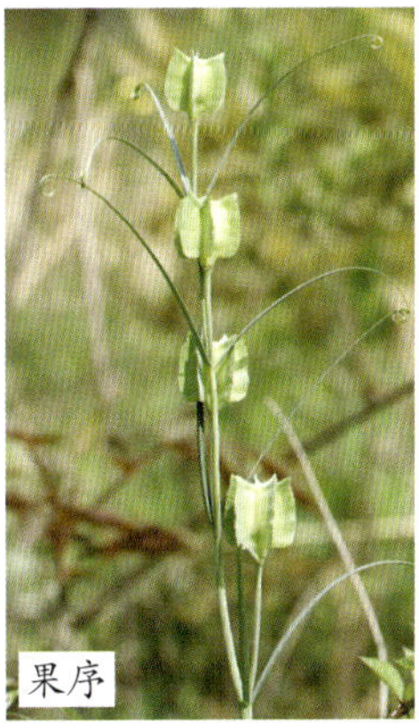
果序

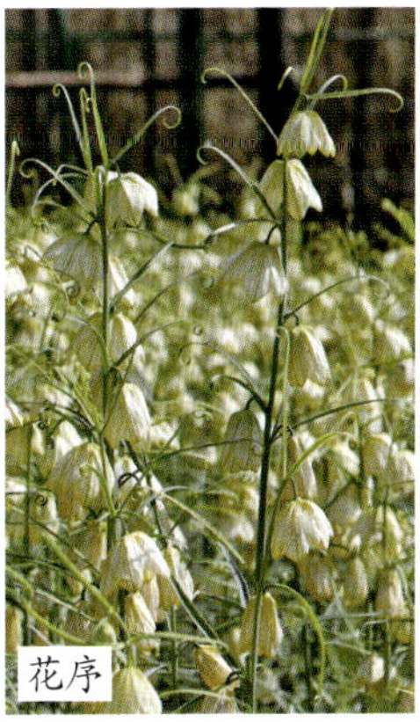
花序

【释　　名】本品鳞茎形状像聚合起来的贝壳，主产于浙江，故名“浙贝母”，简称“浙贝”；尤以象山出产者为佳，故又名“象贝母”，简称“象贝”；江苏省自唐代开始便出产浙贝母，19 世纪 80 年代起南通为全国浙贝母第二大产区，故又称“苏贝母”。

【生境分布】生于山坡林下草丛中。分布于南京、无锡（宜兴）、常州（溧阳）、苏州、镇江（句容）等地，南通有大面积栽培。

【识别要点】鳞茎近球状，由 2 或 3 片肉质鳞片组成。叶片线状披针形，顶端卷曲，茎两端叶常对生或散生，近中部轮生。花 2 至数朵，栽培者多花排成总状，有时单生；花钟状，下垂；顶端花具 3 或 4 枚叶状苞片，其余 2 枚；花被片 6，淡黄绿色，外有绿色条纹，内有紫色网纹，内轮与外轮近相等；雄蕊长约为花被片的 1/2，花药近基着生；柱头 3 裂。蒴果扁球状，具 6 棱，棱上有翅。

【药 材 名】浙贝母（鳞茎）。

【性味功用】苦，寒。清热化痰，降气止咳，散结消肿。主治风热或痰热咳嗽，肺痈吐脓，瘰疬瘿瘤，疮痈肿毒。

【使用注意】寒痰、湿痰及脾胃虚寒者慎服。浙贝母所含生物碱有一定毒性，用量过大，可出现中毒症状，如呼吸抑制，瞳孔散大，震颤，惊厥，便溺，甚至呼吸衰竭而死亡。

【附　　方】**（1）治感冒咳嗽：**浙贝母、知母、桑叶、杏仁各 9g，紫苏 6g，水煎服。（《山东中草药手册》）

（2）治痈毒肿痛：浙贝母、连翘各 9g，金银花 18g，蒲公英 24g，水煎服。（《山东中草药手册》）

【拓展阅读】花亦有止咳化痰作用，制成浸膏片，可治上呼吸道感染及慢性支气管炎。

石　蒜

Lycoris radiata (L'Hér.) Herb.

·科　名　石蒜科 Amaryllidaceae　　·属　名　石蒜属 *Lycoris*

·生活型　多年生草本　　·花果期　花期 8~9 月，果期 10 月

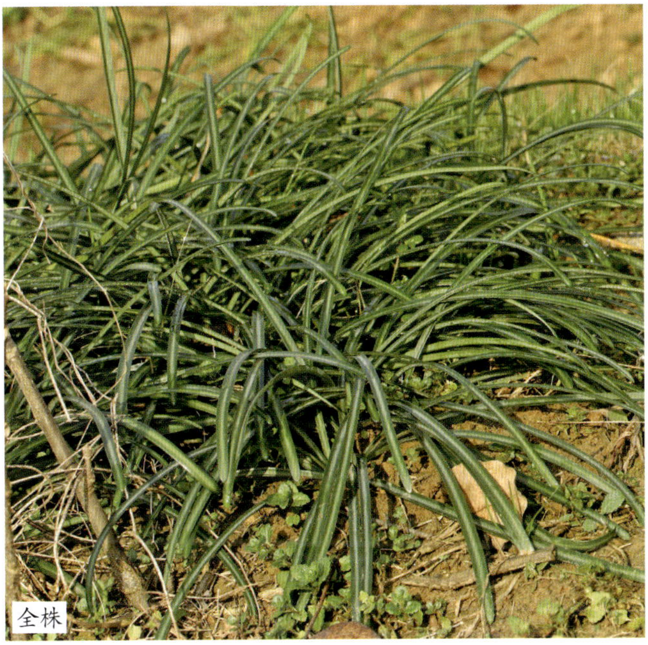

全株

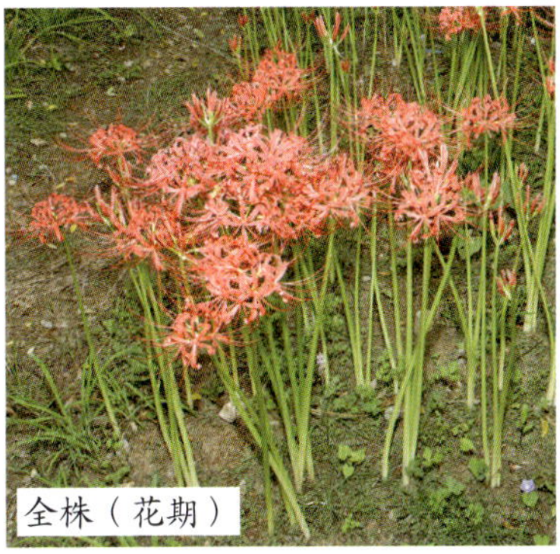

全株（花期）

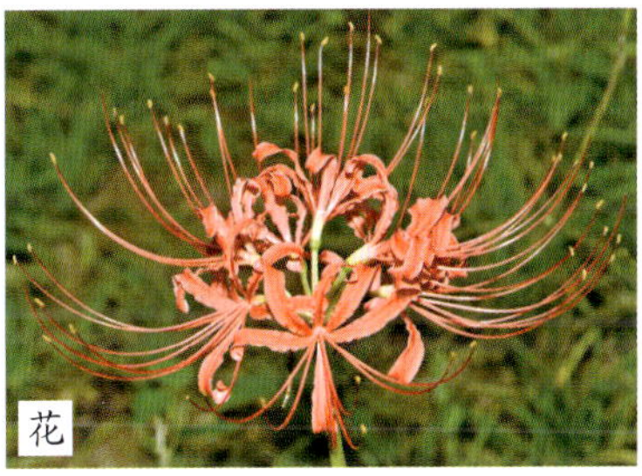

花

【释　　名】本品多生于山石间，地下部分似大蒜，故名“石蒜”；此花出现在佛教传说中，梵语称为“manjusaka”，音译后，故又名“曼珠沙华”。

【生境分布】生于林缘、路旁、荒山的山地阴湿处。全省各地均有分布及栽培。

【识别要点】鳞茎近球状。秋季出叶；叶长约 15cm，宽约 0.5cm，顶端钝，深绿色，中间有粉绿色条纹。花茎直立，单一，实心；伞形花序有花 4~7；总苞片 2，披针形；花鲜红色；花被裂片狭倒披针形，长约 3cm，高度反卷和皱缩，花被筒长约 0.5cm，绿色；雄蕊显著伸出花被外，长约为花被的 2 倍，花丝丝状。果实囊状，具 3 棱。种子黑色，近球状。

【药 材 名】石蒜（鳞茎）。

【性味功用】辛、甘，温；有毒。祛痰催吐，解毒散结。主治喉风，单双乳蛾，咽喉肿痛，痰涎壅塞，胸腹积水，恶疮肿毒，痰核瘰疬，痔漏，跌打损伤，关节肿痛，顽癣，烫火伤，蛇咬伤。

【使用注意】体虚无实邪者及孕妇禁服，皮肤破损者禁敷。石蒜中石蒜碱接触皮肤后即红肿发痒，进入呼吸道会引起鼻出血。如内服中毒，其症状为流涎、呕吐、下泻、舌硬直、惊厥、手脚发冷、脉弱、休克，甚至呼吸中枢麻痹而死亡。

【附　　方】**（1）治风湿关节痛：**石蒜、生姜、葱各适量，共捣烂敷患处。（《全国中草药汇编》）

（2）治腮腺炎：石蒜适量，捣烂敷患处。（《广东省惠阳地区中草药》）

【拓展阅读】花可供观赏；花后叶茂盛，凌冬翠绿，可作地被植物。

薯　蓣

Dioscorea polystachya Turcz.

·科　名　薯蓣科 Dioscoreaceae

·属　名　薯蓣属 *Dioscorea*

·生活型　缠绕草质藤本

·花果期　花期 6~9 月，果期 7~11 月

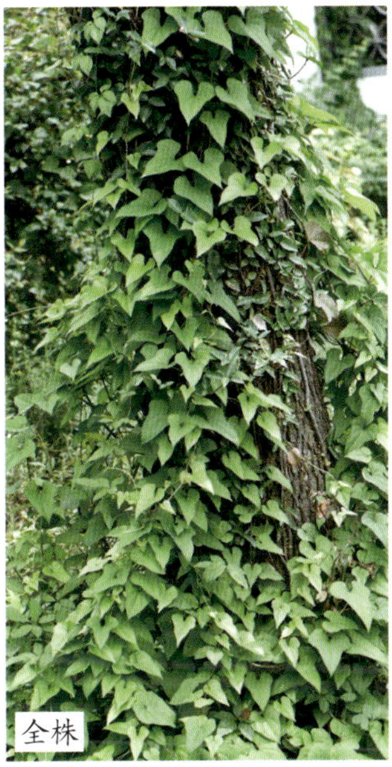
全株

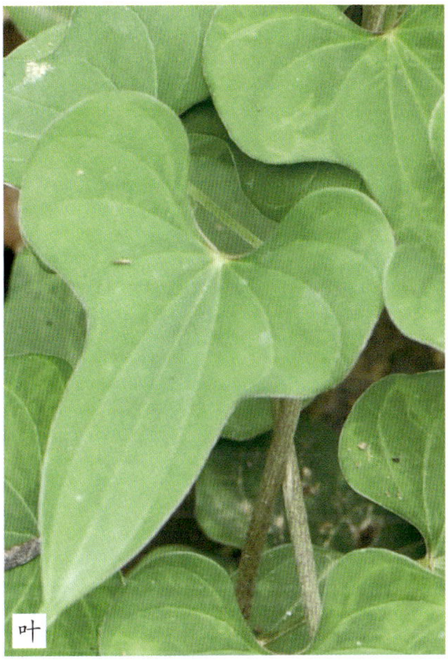
叶

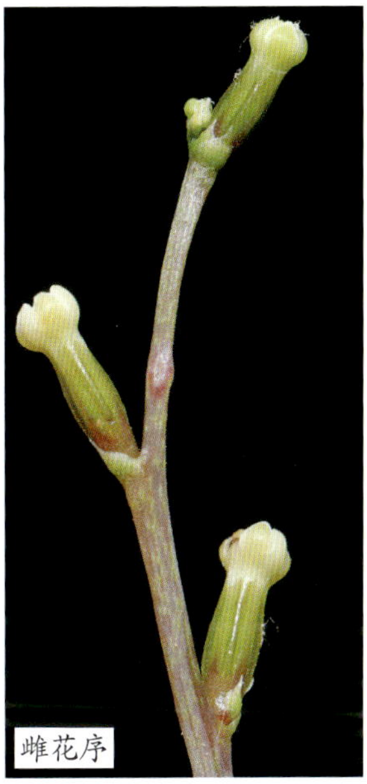
雌花序

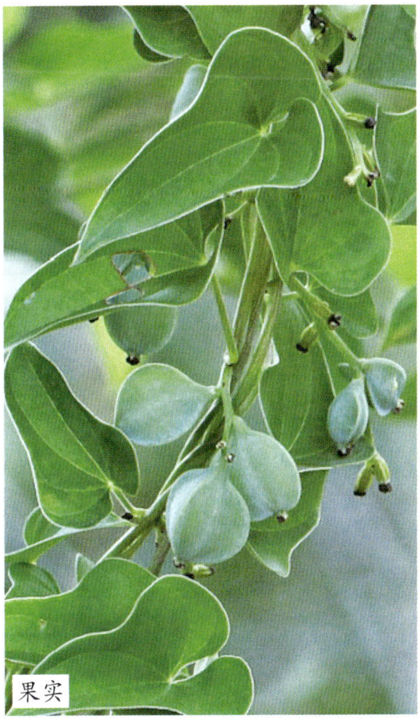
果实

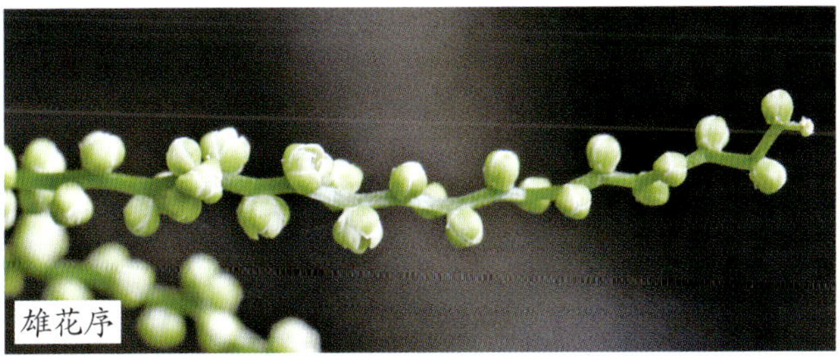
雄花序

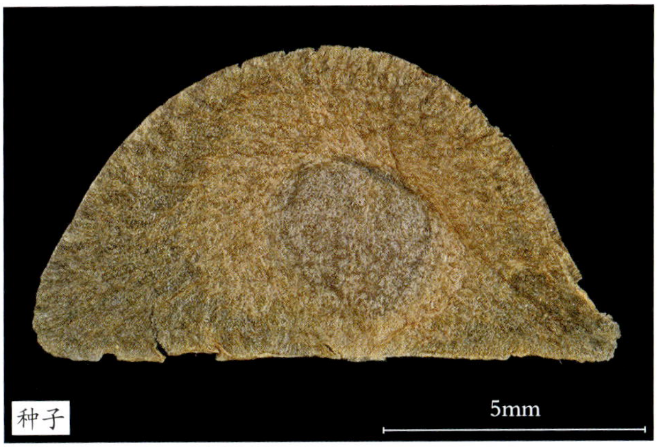

种子

【释　　名】本品易于存储，耐饥馑，可作为余粮，取“储余”之意作谐音，故名“薯蓣”；生于山野，具有很好的滋补药用功效，又因避唐代宗李豫及宋英宗赵曙名讳，故又名“山药”；药用以河南产者品质最佳，由于各县产品多集中于沁阳县（旧称怀庆府），故又名“怀山药”。

【生境分布】生于山坡、山谷林下、溪边及路旁的灌丛中或杂草中。全省各地均有分布。

【识别要点】块茎长圆柱形，垂直生长，断面干时白色；茎右旋，无翅。单叶于茎下部互生，中部以上对生；叶片卵状三角形至宽卵形或戟形，基部常深心形，边缘常 3 浅裂至 3 深裂，侧裂片耳状；叶腋内常有珠芽。雌雄异株，花序穗状；雄花序 2~8 个生于叶腋，雄蕊 6；雌花序 1~3 个生于叶腋，花被片 2 轮，退化雄蕊 3~6。蒴果三棱状，被白粉。种子着生于每室中轴中部，膜质翅周生。

【药 材 名】山药（块茎）。

【性味功用】甘，平。补脾，养肺，固肾，益精。主治脾虚泄泻，食少浮肿，肺虚咳喘，消渴，带下，肾虚尿频；外治痈肿，瘰疬。

【使用注意】湿盛中满或有实邪、积滞者禁服。

【附　　方】**（1）治脾胃虚弱，不思进饮食：**山药、白术各 50g，人参 1g，水煎服，每日 2 次。（《重庆中药志》）

（2）治痰气喘急：生山药捣烂半碗，入甘蔗汁半碗，和匀，顿热饮之。（《简便单方》）

【拓展阅读】珠芽、茎叶亦可入药。为著名药食同源植物，块茎富含淀粉，可食；珠芽也可食用。

鸢　尾

Iris tectorum Maxim.

·科　名　鸢尾科 Iridaceae	·属　名　鸢尾属 *Iris*
·生活型　多年生草本	·花果期　花期 4~5 月，果期 5~6 月

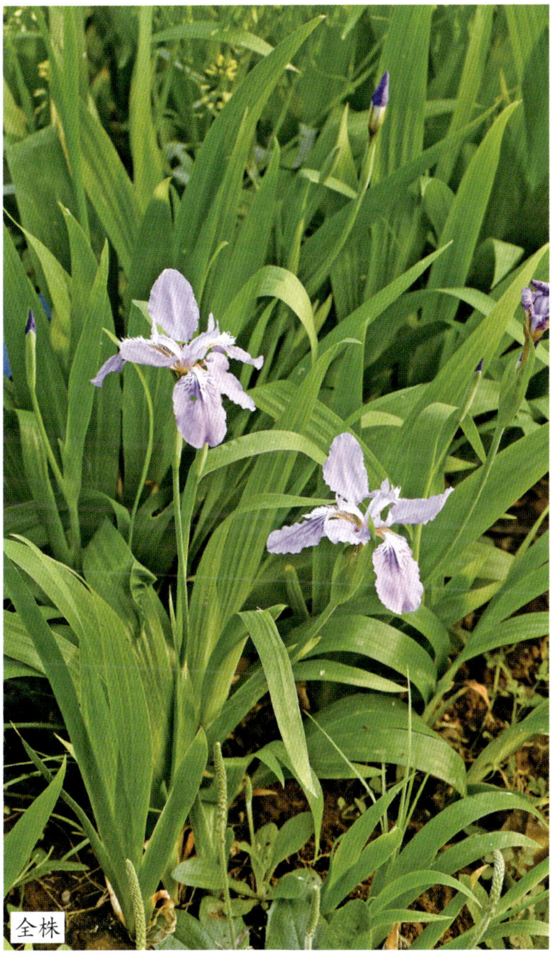
全株

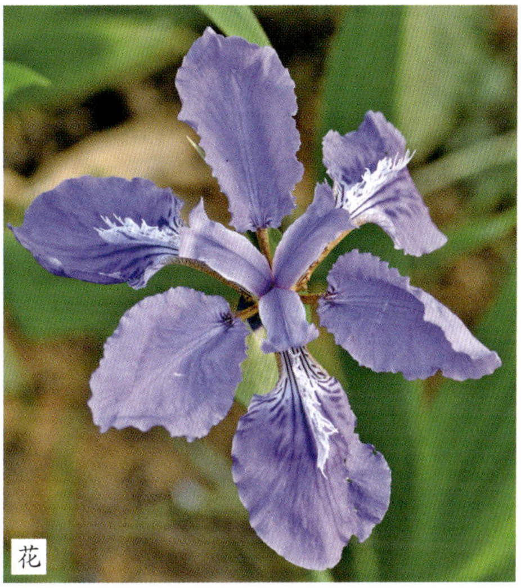
花

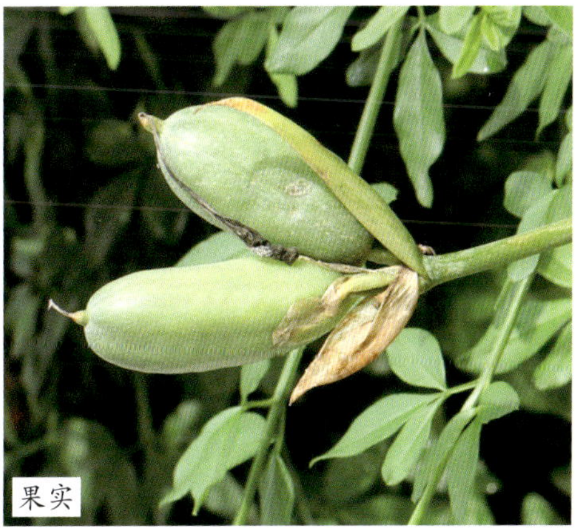
果实

【释　　名】花瓣形似鸢鸟的尾巴，故名“鸢尾”；又因其花瓣紫色，酷似蝴蝶，故又名“紫蝴蝶”。

【特性分布】喜光，耐半阴，适宜肥沃、排水良好的石灰质土壤栽培。分布于南京、无锡、徐州、常州、苏州等地，全省各地均有栽培。

【识别要点】根茎圆柱形，二歧分枝，直径约 1cm，常裸露地表。叶片质薄，淡绿色，剑形，长 30~60cm，宽 2~4cm。花茎与叶近等长，单一或 2 分枝；

花 1~4；苞片草质；花被紫色，直径约 10cm，外花被片倒卵形，基部柄状，内面有 1 行鸡冠状白色带紫纹突起，反折，内花被片稍小，宽椭圆形，有爪，斜开展；花药鲜黄色，花丝细长；花柱分枝扁平，顶端裂片近四方形，有疏齿。蒴果长圆状至椭圆状。

【药 材 名】川射干（根茎）。

【性味功用】苦，寒。清热解毒，祛痰，利咽。主治热毒痰火郁结，咽喉肿痛，痰涎壅盛，咳嗽气喘。

【使用注意】体虚便溏者及孕妇忌服。

【附　　方】**治跌扑损伤：**川射干 3~9g，磨汁或研末，冷水送服。（《国家药典中草药图鉴》）

【拓展阅读】叶或全草亦可入药。鸢尾对氟化氢敏感，可用于监测大气氟化物污染；花大而美丽，为常见观赏花卉，既可以种植于园林中，也可作切花；茎叶冷浸液可杀菜青虫等。

姜

Zingiber officinale Rosc.

·科　名　姜科 Zingiberaceae	·属　名　姜属 *Zingiber*
·生活型　多年生草本	·花果期　花期 8~10 月，果期 11~12 月

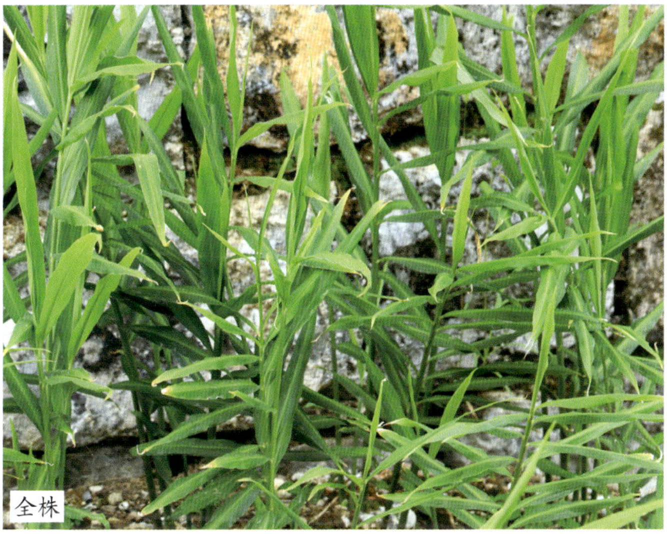
全株

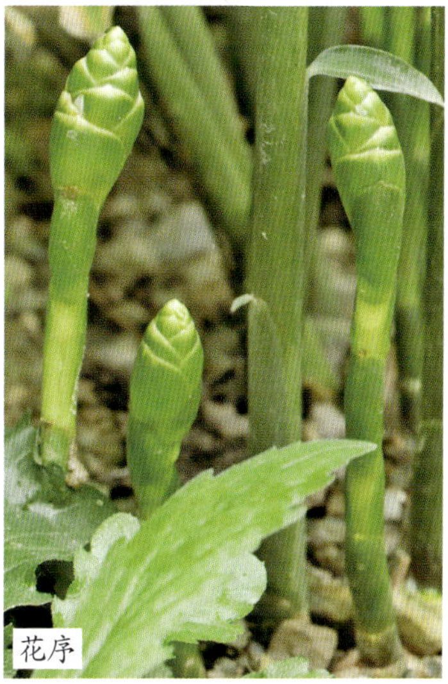
花序

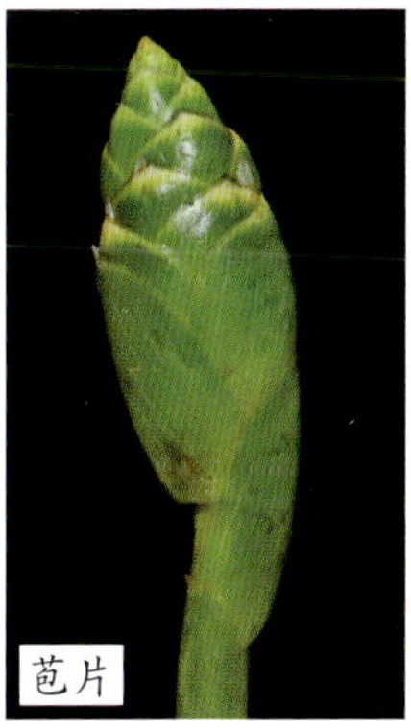
苞片

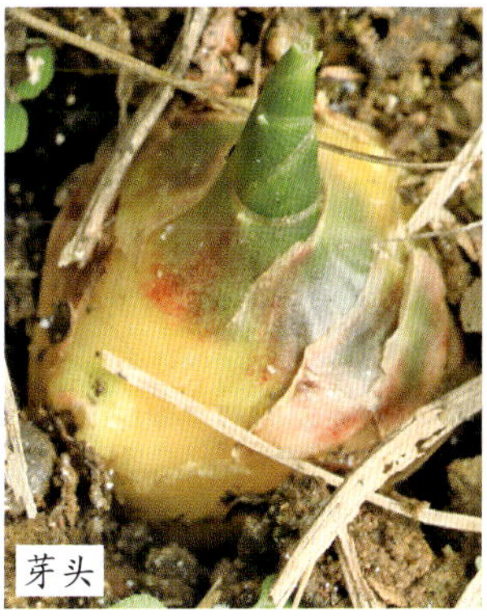
芽头

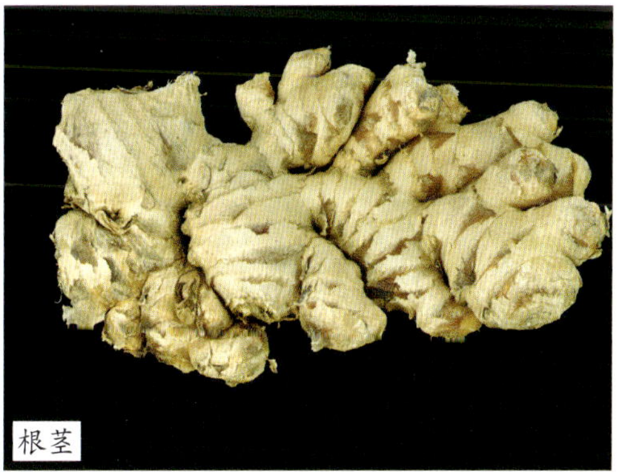
根茎

【释　　名】古人认为食本品能抵御湿气，殭御百邪，所以从畺（殭），后汉字简化时用同音替代字，故名“姜”；根茎药用、作菜或调味时常生用，故又名“生姜”；入药也可用根茎的干燥品，故又名“干姜”。

【特性分布】喜温暖，不耐寒冷，适宜排水良好、富含腐殖质的阴凉土壤。全省各地均有栽培。

【识别要点】根茎有短指状分枝，肉质肥厚，扁圆形，有芳香及辛辣味。叶片两侧排列，披针形，基部狭窄；无叶柄。穗状花序球果状，由根茎上抽出，被覆瓦状鳞片；花序梗直立，长达25cm；苞片淡绿色，卵形，有小尖头；花冠黄绿色，长于苞片，裂片披针形；唇瓣（退化雄蕊）下弯，中央裂片有紫色和黄白色斑点，侧裂片小；发育雄蕊暗紫色，药隔附属体钻状。蒴果长圆状。

【药 材 名】生姜（新鲜根茎）、干姜（干燥根茎）。

【性味功用】**（1）生姜：**辛，温。散寒解表，降逆止呕，化痰止咳。主治风寒感冒，恶寒发热，头痛鼻塞，呕吐，痰饮喘咳，胀满，泄泻。

（2）干姜：辛，热。温中散寒，回阳通脉，温肺化饮。主治脘腹冷痛，呕吐，泄泻，亡阳厥逆，寒饮喘咳，寒湿痹痛。

【使用注意】阴虚内热及实热证者禁服生姜。阴虚内热、血热妄行者禁服干姜。

【附 方】**（1）治感冒风寒：**生姜五片，紫苏叶一两，水煎服。（《本草汇言》）

（2）治妊娠呕吐不止：干姜、人参各3g，半夏6g，末之，以生姜汁糊为丸，如梧桐子大，1次10丸，每日3次。（《金匮要略》）

【拓展阅读】根茎外皮、茎叶亦可入药。根茎还可作蔬菜和调味用；茎、叶、根茎均可提取芳香油，用于食品、饮料及作化妆品香料。

中文名笔画索引